MODERNE THERAPIE

EIN KOMPENDIUM
FÜR DEN PRAKTISCHEN ARZT

VON

DR. MED. OTTO DORNBLÜTH

MIT ABBILDUNGEN IM TEXT

LEIPZIG
VERLAG VON VEIT & COMP.
1906

Druck von Metzger & Wittig in Leipzig.

Vorwort.

Das vorliegende Buch, von vielen Freunden meines Kompendiums der inneren Medizin gewünscht und schon im Vorworte zur fünften Auflage des genannten Buches angekündigt, ist im Laufe der Jahre als Frucht meiner jetzt fast 22 jährigen ärztlichen Tätigkeit entstanden. In der Arbeit des Anstaltsarztes hat man den Vorteil, die Krankheiten unter bestimmten äußeren Verhältnissen und unter sachverständiger Aufsicht erwachsen und verlaufen zu sehen, jeden einzelnen Fall gemeinsam mit Kollegen von verschiedenster Vorbildung und Erfahrung zu beobachten und in zahlreichen Fällen bei der Sektion die Kritik der Meinungen unanfechtbar zu erhalten. In dieser Arbeit gewinnt die Therapie ein immer größeres Interesse und einen wirklich befriedigenden Reiz. In den letzten 10 Jahren, seit ich die Tätigkeit an großen Provinzialanstalten mit der weniger ausgedehnten, aber um so eindringlicheren therapeutischen Arbeit des Sanatoriumsbesitzers vertauscht habe, haben sich meine Erfahrungen noch weiter ausgedehnt, unter der wertvollen Mitwirkung zahlreicher Kollegen mit denen ich diagnostische und therapeutische Ansichten zum Besten unserer Kranken austauschen durfte. In der Darstellung meiner Therapie, die ich gewiß nicht ohne Recht als moderne bezeichne, glaube ich daher jungen wie älteren Fachgenossen etwas Nützliches zu bringen.

Die Vergiftungen habe ich nicht in den Plan meines Buches aufgenommen, weil ich der Ansicht war, daß sich im Besitz jedes Arztes ein Werk darüber befindet. Ich bediene mich gern des Grundrisses der Toxikologie von Professor H. KIONKA, den ich als ein zuverlässiges Nachschlagewerk kennen und schätzen gelernt habe.

Frankfurt a. M., Oktober 1905.
Bockenheimer Anlage 2.

Dr. med. **Otto Dornblüth,**
Nervenarzt.

Inhalt.

I. Krankheiten der Kreislauforgane.

II. Krankheiten der Atmungsorgane.

III. Krankheiten der Verdauungsorgane.

IV. Krankheiten der Harnorgane.

V. Krankheiten der männlichen Geschlechtsorgane.

VI. Frauenkrankheiten.

VII. Krankheiten des Nervensystems.

VIII. Infektionskrankheiten.

I

Krankheiten der Kreislaufsorgane.

Die Krankheiten der Kreislaufsorgane lassen sich für die Therapie zweckmäßig in zwei Gruppen teilen. Die erste umfaßt die **akuten Herzstörungen:** die akute Endokarditis, die rezidivierende Endokarditis, die akute Perikarditis und die akute und die subakute Herzinsuffizienz, möge sie durch akute Krankheiten entstanden oder durch chronische Leiden hervorgerufen sein. In der zweiten Gruppe vereinigen sich **alle übrigen Krankheiten des Herzens und des Gefäßsystems:** die Klappenfehler, die Myokarditis, die idiopathische Herzhypertrophie, das Fettherz, die Herzneurosen und die Arteriosklerose. Auch die angeborene Herzschlaffheit (*weakened heart*) und die Herzschwäche nach Infektionskrankheiten und im Alter gehören hierher.

1. Behandlung der akuten Herzstörungen.

Für die akuten Krankheiten der Kreislaufsorgane kommt es durchaus darauf an, daß das Herz geschont wird. Alles, was die Herztätigkeit reizt und beunruhigt, muß sorgfältig vermieden werden. Im allgemeinen ist Ruhe der Herztätigkeit mit besserer Leistung gleichbedeutend. Nirgends tritt deutlicher als hier die Tatsache hervor, daß unter krankhaften Organverhältnissen jegliche flüchtige Reizung eine Erschlaffung hinterläßt, wirkliche Kraft aber nur durch Schonung und Ruhe gewonnen wird.

Daraus ergibt sich zunächst das Gebot der Bettruhe für diese Zustände. Für die akute Perikarditis und Endokarditis ergibt sie sich meist schon von selbst durch das Allgemeinbefinden des Kranken. Bei den Kompensationstörungen im weiteren Verlauf der chronischen Herzkrankheiten wird dagegen nach unserer Meinung zu oft davon abgesehen, namentlich solange die Herzinsuffizienz etwa nur in Harnverminderung oder in Bronchialkatarrhen zum Ausdruck kommt. Der Arzt sollte auch hier auf Bettruhe dringen, weil sie die Grundlage einer schnellen Besserung der Störungen und die Bedingung guter Wirkung der übrigen Mittel ist. Häufig sieht man, daß durch einfache Bettruhe frische Kompensationstörungen, Stauungen und Ödeme, schnell beseitigt werden, so daß die Digitalisverordnung in erwünschter Weise hinausgeschoben werden kann. Ebenso oft zeigt sich, daß unter der Bettruhe auch in schweren Fällen die Hälfte der sonst erforderlichen Digitalismenge zur Wirkung ausreicht.

Die Bettruhe muß in allen ernsteren Fällen vollkommen streng durchgeführt werden. Das Umbetten hat so zu geschehen, daß der Kranke nicht plötzlich aufgerichtet wird, und mit derselben Vorsicht muß die Harn- und Stuhlentleerung vor sich gehen. Der Gebrauch von Bettschüsseln und das Vorhandensein eines zweiten Bettes oder eines Divans zum Wechseln kann daher unentbehrlich werden. Die meisten Kranken liegen auf dem Rücken oder auf der gesunden Seite; besondere Regeln gibt es dafür nicht, die Neigung des einzelnen entscheidet, aber es kann wertvoll sein, den Kranken auf den erleichternden Einfluß einer bestimmten Lage hinzuweisen. Bei sehr gesunkener Herztätigkeit und allgemeiner Schwäche tut man gut, die Lage des Kranken in regelmäßigen Zwischenräumen etwas verändern zu lassen. VON GUDDEN hat nachgewiesen, daß dadurch der Eintritt von Blutsenkungen, Stauungen in bestimmten Lungenteilen und von Senkungspneumonien benommener Kranker mit einiger Sicherheit vermieden werden kann.

Die Kleidung der im Bett liegenden Kranken soll sauber, bequem und hinreichend warm, aber natürlich nicht zu warm sein. Sowohl Kältegefühl wie zu große Wärme und Blutfülle der Haut stellen vermehrte Anforderungen an die Tätigkeit des Gefäßsystems. Das Hemd und in der kalten Jahreszeit etwaiges Unterzeug sollen morgens und abends gewechselt werden, damit die aufgenommene Hautfeuchtigkeit zwischendurch wieder verdunsten kann. Die Zimmerluft soll 17—18° C. warm sein und regelmäßig erneuert werden, ohne daß den Kranken direkte Abkühlung trifft.

Die Ernährung hat sich wesentlich auf flüssige Kost zu beschränken, Suppen, Milch, Eier, leichtestes Gebäck, immer mit Hinblick darauf, daß aus Schonungsgründen die Menge der zugeführten Flüssigkeit nicht zu hoch gegriffen wird. OERTEL hat sich aus dieser Rücksicht sogar über die Milch recht absprechend geäußert, wohl mit Unrecht. Er wirft ihr den großen Wassergehalt und den für die Resorption zu großen Fettgehalt vor und bezeichnet den Gehalt an Eiweiß und Kohlehydraten als sehr gering. Dabei lobt er aber das Eiweißwasser, das (in OERTELS eigenem Rezept) doch nur halb so viel Prozent Eiweiß enthält wie die Milch, empfiehlt den Kranken Kakao und Schokolade, die doch sicherlich mehr und schwereres Fett enthalten als die Milch, und gewährt ihrem Durste schließlich noch das Zugeständnis von „gutem Quellwasser, Limonade, Wasser mit Fruchtsäften, Mineralwässern“ usw. Man sieht eben in der Praxis, daß man mit zu starker Beschränkung der Flüssigkeiten bei den Patienten nicht durchkommt. Sie würde ja auch in anderer Richtung bald genug Übelstände bewirken, z. B. durch zu spärlichen Harn. Bei unbefangenem Urteil wird man sicher dahin kommen, bei akuten Herzstörungen ganz wesentlich die Milch als Getränk zu verordnen. Wo reine Milch nicht vertragen werden sollte, oder wo starker Widerwille dagegen besteht, kann man sie durch Zusatz geringer Mengen von Kakao oder Schokolade, von Malzkaffee, Malzextrakt, Eichelkakao, Mondamin usw. schmackhafter und verdaulicher machen. Auch läßt sich die notwendige Menge verringern, wenn man ihren Nährwert durch Vermischung mit Ei oder mit Hygiama erhöht. Daß die in solchen Zubereitungen enthaltene Fettmenge bei Herzkranken nicht resorbiert würde, ist eine vorläufig ganz unbewiesene Behauptung. OERTEL war in dieser Beziehung nicht vorurteilsfrei, wie schon aus seinem Streit mit EBSTEIN über die Wege der Entfettung hervorgegangen war.

Wichtig ist, daß die Nahrung immer in kleinen Mengen gereicht wird; man gibt sie dafür um so häufiger, am besten regelmäßig alle zwei Stunden, gleich nach dem Erwachen beginnend und Abends bis zum Eintritt des Schlafes. Auch in der Nacht ist es vielen Kranken angenehm, gelegentlich etwas zu genießen, weil der Schlaf gewöhnlich doch unterbrochen ist. Besteht neben der Milchnahrung noch ein Bedürfnis nach durstlöschenden Getränken, so empfehlen sich am meisten Fruchtsäfte mit Wasser oder Fradas; auch Obst oder geringe Mengen Zitroneneis sind im ganzen zweckmäßig. Die Gesamtmenge der genossenen Flüssigkeit soll in 24 Stunden nicht über 1500 ccm hinausgehen.

Auf alkoholische Getränke wird der Arzt zum Vorteil seiner Kranken bei der Diätverordnung verzichten. Es ist ja kein Zweifel, daß der Alkohol die Herztätigkeit anregt, aber ebenso sicher ist es, daß er die Ernährung des Gefäßsystems beeinträchtigt und lähmende Wirkungen hinterläßt. Wer möchte die Verantwortung auf sich laden, bei ohnedies bestehender Herzerkrankung noch solche Gefahren heraufzubeschwören? Wo die Herzkraft im Sinken ist und künstlicher Anregung bedarf, sollte man immer nur unschädliche Mittel benutzen, wie sie uns in allerlei physikalischen Mitteln und in bestimmten Arzneistoffen zur Verfügung stehen.

Auch auf Kaffee und Tee verzichtet man in diesen akuten Zuständen der Vorsicht halber.

Vorsicht wird man auch den modernen Nährpräparaten entgegenbringen wissen. Wir wissen noch gar zu wenig von der „anregenden" Wirkung der Extraktstoffe des Fleisches, um Fleischextrakte und Fleischsäfte in beliebiger Menge bei Herzkranken verwenden zu können, und dieselben Bedenken lassen sich bezüglich der Somatose, des Tropons und anderer Fleischpräparate geltend machen, die ja auch wesentlich nicht als Nährstoffe, sondern als Reiz- und Anregungsmittel wirken. Wer sich die Mühe gibt, die gewöhnlichen Hilfsmittel der Krankenkost in jedem Falle hinreichend in Erwägung zu ziehen, wird meistens diese Kunstprodukte entbehren können.

Die physikalischen Heilmittel haben in den akuten Zuständen ebenfalls nur die Aufgabe der Schonung, der Beruhigung. Am besten entspricht diesem Zweck die kalte, öfters gewechselte Kompresse, die man z. B. dreimal täglich eine Stunde lang auf die Herzgegend legt, alle drei Minuten erneuert. Etwa dieselben Dienste tut eine mit kaltem Wasser gefüllte Blech-Herzflasche oder ein Winternitzscher Kühlschlauch oder endlich ein leichter Eisbeutel, jedes ebenfalls zeitweilig und nach Bedarf angewendet. Sowohl objektive wie subjektive Herzerregung kommen dadurch einigermaßen zur Ruhe. Priessnitzsche Umschläge um den Leib können ebenfalls angenehm wirken, doch verursacht manchen Kranken die dabei nötige feste Einhüllung des Leibes eine gewisse Beklemmung; manchmal kommt man am weitesten, wenn man den Umschlag zunächst nur während des Tages anlegen läßt, so daß der Kranke sich im Wachen daran gewöhnen kann. Beruhigend wirkt es auch, wenn die Füße des Kranken unter beständigem Frottieren einige Minuten lang mit Wasser von 12—20° C. gewaschen werden. Endlich kann man Nachts ein Paar nasse Baumwollstrümpfe und darüber ein Paar trockne Wollstrümpfe anziehen lassen. Alle diese Verfahren leiten vom Herzen ab und beruhigen dadurch dies Organ.

Es liegt nahe, bei Stauungen infolge von mangelhafter Kompensation die in den Geweben angesammelten Flüssigkeiten durch

Massage in Bewegung zu bringen und dadurch dem Herzen einen Teil seiner Arbeit abzunehmen. In der Literatur ist davon nicht gerade viel zu finden. Die Massage kann natürlich nur eine Unterstützung wirksamerer und durchgreifenderer Mittel zur Wiederherstellung eines normalen Blutumlaufes geben, ohne dies würde ihre Wirkung allzu vorübergehend sein und am Ende auch nur eine Überfüllung anderer Bezirke mit der verdrängten, aber nicht ausgeschiedenen Flüssigkeit herbeiführen. Aber als Hilfsmittel da, wo die Kompensation durch andere Mittel in Gang gebracht ist, macht sich die Massage oft sehr schätzbar. So kann man namentlich die Ödeme der Beine durch leichte Effleurage schneller zum Verschwinden bringen.

Genügen die bisher besprochenen Mittel nicht, um in einigen Tagen ruhigere Herztätigkeit und genügenden Blutumlauf zu erzielen, so muß die Arzneibehandlung eintreten. In der Praxis wird meist schon von vornherein Digitalis verordnet, sehr mit Unrecht, denn der Arzt soll überhaupt keine Arznei verschreiben, solange sie entbehrlich ist, und namentlich bei Herzleiden, die Rückfälle und chronischen Verlauf erwarten lasssen, soll man das wichtigste Mittel so lange wie möglich zurückhalten. Immer soll man erst damit vorgehen, wenn sehr schneller, unkräftiger oder sehr unregelmäßiger Puls trotz Bettruhe, richtiger Diät und geeigneter physikalischer Maßnahmen fortbesteht oder weiterhin eintritt. Stauungsödeme sind noch kein zwingender Grund für Digitalisbehandlung, sie weichen oft auch einer Kalomelkur (s. u.).

Die *Digitalis* hat ihre bestimmte Anzeige bei anhaltender Herzschwäche und gesunkenem arteriellen Druck. In der Mehrzahl der Fälle ist unter diesen Verhältnissen die Pulszahl erhöht, aber der Puls kann auch von normaler oder gar von abnorm geringer Häufigkeit sein. Das Entscheidende ist dann immer der mangelhafte Effekt der Herzarbeit, das Auftreten von Kompensationstörungen. Besteht z. B. bei akuter Endokarditis sehr schneller, kleiner Puls ohne Stauungserscheinungen, Cyanose und dergl., so ist eigentlich keine Anzeige für Digitalis vorhanden und statt dessen Kampfer oder Koffein geboten. Dagegen kommt es bei allgemeiner Arteriosklerose mit Herzhypertrophie gelegentlich zu Zuständen, wo der bis dahin abnorm hohe Blutdruck sinkt und die Kompensation ungenügend wird: hier kann Digitalis von großem Nutzen sein.

Hat man sich für Digitalisanwendung entschieden (Rezepte s. weiterhin), so soll man auch nachdrücklich damit vorgehen.

Im allgemeinen gehören für einen nachhaltigen Erfolg 2,0—2,5 Folia Digitalis dazu. Die Ansichten über die beste Art der Verabreichung sind verschieden; manche Autoren bevorzugen das Infus, andere schreiben der Substanz, als Pulver oder in Pillen gereicht, größere Wirkung zu. Die Hauptsache ist, daß an den beiden ersten Tagen je 0,5 Digitalis zugeführt wird; das Infus hält sich so wenig, daß man am besten jeden Tag ein Infus aus 0,5 bereiten und verbrauchen läßt; bei den Pillen und Pulvern kann man gleich 2,0 oder 2,5 der Folia verarbeiten lassen. Man gibt das Mittel ziemlich gleichmäßig über den Tag verteilt, am besten gleich nach den Mahlzeiten. Die Wirkung macht sich im allgemeinen frühestens nach 36 Stunden geltend; der Puls wird dann gewöhnlich regelmäßiger und kräftiger, bei vorher hoher Frequenz meist auch an Zahl viel geringer, und zugleich pflegt auch die Harnmenge wesentlich zu steigen. Sie gibt überhaupt in den akuten wie in den chronischen Herzkrankheiten ein recht brauchbares Mittel ab, um die Leistungsfähigkeit des Herzens zu ermessen. Man bestimmt dazu z. B., wieviel Harn von einem Morgen um acht Uhr bis zum anderen Morgen um acht Uhr entleert wird; vor der Darmentleerung soll die Blase nach Möglichkeit entleert werden, damit hierbei nicht viel für die Messung verloren geht. Die normale Tagesmenge des Harns beträgt bekanntlich 1500 cm. Bei ungenügender Herzleistung geht sie oft auf die Hälfte und weniger zurück. Entsprechend der langsamen Wirkung der Digitalis bleibt die Harnmenge am ersten Tage der Verabreichung und meist auch noch in der ersten Hälfte des folgenden Tages unverändert, dann erfolgt ein plötzliches Anschwellen, so daß die Gesamtmenge des zweiten Tages oft schon doppelt so groß ist wie die des ersten, und an den folgenden Tagen werden oft 3 Liter und noch mehr in 24 Stunden ausgeschieden, worauf dann allmählich die Rückkehr zur Norm und je nach dem Zustande des Herzens auch wieder ein Sinken unter die Norm eintritt. Man kann den Eintritt der reichlichen Diurese als Zeichen zur Einstellung der Digitalisverabreichung ansehen; richtiger ist es, das Verhalten des Pulses zur Richtschnur zu nehmen. Wenn der vorher erheblich beschleunigte Puls auf 56 und weniger heruntergegangen ist und die Spannung der Arterie deutlich zunimmt, ist es jedenfalls Zeit, das Arzneimittel auszusetzen; ebenso, wenn der vorher nicht oder nur unbedeutend beschleunigte Puls nunmehr deutliche Spannung aufweist oder der vorher unregelmäßige Puls regelmäßig geworden ist. Natürlich muß in allen

Fällen das Ergebnis der Prüfung des Radialpulses durch Auskultation am Herzen ergänzt werden, damit nicht z. B. eine Verlangsamung des Pulses angenommen wird, wenn eine Reihe von Herzkontraktionen wegen ihrer Unvollkommenheit nicht bis zur Radialis durchwirkt. Zuweilen wird man freilich schon vorher durch Eintreten von Erbrechen dazu veranlaßt, die Digitalis auszusetzen. Diese unangenehme Nebenwirkung wird manchmal durch das Präparat, z. B. durch ein nicht genügend frisches Infus oder durch mangelhafte Beschaffenheit der Blätter bedingt, andere Male durch besondere Empfindlichkeit des Kranken. Appetitabnahme und eine gewisse Übelkeit kommen so häufig vor, daß man gut tut, den Kranken oder seine Umgebung von vornherein auf diese Möglichkeit aufmerksam zu machen, die bei der sonst guten Wirkung in den Kauf genommen werden müssen. Eine Verbindung der Digitalis mit kleinen *Chinin*gaben oder gleichzeitige Verabreichung von *Salzsäure* oder *Orexin* vermindert oft diese Nebenerscheinungen; im Notfalle kann man auch das Infus als Klysma nach vorhergehendem Reinigungsklystier geben lassen, es fragt sich aber, ob dabei nicht, gleiche Wirkungen vorausgesetzt, auch die Nebenwirkungen dieselben werden.

Gibt man die Digitalis zu lange, so treten Vergiftungserscheinungen ernsterer Art auf (Herzschwäche, vermehrte Unregelmäßigkeit des Pulses, Kollaps), und zwar auch bei fortgesetzter Darreichung kleiner Gaben, da das Mittel kumulativ wirkt. Daher muß der Kranke während der Kur mindestens täglich einmal untersucht werden.

Die wechselnde Wirksamkeit der Folia Digitalis — ihre Kraft scheint in verschiedenen Jahrgängen verschieden zu sein, sie ist bald nach der Ernte, im Juli, am größten und nimmt allmählich ab — hat dazu geführt, Präparate herzustellen, die auf eine bestimmte Wirksamkeit titriert sind. Dazu gehören das *Digitalisdialysat* von Golaz und das *Digitalysatum* von Bürger. Von wirksamen Bestandteilen der Droge kommt bisher nur das Digitoxin unter dem Namen *Digalen* (Hoffmann-La Roche in Basel) in Frage. Die *Tinctura* und das *Acetum Digitalis* sind unzuverlässig und am besten ganz zu vermeiden.

℞ Pulv. fol. Digitalis 1,5
(Chinin. hydrochl. 0,3)
Extr. Gent. q. s.
F.Pil. 30. D.S. 3—4 mal tägl. 2 Pillen.

℞ Infus. fol. Digit. (0,5) 130,0
Sir. spl. 20,0
M.D.S. In 24 Stunden zu verbrauchen.

℞ Digitalisdialysat Golaz 10,0
D.S. 3 mal tägl. 15 Tropfen (Kindern von 2—4 Jahren 2 Tropfen, nach 2—3 Tagen 5 Tropfen, größeren 3 mal tägl. 5—8—10 Tropfen).

℞ Digalen 15,0
(Orig.-Flasche)
D.S. 1—3 mal tägl. 1 ccm per os, per rectum, subkutan oder intravenös.

Als bestes *Ersatzmittel der Digitalis* betrachten wir das *Koffein*. Es bewirkt ebenfalls eine Regelung der Herztätigkeit und zugleich, was in vielen Fällen sehr erwünscht ist, eine Steigerung der Diurese durch direkte Erregung der Nierenepithelien. Die Wirkung auf das Herz tritt sehr schnell ein, zuweilen schon nach den ersten Gaben, sie ist allerdings auch nicht nachhaltig, sondern verschwindet meist gleich nach dem Aufhören der Anwendung. Es wirkt übrigens nicht in allen Fällen, wo Digitalis noch deutliche Erfolge bringt. Mit großem Vorteil läßt es sich oft da verwenden, wo Gefahr im Verzuge ist, also in der Zeit, wo die Wirkung der eben verordneten Digitalis noch aussteht, ferner dann, wenn man diese wegen Vergiftungserscheinungen vor vollendeter Wirkung aussetzen muß, oder wenn die Digitaliswirkung nicht lange genug vorhält. Die erforderlichen Dosen gehen über die bei Migräne üblichen wesentlich hinaus; man versucht zunächst gewöhnlich, ob man mit 5 Tagesdosen von je 0,1 Koffein auskommt, oft muß man ebenso oft 0,2 und noch mehr geben. Zum subkutanen Gebrauch verwendet man, da das reine Koffein schwer löslich ist, das offizinelle *Coffeino-Natrium salizylicum*, das 50% enthält und dementsprechend in den doppelten Dosen verabreicht wird, wie das reine Koffein. Gelegentlich beobachtet man nach den großen Dosen Eingenommenheit des Kopfes, Kopfschmerz, Zittergefühl, aber diese Erscheinungen verschwinden meist schnell. Erbrechen kommt sehr selten vor.

℞ Tabl. Coffeini (0,05) Nr. XX
D.S. 3—5 mal tägl. 2 Tabl.

℞ Coffeino-Natr. salicyl. 1,0
Aq. dest. 10,0
D.S. Mehrmals täglich 1—2 Spritzen.

Ein zweites Ersatzmittel der Digitalis haben wir in den *Semina Strophanthi* oder vielmehr in deren Präparaten *Tinctura Strophanthi* und *Strophanthinum* purissimum Merck. Strophanthus wirkt ganz ähnlich wie Digitalis, aber im ganzen schneller und nicht nachhaltig, außerdem aber viel weniger kräftig und zuverlässig. Wo Digitalis versagt, hilft meist auch Strophanthus nicht, wohl aber sieht man nicht selten, daß eine mangelhafte oder zögernde Digitaliswirkung durch Strophanthus gebessert wird. Die Pulszahl nimmt durch Strophanthus allein meist nicht wesentlich ab, dafür hat es aber wieder seine Vorzüge bei den Fällen von allgemeiner Arteriosklerose mit gespannter Arterie, wo man Digitalis nicht gern gibt. Gelegentlich treten Kopfschmerz und Erbrechen oder Durchfall als Vergiftungserscheinungen auf, aber sie verschwinden nach dem Aussetzen des Mittels schnell, da keine Kumulativwirkung stattfindet. Man gibt entweder die Tinctura Strophanthi zu dreimal täglich 5—10 Tropfen mehrere Tage hintereinander, oder nach von Ziemssen das Strophanthinum purissimum als Pulver, dreimal täglich 0,0005—0,001. Seine wesentliche Verwendung findet Strophanthus ebenfalls da, wo schon vor dem Eintritt der Digitaliswirkung etwas geschehen soll, so bei der akuten Herzschwäche im Verlauf von Infektionskrankheiten, oder wo man eine zu frühe Wiederholung der Digitaliskur vermeiden will.

In manchen Fällen, wo Digitalis versagt und schwere Kompensationstörungen, stärkste Unregelmäßigkeit der Herztätigkeit einen beängstigenden Eindruck machen, wird durch *Morphium* subkutan, 0,01—0,015 mehrmals täglich, eine dauernde Besserung eingeleitet.

℞ Tinct. Strophanthi 10,0
D.S. 3 mal tägl. 5—10 Tropfen.

℞ Strophanthini puriss. 0,0005 bis 0,001
Sacch. lact. 0,3
M.F.Pulv. D. tal. dos. X.
S. 3 mal tägl. 1 Pulver.

Es ist ohne weiteres klar, daß ein geschwächtes Herz durch Bettruhe und Beruhigung leichter in den Stand kommen wird, den Blutumlauf wieder genügend zu machen, wenn vorhandene Ödeme auch auf andere Weise als nur durch die Triebkraft des Herzens zum Verschwinden angeregt werden. Wir haben in dieser Richtung schon darauf hingewiesen, daß sich die Massage nützlich erweisen kann. Die *diaphoretischen* Methoden sind bei den akuten Herzstörungen wegen ihrer herzreizenden Eigenschaft nicht verwendbar. Dagegen lassen sich mit Vorteil die Arzneimittel heranziehen, die durch Anregung der Nierentätigkeit diuretisch wirken. In erster Reihe steht hier das *Kalomel*. Es stellt ein reines *Nierendiureticum* dar, auf das Herz hat es keinerlei Einfluß. Dagegen darf man es nicht verwenden, wo das Nierenepithel geschädigt ist, d. h. wo sich als Zeichen einer Nierenentzündung Harnzylinder im Urin finden. Das einfache Auftreten von Eiweiß im Harn verbietet die Anwendung also nicht, vielmehr kann unter Kalomel mit dem Aufhören der Nierenstauung auch das Eiweiß aus dem Urin verschwinden. Ein Übelstand ist, daß sich nicht immer das Auftreten von Stomatitis und von Durchfall vermeiden läßt, womit man namentlich schwache Kranke nicht wohl belasten mag. Sorgfältige Mundpflege, wie sie bei antisyphilitischen Kuren üblich ist, und Beigabe von Opium in kleinen Dosen bringen jedenfalls nicht immer um diese Nebenwirkungen herum. Besonders wertvoll ist das Mittel oft bei dem Hydrops durch Herznachlaß bei allgemeiner Arteriosklerose, wo man, wie erwähnt, nicht gern Digitalis gibt. Man läßt drei bis vier Tage hintereinander dreimal täglich 0,2 in Pulver nehmen; erst am vierten Tage pflegt die Vermehrung der Harnmenge deutlich zu werden, ihre Höhe erreicht sie meist erst am 5. oder 6. Tage, sie geht dann nicht selten bis auf 4, 5 und mehr Liter in 24 Stunden und nimmt dann langsam oder schnell wieder ab. Tritt keine Stomatitis ein, so kann man die genannten Dosen so lange fortsetzen, als kein deutliches Sinken der Diurese eintritt. Kommt dies aber zum Vorschein, oder ist am 5. Tage keine deutliche Wirkung da, so setzt man das Kalomel aus. Beachtet muß werden, daß man bei sehr großer Harnmenge auch nicht zu wenig Flüssigkeit in der Nahrung zuführen darf, wenn man nicht unliebsame Folgen für das Allgemeinbefinden herbeiführen will. — Wir haben schon angedeutet, daß man das *Kalomel* öfters mit Vorteil anwenden kann, um die *Digitalis* entbehrlich zu machen, man kann beide Mittel aber auch gleichzeitig anwenden oder das Kalomel heranziehen, um die eingeleitete Digitalisdiurese zu vervollkommnen. Ebenso läßt es sich mit *Koffein* und mit *Strophanthus* verbinden.

℞ Hydrarg. chlorati 0,2
Sacch. lact. 0,3
M.F.Pulv. D. tal. dos. X.
S. 2—3 mal tägl. 1 Pulver.

℞ Pulv. fol. Digital. 0,03—0,05
Hydrarg. chlorati 0,2
M.F.Pulv. D. tal. dos. X.
S. 3 mal tägl. 1 Pulver.

Ein zweites wichtiges *Diureticum* ist das *Diuretin-Knoll*, seiner Zusammensetzung nach Theobrominnatrium-Natriosalicylicum (nicht zu verwechseln mit Theobrominum natriosalicylicum). Von dem ihm sonst nahestehenden Koffein unterscheidet es sich wesentlich dadurch, daß das Diuretin nur auf die Nierenepithelien reizend wirkt, dagegen das Herz und die Blutgefäße unbeeinflußt läßt, wenigstens im klinischen Sinne. Man gibt 5,0—7,0 pro die in wässeriger Lösung mehrere Tage hintereinander. Gewöhnlich beginnt die Wirkung, wenigstens bei rein kardialem Hydrops, schon am 2. Tage der Darreichung, am 4. oder 5. Tage pflegt sie mit 4 und 5 Litern ihren Höhepunkt zu erreichen, damit ist sie aber erschöpft und auch durch länger fortgesetzte Gaben nicht zu verlängern; die Harnmenge kehrt dann schnell zum gewöhnlichen Maß zurück. Leider ist das Mittel recht teuer, so daß seine Anwendung nicht immer möglich ist. Nebenwirkungen, wie Übelkeit, Kopfschmerz, Schwindel, sind selten.

℞ Diuretin-Knoll 5,0—7,0
Aq. dest. 90,0
Aq. Menth. pip. 100,0
Sir. spl. 10,0
M.D.S. Im Laufe eines Tages zu verbrauchen.

Als Ersatz für das Diuretin sind neuerdings das *Theobromin-Natrium aceticum* und das *Theocin* sowie das *Theocin-Natrium aceticum* empfohlen worden. Das Theocin rein erwies sich tatsächlich als ein mächtiges Diureticum, und seine Nebenwirkungen, die in einem unbestimmten Gefühl von Aufregung, unter Umständen in Schlaflosigkeit usw. bestanden, sind in dem Theocin-Natrium aceticum vermieden. Man wird also in erster Linie die Doppelsalze des Theobromins oder des Theocins mit essigsaurem Natron verwenden. Man gibt von allen diesen Präparaten 2—3 mal täglich 0,3, nötigenfalls 0,5, nach den Mahlzeiten, in Tee oder dergleichen Flüssigkeit, vorwiegend in den Vormittagstunden, damit nicht der Schlaf durch Diurese oder durch die etwa eintretende erregende Wirkung des Mittels gestört werde.

℞ Theocino-Natrii acetici 0,3—0,5
D. tal. dos. X. S. 2—3 mal tägl.
1 Pulver, nach den Mahlzeiten.

Durch die genannten Mittel sind die älteren Diuretica sehr zurückgedrängt worden. Am häufigsten wird noch Liquor Kalii acetici verwendet, in Dosen von 20,0 pro die in wässeriger Lösung, allein oder mit anderen Diureticis oder mit Herzmitteln vereinigt. Die volkstümlichen harntreibenden Mittel, auch der neuerdings viel empfohlene *Bohnentee*, haben keinen Anspruch auf besondere Beachtung.

℞ Liq. Kalii acet. 20,0
Aq. dest. 150,0
D.S. Im Laufe des Tages zu verbrauchen.

Zuweilen, namentlich auch in verschleppten Fällen, kann es nötig werden, den Hydrops der Beine durch direkte Eingriffe zu verringern. Am häufigsten wird dazu der Trokar benutzt. Man sticht den SOUTHEYschen Trokar nach kunstgerechter Desinfektion des Instrumentes und der Haut an einer stark ödematösen Stelle des Unterschenkels oder in der Hüftgegend mit kurzem Ruck senkrecht ein und führt ihn dann parallel der Oberfläche im subkutanen Gewebe bis nahe zum Griff weiter ein; dann wird das Stilet herausgezogen und über das hintere Ende der gewöhnlich 1—2 cm weiten Kanüle ein mit antiseptischer Flüssigkeit gefüllter Gummischlauch gezogen, der nun zugleich durch Heberwirkung die hydropische Flüssigkeit herauszieht. Die Einstichstelle wird zur Verhütung von Wundinfektion mit einem kleinen aseptischen Verbande bedeckt; der Trokar bleibt darunter 12—24 Stunden liegen. Die kleine Operation ist so gut wie schmerzlos, und der meist sehr reichliche Erfolg, das Ausfließen mehrerer Liter aus einer Kanüle, veranlaßt den Kranken gewöhnlich bald, die Punktion auch für das andere Bein zu erbitten. Man kann die Trokardrainage übrigens auch durch Anlegung kleiner Hautschnitte ersetzen, aus denen das Ödem direkt heraustritt. Hierbei kommen anscheinend weniger leicht Wundinfektionen vor, aber die beständige Durchnässung der Verbände und des Bettes ist entschieden weniger angenehm als die saubere Ableitung durch den Schlauch.

Behandlung der Kollapszustände.

Einer besonderen Behandlung bedürfen noch die ganz akut eintretenden Zustände von Versagen der Herztätigkeit, die man als Kollaps bezeichnet. Die Herztätigkeit ist dabei vorübergehend völlig erlahmt oder doch so schwach geworden, daß die äußersten Teile blaß und kühl werden und der Puls in den ferner liegenden Arterien unfühlbar wird. Außer durch direkte Herzschwäche können solche Zustände durch Lähmung des vasomotorischen Zentrums der Oblongata hervorgerufen werden.

Der kollabierte Kranke muß unter allen Umständen flach und ruhig liegen. Kann man ihn nicht ohne Änderung der horizontalen Lage ins Bett bringen, so ist es im allgemeinen ratsam, ihn bis zu einiger Besserung z. B. ruhig auf dem Fußboden liegen zu lassen. Das Aufrichten kann unmittelbar den Tod herbeiführen.

In zweiter Linie ist nachdrückliche Anwendung von Hautreizen angezeigt. Man legt einen in recht heißes Wasser getauchten Schwamm auf die Herzgegend, reibt das Gesicht mit Spiritus, Kölnischem Wasser und dergl. oder spritzt es mit kaltem Wasser an, man bürstet die Haut, legt Senfteige auf die Waden oder steckt Füße und Hände in heißes Wasser. Wo der Gesamtzustand es erlaubt, kann auch eine kalte Begießung des Nackens wertvoll sein. Auch Reizung der Nasenschleimhaut durch Einatmung von Essig, Essigäther oder einigen Tropfen Salmiakgeist kann eine zweckmäßige Anregung geben.

Außerdem kommt vor allem die *subkutane* Anwendung von Reizmitteln in Frage, am besten einige Pravazspritzen voll *Kampferöl* oder *Schwefeläther* oder einige Dezigramm *Coffeino-Natrium salicylicum* in wässeriger Lösung, oder 0,03—0,04 *Oxysparteinum hydrochloricum* gelöst. Die subkutane Anwendung von Äther ist weniger zweckmäßig als die von Kampferöl (mehrmals eine Grammspritze), weil Äther örtlich reizt, in großen Gaben das Herz lähmt und auch in kleineren oft Kopfschmerz hinterläßt.

℞ Olei camphorat. 20,0 D.S. Zur Einspritzung.	℞ Aeth. sulf. 20,0 D.S. Zur Einspritzung.
℞ Coff.-Natrii salicyl. 1,0 Aq. dest. 10,0 D.S. Mehrmals tgl. 1—2 Spritzen.	℞ Oxysparteini hydr. 0,3—0,4 Aq. dest. 10,0 D.S. 1 Spritze zur Zeit subkutan.

Ist gleichzeitig Stillstand der Atmung eingetreten, so ist ganz besonders die Faradisation des Phrenicus nach von Ziemssen zu empfehlen. Es werden dazu die beiden mit heißem Wasser gut durchfeuchteten Elektroden eines kräftigen Induktionsapparates zu beiden Seiten des Halses unmittelbar hinter dem etwas nach vorn geschobenen Sternokleidomastoideus angesetzt und der Strom für die Dauer einer Einatmung, etwa 2 Sekunden, geschlossen. Dann wird er geöffnet und gleichzeitig von einem Assistenten Bauchwand und Bauchinhalt kräftig nach oben gegen das Zwerchfell hin geschoben. Dies die Ausatmung nachahmende Verfahren dauert wiederum etwa 2 Sekunden, dann folgt eine neue Stromschließung usw. Erweist sich die Erregbarkeit der Phrenici bei zwei Minuten langer Anwendung des Verfahrens erlöschen, so ist davon kein Erfolg zu erwarten. Tritt Husten ein, so ist die Reizung so lange auszusetzen, bis diese sehr günstige Erscheinung der Reflexerregbarkeit der Bronchialschleimhaut vorüber ist. Ist die Atmung nach dem Aussetzen der elektrischen Reizung normal geworden, so muß man jedenfalls noch stundenlang zu erneuten Eingriffen bereit sein, da Rückfälle vorkommen. Im allgemeinen genügt ein Strom, der den gesunden Opponens pollicis kräftig zu verkürzen vermag.

Kann der kollabierte Kranke schlucken, so wendet man auch *innerliche Reizmittel* an: heißen schwarzen Kaffee, heiße Bouillon, Sekt, Kognak oder arzneiliche Exzitantien in Pulver oder Lösung, Kampfer, Moschus, Validol usw.

2. Behandlung der Herzkranken außerhalb der akuten Herzzustände.

Direkte Heilmittel für die organischen Herzkrankheiten kennen wir nicht, aber der ärztliche Rat hat bei Herzkranken auch in den ruhigen Zwischenzeiten wichtige Aufgaben zu erfüllen. Das Herz soll soweit geschont werden, daß seine Leistungsfähigkeit so lange wie möglich erhalten bleibt; bei zielbewußtem Vorgehen können Kranke mit Klappenfehlern Jahrzehnte lang leben, ohne daß schwerere Störungen aufträten. Zugleich soll das Herz aber auch geübt werden, denn der Herzmuskel erhält seine Kraft nicht durch die dem Körper zugeführte Nahrung, sondern durch Übung, bei Vermeidung von Überanstrengung. Die richtige Vereinigung dieser beiden Einwirkungen ist das große Geheimnis der Therapie der Herzkrankheiten. In geeigneten, frischen Krankheitsfällen kann sie so große Erfolge haben, daß man von Heilung sprechen kann.

Um das Herz zu schonen, muß man vor allem das zu vermeiden suchen, was den Herzmuskel und die Nervenapparate schädigt, die seine Tätigkeit regeln. Dahin gehören die Überanstrengungen durch körperliche Leistungen, die über die Gewöhnung und Fähigkeit des Herzens hinausgehen: unvernünftiges Bergsteigen, übertriebenes Radfahren und sonstiger gewaltsamer Sport, ebenso natürlich auch zu harte Arbeit bei Trägern, Schmieden, jungen Soldaten. Das Übermaß verkündet sich gewöhnlich zunächst durch Herzklopfen oder durch Atemnot; verschwinden sie durch rechtzeitig eintretende Ruhe und vermindern sie sich bei fortschreitender Übung, so kann jede Schädigung ausbleiben, treten sie aber immer wieder und gar in steigendem Maße ein, schließlich so, daß flüchtige oder dauernde Herzdilatation nachweisbar wird, so gehen die Ansprüche über die Kraft des Herzens hinaus, und ihre Fortsetzung würde sicher zu ernsteren Erkrankungen des Herzens führen. Als zweite Schädlichkeit sind vergiftende Einflüsse zu nennen, mögen sie der Nahrung entstammen oder durch Krankheit oder Infektion bereitet sein. Unter den Nahrungsschädlichkeiten steht der

Alkohol obenan, und zwar nicht nur in Gestalt des schon lange als schädlich erkannten Branntweines, sondern auch in der Form von Wein und von Bier. Bei dem Bier wird anscheinend das, was an der Konzentration fehlt, durch die große Flüssigkeitmenge ausgeglichen, die den Kreislauf allzusehr belastet; besonders an die Münchener Beobachtungen über das „Bierherz" ist zu erinnern. Für Herzkranke ergibt sich daraus der bestimmte Grundsatz völliger Alkoholabstinenz. Selbstverständlich muß ihnen auch in allen Zuständen der Alkohol sofort entzogen werden, das Gerede von den Gefahren plötzlicher Entziehung gehört ins Reich der Märchen. Große Vorsicht ist in bezug auf den Tabakgenuß ratsam, da das Nikotin im Verdacht steht, die Arteriosklerose zu begünstigen, und zweifellos nervöse Angina pectoris herbeiführen kann. Gegen nikotinfreie Zigarren dürfte dagegen nichts einzuwenden sein. Ein weiteres Nahrungsgift, übrigens von viel geringerer Gefährlichkeit, ist der Kaffee. Er unterscheidet sich vom Alkohol auch dadurch sehr wesentlich, daß seine herzerregende Wirkung wohl immer nur flüchtig ist, nur zu vorübergehend gesteigerter Leistung führt und keine Lähmung und keine Störung der Muskelernährung des Herzens hinterläßt. Reinen, nicht starken Kaffee in geringen Mengen und unter Zusatz von Milch oder Sahne und Zucker vertragen sicher viele Herzkranke ohne die leiseste Erregung. Ebenso steht es mit dem Tee. Bei sehr empfindlichem Herzen ist übrigens zu beachten, daß schon die Zufuhr sehr heißer Flüssigkeit erregend wirkt. Das gilt auch von der Bouillon, deren Gehalt an Extraktivstoffen des Fleisches jedenfalls nur eine unbedeutende Herzanregung leistet; ich habe wenigstens auch von Menschen mit sehr erregbarem Herzen nie über belästigende Wirkungen der Bouillon klagen hören. Mehr Vorsicht ist in bezug auf die Fleischsaftpräparate anzuwenden, soweit sie zu regelmäßigem Genuß bestimmt sind. Sie können bei sonst reichlicher Nahrungszufuhr zweifellos eine Überfütterung mit Extraktivstoffen herbeiführen, die in ähnlicher Weise, wie es bei der Gicht geschieht, die Kreislaufsorgane schädigen kann. Vielleicht handelt es sich auch bei der Chlorose, die so oft mit Herzreizbarkeit verbunden ist, um Intoxikationsvorgänge, die durch sachgemäße Behandlung der Blutveränderung beseitigt werden können. Autointoxikationen wird man auch für den bekannten ungünstigen Einfluß von Magen- und Darmstörungen, insbesondere der Verstopfung, und für die zirkulatorischen Störungen des Diabetes und des Klimakteriums verantwortlich machen dürfen, so wenig Genaues und Sicheres darüber auch bisher bekannt ist. Klarer liegt die Schädlichkeit bei den eigentlichen Infektionskrankheiten, von denen namentlich der akute Gelenkrheumatismus und die übrigen septischen Infektionen, ferner die Influenza, die Diphtherie, die Syphilis, die Gonorrhöe usw. so oft das Herz schädigen. In dritter Linie wird das Herz zweifellos durch Aufregungen, durch Gemütsbewegungen und durch geistige Überanstrengung, zumal wenn sie mit Sorgen, Kränkungen, hoher Verantwortung verbunden ist, in seiner Gesundheit beeinträchtigt, nicht nur so, daß nervöse Störungen eintreten, sondern bis zu Dilatation, arteriosklerotischen und myokarditischen Prozessen. Alle diese Vorgänge müssen also bei der Prophylaxe der Herzkrankheiten berücksichtigt werden, noch mehr aber ist bei bestehendem Herzleiden darauf zu achten, daß ihre schädlichen Einflüsse möglichst ferngehalten werden.

Andererseits kann natürlich nicht davon die Rede sein, die Herzkranken allen Einflüssen des Lebens zu entziehen. Auch wenn das durchführbar wäre, würde es nicht das richtige sein. In Wirklichkeit handelt es sich immer darum, eine möglichst gute Anpassung an die Anforderungen des Lebens zu finden. Dazu gehört zunächst, daß der Kranke einigermaßen darüber unterrichtet wird, wie es mit ihm steht. Es wird damit in der Praxis offenbar sehr verschieden gehalten; man trifft Kranke mit schweren Herzfehlern, die über die Bedeutung ihres Leidens aus mitleidiger Rücksicht völlig getäuscht sind, und andere, denen bei rein nervösen Störungen mitgeteilt worden ist, daß sie einen Herzfehler hätten und demgemäß leben müßten. Eine richtige Diagnose ist natürlich unentbehrlich, wenn man in dieser Beziehung keine Fehler machen will. Die meisten wären zu vermeiden, wenn nicht immer wieder die sorgfältige Bestimmung der Herzdämpfung unterlassen und aus beliebigen Herzgeräuschen auf einen Herzfehler geschlossen würde. Wer darin nicht die nötige Erfahrung besitzt, sollte den Kranken wiederholt und am besten gemeinsam mit einem erfahreneren Kollegen untersuchen. Ist ein wirklicher Herzfehler festgestellt, so sollte dem Kranken stets in vorsichtiger Weise davon Mitteilung gemacht werden. Der Arzt darf natürlich nicht versäumen, dabei gleich ausdrücklich hervorzuheben, daß in seiner Diagnose durchaus nicht der Begriff eines unaufhaltsam und schnell fortschreitenden Leidens liege, aber er muß zugleich nachdrücklich darauf hinweisen, daß alle Aussichten davon abhängen, wie weit der Kranke geneigt und imstande ist, den ärztlichen Anordnungen hinsichtlich der erforderlichen Schonung zu folgen. Der Gehorsam des Kranken gegen die Verordnungen wird wesentlich erleichtert und gefördert, wenn von vornherein nichts verlangt wird, was unnötig oder unbedeutend ist. Es muß daher in jedem einzelnen Falle versucht werden, ob z. B. Kaffee oder Tee oder leichte Sportübungen, wozu etwa der Kranke neigt, wirklich einen ungünstigen Einfluß erkennen lassen, denn nur dann darf von ihrem Verbot die Rede sein. Sieht der Patient, daß er verbotene Dinge ohne erkennbaren Schaden genießen kann, so sinkt natürlich alsbald der Einfluß der Verbote auch nach anderen Richtungen hin. — Vor allem läßt sich kein richtiger Standpunkt für die Verordnungen und Verbote gewinnen, wenn der Arzt der Kenntnis der psychologischen Eigentümlichkeiten des Kranken und seiner Lebensgewohnheiten entbehrt. Danach müssen alle Äußerungen genau abgewogen werden und alle Bestimmungen sich richten. Auch die Umgebung des Kranken soll lernen, was an vermeidbaren Gemütsbewegungen dem Kranken ferngehalten werden soll. Besonders, wenn es sich um herzkranke Kinder handelt, wird oft die Frage aufgestellt, wie der Patient zu behandeln sei. Zum Glück beruht das Wesen und die Macht der Erziehung nicht in Strenge und Strafen, aber es wird immerhin von Vorteil sein, die Pädagogik der Eltern auf diesen Umstand hinzuweisen und hervorzuheben, daß bei kranken Kindern erst recht alles durch Güte und Geduld erreicht werden soll. Das Versagen dieser Mittel beruht gewöhnlich nur darauf, daß sie mit planloser Nachgiebigkeit abwechseln; Beständigkeit und Ausdauer gehören unentbehrlich dazu. Auch die Lehrer und Vorgesetzten der Kranken sollen so viel wie möglich auf diese Verhältnisse hingewiesen werden.

Da es nicht möglich ist, alle Gemütsbewegungen fernzuhalten, so handelt es sich auch darum, durch eine richtige Diätetik der Seele den übertriebenen und schädlichen Einfluß solcher Erregungen auszugleichen, wie das bei der Besprechung der allgemeinen Therapie nervöser Zustände genauer gesagt ist. Eine bestimmte geregelte T ä t i g k e i t f ü r K ö r p e r u n d G e i s t ist in dieser Hinsicht von großem Einfluß, und es gehört daher durchaus zu den Aufgaben des Arztes, den Herzkranken bei der Wahl eines B e r u f e s zu beraten oder ihn vor dem vorzeitigen Aufgeben des bisherigen Berufes zu bewahren. Mehr als allgemeine Andeutungen lassen sich darüber hier nicht geben.

Die Frage, ob Herzkranke **heiraten** dürfen, muß verneinend beantwortet werden. Allgemein deshalb, weil ihre Lebensdauer im allgemeinen verkürzt und der Grad der Verkürzung nicht abzusehen ist, dann aber auch, weil die Ehe für den Herzkranken gewisse Schädlichkeiten mit sich bringt. Dazu gehört für beide Geschlechter der Koitus, dessen schwere Einwirkung auf die Kreislaufsverhältnisse direkte Gefahren und bleibende Schädigungen des kranken Herzens in sich schließt. Für die herzkranke Frau ist namentlich die Schwangerschaft geradezu lebensgefährlich. Wird eine verheiratete Frau herzkrank, so hat der Arzt die Pflicht, auf die Gefahr der sexuellen Beziehungen und in leichteren Fällen wenigstens auf die Vermeidung der Schwangerschaft hinzuweisen.

Der Einfluß des Klimas auf Herzkranke ist erklärlicherweise sehr groß. Wenn man bedenkt, daß Kältereize von der Haut aus erhöhte Herztätigkeit erregen, so ergibt sich im Sinne der Herzschonung ohne weiteres der Vorzug eines milden Klimas. Insbesondere wird man oft mit Vorteil während des Winters oder der wechselvollen Frühjahrszeiten den rauhen Norden Deutschlands mit dem gleichmäßig milden Klima der Rivieraorte oder der Kurstätten am Genfer See vertauschen lassen. Die letzteren haben noch dazu den Vorteil der höheren Lage, die eine tiefere Atmung und damit eine bessere Ansaugung des Blutes und vor allem eine Verbesserung des Lungenkreislaufes mit sich bringt. Nicht selten läßt ein solcher Kuraufenthalt eine für längere Zeit anhaltende Besserung eintreten.

Um die Haut den Einflüssen der wechselnden Temperatur möglichst zu entziehen, empfiehlt sich eine zweckmäßige Unterkleidung, im Winter jedenfalls Wolle, in der wärmeren Jahreszeit wenigstens in den wärmeren Gegenden leichtere Gewebe, Baumwolle oder eines der neueren kombinierten Gewebe. Wichtig ist, daß die Kleidung bequem sitzt, weder den Hals noch die Taille einengt, auch enge Strumpfbänder und fest anschließende Schuhe sind zu vermeiden. Für herzkranke Frauen empfiehlt sich dringend die Reformkleidung, sowohl um das hier besonders schädliche Korsett zu ersetzen, als um durch das geschlossene Rockbeinkleid die Belastung des Körpers zu vermindern und die schädliche Abkühlung der unteren Körperhälfte auszuschließen.

Auch durch die Kost soll dem Grundsatz der Schonung entsprochen werden. Große Mahlzeiten sowie größere Mengen von Flüssigkeit erschweren die Herzarbeit direkt und indirekt, durch Anfüllung des Leibes und Hinaufdrängen des Zwerchfells, wodurch die Atmung mit ihrem wichtigen Einfluß auf die Herzleistung beeinträchtigt wird. Es ergibt sich daraus die allgemeine Regel, daß Herzkranke lieber öftere und kleinere Mahlzeiten genießen sollen. Unzweckmäßig ist es jedenfalls, die täglichen Mahlzeiten durch Wegfall des zweiten Frühstücks und des Nachmittagskaffees auf drei beschränken zu wollen, wie das häufig mit oder ohne rechten Grund geschieht. Anderseits ist es aber auch unnötig, allen Herzkranken ohne Unterschied zweistündliche Mahlzeiten zu verordnen. Für die meisten Kranken, soweit sie ohne Kompensationstörungen in ihrer Familie oder sonstwo leben, genügt es vollkommen, wenn man die Kost einigermaßen gleichmäßig auf erstes und zweites Frühstück, Mittagessen, Vesper und Abendessen verteilt und höchstens noch die Abendmahlzeit entlastet, indem man ihr wenig Flüssigkeit beigibt und dafür vor dem Einschlafen noch ein Glas Milch trinken läßt. Man muß eben auch immer daran denken, daß unbequeme Maßregeln, die sich mit der gewöhnlichen Hausordnung schlecht vertragen, gewöhnlich nicht lange durchgeführt werden. Nach dem Essen soll regelmäßig eine kurze Ruhe in liegender oder halbliegender Stellung gehalten werden.

Für die Auswahl der Nahrungsmittel ergibt sich aus dem Gesagten die Lehre, daß Speisen, die den Verdauungskanal belasten oder aufblähen, wie z. B. die Kohlarten, bei Herzkranken zu vermeiden sind. Vorsichtig wird man auch mit solchen Stoffen sein, die das Herz erregen können, wie Fleischextrakt, Bouillon, Kaffee und Tee. Wir haben aber vorhin schon gesagt, daß man damit auch nicht zu streng sein und das Verbot immer nur erlassen soll, wenn ein wirklicher Grund vorliegt. Ein für allemal ist dagegen der Genuß alkoholischer Getränke zu verbieten, weil sie einem kranken Herzen niemals gut tun. Selbst wenn man glaubt, den Alkohol bei der Behandlung der Kompensationstörungen nicht ganz entbehren zu können, sollte man ihn in der Zwischenzeit um so strenger verbieten, um ihm für den Fall der Not eine ungeschwächte Wirkung zu erhalten.

Als ein unzweckmäßiges Reizmittel für das Herz muß auch der Tabak bezeichnet werden, ganz besonders da, wo ohnedies Neigung zu Angina pectoris und ähnlichen Zuständen besteht, die ja erfahrungsgemäß gerade durch das Rauchen hervorgerufen werden können. Für Kranke, die das gewohnte Rauchen schwer entbehren, ist in den nikotinfreien Zigarren von Kiessling in Bremen, Wendt in Bremen und Schliebs in Breslau ein unschädlicher Ersatz gegeben; diese Zigarren unterscheiden sich im

Geschmack nicht wesentlich von den gewöhnlichen und haben in der Tat nicht die ungünstigen Nebenwirkungen derselben.

Bei solchen Fällen von Herzkrankheit, wo Stauungen im Verdauungskanal längere Zeit bestanden haben oder augenblicklich in höherem Grade vorhanden sind, ist gewöhnlich die Fettresorption beeinträchtigt, und darauf muß natürlich bei der Kostverordnung Rücksicht genommen werden. Sonst kann man nicht sagen, daß die einzelnen Nährstoffe bei Herzkranken in anderem Verhältnis gegeben werden müßten als bei Gesunden. Jedenfalls wäre es ganz verfehlt, wollte man dem herkömmlichen Schlendrian folgend jedem Herzkranken einfach „recht kräftige Ernährung" verordnen und ihm überlassen, was er darunter versteht, oder ihm „reichliche Fleischkost" vorschreiben, in dem Gedanken, daß die Eiweißzufuhr direkt dem Herzen zugute komme. Davon kann in Wirklichkeit keine Rede sein; der Herzmuskel wird wie andere Muskeln nur durch Übung gekräftigt, vorausgesetzt natürlich, daß ihn zugleich gesundes Blut durchströmt. Dazu ist aber gerade eine normale, keineswegs einseitige Kost erforderlich. Ein gutes Beispiel eines solchen Kostzettels gibt nachstehende Vorschrift von Noordens aus der „Pathologie des Stoffwechsels":

Morgens 8 Uhr: 120 g kaltes Fleisch, 70 g Brot mit Butter, 60 ccm dünnen Tee.

10$^1/_2$ Uhr: 1 Ei, 50 g Weißbrot mit Butter, 40 ccm Wein (wir würden hier ein Weinglas voll Milch oder dergl. vorziehen, oder statt dessen unvergorenen Traubensaft, Frada usw.).

1 Uhr: 150 g Fleisch oder Fisch beliebiger Art, 200 g Gemüse oder Kompott, keine Suppe, kein Getränk.

5 Uhr: 200 ccm Milch, ca. 40 g Weißbrot mit Butter oder Gelee.

8 Uhr: ca. 80 g Fleisch mit grünem Salat, nach Belieben, ca. 120 g Mehl-Eierspeise, ca. 35 g Brot mit Butter, 0,3 l Bier (auch hier halten wir ein anderes Getränk für besser).

10$^1/_2$ Uhr: Nach Belieben 200 ccm Milch, Dickmilch oder Wasser.

In diesem Speisezettel tritt auch schon das Bestreben hervor, die Flüssigkeitsmenge zu bemessen, die dem Körper zuträglich ist und das Herz nicht zu sehr belastet. Außer den bei den Mahlzeiten angegebenen 800 ccm Flüssigkeit gibt von Noorden in obigem Falle noch morgens 7 Uhr 200 ccm Homburger Elisabethbrunnen, insgesamt also 1 l Flüssigkeit. Man kann das wohl als eine ausreichende Flüssigkeitsmenge betrachten, wobei noch keine Durstbeschwerden auftreten werden. Nach unserer Erfahrung kommt man damit um so besser aus, wenn man statt der alkoholischen Getränke die von uns hinzugefügten Ersatzgetränke verabfolgt. Bei Kranken, die vorher viel mehr Flüssigkeit aufgenommen haben, pflegt sich doch binnen einiger Tage der quälende Durst zu verlieren, in einzelnen Fällen ist man allerdings zum Nachgeben gezwungen, weil die Nahrungsaufnahme leidet, wenn nicht mehr Flüssigkeit erlaubt wird. Jedenfalls tut man dann gut, die Menge genau messen zu lassen und auch die Urinmenge zu bestimmen, damit man den Überblick behält, ob auch genug wieder ausgeschieden wird.

Der angeführte Kostzettel von Noordens enthält etwa:

	Eiweiß	Fett	Zucker	Stärke	Kalorien
350 g Fleisch	110	10	—	—	500
3 Eier	15	12	—	—	160
200 g Milch	6	6	10	—	150
200 g Brot	10	—	—	100	400
	141	28	10	100	1210

Dazu kommen dann noch Fett und Kohlehydrate aus Zucker, Kompott, Gemüse, Mehleierspeise, Sauce, Butter usw.

Auch für einen Herzkranken mit mäßiger Tätigkeit wird man nicht viel mehr zur Erhaltung des Stoffwechselgleichgewichtes nötig haben; wo es nötig sein sollte, kann man durch Aufbesserung der Milchportion den Fettgehalt und durch Zugabe von Brot, Kartoffeln, Makkaroni, Zucker, Kakao usw. den Gehalt an Kohlehydraten erhöhen, ohne die Verdauungsorgane besonders in Anspruch zu nehmen. Körpergewicht und Befinden geben sehr bald Aufschluß, wenn im Einzelfalle zu wenig zugeführt wird. Das Zuviel ist jedenfalls ebenso sorgfältig zu vermeiden, weil es unbedingt eine vergrößerte Leistung der Kreislaufsorgane hervorruft, um die durch übermäßige Umsetzungen erhöhte Wärmeproduktion auszugleichen und die überschüssigen Stoffe auszuscheiden. Wo der Kranke an zu große Nahrungsaufnahme gewöhnt ist, gelingt der Übergang zu normalen Verhältnissen oft am besten, wenn man zunächst unter Bettruhe eine Milchdiät durchführt, etwa in der Weise, daß der Kranke in sechs verschiedenen Mahlzeiten insgesamt 2 l Milch (in verschiedener Zubereitung) erhält, die etwa 80 g Eiweiß, 60 g Fett und 80 g Zucker enthalten und durch Zugabe von Somatose oder besser Plasmon oder Roborat und von leichten Gebäcken wie Zwieback, Kakes oder durch Zubereitung mit

Kindermehl, Kakao usw. leicht auf jeden gewünschten Reichtum an Eiweiß und Kohlehydraten gebracht werden können. Diese Art der Ernährung macht gerade bei Bettruhe fast niemals Schwierigkeiten und erleichtert für die folgende Zeit den Übergang zu der vom Arzte festzusetzenden Kost.

Die **Übung des Herzens** geschieht vor allem durch angemessene Bewegung. Sie hat immer erst einzutreten, nachdem etwa vorhandene Herzunruhe oder Kreislaufstörungen ausgeglichen und die zur Schonung erforderlichen Maßregeln der Diätetik im weitesten Sinne durchgeführt sind. Wie weit man mit der Übung gehen kann, hängt natürlich ganz von dem Zustande des Herzens ab, insbesondere von der Beschaffenheit und Übungsfähigkeit seiner Muskulatur. Sie ist allerdings oft sehr schwer zu beurteilen. Eine gute Illustration zu diesem Punkte geben die mit dem Radfahren Herzkranker gewonnenen Erfahrungen. Der ungünstige Einfluß des sportmäßigen Radelns steht natürlich außer Zweifel, dagegen wird durch mäßiges und nicht gewaltsames Fahren das Herz anscheinend nicht mehr belastet als durch Gehen. Vielleicht kann man es geradezu als abstufbares Mittel der Herzübung benutzen. Es wird auch einen Unterschied machen, ob der Patient schon radfahren kann, oder ob er es erst während der Krankheit erlernen soll, denn das Lernen ruft in vielen Fällen schon beim Gesunden Herzunruhe hervor, wenn es nicht sehr vorsichtig betrieben wird. Bei einem jungen Mädchen mit leichter Mitralinsuffizienz, wo nie Kompensationstörungen bestanden hatten, fand ich ein halbes Jahr, nachdem sie gegen meinen Willen das Radfahren erlernt hatte, die Zeichen der Krankheit eher geringer als vorher, obwohl sie durchaus nicht besonders vorsichtig gewesen war. Immerhin wissen wir noch zu wenig Bestimmtes über diese Verhältnisse, um therapeutisch schon bestimmt vorgehen zu können.

Als das am genauesten gekannte Übungsmittel für das Herz muß vorläufig jedenfalls die Heilgymnastik betrachtet werden. Sie erstreckt sich teils auf die Muskeln des Brustkorbes, um den fördernden Einfluß tiefer Atmung auf die Verhältnisse des kleinen Kreislaufs wie des Gesamtkreislaufs auszunutzen, teils auf die Muskeln der Glieder, durch deren Zusammenziehungen die Venen nach dem Herzen zu entleert werden. Man bedient sich dabei entweder der Zanderschen medikomechanischen Apparate, wie sie jetzt in größeren Städten und Kurorten und in zahlreichen Sanatorien aufgestellt sind, oder man läßt die Kranken Bewegungen einzelner Glieder ausführen, denen durch eine zweite Person ein bestimmter Widerstand entgegengesetzt wird. Für den häuslichen Gebrauch eignen sich dazu auch recht gut die DIEHLschen Gymnastikapparate oder die verschiedenen „Muskelstärker", bei denen der Widerstand durch Gewichte oder durch dehnbare Gummizüge ausgeübt wird. Je mehr verschiedene Muskelgruppen dabei tätig werden, um so besser ist der Erfolg. Überanstrengung muß sorgfältig vermieden werden, und gleichmäßige, tiefe Atmung während des Übens ist eine Bedingung für günstige Wirkung. Im ganzen geht man nicht gern über eine halbe Stunde täglichen Übens hinaus. Die Erfolge sind namentlich in der Verbindung mit Bäderbehandlung usw. oft recht gut. Mit Vorsicht kann man sie sogar im Stadium leichter Kompensationstörungen anwenden, vorausgesetzt, daß der Herzmuskel keine schwereren Veränderungen ausweist.

Eine besondere Art der Übungstechnik stellt die von OERTEL angegebene Terrainkur dar. Man versteht darunter das Gehen auf gleichmäßig ansteigenden Wegen, die nach der OERTELschen Vorschrift in bestimmte Wegstrecken (15 Minuten in ruhigem Schritt) und in vier „Ordnungen" mit verschieden starker Steigung eingeteilt sind. Die Wege erster Ordnung haben Steigung im Winkel bis zu 5°, die zweiter Ordnung bis 10°, die dritter Ordnung bis 15° und die vierter Ordnung bis 20°. In den Karten der für die Terrainkur eingerichteten Orte sind die vier Grade der Steigung mit den Farben rot, blau, grün oder violett und gelb bezeichnet, so daß die Kranken sich leicht nach der Karte die ihnen zukommenden Wege suchen können. In der ersten Zeit sind nur Wege erster Ordnung erlaubt, und zwar können darauf je nach dem Kräftezustande eine, zwei oder drei Wegstrecken zurückgelegt werden, gegebenenfalls mehrmals am Tage. Allmählich geht man zu Strecken zweiter Ordnung über und läßt hierbei je nachdem mehrere Wegstrecken gehen. Wenn hier keinerlei Schwierigkeiten bestehen, kann der Patient zu den Steigungen dritter Ordnung übergehen. Die Wege vierter Ordnung sind nur Kranken mit völlig hergestellter Herzkraft gestattet, obwohl sie immer noch keinen Vergleich mit den Wegen bei eigentlichen Bergbesteigungen aushalten. Man sieht, wie vorsichtig der in diesen Fragen so erfahrene OERTEL das Steigen therapeutisch verwerten wollte! Ganz besonders hat er auch immer auf richtiges Atmen beim Gehen und Steigen hingewiesen. Nie darf mit angehaltenem Atem gegangen werden.

Wo die Kurzatmigkeit nicht erlaubt, daß wie normal zwei Schritte auf die Einatmung und zwei Schritte auf die Ausatmung fallen, soll doch immer der Einatmung und der Ausatmung die gleiche Zeit zugemessen werden. Oertel meint auch, daß die tiefe Ausatmung einen direkten Druck auf die Herzoberfläche ausübe und dadurch zur Entleerung des Herzens beitrage, also gewissermaßen eine Massage des Herzens ausübe. Obwohl Oertel für diese Auffassung seine Beobachtungen am Menschen und die Tierversuche von Kronecker und Heinricius anführt, wird diese Auffassung von den meisten Beobachtern nicht geteilt, vielmehr wird angenommen, daß auch bei der gewaltsamsten Ausatmung noch genug Residualluft in den Lungen bleibe, um keinen positiven Druck auf die Herzoberfläche eintreten zu lassen. Da die Glottis offen ist, müßte vorher eben alle Luft ausgetrieben sein. Selbst bei geschlossener Glottis kann davon schwerlich die Rede sein. Oertel hat einfach den Exspirationsdruck und den Druck auf das Herz einander gleich gesetzt, aber das ist sicher verkehrt. Auch die von ihm empfohlene sakkadierte Atmung, das tiefe Einatmen und namentlich das Ausatmen in Absätzen, hat nur insofern Bedeutung, als es besonders große Atmungsausdehnungen bewirkt.

Von Terrainkurorten mit den von Oertel geforderten Einrichtungen und günstigen klimatischen Verhältnissen nennen wir: Baden-Baden, Wiesbaden, Heidelberg, Ischl, Sankt Blasien, Triberg, Berchtesgaden, Partenkirchen, Friedrichroda, Steinach am Brenner, Meran, Bozen, Arco, Abbazia.

Die Indikationen für die mechanische Behandlung faßt Oertel wie folgt zusammen:

Wenn der Zirkulationsapparat selbst noch intakt ist, geben eine Indikation für die Anwendung der mechanischen Behandlung der Herzinsuffizienz:

a) Ernährungstörungen der verschiedensten Art, Zustände von Inanition und Atrophie, das allgemein zu schwache Herz (*weakened heart*) und andere angeborene Schwächezustände, wobei überall auf die noch bestehende Leistungsfähigkeit des Herzens, die wieder von der Stärke und Elastizität der Herzwandung abhängt, streng Rücksicht genommen werden muß.

b) Auch Fälle, wo die Herzschwäche mit nervösen Störungen, Neurasthenie, verbunden ist, werden durch entsprechende Geh- und Steigbewegungen günstig beeinflußt.

c) Wo die Herzschwäche abhängt von Alter, senilen Veränderungen der Muskulatur, Atrophie und fettiger Degeneration, sollten durch ein richtiges Maß von Bewegung, am besten durch Gehen in der Ebene, die noch vorhandene Herzkraft bezw. die noch vorhandenen gesunden Muskelpartien erhalten werden; selten kann die Herzkraft durch die Steigbewegung noch erhöht werden.

d) Die nach Infektionskrankheiten, Typhus, Diphtherie, Influenza usw. zurückgebliebene Herzschwäche hat ihren Grund häufig in schweren degenerativen Veränderungen des Muskelparenchyms und verlangt vielmehr nach Ablauf der Krankheit noch mehrere Wochen, selbst Monate lang, Ruhe und Schonung, und die mechanische Behandlung kann nur dann eintreten, wenn nach dieser Zeit und unter Hebung des allgemeinen Ernährungszustandes noch eine Insuffizienz des Herzmuskels zurückbleibt, ohne daß am Herzen und Pulse Zeichen für das Fortbestehen der vorausgegangenen Veränderungen sich finden lassen.

e) Wo Stromhindernisse oder andere Beschädigungen des Herzens und Zirkulationsapparates vorhanden sind, hängt die Indikation und Kontraindikation ganz von dem speziellen Falle ab, es muß hier auf die verschiedenen Herzkrankheiten verwiesen werden. Im allgemeinen gelten bei der Anwendung der mechanischen Behandlung für solche Fälle dieselben Regeln, die eben angegeben wurden.

Außer den in diesen Sätzen von Oertel angegebenen Kontraindikationen hat man nach den Erfahrungen und Meinungen anderer Autoren noch etwa folgendes festzuhalten: Ausgeschlossen ist die Terrainkur bei Koronarsklerose und den danach auftretenden thrombotischen Muskelerweichungen des Herzens und bei allen anderen erheblichen Muskelveränderungen des Herzens, bei erheblicher Arteriosklerose, bei Aneurysma der Arterien, bei allgemeiner Endarteriitis, bei Nephritis chronica, bei allen ausgeprägteren Kompensationstörungen. Besondere Vorsicht erheischen auch die Aortenfehler überhaupt, weil bei ihnen die starke Spannung im Gefäßsystem Apoplexie oder plötzliches Versagen der Herzkraft möglich macht.

Besonderer Erwägung bedarf es auch, ob man in Verbindung mit der Oertelschen Terrainkur auch eine wesentliche Einschränkung der Flüssigkeitszufuhr noch über das auf S. 20 Angedeutete hinaus vornehmen will. Im allgemeinen kommt das nur für die Fettleibigen in Frage, wir verweisen daher hier auf den entsprechenden Abschnitt.

Ein besonders wichtiges, vielleicht das wichtigste Mittel zur Herzübung besitzen wir in der Wasserbehandlung der Herzkranken. Die Vereinigung von Schonung und Übung, von Beruhigung und Anregung, die überhaupt die große Bedeutung der Wasserbehandlung ausmacht, kommt natürlich auch bei den Bädern der Herzkranken zur Geltung. Besondere Beachtung haben in diesem noch ziemlich jungen Zweige der Bäderbehandlung die kohlensauren Solbäder gefunden, die man zuerst auf Grund der in Bad Nauheim gewonnenen, zum Teil wirklich überraschenden Erfolge systematisch bei Herzkranken anwendete. Die Theorie ist auch hier den praktischen Erfahrungen nachgehinkt und entbehrt noch jetzt eines sicheren Standes. Man erklärt sich die zweifellosen Wirkungen nach den Beobachtungen der Nauheimer Badeärzte damit, daß zunächst die Pulsfrequenz im Bade sinkt, und zwar nachhaltig, so daß eine zweifellose Entlastung des Herzens hinsichtlich der zu leistenden Arbeit eintritt; gleichzeitig bewirken der Hautreiz des Solbades und der Kohlensäure eine Erweiterung der Hautgefäße, wodurch abermals das Herz, und zwar diesmal durch Verringerung des Blutdrucks, entlastet wird. Immerhin sind die Autoren über die Verhältnisse nicht einig; von manchen wird umgekehrt eine Erhöhung des Blutdrucks als Badewirkung angegeben und damit mehr der übende Wert der Kur in den Vordergrund gestellt. Jedenfalls wirken die Bäder auch je nach der angewendeten Temperatur verschieden. Die Mitteilung SCHOTTS, daß das dilatierte Herz sich während des Bades verkleinere, wird durch seine Röntgenbilder nicht völlig sichergestellt. Endlich spielen jedenfalls die Einwirkungen des Bades und seiner Hautreize auf das Nervensystem im allgemeinen und den Vagus im besonderen eine wichtige Rolle. Bei dem großen Einfluß der Suggestion auf das Befinden vieler Herzkranker ist auch der Ruf des Kurortes sicher von Bedeutung; einen weiteren Vorteil bedeuten die bekannten Gesamtwirkungen einer Kur außerhalb der Wohnung des Kranken mit ihren psychischen und diätetischen usw. Veränderungen. — Außer Nauheim kommen für diese Kuren natürlich auch die anderen Orte mit kohlensauren Solbädern in Frage, die z. T. noch klimatische und andere Vorzüge haben, namentlich Homburg im Taunus, Soden im Taunus, Marienbad, Kissingen und Oeynhausen, endlich die in der Wirkung jedenfalls nahestehenden kohlensauren Stahlbäder von Cudowa, Franzensbad, Reinerz u. a. Man beginnt gewöhnlich mit Bädern von 33° C. und 10 Minuten Dauer, bei empfindlichen Personen zunächst unter Verminderung des Kohlensäuregehalts durch Beimischung anderer Quellen oder durch Umrühren des Wassers. Da der Salz- und Kohlensäuregehalt erwärmend auf die Haut wirkt, liegt der für den Körper indifferente Wärmegrad übrigens tatsächlich etwa bei 30° C., entsprechend der Indifferenztemperatur des einfachen Wasserbades von 34° C. Im ganzen erscheint es ratsam, nicht mehr als drei Bäder in der Woche nehmen zu lassen und nicht unter 27° C. hinunterzugehen, auch die Dauer namentlich der kühleren Bäder nicht wesentlich über eine Viertelstunde auszudehnen. Wesentlich ist ferner, daß nach dem Bade eine Stunde geruht wird, am besten innerhalb der Badeanstalt, um die Anstrengung beim Ankleiden usw. nicht sofort auf das Bad folgen zu lassen. Wenn der Kranke sich nach dem Bade unbehaglich fühlt oder fröstelt, so muß das Bad seiner Empfindlichkeit besser angepaßt werden.

Man kann im Notfalle die kohlensauren Solbäder zu Hause nehmen lassen, am besten in Form der von Dr. ERNST SANDOW in Hamburg oder QUAGLIO in Berlin gelieferten Präparate zur Erzeugung der Kohlensäure. Werden diese genau nach der beigegebenen Anweisung bereitet, so moussiert das künstliche Bad genau so stark und so nachhaltig, wie das natürliche. Nur für die Badewannen bedarf es der Vorsicht, wenn man nicht das Email der eisernen Wannen oder das Metall der Zinkwannen durch die bei der Herstellung freiwerdende Säure angreifen will.

Eine Form der Bäder, die eine Entleerung überschüssiger Gewebssäfte und damit eine Entlastung des Herzens herbeiführt, ohne das Herz selbst anzustrengen, stellt das Elektrisch-Licht-Bad dar. Wegen seiner Eigenschaften muß auf den Abschnitt VII verwiesen werden; Tatsache ist, daß es auch bei recht empfindlichen Herzkranken keine Störungen hervorruft und somit zur Anregung der Hauttätigkeit auch hier gut verwendet werden kann. Eine Heilwirkung auf das kranke Herz kommt ihm natürlich nicht zu. In derselben Weise macht man auch von heißen Sandbädern Gebrauch, sie werden aber in dieser Beziehung voraussichtlich bald von den angenehmeren Lichtbädern verdrängt werden.

Die **Arzneibehandlung** findet auch bei den chronischen Herzzuständen allerlei Anzeigen.

Von manchen beachtenswerten Autoren ist die Digitalis in fortgesetzten kleinen Dosen als Herztonicum empfohlen worden. NAUNYN hat diese Anzeigen nach seiner Erfahrung zusammengefaßt; er rät gerade für die Muskeldegenerationen des Herzens (d. h. für die arteriosklerotischen Herzleiden, die Herzschwäche der Überernährten und Fettleibigen, Plethorischen, der Überarbeiteten, die sogenannte idiopathische Hypertrophie und Dilatation, und die Herzschwäche bei Hypertrophie des linken Herzens nach alter Nephritis) kleine Dosen von Digitalis, womit man die Kranken monate-, selbst jahrelang unter Digitaliswirkung halten könne. Er gibt bei dieser von FRAENTZEL angeregten Kur Infuse von 0,5—0,8 auf 150,0, in zweimal 24 Stunden eßlöffelweise zu verbrauchen, läßt 3—4 Flaschen ohne Unterbrechung nehmen, macht dann 3—4 Tage Pause und läßt nun wieder 1—2 Flaschen nehmen, dann wieder 3—4 Tage pausieren und nun nochmals 1—2 Flaschen nehmen; damit pflege die erreichbare günstige Digitaliswirkung erzielt zu sein. Nötigenfalls gibt er dann alle 5—7 Tage einmal im Verlauf von zweimal 24 Stunden eine Flasche des Infuses und geht mit der Dosis dabei allmählich noch herunter, so daß der Kranke sich schließlich nur noch einige Tage in der Woche je 0,1—0,15 Digitalis einverleibt. Von anderen Ärzten wird in derselben Weise die Digitalis in Pulvern oder Pillen mit Erfolg angewendet. — Anscheinend verhalten sich verschiedene Kranke gegen diese Methode recht verschieden; bei manchen kommt es dabei überhaupt zu keiner rechten Digitaliswirkung mehr, und man sieht diese erst wieder richtig eintreten, wenn wieder eine längere freie Zeit eingeschaltet ist und danach wieder größere Dosen gegeben werden. Immerhin ist ein Versuch mit dem FRAENTZEL-NAUNYNschen Verfahren geraten. Von anderer Seite wird noch empfohlen, bei niedriger Pulszahl die Digitalis mit Atropin in Dezimilligrammdosen zu verbinden, bei Arterisklerose mit starker Spannung im Arterienkreislauf das den Blutdruck herabsetzende Ergotin beizugeben.

℞ Infus. fol. Digit. (0,5) 150,0
Atropin. sulf. 0,002
M.D.S. 3 mal tägl. 1 Eßlöffel.

℞ Extr. Secal. corn. 3,0
Pulv. fol. Digit. 2,0
F.Pil. 50. D.S. 3—5 mal tägl. 2 Pillen.

Eine heilende Wirkung auf manche Herzleiden glaubt man vom Jod beobachtet zu haben, insbesondere da, wo arteriosklerotische Veränderungen vorliegen, und nicht nur da, wo sie durch Syphilis hervorgerufen worden sind. Man gibt meistens *Natrium jodatum*, dreimal täglich 0,3—0,5 in Lösung in Wasser oder Aqua Menthae piperitae, nach den Mahlzeiten, neuerdings wohl noch besser *Jodipin* Merck subkutan, 10 Tage hintereinander je 5 ccm des 25 %igen Präparates, nötigenfalls nach einer Pause von 4—6 Wochen wiederholt, oder das 10 %ige Jodipin innerlich, dreimal täglich einen Teelöffel voll mehrere Wochen hindurch, ebenfalls nach einer längeren Pause wiederholt, während man die leicht ausgeschiedenen Jodsalze monatelang ununterbrochen anwenden läßt.

℞ Natr. jodati 3,0—5,0
Aq. Menth. pip. 150,0
D.S. 3 mal tägl. 1 Eßl. in Wasser, nach der Mahlzeit.

℞ Jodipini Merck (10%) 100,0
(in Originalflasche)
D.S. 3 mal tägl. 1 Teelöffel.

℞ Jodipini Merck (25%) 100,0
D.S. Zur Einspritzung.

Wohl zu beachten ist, daß die so oft bei Herzkranken eintretende Blutarmut oder Blutverschlechterung den Herzmuskel schädigt, und daß man dieser Gefahr durch rechtzeitige und nötigenfalls öfters wiederholte Verabreichung von *Eisenpräparaten*, *Eisen mit Chinin*, *Sanguinal* mit Chinin oder von *Arsenik* vorbeugen kann. Die Wirkung der eigentlichen Herzmittel wird dadurch oft sehr auffallend verbessert.

℞ Chinin. hydrochl. 1,0
Mass. pilul. Blaudii 25,0
F.Pil. 100. D.S. 3 mal täglich 2 Pillen nach dem Essen.

℞ Acid. arsen. 0,2
Pulv. et Succ. Liq. 10,0
F.Pil. 100. D.S. 3 mal täglich 1 Pille nach dem Essen.

℞ Pil. Sanguinal Krewel Nr. 100
D.S. 3 mal tägl. 2 Pillen.

Eine weitere Einwirkung der Arzneibehandlung im schonenden Sinne wird häufig durch die Anwendung beruhigender Mittel möglich sein. Es ist ohne weiteres klar, daß ein auch in Zeiten guter Kompensation stürmisch arbeitendes Herz seine Kraft vorzeitig verbraucht. Außer den früher angeführten physikalischen Mitteln empfehlen sich hier zu gelegentlicher, am besten abwechselnder Anwendung Baldriantropfen oder Baldriantee, kalt, *Bromnatrium* in Halbgrammdosen ein oder mehrmals am Tage, *Opium* in Dosen von 0,02—0,03 in Pulver oder Pillen mehrmals täglich, *Codein* oder *Dionin* mehrmals täglich 0,01—0,02.

℞ Opii puri 0,02—0,03
Sacch. 0,3
M.F.Pulv. D. tal. dos. X.
S. Mehrmals tägl. 1 Pulver.

℞ Opii puri 1,0—1,5
Pulv. et Succ. Liq. 5,0
F.Pil. 50. CCC. D.S. 3—5 mal tägl. 1 Pille.

℞ Codeini phosph. 1,0
Pulv. et Succ. Liq. 5,0
F.Pil. 50. D.S. 3 mal täglich 1 Pille.

℞ Dionini 0,3
Aq. amygd. amar. 15,0
M.D.S. 3 mal tägl. 10 Tropfen (= 0,01).

Behandlung besonderer Symptome der Herzkrankheiten.

Bei Herzklopfen ist die leider immer wieder vorkommende Verordnung von Digitalis ein Unding. Ruhiges Verhalten des Kranken, zweckmäßige Behandlung der oft zugrunde liegenden Neurasthenie, Vermeiden der im einzelnen Falle erregend wirkenden Einflüsse (Kaffee, Tee, heiße Speisen und Getränke usw.), Anwendung von Herzbeutel und Herzflasche, abendlichen kalten Umschlägen, milden Halbbädern im Laufe des Tages, kaltem Baldriantee oder einfachen Baldriantropfen, lauen Fußbädern, PRIESSNITZschen Umschlägen oder entsprechenden Einpackungen der Füße und Unterschenkel während der Nacht, Senfteigen auf die Waden usw., schließlich längere Verabreichung von kleinen Gaben Brom, Codein, Dionin oder Opium, unter sorgfältiger Regelung des Stuhlganges sind die wichtigsten Mittel, die man im Einzelfall auf ihre Wirkung zu prüfen hat. Bei Tachykardie kommen großenteils dieselben Mittel in Frage. Entsteht sie durch Sympathicusreizung, wobei sie mit Erblassen des Gesichts und Pupillenerweiterung einsetzt und unter den entgegengesetzten Erscheinungen und unter Schweißausbruch verschwindet, so kann eine Morphiumeinspritzung heilend wirken; in anderen Fällen, wo es sich um Lähmung der hemmenden Vagusfasern handelt, ist Digitalis angezeigt. Wichtig ist natürlich auch die Ätiologie: Neurasthenie, Anämie, Magenleiden, Klimakterium, Coitus interruptus, BASEDOWsche Krankheit.

Die Dyspnöe der Herzkranken ist oft eine Teilerscheinung der gestörten Kompensation, auch im ersten Anfange, und muß dann natürlich ebenso wie diese behandelt werden. Ist dagegen keine Störung des Kreislaufs nachweisbar, so kommen ableitende Mittel wie Senfteige auf die Waden, kalte Handbäder, Halbbäder mit Begießungen von 30° C. und dergl. in Frage, oder man gibt *Camphora monobromata* in Dosen von 0,05—0,1 mehrmals täglich, *Oxykampfer* in seiner 50%igen Lösung (*Oxaphor*) zu 40 Tropfen mehrmals täglich, *Codein* oder *Dionin*, diese zumal bei der häufigen Dyspnöe der Kranken mit Aortenfehlern, wo es sich nicht um Kompensationsfehler handelt.

Ähnlich verfährt man mit dem Kopfdruck der Herzkranken.

Die Schlaflosigkeit der Herzkranken wird im ganzen nach den allgemeinen Regeln behandelt, die bei der neurasthenischen Schlaflosigkeit auseinandergesetzt sind. Mit Schlafmitteln sei man hier noch vorsichtiger als gewöhnlich, teils um ungünstige Nebenwirkungen auf das Herz zu vermeiden, teils um sich nicht für schlechtere Stadien der Hilfen zu berauben. *Chloral* und *Morphium* sind besonders nur in Notfällen anzuwenden, auch Alkohol ist zu vermeiden. *Brom*, *Trional*, *Paraldehyd*, *Dormiol*, *Veronal* und noch lieber *Laktophenin* oder *Kryofin* empfehlen sich noch am meisten. Bei Herzmuskelschwäche sieht man zuweilen von heißen Getränken vor dem Einschlafen gute Wirkungen.

Die Angina pectoris wird gelegentlich durch Ableitung auf die Haut abgekürzt (Senfteige, heiße Fußbäder und dergl.); in schwereren Fällen erweisen sich *Nitroglycerin* oder *Amylnitrit* oder das entschieden harmlosere *Scopolamin*, in subkutaner Anwendung, wirksam, manchmal kommt man nicht wohl ohne *Morphium*einspritzung aus. In den Zwischenzeiten gibt man *Jodnatrium*, *Jodipin* oder *Nitroglycerin*, dies monatelang.

℞ Chlorali hydr. 1,0—3,0
Aq. dest.
Sir. Aur. cort. āā 20,0
M.D.S. Vor dem Schlafen auf 1 oder 2 mal zu nehmen.

℞ Morph. hydrochl. 0,015
Sacch. lact. 0,3
M.F.Pulv. D. tal. dos. V.
S. Abds. 1 Pulver.

℞ (Dionini 0,2)
Natr. brom. 20,0
Aq. dest. 150,0
M.D.S. Abends 1 Eßl. in 1 Weinglas Wasser.

℞ Tabl. Trionali 0,5 Nr. X.
D.S. Abends 1—2 Tabletten.

℞ Paraldehydi 4,0—6,0
Aq. dest. 180,0
Sir. Rubi Id. ad 200,0
M.D.S. Wohlumgeschüttelt die Hälfte auf einmal.

℞ Dormiol. solut. 10,0
D.S. Mit Meßglas abgemessen, 2—4—6 ccm in einem Glas Wasser verrührt.

℞ Tabl. Veronali 0,5 Nr. X.
D.S. Abends 1—2 Tabletten.

℞ Lactophenini 1,0
D. tal. dos. X. S. Abds. 1 Pulver.

℞ Kryofini 0,5
D. tal. dos. XX. S. Abds. 1 Pulver.

II

Krankheiten der Atmungsorgane.

1. Krankheiten der oberen Luftwege.

Die **Nase** mit ihrer wichtigen Funktion, die Atmungsluft zu erwärmen und zu reinigen, bietet in zahlreichen Fällen Anlaß zu therapeutischem Eingreifen. Es darf nicht bezweifelt werden, daß ein Organ, wo leichte chronische Veränderungen zu ausstrahlenden Schmerzen und zu weitgehenden reflektorischen Störungen, wie Asthma und Enuresis, führen können, auch in solchen Krankheiten besonderer Rücksicht bedarf, wo nicht gerade die direkten Folgen behinderter Nasentätigkeit deutlich im Vordergrunde stehen. Auch darauf muß beständig geachtet werden, daß zersetzte oder keimtragende Nasenflüssigkeit im Schlaf und wohl auch im Wachen durch den Rachen nach unten gelangt und die tieferen Luftwege und den Magen beeinträchtigen kann. Es ist daher eine wichtige Aufgabe der vorbeugenden Behandlung, daß man die Nase gesund zu erhalten sucht. Dazu gehört auch die Fernhaltung gewaltsamer Eingriffe, die vielfach ohne genügenden Anlaß schwerwiegende Zerstörungen in der Nase und damit grobe Schädigungen ihrer Funktion hervorrufen. Die Hygiene der Nase erfordert, daß man sich soviel wie möglich in reiner, staubfreier Luft aufhalte. Die Schaffung staubfreier Straßen in den Städten, die Verminderung der Rauchplage usw. sind wichtige Teile dieser Aufgabe, aber dem Einflusse des einzelnen wenig zugänglich. Um so mehr kann er im eigenen Hause leisten; wenn sorgfältig jede Aufwirbelung von Staub vermieden wird (durch nasses Aufwischen der Fußböden) und möglichst wenig Staub in die Wohnungen hineingebracht wird (Draußenlassen beschmutzter Schuhe, Verzicht auf Straßenschleppen, die ihren Staub auf Gängen und Teppichen abladen, Einführung von Zentralheizung oder möglichst staubfreier Heizung mit verdeckbaren Aschenkästen, Reinigung staubiger Möbel und Geräte im Freien usw.), läßt sich die Staubgefahr in der Häuslichkeit wesentlich einschränken. Auch kann man viel tun, um seinen Atmungsorganen die üblen Einflüsse schlechter, verdorbener und verräucherter Luft zu ersparen, indem man auf die übliche deutsche Schüchternheit in Gasthäusern und dergl. verzichtet und Sauberkeit und Lüftung überall da verlangt, wo man verkehrt. Ist man gezwungen, staubige Wege zu gehen oder zu fahren oder die immer staub- und rauchreichen Eisenbahnwagen zu benützen, so kann man bis zu einem gewissen Grade für seine Atmungsorgane sorgen, indem man die staubzuführenden Fenster der Nichtwindseite und namentlich die Ventilation dieser Seite geschlossen hält. Wertvoll ist es, vor längeren Fahrten die innere Seite des Naseneingangs mit etwas Zinksalbe oder dergleichen einzufetten und sie am Ende der Fahrt durch minutenlanges Einlegen eines Wattetampons zu reinigen. Durch die Einfettung wird der Staub besser im Naseneingang zurückgehalten, von wo er leicht entfernt werden kann; die inneren Teile der Nase und der Rachen werden dabei erheblich geschont.[1] Regelmäßige Ausspülungen der Nase sind zu verwerfen, weil die zarte Schleimhaut solche Eingriffe übel empfindet. Höchstens kann eine Spülung mit physiologischer Kochsalzlösung von 37° C. erlaubt werden, unter ganz schwachem Druck. Sehr empfehlenswert erscheint die Einführung kleiner Stückchen Formanwatte, in den Apotheken in handlichen Metallkapseln zu 30 Pfennig vorrätig, in die Nase, aus denen man Chlormethylmenthyläther einatmet, der desinfiziert und erfrischt. Vorhandene Schleimhauterkrankungen lasse man durch einen in der Nasenbehandlung erfahrenen Arzt vornehmen, der nicht allzu operationslustig ist und als wirklicher Heilkünstler dessen eingedenk ist, daß er ein äußerst zartes und verletzliches Organ vor sich hat. Die rohe Zerstörung des Naseninneren durch Brennen und Meißeln, die eine Zeitlang geradezu Mode war, hat schon vielen Kranken geschadet.

Eine besondere Rücksicht verdient die Tatsache, daß die Nasenschleimheit, wie bekannt, reflektorischen Entzündungen nach Erkältungen anderer Teile sehr ausgesetzt ist. Hier wie bei allen Erkrankungen der Atmungsorgane ist daher mit Nachdruck dahin zu wirken, daß diese Neigung zu Erkältungen durch regelmäßige Hautpflege bekämpft werde. Die einmal eingetretene Erkältung, der Schnupfen, ist ebenso wie die **akuten**

[1] Auch bei Fieberkrankheiten ist dies Verfahren zu empfehlen.

Kehlkopfkatarrhe am besten einer diaphoretischen Behandlung zugänglich, die mit reichlicher Zufuhr heißer Getränke (Tee, Lindenblütentee, Fliedertee, auch wohl Grog) und örtlich mit PRIESSNITZschen Umschlägen um den Hals, mit einem in möglichst kaltes Wasser getauchtem Leintuch und darüber gelegtem trocknen Flanell, ohne wasserdichten Stoff, vorgenommen wird. Daneben ist die erste Anzeige die der Ruhe des erkrankten Organs. Bei der Nase handelt es sich wesentlich um das Verbot des Schneuzens, soweit es durchführbar ist; man kann es sehr erleichtern durch die vorhin erwähnte Formanwatte oder durch öftere Einatmung einiger Tropfen Mentholchloroform aus der hohlen Hand. Diese anästhesierende Methode ist entschieden zweckmäßiger und auch wirksamer als die früher verbreitete Reizung durch Salmiakgeist. Auch für den gereizten Kehlkopf empfiehlt sich die Mentholeinatmung, unterstützt durch das Auflösen von Mentholbonbons im Munde, bisher am besten in Form der BENGUEschen Mentholdragées. Bei Kehlkopfkatarrhen und Entzündungen ist vor allen Dingen das Sprechen und das Husten nach Möglichkeit einzuschränken. Das Verbot des Sprechens sollte in allen schwereren Fällen durchgreifend sein, denn es ist anzunehmen, daß das an seine Stelle tretende Flüstern den Kehlkopf ebenso anstrengt, wie deutliches Sprechen. Der Husten ist viel mehr durch den Willen zu unterdrücken, als gewöhnlich angenommen wird; oft beantworten die Kranken mehr gewohnheitsmäßig auch den leisesten Reiz in der Kehle mit lauten Hustenstößen, werden aber durch die ärztliche Aufklärung über die Schädlichkeit solcher Reizung schnell geheilt. Wo der Wille nicht ausreicht, weil die krankhafte Reizung zu groß ist, kann man sie erstens durch die sogenannten lösenden Getränke: Selterswasser mit heißer Milch, aufgelöste Emser Pastillen, Brusttee und dergl. vermindern oder zweitens, was im ganzen sicherer wirkt, kleine Gaben von *Codein* oder *Dionin* oder *Heroin* oder *Morphium* anwenden. Ein fünftel der zur Schmerzstillung üblichen Anfangsgabe dieser Mittel erweist sich zur Stillung von Hustenreiz am zweckmäßigsten, also bei Morphium etwa 0,002, bei Codein 0,005 pro dosi usw., und diese Dosis läßt man so oft wiederholen, wie der Hustenreiz sich erneuert. Wo der Husten zu Kopfschmerz führt, kann man zweckmäßig das Codein mit *Chinin* verbinden. In vielen Fällen zeigt sich übrigens schon die Wirkung der Formanwatte oder der Mentholdragées als genügend wirksam.

℞ Cod. phosph. 0,15—0,3 (oder Dionini 0,3 oder Heroini 0,1)
Aq. amygd. amar. 15,0
M.D.S. Bei Hustenreiz 10 Tropfen (0,005—0,01 Codein).

℞ Cod. phosph. 0,3
Chin. hydr. 0,6
Succ. Liq. dep. q. s.
F.Pil. 30. D.S. 3—5 mal tägl. 1 Pille.

Vielfach werden auch Inhalationen aus den bekannten Inhalationsapparaten mit Spiritusheizung als reizmildernd angewendet, am besten mit *Natr. chlorat. et Natr. bicarb.* ana 2,0:250,0 Aq. dest., 4—5 mal täglich für einige Minuten angewendet. Der Gebrauch setzt eine gewisse Ruhe und Intelligenz des Kranken voraus, gewaltsame Anstrengungen beim Einatmen oder Einziehen zu heißer Dampfluft oder mitgerissener Heißwassertropfen schaden jedenfalls oft mehr, als durch die Inhalation genützt wird. — Von recht guter Wirkung sind oftmals Ableitungen durch warme Fußbäder, 40° C., 5—10 Minuten lang, oder durch Halbbäder von 34° C. und 4 Minuten Dauer, täglich eins.

Nasenkatarrhe werden durch den Genuß alkoholischer Getränke ungünstig beeinflußt, wahrscheinlich durch die bekannte Reizung des Rachens, die sich nach oben hin fortpflanzt. Noch schädlicher wirkt das Rauchen, das also jedenfalls für die akuten und für die schwereren chronischen Katarrhe zu verbieten ist. Dasselbe gilt auch für die Katarrhe des Kehlkopfes, und zwar ist zu beachten, daß der Kehlkopf weit mehr durch die in der Atmungsluft enthaltenen Rauchteile gereizt wird, als durch den vermeintlich eingeatmeten, in Wirklichkeit nur vom Munde eingesogenen Rauch der eigenen Zigarre. Es ist demnach weniger schädlich, im eigenen, gut gelüfteten Zimmer eine Zigarre zu rauchen, als ohne Zigarre in einem von anderen vollgeräucherten Raum zu sitzen!

Für die **Kehlkopfkatarrhe der Kinder** ist das Gebot der Schonung besonders auch so zu verstehen, daß man alles vermeidet, was sie zum Schreien bringt. Die zum Zweck allerfeinster Diagnose vorgenommenen Kehlkopfspiegelungen schaden dadurch oft mehr, als durch die feinere Diagnose gewonnen werden kann. Wo die Erscheinungen des Pseudokrups auftreten, empfehlen sich besonders heiße Umschläge auf die Vorderseite des Halses. Der Arzt soll auch immer daran denken, daß ähnliche Erscheinungen durch Wucherungen im Nasenrachenraum und durch geschwollene Mandeln hervorgerufen werden können, ferner daß der gefürchtete Stimmritzenkrampf mindestens in der großen Mehrzahl der Fälle ein Zeichen von Rachitis ist und demgemäß auch allgemein, am besten mit Phosphor, behandelt werden muß.

Die chronischen Nasen- und Kehlkopfkatarrhe der Erwachsenen erfordern vielfach örtliche Eingriffe, von denen der Praktiker aber nur die einfacheren und milderen vornehmen sollte. Für die Nase möchten wir diese Eingriffe auf Einblasungen von Sozojodolnatriumpulver, für den Kehlkopf auf Einblasungen von Argentum-nitricum-Mischungen und dergl. beschränkt sehen; alles andere ist besser den Spezialisten zu überlassen, insbesondere die Ätzungen, Brennungen und blutigen Eingriffe. Die chronischen Kehlkopfkatarrhe erfordern aus Gründen der Schonung vielfach die Loslösung des Kranken von seinem Beruf und die Versetzung in ein günstigeres Klima, ähnlich wie es weiterhin für den chronischen Bronchialkatarrh genauer ausgeführt werden soll.

Die örtliche Massage und Faradisation finden besonders bei nervösen Störungen der Kehlkopfmuskeln Verwendung, hier oft mit großem Erfolge, namentlich die erheblich suggestiv wirkende Vibrationsmassage und der faradische Pinsel. Selbstverständlich hat man sich vor allen zu groben Einwirkungen zu hüten; der Arzt darf nie vergessen, daß er immer nur durch den Eindruck der ärztlichen Leistung, nicht durch Furcht und Schrecken suggestiv einwirken darf.

2. Krankheiten der tieferen Luftwege.

Die **Trachea** und die **Bronchien** sind den Schädlichkeiten der Atmungsluft fast ebenso ausgesetzt, wie die oberen Luftwege; selbst gröbere Staubkörner werden durch wandernde Zellen bis in die Alveolen und das Gewebe der Lungen hineingetragen. Dagegen ist die örtliche Beeinflussung erkrankter Teile schon erheblich schwieriger als bei den oberen Wegen; die gelösten Arzneibestandteile der zerstäubten Inhalationsflüssigkeiten bleiben wohl immer in den oberen Wegen hängen, und die heiße oder kalte Luft, auf deren Heilwirkung vielfach gerechnet wurde, wird ebenfalls spätestens im Rachen auf Körpertemperatur gebracht. Arzneiliche Einwirkungen sind wesentlich nur von solchen Stoffen zu erwarten, die in Gasform der Atmungsluft beigemischt sind.

Sehr vielfach ist der Versuch gemacht worden, die Lunge auf direktem physikalischem Wege zu beeinflussen, indem man **verdichtete Luft einatmen** oder **in verdünnte Luft ausatmen** ließ. Die Einatmung verdichteter Luft sollte erstens dazu beitragen, die aus krankhaften Gründen mangelhafte Erweiterung der Lunge zu vermehren, und zweitens der verringerten Atmungsoberfläche den nötigen Sauerstoff gewissermaßen in konzentrierterer Mischung zuführen. Beide Beweggründe halten vor genauerer Betrachtung nicht stich. Sowohl bei der von den Atmungsmuskeln her verstärkten passiven Ausdehnung der Lunge wie bei der aktiven Dehnung durch die unter stärkerem Drucke eintretende Luft kann man nicht darauf rechnen, daß die Wirkung sich auf die ungenügend erweiterten Alveolen erstreckt, vielmehr besteht die Wahrscheinlichkeit, daß nur eine vermehrte Erweiterung der ohnehin schon vikariierend aufgeblasenen Alveolen eintreten wird, also ein ganz unerwünschtes Ergebnis. Ferner ist es ein physiologisches Mißverständnis, wenn man von einer konzentrierteren Sauerstoffzufuhr eine Erleichterung der Sauerstoffaufnahme ins Blut erwartet, denn diese ist eine Funktion der Zellen des Blutes und geht nicht etwa mit der Reichlichkeit des anwesenden Sauerstoffs parallel. Ebenso wenig bringt die Ausatmung in verdünnte Luft tatsächlich eine verbesserte Ausatmung zustande, dagegen vermehrt sie den Blutgehalt der Atmungsschleimhäute, was im allgemeinen jedenfalls nicht erwünscht ist. Wenn trotzdem die WALDENBURGschen und andere Apparate zur Einatmung verdichteter Luft usw. vielfach empfohlen worden sind und nicht selten auch wirklich gutes bewirken, so liegt der Grund dafür anderswo, hauptsächlich in der damit verbundenen Atemgymnastik. Sie veranlassen beim Gebrauch mechanisch zu tiefer Einatmung und tiefer Ausatmung; die letztere ist ebenfalls sehr wichtig, wird aber bei der herkömmlichen Atemgymnastik gewöhnlich über dem Gebot tiefen Einatmens völlig vernachlässigt. Daneben scheint die Einatmung verdichteter Luft tatsächlich eine günstige Wirkung auf Katarrhe der Bronchialschleimhaut zu haben. Auf jeden Fall soll man solche Apparate den Kranken nur unter besonderen Vorsichtsmaßregeln überlassen, erstens hinsichtlich der Reinlichkeit, um die Übertragung von Tuberkulose zu verhindern, und zweitens hinsichtlich des zu verwendenden Druckes und der Übungsdauer. Zu große Steigerung des Druckes führt nicht nur Emphysem der Lunge herbei, sondern beeinträchtigt auch die Herztätigkeit, insbesondere den Zufluß des venösen Blutes zum Herzen. Wir sind daher der Meinung, daß man sich mindestens da, wo nicht der WALDENBURGsche Apparat oder die pneumatischen Kammern unter ärztlicher Aufsicht und unter Mitwirkung besonderer Erfahrung gebraucht werden können, am besten auf einfache Atemgymnastik ohne Apparate beschränkt. Ihre beste Wirkung hat aber auch diese nicht als Heilmittel für Krankheiten der Lunge, sondern als vorbeugendes Mittel, um durch Übung und Kräftigung der Atmungsmuskeln und Herstellung einer ausreichenden vitalen Kapazität der Lunge ein kräftiges, gleichmäßig funktionierendes und widerstandskräftiges Organ zu schaffen. Der zu gunsten der pneumatischen Kammern angeführte Umstand, daß der darin auf den ganzen Körper wirkende erhöhte Luftdruck die Darmgase zusammendrücke, damit das Zwerchfell herabsteigen mache und die Ausdehnung der Lunge erleichtere, ist jedenfalls sehr gesucht. Eine Ausdehnung der Därme, die das Zwerchfell hinaufdrängt und die Atmung behindert, erfordert sicher andere Mittel, als die zeitweilige Kompression der Darmgase in der pneumatischen Kammer. Die Heilwirkungen, worüber zahlreiche Berichte vorliegen, erlauben denn auch ganz andere Deutungen. Vor allem wird man die tatsächlich erfolgende Atemgymnastik, den psychischen Effekt des eigenartigen Verfahrens und die ganze Wirkung des Aufenthaltes an dem Kurorte heranziehen müssen.

Die **Atemgymnastik** durch langsame tiefe Einatmungen und Ausatmungen ohne Apparat ist um so wichtiger, weil die chronisch eintretende Minderatmung vieler Bronchial- und Lungenkranken oft ganz unvermerkt bleibt und nicht wie die akute Dyspnöe bei Lungen- und Herzkranken durch Mehrleistung der Einatmungsmuskeln ausgeglichen wird. Wenn der Luftdurchtritt durch die feineren Bronchien durch die Schwellung der Schleimhaut erschwert ist, so wird durch einen kräftigen Atmungsstrom das Hindernis noch überwunden werden, bei unkräftiger Atmung dagegen wird leicht eine Verlegung und infolge davon Atelektase der zugehörigen Lungenteile eintreten. Kräftige Atemmuskeln können natürlich auch viel besser die Hindernisse überwinden, die der Lungenentfaltung nach pleuritischen Erkrankungen im Wege stehen. Unter gesunden Verhältnissen genügt zur Lungengymnastik einfaches, langsames Tiefein- und Tiefausatmen; bei bestimmten Krankheiten kann man versuchen, durch Fixieren der Brustwand über den gesunden Teilen eine vermehrte Atmung in den mangelhaft beweglichen Lungenteilen zu erzielen. Den verschiedenen Vorrichtungen, die zu diesem Zwecke angegeben worden sind, ziehen wir bei weitem die manuelle Fixierung durch den behandelnden Arzt oder die ärztlich beaufsichtigten Übungen an Zanderapparaten und dergl. vor, denn auch der beste Apparat kann schaden, wenn er vom Patienten nicht richtig angelegt wird. Auch bei den Apparaten, die dem Kranken die erschwerte Ausatmung erleichtern sollen, wie der von ROSSBACH empfohlene ZOBERBIERsche Atmungsstuhl, ist immerhin die Gefahr des Mißbrauchs vorhanden, so daß man für die meisten Fälle lieber die ungefährliche Unterstützung der Ausatmung durch den Druck der eigenen Hände empfehlen wird.

Von großer Wichtigkeit, von viel größerer als die direkte Beeinflussung der Lungen, ist die indirekte, die durch nervöse Einflüsse vermittelt wird, zumal durch die **Hydrotherapie**. Bekannt ist die mächtige Anregung der Einatmung durch Kaltwasseranwendung auf den Rücken und besonders auf den Nacken. Auch da, wo infolge von Kohlensäureanhäufung im Blut die Atmung schwer daniederliegt, wo CHEYNE-STOKESsche intermittierende, an- und abschwellende Atmung vorhanden ist, vermag man durch Kältereizung des Nackens wieder kräftige Atmung hervorzurufen. Am häufigsten werden zu diesem Zwecke kalte Begießungen des Nackens und Rückens im warmen Bade angewendet; vielfach erreicht man schon genug, wenn man nur recht kalte nasse Umschläge auf den Nacken legt und sie von Zeit zu Zeit erneuert, so daß immer wieder ein frischer Reiz eintritt.

Eine andere Form der indirekten Beeinflussung der Lungen geschieht durch nasse Einwicklung des Thorax. Hierbei tritt nur im Anfang, wenn das kühle nasse Leintuch um den Brustkorb geschlungen oder auf einen Teil desselben aufgelegt wird, ein Reiz zu tieferer Einatmung ein; wenn sich demnächst das Leintuch unter dem darübergelegten trockenen Flanell erwärmt, besteht die Wirkung wie bei allen feuchtwarmen Umschlägen in einer Anregung des Blutumlaufs und der Zelltätigkeit in den darunterliegenden Teilen. Gerade bei den Bronchial- und Lungenerkrankungen ist die günstige Wirkung sehr deutlich; die Schmerzen der Atemmuskeln und der Pleura werden verringert oder hören auf; der Hustenreiz wird vermindert, die Absonderung der Schleimhaut verflüssigt und das Aushusten erleichtert; an Stelle quälender Atemnot tritt sehr oft ruhige und befriedigende Atmung ein. Daher wird mit Recht bei allen Erkrankungen der tieferen Atmungswege ausgedehnter Gebrauch von PRIESSNITZschen Umschlägen gemacht, entweder in Form des gewöhnlichen Brustumschlags, wobei das in kühles Wasser getauchte und gut ausgerungene leinene Handtuch unter den Achseln durchgeführt rings um den Brustkorb gelegt und mit einer Flanellbinde oder einem Flanelltuch überdeckt und schließlich mit Bändern oder Sicherheitsnadeln gut befestigt wird, oder in Form der die ganze Lunge beeinflussenden Kreuzbinde; man benutzt dazu am bequemsten zwei nasse Handtücher und legt jedes von einer Achselhöhle vorn über die Brust, über die entgegengesetzte Schulter und über den Rücken bis zur ersten Achselhöhle zurück, so daß also auch der obere Teil des Brustkorbes bedeckt wird. Stets muß der Umschlag kalt, höchstens 20° C. warm, angelegt werden, damit die nötige Wärmereaktion eintritt; der Umschlag bleibt so lange liegen, bis er trocken geworden ist, im allgemeinen eine Nacht über oder einen Tag hindurch. Einen häufigeren Wechsel nimmt man nur vor, wenn man zugleich eine Erniedrigung der Körperwärme oder eine kräftigere Anregung der Atmung erreichen will. Abgesehen von der Kinderpraxis sind dazu aber laue Bäder mit kühlen Begießungen zweckmäßiger. Einen Ersatz für die Kreuzbinde gibt auch ein ärmelloses baumwollenes Leibchen, das in Wasser getaucht und ausgerungen wird, mit einem darüber gezogenen trockenen Wollleibchen.

In chronischen Krankheiten der Atmungsorgane, so auch in den Ruhestadien der Lungentuberkulose, lassen sich vielfach Halbbäder (32—30—28° C.) mit Bespülungen mit demselben Wasser, sowie nasse Abreibungen von 30° C. vorteilhaft verwenden. Sowohl die milde Anregung der Atmung wie die Abhärtung der Haut und die Anregung des gesamten Stoffwechsels und des Nervensystems machen diese Anwendungen sehr wertvoll. Die Halbbäder sind das mildere, weniger anregende, als zugleich beruhigende Verfahren, was namentlich bei nervösen Kranken wohl zu beachten ist. Bei akuten Lungenkrankheiten, insbesondere bei der Pneumonie und bei der kapillären Bronchitis, kommen die Halbbäder auch wegen ihrer antipyretischen Wirkung in Frage. Im ganzen kommt man dabei mit Halbbädern von 30° C. weit genug; der Unterschied gegen die fieberhafte Hauttemperatur ist groß genug, um eine erhebliche Wärmeabgabe zu erzielen, zumal da die dem Kranken angenehme Temperatur des Bades die Hautgefäße weit genug läßt. Die vielfach empfohlenen kühleren Halbbäder oder Bäder ebenso wie die allmähliche Abkühlung derselben durch Zugießen von kaltem Wasser ist für die Kranken viel weniger angenehm, die Badenden werden dadurch ängstlich und aufgeregt, und das wird man um so eher vermeiden, weil die wärmeentziehende Wirkung des Bades ja nicht einmal die Hauptsache ist; die Anregung der Atmung und des Nervensystems erfolgt auch im Halbbade von 30° gut genug, und die Kräfte werden mehr geschont als bei den kalten Bädern und Begießungen. Zudem ist man bei den milderen Bädern sicher, daß keine Schädigung durch die Abkühlung eintritt, während dies bei schroffem Vorgehen namentlich im Kindesalter zweifellos öfters vorkommt.

Es darf nicht übersehen werden, daß die Lage des Kranken bei den ernsteren Erkrankungen der tieferen Luftwege von Bedeutung ist. Der Teil, auf dem der Kranke liegt, wird bei der Atmung weniger bewegt; deshalb legt sich der an akuter Pleuritis Leidende unwillkürlich auf die erkrankte Seite. So zweckmäßig diese Ruhigstellung bei der exsudativen Pleuritis ist — wo ja überhaupt absolute Liegeruhe auf das strengste vorzuschreiben ist —, so gefährlich kann sie bei Bronchitis werden, indem damit die Expektoration aus bestimmten Lungenteilen aufhört und Senkungen des Sekretes und des Blutes zustande kommen. Wie schon S. 2 erwähnt ist, hat Bernhard von Gudden nachgewiesen, daß sich die gefürchteten, meist tötlich endenden Senkungs- und Stauungspneumonien benommener und schwacher Kranker mit einiger Sicherheit verhüten lassen, wenn man die Kranken regelmäßig in kurzen Zwischenräumen eine andere Lage einnehmen läßt. In der Guddenschen Anstalt wurden die betreffenden Kranken von dem Pflegepersonal alle viertel Stunden anders gelegt, bald auf diese, bald auf jene Seite, bald diagonal, bald auf den Rücken. Auch bei weniger gefährlichen Zuständen ist das Verfahren zur Begünstigung der Expektoration zu empfehlen. Manchmal kommen Kranke, die schwer aushusten können, auch von selbst darauf, daß es ihnen besser gelingt, wenn sie sich dazu auf den Bauch legen.

Die schweißtreibenden Methoden finden bei den Erkrankungen der tieferen Luftwege wenig Anwendung mehr. Im Volksmunde gehören sie freilich auch beim „Bronchialkatarrh" zu den ersten Mitteln. Man muß aber nicht vergessen, daß das Volk (und leider auch mancher Arzt) jede Hustenkrankheit für Bronchialkatarrh erklärt, wenn sie sich nicht etwa durch schwerere Krankheitserscheinungen als Lungenentzündung oder Brustfellentzündung zu erkennen gibt. Die Mehrzahl der sogenannten akuten Bronchialkatarrhe und Trachealkatarrhe würde mit Recht als Rachenkatarrh bezeichnet werden. Die Verkennung hat zum Teil darin ihren Grund, daß aus anatomisch-physiologischen Gründen die Sensationen, die im Rachen in der Nähe des Gaumensegels entstehen, in die Gegend unterhalb des Kehlkopfes verlegt werden. Daß die katarrhalischen Erscheinungen nach einer einfachen Erkältung sich nicht von der Nase her auf die Trachea fortpflanzen würden, ohne den Kehlkopf zu berühren, sollte eigentlich ohne weiteres klar sein, aber leider wird gedankenloserweise häufig die belegte Stimme bei Rachenkatarrh als Zeichen einer Laryngitis angesehen. — Also bei wirklicher Bronchitis finden die schweißtreibenden Mittel keine rechte Anzeige, sie werden durch den feuchtwarmen Umschlag völlig ersetzt. Nur der Flüssigkeitgehalt der warmen Getränke, Emser Salz mit heißem Wasser, Selterwasser mit heißer Milch usw. erweisen sich auch bei der Bronchitis zweckmäßig. Die Emser und andere Pastillen ohne die reichliche Zufuhr von heißem Wasser haben bei Bronchitis wenig Zweck. Ihren Ruf verdanken sie wesentlich der Verwechslung der Bronchitis mit dem Rachenkatarrh, wobei die örtlich mildernde Wirkung der Alkalilösungen hervortritt.

Klimatotherapie.

Von alters her sind bei Bronchial- und Lungenerkrankungen klimatische Kuren gebraucht worden. Der Glaube an ihre spezifische Wirkung hat sich freilich mehr und mehr eingeschränkt, aber um so klarer ist es geworden, wie viel einmal durch die gesamte Veränderung der Lebensweise und der Stimmung und zweitens durch die in einem geeigneten Kurorte vorhandene reine Luft und andere direkte und indirekte Heilmittel genützt werden kann. Bei keiner Krankheitsgruppe tritt dies so deutlich hervor wie bei den chronischen Lungenkrankheiten. Viele Teile von Deutschland sind klimatisch so wenig gut daran, daß kaum die eigentlichen Sommermonate einen uneingeschränkten Luftgenuß ermöglichen, namentlich wenn die Atmungsorgane empfindlich sind; plötzliche Abkühlungen gegen Abend, rauhe Winde, reichliche kühle Regengüsse bringen ernste Gefahren, und vielfach ist in Industriegegenden und in großen Städten die Luft so durch Staub und andere Beimischungen verunreinigt, daß die Verordnung kurmäßigen Tiefatmens geradezu bedenklich erscheint. Die eigentlichen klimatischen Schädlichkeiten treten um so stärker in den Wintermonaten und oft noch mehr in den Übergangszeiten des Frühlings und des Herbstes hervor, wo der trübe Himmel und die matte Sonne der reinigenden und belebenden Kraft entbehren.

Für die Wahl des klimatischen Kurortes sind ganz allgemein die Besitzverhältnisse des Kranken von großer Bedeutung. Erlauben sie nur, ihn für einige Wochen den Schädlichkeiten seines Wohnortes zu entziehen, so wählt man am besten einen nicht zu weit entfernten Ort, damit der Witterungsunterschied nicht allzu groß ist und die verfügbare Zeit nicht durch Reise und Akklimatisation teilweise verloren geht. Man kann dann gewöhnlich nicht viel mehr erreichen, als den Genuß reiner Luft. Am besten eignen sich dazu Wald und Meeresstrand. Im allgemeinen schickt man Kranke mit trocknen Katarrhen, mit Asthma und dergl. gern an die Ostsee oder an die etwas rauhere Nordsee, natürlich nur zum Luftgenuß, nicht zum Baden in der offenen See. Die waldumgebenen oder in schützenden Buchten gelegenen Ostseebäder sind auch für sehr zarte Kranke klimatisch geeignet, wie man besonders an skrofulösen und tuberkuloseverdächtigen Kindern ausgezeichnet sehen kann. Die anregende Luft vermehrt den Appetit und die Hauttätigkeit, der höhere Luftdruck regt die Diurese an, und damit geht eine Verbesserung des ganzen Stoffwechsels einher, die oft in wenigen Wochen aus mageren oder aufgeschwemmten, bleichen und schlaffen Menschen gut genährte, wohl und blühend aussehende, körperlich und geistig leistungsfähige Menschen macht. Die Nordseeinseln mit ihrer im ganzen stärkeren Luftbewegung stellen größere Anforderungen an die Widerstandskraft und verlangen bei zarteren Kranken mindestens eine sehr sorgfältige Regelung der Körperbewegung und Ruhe und der Nahrungsaufnahme. Kranke mit schwereren Störungen des Allgemeinbefindens und des Kräftezustandes, mit noch so leichtem Fieber, ferner solche mit reichlicherem Auswurf gehören nicht an die See. Auch die Empfehlung von Seereisen für solche Kranke ist jedenfalls eine zweischneidige. So lange man nicht weiß, ob der Kranke zur Seekrankheit neigt und welche Wetterzwischenfälle ihm bevorstehen, kann man nie sagen, ob der Nutzen des längeren Aufenthaltes auf dem Meere durch die möglichen Schädlichkeiten überwogen werden wird. Auch die Wohneinrichtungen auf den Seeschiffen sind, wenn man von den allerteuersten Luxuskabinen absieht, für Kranke nicht geeignet.

Für die zarteren Kranken also wird man den Waldaufenthalt empfehlen. Es dürfte in medizinischer Hinsicht ziemlich gleichgültig sein, ob man den Wald in der Ebene oder einen der deutschen Bergwälder empfiehlt, denn die Höhenlage der in Frage kommenden Bergorte ist im allgemeinen so gering, unter 500 m, daß man nicht von Höhenklima sprechen kann. So müssen vor allem die Erreichbarkeit, der Schutz vor Staub und Winden und die reichliche Besonnung entscheiden. Von den höher gelegenen Orten in Deutschland nenne ich Andreasberg im Harz,

620 m über dem Meere, Sankt Blasien im Schwarzwald, 722 m, Bad Boll in Württemberg, 620 m, Braunlage im Harz, 565—620 m, Freudenstadt im württembergischen Schwarzwald, 720 m, Görbersdorf in Schlesien, 561 m, Ilmenau in Thüringen, 500 m, Murnau in Oberbayern, 693 m, Reiboldsgrün in Sachsen, 700 m, Schluchsee im Schwarzwald, 952 m, Schömberg in Württemberg, 600 m, Schreiberhau im Riesengebirge, 710 m, Todtmoos im Schwarzwald, 821 m, Triberg im Schwarzwald, 700 m, Schierke im Harz, 600—690 m, Immenstadt, 740 m, Kainzenbad in Oberbayern, 800 m, Kohlgrub in Oberbayern, 900 m, Oberhof in Thüringen, 825 m, Kreuth in Oberbayern, 850 m, Oberstdorf im Allgäu, 843 m, Partenkirchen, 722 m. Sie alle sind in der guten Jahreszeit als klimatische Kurorte empfehlenswert, aber die gute Jahreszeit erstreckt sich in dieser Höhenlage in Deutschland fast nur auf Juli und August, wo das Treiben der Hochsaison allerlei Übelstände für Kranke mit sich bringt. Es ist daher mit Freude zu begrüßen, daß an den meisten der genannten Orte in den letzten Jahren gute Sanatorien unter ärztlicher Leitung entstanden sind, wo die Kranken den Segen des Klimas genießen können, ohne die Umbill der Saison zu dulden. Außerhalb der Sanatorien und in den Monaten Mai, Juni, September befinden sich Lungenkranke im allgemeinen besser in den weniger hoch gelegenen Orten: Soden am Taunus, Lippspringe, Salzbrunn in Schlesien, Grund im Harz, Homburg vor der Höhe, Tabarz und Friedrichroda in Thüringen, Krummhübel im Riesengebirge usw.

Für die Phthisiker im besonderen gibt es zahlreiche Heilanstalten, meist in der Höhenlage von etwa 400 m, eine ganze Anzahl aber auch an den vorhin genannten höher gelegenen Orten. Besonderen Ruf haben sich erworben: Falkenstein im Taunus, früher unter Dettweiler, Hohenhonnef am Rhein, Nordrach im Schwarzwald, Wehrawald bei Todtmoos, Reiboldsgrün, Görbersdorf, früher unter seinem Begründer Brehmer an der Spitze aller Schwindsuchtsheilanstalten stehend, Rehburg, Schömberg und andere. Die Zahl der Volksheilstätten ist daneben in beständiger Zunahme, sie wird schon das erste Hundert überschritten haben, wenn man die für Kinder dazu rechnet. Alle Sanatorien und Heilstätten gehören übrigens nicht in erster Linie zu den klimatischen Heilmitteln, sondern ihre Hauptbedeutung liegt in der Behandlung durch den sachverständigen Arzt in hygienischen Anstaltsverhältnissen und in der Erziehung der Kranken zu hygienischem, ihrer Krankheit angepaßtem Leben. Daher erzielen diese Anstalten in vielen Fällen bessere Ergebnisse als die klimatisch hoch begünstigten Orte, die gleich zu besprechen sind. Sie sind vor allem für die weniger bemittelten Kranken vorzuziehen, weil hier mit denselben Aufwendungen ein viel längerer Aufenthalt unter den günstigen Bedingungen der Heilanstalt zu erzielen ist.

Für bemitteltere Kranke kommen außer den genannten nun noch zwei große Gruppen von Orten in Frage, die eigentlichen klimatischen Kurorte im Hochgebirge und im Süden.

Das Hochgebirge hat eine ganze Anzahl wichtiger klimatischer Einflüsse aufzuweisen. Erstens ist die Luft ungemein rein, wie sonst nur noch auf Inseln im Meer. Ein zweiter Punkt ist der niedrigere Luftdruck. Er regt den Stroffwechsel und meist auch den Appetit an, teils durch die größere Verdunstung von der Haut und den Lungen aus, teils durch die tieferen Atemzüge und die damit verbundene kräftigere Herzleistung. Auch die kühlere Luft wirkt in diesem Sinne, wie sie ja allgemein erfrischt im Gegensatz zu dem erschlaffenden Einflusse zu warmer Luft. Aber die kühlere Luft des Hochgebirges hat für die Kranken nicht den Nachteil der kühleren Jahreszeiten in der Ebene, weil durch die verdünnte und völlig reine Luft die Sonnenstrahlen mit einer wärmenden Kraft hindurchgehen, die in der Ebene ganz unbekannt ist. So können die Kranken bei einigen Grad Wärme unbesorgt im Freien liegen und sitzen und bei mehreren Grad Kälte spazierengehen und schlittschuhlaufen, ohne in Erkältungsgefahr zu kommen. Natürlich ist das nur an solchen Orten der Fall, wo durch die Form und Lage der Berge ein genügender Windschutz besteht. Auch muß von einem Gebirgsorte, der zu Winterkuren benutzt werden soll, verlangt werden, daß keine Neigung zu Nebelbildung oder zu reichen Niederschlägen besteht, vielmehr muß eine ziemlich beständige Schneedecke während des Winters vorhanden sein. Die Vereinigung vieler Vorzüge hat mehr als drei Jahrzehnte hindurch Davos als den Höhenkurort berühmt gemacht, und noch heute ist Davos von keinem anderen Orte übertroffen. Es ist ein etwa 1560 m hoch liegendes Alpental, von Nordost nach Südwest gerichtet, nach Nordwesten durch eine fast gleichmäßige Bergwand geschützt, nach Südosten durch einige Taleinschnitte freier zugänglich. Der vom oberen Talende eindringende Nordost ist im ganzen im ganzen milde und bringt gutes Wetter, der zeitweise von Süden kommende Föhn schafft trübes Wetter, Regen oder Schneefall. Die Luft ist

Morgens und Abends ziemlich feucht, Mittags sehr trocken. Gewöhnlich liegt ein gleichmäßiger, bleibender Schnee vom Oktober bis zum April, dann tritt die Schneeschmelze ein, der man früher eine sehr ungünstige Wirkung auf das Befinden der Kranken zuschrieb, wovon aber wohl nur der deprimierende psychische Eindruck noch zurecht besteht, nachdem die Übelstände der großen Bodenfeuchtigkeit durch Kanalisation beseitigt worden sind. Der Kurort Davos besteht aus dem älteren Davos-Dorf und dem jüngeren Davos-Platz, die fast zusammenfließen. Im Davos-Dorf sind u. a. die Sanatorien Kurhaus Seehof (Dr. Herrmann Frey), Internationales Sanatorium (Humbert-Tschlenhoff), Neues Sanatorium (Dr. Philippi), Sanatorium Dr. Dannegger, Sanatorium Pischa (Dr. Volland), Sanatorium Schweizerhof (Dr. Peters), in Davos-Platz liegen Dr. Turbans Sanatorium, Hotel Kurhaus Davos, Sanatorium Schatzalp (Dr. L. Spengler). Ein Übelstand von Davos ist durch die Ansammlung so zahlreicher untätiger Menschen erklärt: das ruhelose großweltliche Treiben mit seinen Auswüchsen Hazardspiel, Trunk, Liebschaften. Auch die größeren Sanatorien sind davon nicht immer frei, weil die Aufsicht des Arztes sich vielfach nicht auf den ganzen Betrieb erstreckt. Wenn es sich um Kranke handelt, die solchen Verlockungen ausgesetzt sind, gehören sie jedenfalls in eines der kleineren, wo genaue ärztliche Aufsicht herrscht.

In den ersten Tagen des Aufenthaltes im Gebirgsklima bemerkt ein großer Teil der Gesunden und Kranken ein gewisses Unbehagen, eine Angegriffenheit und Schlaffheit, Unlust zu Bewegungen, Neigung zu Atemnot und Herzklopfen usw. Bei ruhigem Verhalten verlieren sich diese Akklimatisationsbeschwerden meistens binnen einer Woche. Wo sie fortbestehen, muß ein Ortswechsel vorgenommen werden. Es handelt sich um die Schwierigkeiten der Anpassung an die dünnere Luft. Dieselben Einflüsse sind es auch, die jene eigentümliche Veränderung des Blutbefundes, den größeren Reichtum der Präparate an roten Blutkörperchen, zu Wege bringen; es handelt sich dabei zweifellos nicht um eine wirkliche Vermehrung derselben, sondern um eine scheinbare, vielleicht durch 'größere Wasserverdunstung hervorgerufen. In der zweiten Woche des Aufenthaltes machen sich bei denen, die den Ort vertragen, gewöhnlich eine bessere Stimmung und gesteigerte Eßlust bemerkbar. Bei schönem, klarem, kühlem Wetter nimmt der Auswurf meist erheblich ab, oft erscheint er aber bei schlechterem Wetter wieder reichlicher. Das Gewicht pflegt bald zuzunehmen, die Hautfarbe wird viel besser, sodaß die länger dort weilenden Phthisiker oft sehr blühend und gesund aussehen, trotz fortschreitender Lungenveränderungen. Einen dauernden Vorteil von dem Aufenthalt in Davos, ebenso wie an anderen Höhenkurorten, haben aber doch nur kräftige, widerstandsfähige Kranke mit fieberlosen oder doch fast fieberlosen Lungenprozessen. Schwerer Kranke können sich unter dem Einfluß der günstigen äußeren Bedingungen und der spezialistisch gebildeten Ärzte von Davos bei jahrelangem Aufenthalt unter Umständen viel länger bei leidlichem Befinden erhalten als zu Hause, aber geheilt werden sie natürlich auch in Davos nicht. Besonders glänzend sind die Wirkungen da, wo es sich nur um vorbeugende Kuren bei erblicher tuberkulöser Anlage handelt, bei Skrofulose, nach Ablauf verdächtiger Lungenentzündungen oder Pleuritiden, bei nicht tuberkulösen oder noch nicht nachweisbar tuberkulösen Spitzenkatarrhen. Allmählich ist Davos aber so sehr ein Mekka der Tuberkulösen geworden, daß man sich scheuen wird, andere als sicher tuberkulöse Kranke dahinzuschicken.

Dieselben Anzeigen wie Davos erfüllen im allgemeinen St. Moritz-Dorf, das im Winter aber fast nur von Engländern und Amerikanern aufgesucht wird, und Arosa in Graubünden, das man von der Eisenbahnstation Chur aus mit der Post in sechs Stunden erreicht. Es liegt 1800—1850 m hoch, der Barometerstand ist daher noch 20 mm niedriger als in Davos, nämlich 610 mm gegen 760 mm am Nordseespiegel. Der Schnee liegt gewöhnlich vom November bis in den Mai hinein; die relative Feuchtigkeit wird geringer als in Davos angegeben, störender Föhn weht nur selten, auch Nebel ist wie in Davos eine Seltenheit. Das Leben ist ruhig und solide. Die wundervollen Fichtenwaldungen der Umgebung laden zu bequemen Wanderungen ein, da die sonnigeren Wege auch im Winter schneefrei gehalten werden. Zwei Seen und im Winter Schlitten- und Eisbahnen sorgen für das Sportbedürfnis und die Heilgymnastik im Freien. Zu nennen sind das Sanatorium von Dr. Jacobi und das zur Aufnahme von Kranken eingerichtete Haus von Dr. Herwig; eine Anzahl anderer Ärzte praktiziert in den Hotels und Pensionen.

Als weitere Höhenkurorte sind noch Les Avants, oberhalb Montreux 985 m hoch gelegen, und Leysin im Kanton Waadt, oberhalb von Aigle, 1264—1450 m hoch, zu nennen. In Leysin, das von Aigle aus mit einer elektrischen Bahn erreicht wird, sind drei Sanatorien, im Besitze einer Gesellschaft, eines davon etwas einfacher, die beiden anderen sehr vornehm eingerichtet. Sie liegen sämtlich am Südabhang der Waadtländer Alpen, gegen rauhe Winde geschützt, der Besonnung zugänglich, in geringer Luftfeuchtigkeit. Les Avants ist von Montreux in einer halben Stunde mit einer elektrischen Bahn zu erreichen, hat reine, staubfreie Luft, Sonnenschein und Nebelfreiheit, seltene Witterungswechsel und verhältnismäßig milde Temperaturen, so daß man wohl Les Avants als den mildesten der Höhen-Winterkurorte bezeichnen kann, aber auch hier sind schwache, empfindliche Kranke und vorgeschrittenere Stadien schlecht aufgehoben, sie gehören überhaupt nicht in die Höhenluft.

Im Sommer kommen zahlreiche andere Höhenkurorte ebenfalls in Frage, z. B. St. Beatenberg bei Interlaken, Churwalden, Engelberg, Seelisberg, Gossensaß, St. Moritz, Maloja, Pontresina, Tarasp-Schuls-Vulpera, Rigikaltbad und Rigischeidegg.

Die zweite wichtige Gruppe der klimatischen Kurorte sind die südlichen Winterstationen.

Am nächsten und daher auch für Kranke mit mittleren Mitteln noch erreichbar sind die Kurorte am Südabhang und am südlichen Fuße der Alpen. Die Alpenkette im Norden schützt sie vor kalten Winden, so daß sie viel wärmer und milder sind als die Orte der lombardischen Ebene, die in der ungünstigen Jahreszeit dem mittleren deutschen Klima nichts nachgeben. Die vier oberitalischen Seen, der Lago maggiore, der Luganer See, der Comer See und der Gardasee, wenn man von Westen nach Osten geht, liegen noch im Windschutze. Eine weitere Eigentümlichkeit der südalpinen Kurorte ist, daß sie schon die kräftige Sonne und die klare, nebelfreie Luft des Südens besitzen, die sich nördlich der Alpen auch im Sommer nicht finden. Die Winterwärme ist darum doch nicht wesentlich höher als in Deutschland, im Dezember, Januar, Februar etwa durchschnittlich 2—4° statt 0,5° bei uns.

Die nördlichsten dieser südalpinen Orte sind Gries und Meran, beide nahe bei Bozen, der bekannten Station der Brennerbahn, gelegen, Gries 275 m, Meran 324 m hoch, beide nur nach Süden frei, nach allen anderen Seiten völlig von hohen Bergen eingeschlossen und in dieser Hinsicht dem ziemlich windreichen Bozen sehr überlegen. Die Saison dauert an beiden Orten vom 1. September bis zum Mai. Die Klarheit des fast immer unbewölkten Himmels, die mäßig trockene, fast stets windstille Luft und der herrliche Sonnenschein des Südens erlauben es auch bei nur wenigen Wärmegraden selbst empfindlichen Kranken, im Freien zu sitzen. Die Kureinrichtungen sind vorzüglich, der Reichtum an vortrefflichen Weintrauben und Früchten stellt eine besondere, auch kurmäßig ausgenützte Annehmlichkeit dar, das Leben ist anregend und doch nicht zu sehr mit Zerstreuungen angefüllt. Beide Orte sind wegen ihres Klimas geschätzte Übergangstationen und auch Winterstationen für Schwächliche, zur Tuberkulose Geneigte, für Kranke mit chronischer Bronchitis, namentlich solche mit reichlichem Auswurf, ferner für Rekonvaleszenten von Pleuritis; für Phthisiker kommen sie wesentlich im Herbst und im Frühling und nur für leichteste Grade der Krankheit in Frage. Sehr oft werden sie von solchen aufgesucht, die zwischen den Aufenthalt an der Riviera usw. und die Rückkehr nach Deutschland einen Übergangsaufenthalt einschieben wollen, der ihnen den Gegensatz zwischen Süd und Nord weniger fühlbar macht. In der Wasserheilanstalt Hygiea (Dr. SCHREIBER) und in der Villa Stefanie (Dr. BINDER), Kuranstalt für innere, Herz-, Nerven- und Stoffwechselkranke, sind Tuberkulöse ausgeschlossen. Sie fühlen sich auch in dem anregenden, für empfindliche Nerven aufregenden Klima nicht wohl. Schon eher ist dies der Fall in Arco in Südtirol. Man gelangt dahin mit einer Lokalbahn von Mori aus, das an der Brennerbahn liegt. Die drei Wintermonate sind die beste Zeit für Arco; es ist dann völlig windgeschützt, mehrere Grad wärmer als Meran, aber im Frühjahr, etwa von Mitte März ab, dringen rauhe Winde vom Gardasee her ein. Es liegt nur 93 m über dem Adriatischen Meer. Die Luft ist erheblich feuchter und daher weniger erregend als die trockene Luft von Gries und Meran. Die Hauptzahl der Kranken besteht aus Schwächlichen, Rekonvaleszenten, Bronchitikern, zur Schwindsucht Geneigten.

Den eigentlichen Ort für Phthisiker, die in südlichem Klima überwintern wollen, bildet in Oberitalien erst Gardone-Riviera, am westlichen Ufer des Gardasees, von Desenzano oder von Riva aus mit Dampfboot zu erreichen. Der Ort ist fast nur dem Südostwind zugänglich, der nur selten weht; nur nach Sonnenuntergang herrscht an warmen Tagen eine viertel Stunde lang ein kühler Landwind, den Kranke meiden müssen. Sonst ist Gardone auch für zarte Personen ein höchst zuträglicher Winterkurort, Südzimmer mit Heizung vorausgesetzt, denn die mittlere Winterwärme beträgt doch nur 4° C. Aber auch am kürzesten Tage scheint die Sonne acht Stunden mit südlicher Kraft. Die etwas feuchte Luft wirkt beruhigend, so daß auch Kranke mit erregten Nerven sich wohl befinden und gut schlafen können. Die übrigen Orte an den oberitalischen Seen eignen sich nur als Übergangstationen und zum Aufenthalt im Frühjahr und im Herbst; Locarno und Pallanza am Lago maggiore, Bellagio, Menaggio und Tremezzo am Comersee und Lugano sind die bevorzugtesten und schönst gelegenen. Im ganzen ist der Comersee am mildesten, der Luganersee am frischesten. Lugano ist durch seine Lage an der Gotthardbahn besonders begünstigt.

Recht große Ähnlichkeit mit den Verhältnissen von Gardone bietet Montreux am Genfersee, streng genommen nicht das eigentliche Montreux, sondern die damit zusammenhängenden Ortschaften Clarens, Vernex, Territet usw. Die diesen Teil des Sees umlagernden Berge halten alle Winde außer dem Südwind, dem erschlaffenden Föhn, ab, der zum Glück nur selten weht, wenigstens in den Monaten November bis März, die für den Winteraufenthalt hauptsächlich in Frage kommen. Die Gegend hat trotzdem einen wirklichen Winter, der dem deutschen nur um einige Grade überlegen ist. Es kommen auf den Winter etwa 15 Schneetage und etwa 12 Regentage; im Dezember und Januar kommen öfters Nebel vor. Zuweilen liegen sie in mittlerer Höhe, in Glion, während darüber die Sonne scheint und darunter Nebelfreiheit ist. Wegen der größeren Feuchtigkeit ist die Luft beruhigend, sie begünstigt den Schlaf und vermindert nervöse Erregungen. Katarrhe und Entzündungen der Atmungsorgane werden durch das Klima gemildert. So ist Montreux ein sehr beliebter Winterkurort für Lungenkranke geworden. Im Frühjahr und Herbst, wo es in Montreux sehr warm sein kann, bietet die unmittelbare Nähe von Glion und Les Avants (S. 47), die so viel höher liegen und daher kühler sind, eine besondere Annehmlichkeit. Auch das nicht weit gelegene Bex, am Rhoneufer 435 m hoch gelegen, wird von manchen im Herbst und Frühjahr Montreux vorgezogen. Es hat vor allem die Nebelfreiheit und eine etwas trocknere Luft voraus und wirkt daher etwas anregender. Auch seine Solbäder werden viel benutzt.

Während alle bisher aufgeführten Orte noch im Gebiete eines wirklichen Winters liegen und von den dort weilenden Kranken Winterkleidung und Aufenthalt in heizbaren Südzimmern verlangen, kommen wir nun zu den eigentlichen Südkurorten, wo auch während unseres Winters ein wirklicher Sommer herrscht, im Januar freilich mit kühleren Abenden und Nächten, aber immer noch so, daß auch empfindlichere ohne Heizung auskommen können. Die Orte des milderen Teiles der Riviera sind in der

Tat durch die besonderen Vorzüge ihrer Lage mit einem Klima bedacht, wie es sonst nirgends in Europa vorkommt, vielleicht von einigen Punkten an der Südküste von Spanien abgesehen. Den mildesten Teil bildet die westliche Riviera, die **Riviera di Ponente,** die sich von Genua bis Marseille erstreckt. Sie wird durch die unweit von der Küste sich hinziehenden Seealpen und ligurischen Alpen völlig den kühlen Winden entrückt, von der herrlichen Sonne des Südens bestrahlt, durch das Mittelmeer bei annähernd gleichmäßiger Wärme erhalten. Die Vegetation ist auch im Winter wunderbar, im Frühling, wenn alle Blüten prangen, unbeschreiblich schön. Genua ist kühl und von rauhem Klima, weil sich nach Norden hin Täler der Apenninen öffnen, aber schon das nur 10 km westlich gelegene Pegli bietet ganz andere Verhältnisse. Große Fichten- und Pinienwälder bedecken die Anhöhen, etwas weiter hinauf auch Eichen und Kastanien; der berühmte Park der Villa Pallavicini enthält tropische Bäume und Sträucher aller Art. Die Luft ist von mitlerem Feuchtigkeitgehalt. Immerhin beträgt die mittlere Winterwärme hier nur 7—8° C. Das Grand Hotel Mediterranée enthält eine gute Wasserheilanstalt (Arzt Dr. HEUSSER).

Während Pegli noch durch die Nähe der Apennintäler beeinflußt wird, die den Zustrom nördlicher Winde erlauben, liegt San Remo, 23000 Einwohner, in völligem Schutz nach Norden, Osten und Westen hin. Auch der kalte und trockene Mistral, der aus dem Rhonetal kommt und in Marseille etwa die Hälfte des Jahres weht und in einer Abzweigung hier und da die Küste der Riviera berührt, dringt fast niemals in die schützende Bucht von San Remo ein. Nur ein angenehm erfrischender Ostwind gelangt dahin und macht namentlich den westlichen Teil des Kurortes etwas frischer als den östlichen, der von jeher den Hauptsitz der schwerer Kranken gebildet hat. Trotzdem ist die Luft nicht drückend heiß. Verschiedene Umstände machen den sommerlichen Tag der Riviera angenehmer, als unsere Hochsommertage sind: die Sonne geht erst gegen 8 Uhr auf und schon gegen 7 Uhr abends unter; in der langen dunklen Nacht erfolgt eine ganz andere Abkühlung, als wir sie im Sommer haben. Sie wird eingeleitet durch einen unmittelbar nach Sonnenuntergang eintretenden kühlen Seewind, der von Kranken gemieden werden muß und von Gesunden Vorsicht verlangt, aber nur eine halbe Stunde anhält. Auch die heißesten Stunden des Tages erfahren eine wohltätige Kühlung: zwischen 12 und 3 Uhr pflegt weit draußen im Meer, durch das Auftreten weißer Schaumköpfe auf den Wellen angezeigt, eine lebhaftere Brise zu wehen, und deren Ausläufer erreichen den Strand. Sehr empfindliche Kranke vermeiden daher in diesen Stunden, die ohnehin dem Mittagessen und der Nachmittagsruhe gehören, das Spazierengehen oder das Sitzen an ungeschützten Stellen des Strandes. Die mittlere Winterwärme von San Remo ist 10,5° C. Nur in einzelnen Nächten Ende Dezember oder Anfang Januar kommt es zu einer Temperatur von einem oder einigen Grad unter Null. Nur an 36 der 212 Saisontage kommt es zu Regen, der meist heftig, aber von kurzer Dauer ist und daher angenehm empfunden wird. Die meisten Winter bringen keinen Schnee, niemals bleibt der Schnee liegen. Olivenwälder bedecken die Berge, Zitronen- und Orangensträucher die Täler, auf den höheren Bergen wachsen Lärchen, Fichten, Eichen und Buchen. Der Blumenflor im Frühling ist von unbeschreiblicher Reichhaltigkeit. der fast immer heitere, strahlend blaue Himmel verklärt alle Farben zu einer ungeahnten Schönheit. Der einzige Übelstand mancher schönen Rivieraorte, der durch zahlreiche Automobile aufgewirbelte Kalkstaub der Straßen, findet sich nur an einer Hauptstraße, die durch sorgfältige Behandlung mehr und mehr davon befreit wird; alle anderen Straßen sind fest oder mit Ziegeln belegt. Wasserversorgung und Kanalisation sind vortrefflich, die Hotels ausgezeichnet, die Pensionen und Villen vielfach den höchsten Anforderungen entsprechend. Die milde und doch nicht erschlaffende, überaus reine Luft, die Wärme und der Sonnenhimmel machen San Remo zu einem Eldorado der Luftsuchenden; die Freiluftkur kann den ganzen Winter hindurch im freien Gehen und Sitzen, im Anblick des Meeres, der Berge und der Blütenpracht ausgeführt werden, für sehr viele Menschen doch etwas ganz anderes, als der großartige, aber in seiner Gewalt erdrückende unveränderlich starre Anblick des eis- und schneebedeckten Hochgebirges im Winter!

Von San Remo nach Westen, nur einige Kilometer entfernt, liegt Ospedaletti, ursprünglich zum Sitze einer Spielbank eingerichtet, die aber von der italienischen Regierung nicht erlaubt wurde. Es ist ein kleiner, besonders geschützter Ort, der gerade von Phthisikern, auch von Schwerkranken, viel aufgesucht wird. Für Ruhebedürftige ist es jedenfalls ganz besonders geeignet, gute Hotels und ein Sanatorium für innere Kranke und Rekonvaleszenten, mit Ausschluß von Tuberkulose und anderen Infektionskrankheiten (Arzt Dr. Oster) sind vorhanden. 6 km weiter nach

Westen folgt Bordighera, ein Ort von 2300 Einwohnern, nicht in so eingeschlossener Bucht wie die beiden vorigen und daher von etwas frischerem Klima, trotzdem mit überreicher Palmenvegetation, wenig von Brustkranken, viel von Nervösen, Erholungsbedürftigen, Rekonvaleszenten aufgesucht. Chronische Bronchitis, Asthma, Anlage zu Phthise usw. finden hier eine besonders günstige Einwirkung. Gesundere werden dadurch besonders angezogen, daß man nicht so viel schwerkranken Phthisikern begegnet wie in San Remo und in Mentone, obwohl es dort auch lange nicht so schlimm damit aussieht, wie manche Reisende erzählen, um etwas zu erzählen zu haben.

Westlich von Bordighera, bei Ventimiglia, beginnt die französische Riviera. Als erste Stadt darin finden wir Mentone, einen der berühmtesten Südkurorte, dem höchstens San Remo den Rang streitig machen kann. Ich möchte Mentone den Vorzug geben, soweit es sich nicht um ganz besonders empfindliche Kranke handelt. Mentone ist nicht so windgeschützt wie San Remo, es wird im Winter vielleicht ein Dutzend mal vom Mistral und außerdem öfters vom Ostwind berührt, nur die Ostbucht ist davor bewahrt, und auch die Seebrise dringt etwas lebhafter herein als wenigstens in der Ostbucht von San Remo. Einen durchgreifenden Unterschied bedingen allerdings die klimatischen Verhältnisse nicht. Ausschlaggebend für die Wahl wird wohl der Geschmack des Einzelnen sein müssen. San Remo ist italienisch, in seinem Fremdenpublikum und in den Hotels ganz vorwiegend deutsch, Mentone steht etwas mehr unter dem Einfluß französischer Kultur, das Publikum ist durchaus international, mehrere sehr gute Hotels sind allerdings völlig deutsch. Vegetation und Landschaft sind an beiden Orten gleich entzückend. Einen besonderen Anziehungspunkt hat Mentone auch in der großen Nähe von Montecarlo, das Abwechslung, für viele allerdings auch die Gefahr bekannter Aufregungen mit sich bringt. Aus diesem Grunde wird man auch von der Empfehlung Montecarlos als Kurort für die meisten Fälle absehen, obwohl es der schönste Ort der Riviera, ein wahres Paradies, ist. In Mentone haben die drei Wintermonate nur etwa 16 Regentage, Schnee kommt nur etwa einmal im Jahre vor und bleibt nicht liegen, Nebel sind etwas unbekanntes, der Staub der kalkhaltigen Straßen ist infolge der zahlreichen Automobile der französischen Riviera allerdings gerade in der Nähe der Hauptstraße am Meere recht lästig für Kleider und Schuhe, aber er ist in seiner Feinheit völlig reizlos und belästigt die Atmungsorgane auffallend wenig. Die Fürsorge für die Staubvertilgung könnte allerdings noch besser sein. Die Luft ist, ebenso wie die in San Remo, leicht anregend und kräftigend, Nervöse müssen sich daher an beiden Orten zunächst sehr ruhig halten, viel liegen und die unmittelbare Nähe des Meeres meiden, dann behalten oder verbessern sie ihren Schlaf. Meerbäder, die vom April bis November angenehme Wärmegrade haben, müssen von reizbaren Personen vermieden werden, schon der hohe Salzgehalt, 4 %, gegen kaum 3 % in der Nordsee, 1—2 % in der Ostsee, wirkt stark anregend, die milde Wasserwärme und die herrliche Umgebung verführen dabei sehr leicht zu allzulangem Verweilen im Wasser.

Westlich von Mentone folgen Montecarlo, Beaulieu sur Mer, ein völlig windgeschützter Kurort, der nur aus Villen und Hotels besteht und viel von Schwächlichen, Genesenden, Kranken mit beginnender Tuberkulose aufgesucht wird, und sodann Nizza.

Diese Großstadt mit etwa 100 000 Einwohnern hat sich trotz aller Nachteile der Großstadt den Ruf eines Kurortes ersten Ranges bewahrt. In der Nähe des Strandes herrscht fast stets bewegte Luft, sowohl der Mistral, der hier schon recht oft weht, als der Ostwind, und die im Laufe des Flusses Paillon herabströmenden Bergwinde haben hier ziemlich unbeschränkten Zutritt, gemildert allerdings durch die starke Besonnung. Weiter landeinwärts, namentlich am Boulevard Carabacel und in den Stadtteilen St. Barthélémy, Brancolar und Cimiez, herrscht dagegen ein erheblicher Windschutz und völlige Staubfreiheit. Kranke müssen überall den erheblichen Wärmeunterschied zwischen Sonne und Schatten und den starken Tau nach Sonnenuntergang beachten. In den meisten Jahren sinkt die Wärme im Winter nie unter Null, Schnee ist sehr selten und dann ganz flüchtig, Nebel sind ebenfalls selten und von kurzer Dauer. Die mittlere Wärme des Winters steht der von Mentone und San Remo ziemlich gleich. Der Boden ist mit Ausnahme bestimmter Stadtteile äußerst durchlässig und daher trocken. Die Staubplage wird durch reichliches Besprengen mit Wasser und neuerdings durch die Behandlung der Straßen mit Teer, Westrumit und dergl. bekämpft. Die Vegetation ist äußerst reich, wenn auch nicht ganz so tropenmäßig wie in Mentone und San Remo. Der Arzt, der Kranke dorthin schickt, wird sorgsam zu erwägen haben, wie sie sich zu den Verlockungen des Großstadtlebens im Paris der Riviera verhalten werden. Eine genaue Vorschrift für den Tag ist unbedingt nötig und daher das Befragen eines ansässigen Arztes erwünscht. Von 12—3 weht eine sehr lebhafte Seebrise, und besonders die Zeit unmittelbar nach Sonnenuntergang ist für Kranke gefährlich; in der Mittagszeit herrscht am Strande eine blendende Lichtfülle und stechende Sonnenglut, so daß Brille und Schirm wünschenswert sind. In den erwähnten geschützteren Teilen ist das Klima weniger anregend als in unmittelbarer Nähe der See, so daß Nervöse sich hier oft wohler fühlen als in Mentone, San Remo, Bordighera.

Der westlichste der internationalen Kurorte ist Cannes mit 20000 Einwohnern, der Sammelplatz der vornehmen Gesellschaft von England, Rußland, Frankreich und Deutschland. Es steht in bezug auf Windschutz etwa in der Mitte zwischen San Remo-Mentone und dem Strande von Nizza; der März ist besonders durch Regen und Winde ausgezeichnet, in den anderen Monaten herrscht fast nur Sonnenschein und warmer Wind, Schnee kommt oft in mehreren Jahren nicht vor. Bei Sonnenuntergang tritt regelmäßig starker Tau und erhebliche Abkühlung ein, eine Stunde später wird es gewöhnlich wieder wärmer. Die weiter abseits vom Meere gelegenen Wohnungen sind für Kranke am meisten geeignet. Der große Reichtum an Luxusfuhrwerken macht das Zufußgehen wegen des Staubes vielfach nicht angenehm.

Die **Riviera di Levante** die von Genua aus nach Osten zieht, hat einen etwas anderen Charakter als die Westriviera. Viele ziehen sie wegen der reicheren Gebirgsformen der Westriviera vor, an Vegetationsreichtum und reinsüdlicher Witterung steht sie ihr im eigentlichen Winter jedenfalls nach. Der Hauptort ist bisher Nervi, nur 12 km von Genua, an der Bahn nach Pisa gelegen, ein Ort von etwa 3000 Einwohnern, besonders von Deutschen und von Engländern besucht. Die mittlere Wärme des Winters steht kaum hinter der von Mentone zurück, aber die auffallenden Unterschiede in der Vegetation lassen doch einen größeren Unterschied annehmen. Der Ort ist dem aus Südosten wehenden Scirocco, der namentlich im November herrscht, frei ausgesetzt, die Niederschläge sind besonders dann sehr häufig, es regnet etwa doppelt soviel wie in Mentone. Schnee fällt nur selten, Nebel kommt nicht vor, bei Sonnenuntergang fällt Tau, aber nicht so stark wie in Nizza. Eine geschützte Strandpromenade, die dem Felsen abgerungen ist, bildet einen besonderen Vorzug des Bades. Die Gelegenheit zu bequemen Spaziergängen beschränkt sich allerdings ungefähr auf diesen Weg. In dieser Beziehung und überhaupt durch Schönheit der Lage ist Rapallo viel mehr begünstigt, das an derselben Bahn 18km weiter entfernt liegt. Es ist eine Hafenstadt von 3000 Einwohnern, an einer windgeschützten Bucht gelegen, die nach Süden offen ist, an allen anderen Seiten von bewaldeten Höhenzügen umgeben. Das Klima ist etwas weniger milde und etwas feuchter als in Nervi, auch regnet es mehr, aber für Frühling und Herbst werden diese Nachteile durch die herrliche Lage ausgeglichen, die von vielen mit den schönsten Punkten der Westriviera gleichgestellt wird. Auch der Mai ist in Rapallo sehr schön, von Ende April ab wird der Ort als Seebad benutzt. Die Wege des Ortes und der Umgebung sind staubfrei, nach dem Regen allerdings zum Teil nicht bald genug trocken. Die Hotels an der eigentlichen Bucht sind etwas benachteiligt, weil sich in dem flachen Wasser allerlei Schmutz ansammelt, der zuweilen unangenehm riecht. Für widerstandsfähigere Kranke und für Genesende empfehlen sich jedenfalls mehr das auf einem Felsvorsprunge malerisch schön gelegene Hotel Kursaal und die benachbarten Häuser. Noch 16 km weiter an der Bahn Genua-Pisa liegt Sestri-Levante, landschaftlich schön, mit reicher Gelegenheit zu Spaziergängen und Waldgenuß, aber dem Winde ziemlich ausgesetzt, so daß es sich für Lungenkranke im ganzen nicht eignet; es wird von Nervenkranken und Erholungsbedürftigen aus Deutschland viel besucht. Unweit Rapallo liegen noch Santa Margherita und Portofino.

Von den noch weiter südlich gelegenen Kurorten auf Korsika, Sizilien, in Afrika und auf Madeira sehen wir hier ab, weil sie nur für besondere Zwecke und ausnahmsweise in Frage kommen.

Eine wichtige Frage für alle südlichen Winterstationen ist noch, wann man sie aufsuchen und wann man sie wieder verlassen kann. Daß für den Besuch so fernliegender Kurorte überhaupt eine gewisse Wohlhabenheit der Kranken erforderlich ist, habe ich bereits gesagt. Für Kranke und Zarte ist es unbedingt erforderlich, daß die Mittel auch ausreichen, um lange genug im Süden zu bleiben. Bei vielen wird der in den Wintermonaten erreichte Erfolg sofort dadurch wieder zerstört, daß sie zu früh nach Deutschland zurückkehren. An der Riviera di Ponente schließt die Saison im allgemeinen Mitte April, und es ist in Deutschland vielfach die Meinung verbreitet, daß es dann an der Riviera zu heiß werde. Das ist in Wahrheit nicht so. Die

Saison schließt, weil der große Strom der internationalen Luxusreisenden abzieht und mit ihm natürlich ein Teil der Gesellschaft, der nur die kältesten Monate in der Heimat vermeiden wollte. An Schönheit des Klimas ist auch der Mai noch reich, und die Üppigkeit der Vegetation nimmt dann noch fortwährend zu, so daß die Genüsse immer reicher werden. Andererseits ist in Deutschland der Mai noch ein kalter Monat, selbst in den wärmeren Teilen von Süddeutschland kann man erst Ende Mai, in Mittel- und Norddeutschland erst im Juni oder gar von Mitte Juni ab auf warmes Wetter und Sonnenschein rechnen. Eher sollten aber Kurgäste, die den Winter im Süden verbracht haben, nicht heimkehren, der Unterschied ist gar zu groß. Am besten wird es sein, nicht vor Ende April von der Westriviera fortzugehen und dann noch einige Wochen, am besten bis Anfang Juni, in Rapallo, Portofino, Nervi, Sestri oder in Lugano, Pallanza, Montreux, Meran, Arco zu bleiben. Damit wird der Gewinn an Gesundheit und Widerstandskraft so befestigt, daß viele im nächsten Winter den Aufenthalt im Süden ersparen können, während die vorzeitige Rückkehr gewöhnlich immer neue Kuren nötig macht. Endlich soll hier noch einmal hervorgehoben werden, daß Schwerkranke, ja schon die sogenannten mittleren Stadien der Phthise, nicht auf die Reise gehören, sondern in Sanatorien und Heilstätten im Vaterlande viel besser aufgehoben sind. Für alle, die einen Kurort aufsuchen, ist eine ganz genaue Vorschrift durch den Arzt nötig, am besten suchen sie vorher wenigstens für kurze Zeit eine Spezialanstalt auf, um zu lernen, wie sie sich verhalten, wie sie leben und sich nähren sollen usw. Der Kurort bietet ja nicht, wie die meisten Kranken glauben, eine positive Leistung, er ist an sich kein Heilmittel, er bietet nur die Bedingungen, worunter der Kranke das für seine Heilung nötige vornehmen kann: gute, reine Luft, reichliche Sonne und mildes Wetter, so daß der Kranke viel und lange ohne Nachteil im Freien sein kann. Zur Heilung ist außerdem noch eine wirkliche Kur nötig: gute Ernährung, geeignete Hautpflege, richtige Tageseinteilung, richtige Verteilung von Schonung und Übung des Körpers und des kranken Organs, endlich noch die zweckmäßige Anwendung der erforderlichen kausalen und symptomatischen Mittel. Dazu müssen sehr viele Kranke erst förmlich erzogen werden, und das geht am besten oder vielleicht überhaupt nur in einer Kuranstalt. Man kann leider nicht sagen, daß davon ein Überfluß vorhanden wäre, gerade an der Riviera besteht sogar ein empfindlicher Mangel daran. Die Kranken sind in der Mehrzahl auf Hotels und Pensionen angewiesen, und nur wenige stellen sich wirklich unter Aufsicht eines ansässigen Arztes, die meisten beschränken sich auf eine Konsultation am Anfang, viele unterlassen auch diese und überlassen alles dem Klima. Dem entsprechen dann auch meistens die Erfolge.

Ganz besonders wichtig erscheint uns die Behandlung in Sanatorien für die Kranken mit Lungentuberkulose, und zwar nicht nur für die Schwerkranken — die sehr vorgeschrittenen Fälle soll man überhaupt zu Hause lassen —, sondern gerade für die Anfangstadien. Wenn man öfters Gelegenheit hat, die umherwandelnden Phthisiker in den Kurorten in den deutschen Mittelgebirgen, an der Nordsee oder an der Riviera zu beobachten, so kann man trauriges erzählen von ihren Irrtümern und Fehlern. Der flüchtig eingeholte Rat des Badearztes wird ergänzt durch gute Lehren anderer, „erfahrener“ Kurgäste und durch den eigenen Aberglauben; von Vorsicht in bezug auf den Auswurf ist keine Rede, ebensowenig von Ruhe während fieberhafter Anwandlungen; die Schwäche, die den Kranken mahnt, daß er ins Bett gehört, wird mit Kognak bekämpft, die vorgeschriebene „kräftige“ Ernährung wird durch überwiegenden Genuß von Beefsteaks und Eiern ausgeführt, zu jeder Zeit, wo der Magen eine flüchtige Regung erkennen läßt, usw. Natürlich kann dann auch das best ausgewählte Klima nichts nützen. Wie anders sind die Erfolge, wenn ein erfahrener Arzt den Kranken unter seiner Leitung hat, ihn den Gefahren des eigenen und fremden Auswurfes entrückt, ihn genau unterrichtet, wie er Sonnenlicht, reine Luft, Wasser und Körperbewegung seinem Zustande entsprechend auszunutzen und wie er seinen Körper durch zweckmäßige Ernährung kräftigen kann! Unter solchen Bedingungen sieht man, daß das Klima nicht die unentbehrliche Grundlage der Heilung einer Lungenschwindsucht ist, daß es aber wesentlich zur Förderung und Sicherung der Heilung beitragen kann.

Die **Ernährung** der Lungen- und Bronchialkranken bietet an sich nichts besonderes, man kann durch die Art der Ernährung nicht direkt auf die krankhaften Vorgänge einwirken. Die gemischte Kost in den Mengen, wie sie für die Ernährung der Gesunden zweckmäßig ist, in anderen Fällen die auf Zunahme berechnete Kost der Rekonvaleszenten, ist auch für diese Kranken das geeignete. Ausnahmen treten natürlich ein, wenn Fieber vorhanden ist: bei dem Fieber der akuten Bronchitis und der Pneumonien ist mit Rücksicht auf die febrile Herabsetzung und Reizbarkeit der Verdauungstätigkeit die Zufuhr flüssiger Nahrung vorzuziehen, wobei aber auf Nährwert sorgfältig zu achten ist; Milch, Eier und dergl. sind in genügender Menge zu verordnen, und die von früher her beliebten Schleimsuppen jedenfalls durch Beimischung von Eiern, Plasmon, Somatose usw. nahrhaft zu machen. In den chronischen Fieberzuständen der Tuberkulose kann man der gewöhnlichen Ernährung nahe bleiben und braucht nur die schwerer verdaulichen oder augenblicklich dem Kranken widerstehenden Speisen fortzulassen. Bei chronischer Bronchitis von sehr langer Dauer kann man unter Umständen gutes erreichen, indem man eine Umstimmung des Körpers durch eine wesentlich veränderte Diät herbeiführt; in diesem Sinne ist die Empfehlung der Traubenkuren (vgl. S. 49) zu verstehen.

Die **Arzneibehandlung** der Krankheiten der tieferen Luftwege hat nur in bestimmten Fällen spezifische Bedeutung. So z. B. die Chininbehandlung des Keuchhustens, deren nicht nur lindernder, sondern tatsächlich die Krankheit abkürzender und ihre Folgen vermindernder Einfluß bei genügenden Dosen unzweifelhaft feststeht. Daß diese Wirkung durch örtliche Behandlung des Nasenrachenraumes noch verbessert werden kann, ändert daran nichts (vgl. S. 33). Für die Pneumonie war eine spezifische Wirkung von einzelnen Beobachtern dem *Jod* und von anderen dem *Kalomel* zugeschrieben worden. Das ist jedenfalls zu weit gegangen, aber es läßt sich nicht verkennen, daß einige Kalomeldosen im Anfange der kruppösen Pneumonie den Krankheitsverlauf oft günstig beeinflussen, namentlich deutlich bei der Pneumonie der Kinder. Das Jod entfaltet seine Wirkung wohl mehr zur Zeit der Lösung, es ist aber erklärlicherweise sehr schwer, hier ein Urteil über den Einfluß des Mittels zu gewinnen. Häufiger hat man den Eindruck einer spezifischen Wirkung des Jods bei Asthma, vorausgesetzt, daß die behandelten Fälle richtig ausgewählt werden. Am deutlichsten reagieren die mit Bronchiolitis verbundenen Fälle, aber auch die mit Nasenveränderungen einhergehenden und einzelne rheumatoide Formen werden durch Jod günstig beeinflußt. Das *Jodipin* Merck, vgl. S. 29, erweist sich auch hier den anderen Jodpräparaten weit überlegen. Die Erfahrungen über Serumbehandlung der Pneumonie sind noch nicht reif genug. Bei exsudativer Pleuritis haben die *Salizyl*präparate und das *Aspirin* Anspruch auf den Namen Spezifica, ebenso wie beim akuten Gelenkrheumatismus, dem die reinen primären

Formen der Pleuritis zuzurechnen sind, wie AUFRECHT nachgewiesen hat.

℞ Natr. salicyl. 5,0 Aq. dest. 150,0 D.S. 5 mal tägl. 1 Eßl.	℞ Tabl. Aspirini 0,5 Nr. XX. D.S. 3 mal tägl. 2 Tabletten

Behandlung der wichtigsten Symptome.

1. Husten.

Der Hauptgegenstand der symptomatischen Behandlung bei Krankheiten der Bronchien und der Lunge sowie der Pleura bildet der **Husten**. Die Aufgabe des Arztes besteht darin, dem Kranken den lästigen, beunruhigenden und oft schmerzhaften Husten zu nehmen, ohne die Beseitigung des in den Luftwegen befindlichen Auswurfes zu unterlassen. Damit ist ohne weiteres auch die Aufgabe gestellt, die Bildung vermeidlichen Sekretes zurückzuhalten.

Bei dieser Gelegenheit sei gleich daran erinnert, daß der Husten an sich keineswegs ein Zeichen einer Bronchial- oder Lungenerkrankung ist. Husten stellt sich auch ein bei Erkrankungen des Nasenrachenraums, z. B. häufig in der Form *nächtlichen kruppartigen* oder *bellenden Hustens* bei adenoiden Wucherungen im Nasenrachenraum, ferner bei Ohrerkrankungen, bei leichten Reizungen im oberen Kehlkopfabschnitt, endlich auch als nervöse Reflexerscheinung bei Magen- und Frauenkrankheiten nervöser Personen. Sowohl der Husten bei Rachenerkrankungen wie der reflektorische nervöse Husten sind oft außerordentlich laut und klingen so gewaltsam, daß der Laie an irgendeine schwere Lungenkrankheit denkt. Man darf wohl aus der auffallenden Wirksamkeit der Behandlung des Nasenrachenraumes bei Keuchhusten den Schluß ziehen, daß auch die krampfhaften Hustenanfälle dieser Krankheit von der Nasenhöhle ausgehen; tatsächlich gibt es bei adenoiden Wucherungen und dergl. Hustenanfälle, die sich in nichts von den einzelnen Anfällen bei Keuchhusten unterscheiden. Bei Keuchhusten und bei Husten durch chronische Nasenkatarrhe haben sich täglich ein- oder mehrmals vorgenommene Einblasungen von *Sozojodolnatrium* in die Nasenöffnungen sehr gut bewährt; man kann natürlich auch andere, ähnlich wirkende Arzneimittel in Pulverform einstäuben oder auf die Schleimhaut einpinseln. Wo gröbere organische Veränderungen vorliegen, wie adenoide Wucherungen, tritt natürlich die besondere Behandlung dieses Grundleidens ein. Der nervöse Reflexhusten wird durch gleichzeitige Behandlung des primär erkrankten Organs und des reizbaren nervösen Zentralorgans bekämpft. Von allgemeiner Wirkung gegen den reflektorischen Husten erweisen sich öfters *Chinin* in abendlichen Halbgrammdosen und *Bromnatrium* in Grammdosen wirksam.

Zu den Arzneimitteln gegen Husten gehören zunächst die süßen und die schleimigen Mittel, die sich in der Volksmedizin des größten Ansehens erfreuen: Malzbonbons, Spitzwegerichbonbons, Lakritzen, Honigarten, Gummi arabicum, *Althaeaa, Salep, isländisches Moos*, und die Vereinigungen beider: *Mixtura gummosa, Sirupus Althaeae, Pasta Althaeae, Species pectorales.* Ihre Wirkung beruht teils auf bereits angedeuteten lindernden Einwirkung auf die Schlundorgane, teils darauf, daß sie eine Schleimabsonderung im Schlunde anregen, die sich reflektorisch auf die tieferen Luftwege fortsetzt. Eine ähnliche Fernwirkung haben die zunächst den Magen und von dort reflektorisch auch die Bronchialschleimhaut reizenden (nauseosen) Expektorantien, *Ipecacuanha, Apomorphin* und *Tartarus stibiatus*; auch die sehr wirksame *Quillaiarinde* und die *Senegawurzel* gehören hierher, sie reizen aber beide auch die Mund- und Schlundschleimhaut und wirken daher wohl besonders kräftig anregend auf die Schleimabsonderung in den tieferen Luftwegen. Die Mittel einer dritten Gruppe, die Alkalilösungen, wirken, sowohl örtlich, als Inhalation angewendet, wie ins Blut aufgenommen, anregend auf die Schleimabsonderung der Bronchien und verflüssigend auf den bereits abgesonderten Schleim. Zur Inhalation verwendet man vorzugsweise *Natrium* und *Kalium bicarbonicum*, zum innerlichen Gebrauch die natürlichen oder künstlichen Alkaliwässer von Ems, Selters, Wiesbaden, Obersalzbrunn, Lippspringe usw. Auch die Salmiakpräparate, besonders das *Ammonium chloratum* und der *Liquor ammonii anisatus*, gehören hierher. Man wird nach diesen Unterschieden in der Wirkung der Expektorantien zu entscheiden haben, welches Mittel im einzelnen Falle zu verordnen ist.

℞ Chinini hydrochl. 0,5
D. tal. dos. IV ad caps. amyl.
S. Abds. 1 Kapsel.

℞ Sir. Althaeae 100,0
D.S. 2stdl. 1 Teelöffel.

℞ Natr. brom. 10,0
Aq. Menth. pip. 150,0
D.S. Abds. 1 Eßl.

℞ Tart. stib. 0,005
Amm. chlor.
Succ. Liq. dep. āā 0,5
M.F.Pulv. D. tal. dos. X.
S. 3stdl. 1 Pulver.

℞ Infus. rad. Ipecac. (0,5) 180,0
Sir. Alth. ad 200,0
M.D.S. 2stdl. 1 Eßl.

℞ Decoct. cort. Quillaiae (5,0) 180,0
(Kdrn. 3,0 : 200,0)
D.S. 2stdl. 1 Kdrl. bis Eßl.

℞ Apomorph. hydr. 0,03
Cod. phosph. 0,05
Aq. dest. 150,0
Acid. hydrochl. gtt. V.
M.D. ad. vitr. nigr.
S. 2—3stdl. 1 Eßl.

℞ Infus. rad. Seneg. (10,0) 180,0
Liq. Ammon. anis. 5,0
Sir. Alth. ad 200,0
M.D.S. 2stdl. 1 Eßl.

℞ Infus. rad. Ipecac. (0,2) 90,0
Sir. Alth. ad 100,0
M.D.S. 1—2stdl. 1 Teel. (Kdr.)

Eine besondere Stellung unter den arzneilichen Expektorantien nehmen die ätherischen Öle ein. Sowohl nach Inhalation wie nach innerlichem Gebrauch von *Terpentinöl* wird die Absonderung der Bronchialschleimhaut zunächst dünnflüssiger und dadurch die Expektoration erleichtert, bald aber tritt eine Herabsetzung der Absonderung ein. Außerdem hat es eine desinfizierende und desodorisierende Wirkung, so daß man es besonders gern auch bei putriden und brandigen Vorgängen in der Lunge verwendet. Das Terpentinöl wirkt äußerlich am besten, wenn man den Zimmerfußboden damit besprengt oder einige Teelöffel davon auf ein Schälchen mit kochendem Wasser gießt, so daß das verdunstende Terpentinöl mit der Zimmerluft eingeatmet wird. Innerlich gibt man das Terpentinöl in Gelatinekapseln oder mit Milch vermischt oder ersetzt es dafür durch das milder wirkende und angenehmer riechende *Terpinol* oder durch das ebenfalls leicht zu vertragende *Terpinhydrat*. In der Wirkung stehen diesen ätherischen Ölen einige Harze und Balsame nahe: *Myrrha*, das etwas mehr reizende *Benzoeharz*, der *Perubalsam* und der weniger aufdringlich riechende *Tolubalsam*, sie werden aber durch die Terpinstoffe an Wirksamkeit weit übertroffen.

℞ Caps. elast. c. Ol. Tereb. 0,6
Nr. XXX. D.S. Täglich 2—5
Kapseln.

℞ Terpini hydrati 5,0
Gi. arab. pulv.
Succ. Liq. dep. $\overline{aa}$ 1,5
F.Pil. 50. D.S. 3mal tgl. 2 Pillen.

℞ Ol. Terebinth. rect. 25,0
D.S. 5mal tägl. 5—20 Tropfen
in Milch.

℞ 1 Schachtel mit 60 Terpin-Terpinoldragées (ana 0,1)
Mehrmals tägl. 2 und mehr.

Die Anregung der Expektoration, wo sie sehr darnieder liegt, durch Brechmittel wird gegenwärtig anscheinend weniger geübt als früher; man fürchtet wohl nicht ohne Grund die schwächende Wirkung des Erbrechens auf das Herz. Im ganzen wird man in den fraglichen Zuständen mit einer geeigneten Hydrotherapie weiter kommen und die Kranken weniger angreifen.

Eine ausgesprochen sekretionvermindernde Wirkung, namentlich auch auf die feineren Bronchien, üben die Jodpräparate aus. Man gibt sie vor allem bei chronischer Bronchitis und bei katarrhalischem Asthma, meist als *Jodnatrium* oder in der Form von *Jodipin*, vgl. S. 29.

Sehr wichtig ist die Verwendung der Narcotica gegen den Husten. Sie ist unzweckmäßig und unter Umständen gefährlich, wenn es über der Unterdrückung des Hustenreizes zur Ansammlung größerer Sekretmengen in den Luftwegen kommt, weil dadurch nicht nur die Atmung durch Verkleinerung der Lungenoberfläche erschwert, sondern auch die Gefahr von Atelektasen und Senkungspneumonien herbeigeführt wird. Dagegen ist die Stillung des Hustenreizes direkt angezeigt, wenn geringe Sekretmengen einen heftigen schmerzhaften oder schlafstörenden Reiz ausüben. Die Bedingung einer guten und unschädlichen Wirkung ist die Verwendung kleiner Dosen. Man gibt am besten *Codein* 0,005 oder *Dionin* 0,003 oder *Heroin* 0,003 oder *Morphium* hydrochloricum 0,002, Rezepte s. S. 35, und wiederholt die Dosis bei Erneuerung des Hustenreizes; als Tagesdosis wird man höchstens das zehnfache der angegebenen Mengen rechnen müssen. Es ist oft sehr auffallend, wie schon der durch wenige Gaben bewirkte Nachlaß des Hustenreizes die katarrhalischen Erscheinungen bessert, immer vorausgesetzt, daß der Fall richtig ausgewählt ist. Besonders wichtig ist es für viele erschöpfende Hustenkrankheiten, daß man den Kranken nachts Ruhe verschafft, damit sie Kräfte behalten oder wiedererwerben können, und dazu ist natürlich auch eine Stillung quälenden Hustens notwendig. Auch bei der Pleuritis ist die Ruhigstellung der Brustwand oft eine wesentliche Bedingung der Besserung; hier kommt außer dem bereits erwähnten *salizylsauren Natron* noch die äußerliche Anwendung von *Guajakol 1: Tinctura Jodi 4* in Frage, wovon täglich 60 Tropfen auf die der kranken Pleura entsprechende Hautpartie aufgepinselt und mit einem undurchlässigen Verbande bedeckt werden. Dies Mittel, wie das Salicyl, sollen heilend und antipyretisch wirken, die Ruhigstellung der Brustwand kann nebenher durch die oben genannten Narcotica herbeigeführt werden.

2. Blutungen aus den Luftwegen.

Die Blutungen, mögen sie aus den Bronchien oder aus der Lunge stammen, durch örtlichen Zerfall oder durch Platzen von Blutgefäßen oder durch Embolien hervorgerufen sein, erfordern vor allem ein völlig ruhiges Verhalten des Kranken. Er muß mit wenig erhöhtem Oberkörper regungslos liegen, bei den Entleerungen mit der Bettschüssel bedient werden, darf durchaus nicht sprechen und muß den Hustenreiz nach Kräften unterdrücken. Leichte Narcotica in kleinen Gaben können ihm dies erleichtern; am besten wählt man einige Milligramm Morphium oder noch besser Codein oder Dionin, wodurch zugleich die erklärliche Erregung des Kranken über die erschreckende Erscheinung verringert wird. Auch die Herztätigkeit wird damit beruhigt und der Blutdruck herabgesetzt. Größere Gaben von Narcoticis muß man, so wünschenswert sie im einzelnen Falle sein mögen, doch mit Rücksicht auf eine neue Blutung vermeiden, die den tief schlafenden Kranken in Erstickungsgefahr bringen würde. Ob kalte Umschläge oder Eisbeutel von der Brustwand aus wesentlichen Einfluß auf die Blutung haben können, ist zweifelhaft, man könnte auch befürchten, daß die Rückstauungskongestion im Beginn der Kältewirkung zur Erneuerung der Blutung führe, aber tatsächliche Beobachtungen in dieser Richtung liegen nicht vor. Vielleicht erklärt sich ein gewisser Einfluß solcher Maßnahmen durch die Beruhigung, die sie dem Kranken gewähren, und durch die beruhigende Wirkung der Kälte auf das Herz. Um das Herz nicht anzuregen, wird man auch in der Nahrung sehr vorsichtig sein (kleine Mahlzeiten, Vermeidung aller anregenden Bestandteile, aller Speisen und Getränke, die den Magen füllen, wie z. B. kohlensaure Wässer) und für regelmäßige Entleerung des Darmes sorgen. Den blutstillenden Arzneimitteln wird bei Lungenblutungen von den Pharmakologen kein Wert beigelegt; das von altersher gebräuchliche *Plumbum aceticum* soll den Blutdruck steigern, *Secale* und *Hydrastis* ebenfalls, so daß man eher Bedenken gegen ihre Anwendung haben muß, in der Praxis werden sie aber trotzdem viel gebraucht. Filehne nimmt an, daß Secale die Bildung hyaliner Thromben begünstige und damit zum Stillen der Blutung beitrage. Vielleicht hat man in dieser Beziehung mehr von der neuerdings als Blutstillungsmittel empfohlenen *Gelatine* zu erwarten. Als Hausmittel, das namentlich bei Wiederholung einer Blutung schnell gegeben werden könnte, ist Kochsalz zu nennen, teelöffelweise gereicht. von ZIEMSSEN hat ferner die Inhalation von *Liquor Ferri sesquichlorati* empfohlen.

℞ Plumbi acet. 0,05—0,1
Sacch. lact. 0,5
M.F.Pulv. D. tal. dos. X.
S. 1—2stdl. 1 Pulver.

℞ Liq. Ferri sesquichl. 5,0
D.S. 1 Teelöffel auf 1/2 l Wasser, davon 1/2 stdl. 1—2 Min. lang inhalieren.

℞ 1 Röhrchen steril. Gelatine (MERCK) 2% 100,0
D.S. Zur Einspritzung unter die Haut.

3. Atemnot und Asthma. Lungenödem.

Wo die Atemnot der Lungenkranken durch Hindernisse für den Zustrom der Luft, wie bei Stenosen, oder durch Verkleinerung der atmenden Oberfläche, wie bei Pneumonie, Tuberkulose, Pleuritis, Emphysem, zustande kommt, können lindernde Mittel nur mit Vorsicht angewendet werden, denn eine künstliche Herabsetzung des Atmungsbedürfnisses würde den Körper in die Gefahr der Sauerstoffverarmung und Kohlensäureüberhäufung bringen. Vielfach tritt daher mehr die Aufgabe hervor, die Atmung anzuregen, ohne sie zu beunruhigen. Das geschieht häufig sehr gut durch hydrotherapeutische Maßregeln, durch nasse Einwicklungen, Halbbäder und dergl., soweit nicht die Beseitigung der Stenose oder des einengenden Exsudates möglich ist. Nicht selten wirken auch kleine Gaben der Narcotica ähnlich, indem sie den Kranken psychisch beruhigen und dadurch eine tiefere und gleichmäßigere Atmung ermöglichen. Eine direkte Besserung bringt nicht selten die Einatmung von *Sauerstoff*, den man in Stahlzylindern oder Gummiballons aus den Apotheken beziehen kann. Man läßt davon bis zu eintretender Erleichterung einatmen, 10—30—40 l in der Stunde, mehrmals täglich, immer mit Luft gemischt, was durch die Ansatzstücke erzielt wird. Ein anderes Mittel ist der *Oxykampher*, der in alkoholischer Lösung unter dem Namen *Oxaphor* verordnet wird; das Mittel setzt das Dyspnöegefühl herab, ohne die Atmung herabzusetzen, und kann daher in zahlreichen Fällen angewendet werden, wo sich die Narcotica verbieten. Ungünstige Nebenwirkungen nach dieser Seite hin sind wenigstens nicht mitgeteilt worden, das einzige, was die Autoren dagegen einzuwenden hatten, waren gelegentliche Magenreizungen, die sich durch Verabreichung in genügender Verdünnung und nach den Mahlzeiten vermeiden lassen werden.

Ein zweites Antidyspnoicum ist die *Quebrachorinde* (sprich Kebratschorinde), deren Extractum fluidum teelöffelweise gegeben wird; auch hierdurch wird das dyspnoische Gefühl vermindert, ohne daß die Atmung herabgesetzt würde. Es wirkt allerdings anscheinend besser bei der Atemnot der Asthmatiker und Emphysematösen als bei der Dyspnöe der Lungen- und Herzkranken, wo der Oxykampher oft recht gute Dienste leistet.

℞ Oxaphori 25,0
D.S. Mehrmals täglich 20—40 Tropfen in Wasser.

℞ Extr. fl. cort. Quebracho 50,0
D.S. 3—5 mal tägl. 1 Teelöffel.

Etwas anders steht es mit der Dyspnöe der **Asthmatiker** im Anfalle. Hier handelt es sich um einen Reizzustand im Vagusgebiet, wodurch die Bronchialmuskeln und oft wohl auch das Zwerchfell und die Inspirationsmuskeln in krampfhafte Zusammenziehung versetzt werden. Das spezifische Mittel zur Hebung der Vagusreizungen, das *Atropin*, gehört daher nach alter und erst jüngst wieder neu belebter Erfahrung zu den besten Mitteln gegen den asthmatischen Anfall. Die unglückliche Gewohnheit vieler Ärzte, gegen alle Beschwerden des Kranken gleich mit dem bequemen *Morphium* zu Felde zu ziehen, steht also auch hier einer wissenschaftlichen Behandlung scharf gegenüber. Das Atropin und das den Praktikern weniger bekannte, aber tatsächlich viel weniger gefährliche *Scopolamin*, das dem Atropin chemisch und pharmakologisch sehr nahe steht, empfehlen sich sowohl zur Anwendung während des Anfalles, den sie oft sofort beseitigen, als während der Zwischenzeit, wo man sie während einer 6—8 Wochen dauernden Kur in allmählich steigenden und wieder fallenden Dosen von dreimal täglich 0,0003 bis dreimal täglich 0,001 verordnet. Das nie fehlende erste Zeichen der beginnenden, noch völlig ungefährlichen Vergiftung, die Trockenheit im Halse, veranlaßt zu mäßiger Verringerung der Dosen, beim Atropin zum Aussetzen für einen Tag. Von guter Wirkung ist oft auch die Einatmung von 2—5 Tropfen *Amylnitrit*, die aber nur in Gegenwart des Arztes und mit Vorsicht stattfinden darf. Ein häufig angewendetes Mittel gegen den asthmatischen Anfall ist das *Chloralhydrat*, in Grammdosen, von leidlich zuverlässiger Wirkung. Weit unzuverlässiger sind die zur Inhalation dienenden Mittel: das *Salpeterpapier*, die *Strammoniumblätter*, sowie die *Hyoscyamus*- und *Belladonnablätter*. Das Salpeterpapier zündet man an und läßt es auf einem Teller verglimmen, den dicken Rauch atmet man ein; die Blätter werden meist in Form von Zigaretten geraucht. Auch der wirksame Bestandteil des verbrennenden Salpeterpapiers, das *Pyridin*, ist zur Einatmung gebräuchlich. Man gießt davon 3,0—5,0 auf einen Teller und läßt die Dämpfe mit der Zimmerluft 2—3 mal täglich 20—30 Minuten lang durch Nase und Mund einatmen. Endlich wird noch die *Tinctura Lobeliae* viel gegeben, zu 10—20 Tropfen, nötigenfalls 2—3 mal täglich. Wohl immer kann man dasselbe durch die harmloseren Mittel *Acetanilid, Pyramidon* oder *Kryofin* erzielen, die auch im asthmatischen Anfalle eine deutliche beruhigende Wirkung zeigen. Überaus wichtig ist, daß man nicht über den symptomatischen Mitteln die Behandlung der eigentlichen Krankheit unterläßt, möge nun ein chronisches Leiden der Nasenhöhle und des Nasenrachenraumes oder eine mangelhafte Hauttätigkeit oder eine allgemeine nervöse Anlage die Hauptsache sein.

℞ Atropini sulf. 0,015
(oder Scopolam. hydrobr. 0,015)
Boli albae 5,0
F.Pil. 50. D.S. 3 mal täglich
1 Pille, steigend bis 3 mal tägl.
3 Pillen.

℞ Tct. Lobeliae 20,0
D.S. 1—3 mal täglich 10—20
Tropfen.

℞ Chlorali hydrati 5,0
Aq. dest. 100,0
Sir. Aur. cort. 50,0
M.D.S. Mehrmals 1 Eßl.

℞ Acetanilidi 0,5
(oder Pyramidoni 0,5)
(oder Kryofini 0,5)
D. tal. dos XX. S. Mehrmals
tägl. 1 Pulver.

Das **Lungenödem** gibt eine dringende Anzeige für ein recht in Vergessenheit geratenes Mittel der Heilkunde, für den Aderlaß. Er wirkt hier tatsächlich so schnell und sicher, wie kein anderes Mittel. Bei den schweren Störungen des kleinen Kreislaufes, die unter Dyspnöe und Kyanose tötlich zu enden drohen, tritt durch den Aderlaß sofort eine Entlastung ein, die Dyspnöe hört auf, die Kyanose verschwindet, und der dem Tode nahe Kranke atmet wieder frei auf. Außer dem Lungenödem können noch manche Herzstörungen, wobei die Kyanose unter den Kompensationstörungen obenan steht, ähnlich günstig beeinflußt werden, namentlich Mitralstenose mit ausgesprochener Lungenhyperämie, Stauungen bei Kyphoskoliose; bei Pneumonie geben nur ganz bestimmte, dem Lungenödem verwandte Zustände die Anzeige für Aderlaß, nämlich eine sehr schnelle Ausbreitung der Entzündung, die unter schwerer Dyspnöe bei vollem, gespanntem Pulse und starker Kongestion nach dem Kopfe verläuft: endlich gehören hierher auch die drohende Apoplexie bei Schrumpfniere und bei Arteriosklerose, wiederum durch Kongestionen zum Kopf und starke Spannung der Arterien gekennzeichnet. Über die Anwendung des Aderlasses bei Bleichsucht, bei Urämie, bei Vergiftungen ist in den betreffenden Abschnitten nachzulesen.

Die Technik des Aderlasses ist folgende: Der Kranke liegt im Bette. Die Ellbogengegend und ein hinreichend großer Teil des Ober- und Unterarms werden gründlich desinfiziert, dann läßt man den Arm einige Minuten herabhängen, um ihn mit Blut zu füllen, und schlingt nun eine Binde so fest um die Mitte des Oberarms, daß das Hautvenenblut distalwärts zurückgehalten wird, das Arterienblut unverändert einströmt, u. a. der Radialpuls nicht kleiner wird. Bald treten die Hautvenen des Handrückens und des Unterarmes deutlich hervor. Man wählt nun unter den Hautvenen der Ellenbeuge, *Vena cephalica* an der Radialseite, *Vena basilica* an der Ulnarseite und *Vena mediana* in der Mitte, die am stärksten hervortretende aus, fixiert sie mit der linken Hand und sticht mit der rechten Hand mit einer Lanzette schräg zur Längsrichtung der Vene distalwärts in diese ein. Aus der $^1/_2$—1 cm langen Wunde fließt das Blut langsam aus und wird in einem Meßgefäß aufgefangen. Gewöhnlich entleert man 100—200 g, nie mehr als 300—400 g auf einmal, bei schwachen und älteren Menschen nur 1 g auf 1 kg Körpergewicht. Ist genügend Blut geflossen, so legt man einen aseptischen Druckverband auf. Man wiederholt den Aderlaß bei dringender Anzeige schon an demselben oder am nächsten Tage, bei Bleichsucht usw. erst nach Wochen. Unmittelbar nach dem Aderlaß pflegen ruhige, tiefe Atmung, weniger gespannter Puls und bald auch kräftiger Schweißausbruch einzutreten, zuweilen unter erquickendem Schlaf.

4. Mechanische Hindernisse der Atmung.

Bei mechanischen Atmungshindernissen im Kehlkopf oder im obersten Teile der Trachea kann es zur Erhaltung des Lebens notwendig werden, der Luft einen künstlichen Weg zu schaffen. Es gibt dazu ein unblutiges Verfahren, die Intubation, und ein blutiges, die Tracheotomie.

Die Intubation ist in den letzten Jahrzehnten durch den amerikanischen Arzt O'Dwyer empfohlen und zu allgemeiner

Kenntnis gebracht worden. Sein Instrumentarium besteht aus dem Introduktor, einer Art Kehlkopfsonde, und den damit einzuführenden Tuben, Metallröhren, die sich durch eine knopfförmige Anschwellung am oberen Ende oberhalb der Stimmbänder halten, während das untere Ende in die Trachea hineinragt. Durch den Extraktor kann die Tube wieder entfernt werden; er stellt eine Kehlkopfzange dar, die geschlossen in die Tube eingeführt wird und sich beim Öffnen an deren Innenwand festlegt; man kann die Tube übrigens auch an dem zur Sicherheit durch den Mund nach außen gehenden Seidenfaden herausziehen. Die Intubation kann namentlich bei vorübergehenden Stenosen, z. B. bei Krupp, die Tracheotomie ersetzen und ist dieser in solchen Fällen vorzuziehen, weil sie die Gefahren der blutigen Operation vermeidet und keine Narbe hinterläßt. Ihre Technik und die Nachbehandlung sind dagegen mindestens ebenso schwierig wie bei der Tracheotomie und verlangen große Übung und Sorgfalt. Selbstverständlich soll man Intubation und Tracheotomie überhaupt nur dann anwenden, wenn damit das Hindernis der Atmung wirklich umgangen wird. Diphtheritische Kehlkopfstenosen treten bei Kindern nur etwa bis zum 10. Lebensjahre auf, in späteren Jahren sitzt das Atmungshindernis immer in den Bronchien, und dann kann natürlich weder Intubation noch Tracheotomie helfen.

Die Eingriffe bei Verstopfung von Bronchien durch Fremdkörper und bei Verlegung der Atemwege durch Geschwülste und dergl. gehören so ausschließlich in das chirurgische Gebiet, daß wir hier von der Besprechung absehen müssen. Dagegen hat die innere Medizin und die tägliche Praxis des Arztes vielfach Anlaß zu mechanischen Eingriffen bei den Atmungshindernissen, die durch die raumbeengende Wirkung pleuritischer Ergüsse hervorgerufen werden. Ist ein pleuritischer Erguß so groß, daß erhebliche Atemnot, Kyanose und Störungen in der Kraft oder im Gleichmaß des Pulses eintreten, so ist die Punktion unbedingt angezeigt; sie ist es bei sehr großen Ergüssen, die vier Fünftel eines Lungenraumes einnehmen, auch ohne daß subjektive Beschwerden bestehen, weil es hier leicht zu tötlichen Abknickungen der großen Gefäße beim Lagewechsel und dergl. kommt, und endlich muß auch dann punktiert werden, wenn nach dem Aufhören des pleuritischen Fiebers keine Verminderung des Ergusses eintritt. Denn ohne Punktion vergehen in solchen Fällen gewöhnlich Monate bis zur Resorption, und in dieser Zeit verschwindet die Möglichkeit eines völligen Ausgleichs der Lungenkompression, der Thoraxveränderungen usw. Ein eitriger Erguß muß natürlich sofort entfernt werden, wenn seine Beschaffenheit festgestellt ist. Daraus ergibt sich für alle Fälle von Pleuraexsudat die Regel, sobald nicht alles klar und die seröse Natur des Ergusses über allen Zweifel erhaben ist, eine **Probepunktion** vorzunehmen. Bei antiseptischem Vorgehen ist diese kleine Operation völlig ungefährlich, und es ist nur zu bedauern, daß in der Praxis noch viel zu wenig oder zu spät davon Gebrauch gemacht wird.

Man verwendet zur Probepunktion eine Pravazspritze mit gut schließendem Stempel, die unmittelbar vorher ausgekocht und mit absolutem Alkohol ausgespritzt ist; die Hände des Arztes werden in der üblichen Weise desinfiziert und die Einstichstelle mit Seifenspiritus gründlich gereinigt. Man punktiert am besten, während der Kranke mit etwas erhöhtem Oberkörper im Bett liegt (nicht etwa sitzt), und zwar in der hinteren Axillarlinie im sechsten, in der mittleren Axillarlinie im fünften Interkostalraum. Wenn der Kranke sich etwas nach der gesunden Seite neigt, weichen die Rippen der kranken Seite auseinander, und dabei vermeidet man leicht die Verletzung der am Rippenrande entlangziehenden Arterien. Darauf stößt man etwa 5—6 cm tief ein und zieht dann den Spitzenstempel zurück. Kommt keine Flüssigkeit, so hat man, wenn nicht etwa die Nadel zu eng ist, den Versuch an einer anderen Stelle zu wiederholen. Merkwürdig ist die von Gerhardt mitgeteilte und auch von uns wiederholt gemachte Beobachtung, daß zuweilen die Probepunktion genügt, um die bis dahin zögernde Aufsaugung eines Ergusses anzuregen. Geschieht dies nicht binnen einigen Tagen oder ist aus den genannten Gründen Eile geboten, so läßt man der Probepunktion nunmehr die Punktion folgen. Man kann dazu eine Hohlnadel oder einen Trokar benutzen. Bei der allmählich eintretenden Verkleinerung des Ergusses bringt die Hohlnadel die Gefahr der Verletzung anderer Pleurateile oder der benachbarten Organe mit sich, man sollte daher auf jeden Fall nur die Fiedlersche Hohlnadel mit ihrer gedeckten Spitze benutzen. Wir finden sie bequemer als den Trokar, weil sie sich ohne weiteres glatt mit dem Schlauche des Aspirationsapparates verbinden läßt, wovon gleich zu reden ist, und damit die Gefahr des Eindringens von Luft bei negativem intrathorazischen Drucke ausschließt. Bei Benutzung des Trokars sind dazu besondere Vorkehrungen nötig, entweder ein Hahnverschluß, der nach Entfernung des Stilets eintritt, oder die Anbringung eines Kondomes oder eines ähnlichen Gummihäutchens, das sich über das äußere Ende der Trokarkanüle legt und bei Aspiration den Luftzutritt abschließt. Man darf sich nicht verleiten lassen, den Erguß allzu schnell abfließen zu lassen, weil dabei Hustenreiz, Ohnmachtanwandlungen, Schweiße und auch ernstere Zufälle möglich sind. In den ersten zehn Minuten soll im allgemeinen nicht mehr als $^1/_2$ Liter abfließen, mehr als ein oder höchstens anderthalb Liter in einer Sitzung abzulassen, ist unzweckmäßig. Tritt während des Vorganges Husten auf, so hat man eine Pause zu machen und zugleich zu erwägen, ob etwa die Kanüle mit der gegenüberliegenden Pleura in Berührung gekommen ist; das muß natürlich durch Verschiebung der Kanüle vermieden werden. Auch bei Ohnmachtanwandlung oder beim Eintritt reichlichen Auswurfs, der sogenannten serösen Expektoration, ist die Entleerung zu unterbrechen und nur mit Vorsicht wieder aufzunehmen, damit nicht etwa Lungenödem eintritt. Häufig genügt übrigens der Druck in der Brusthöhle nicht zur hinreichenden Entleerung des Ergusses, und man muß dazu entweder die Heberwirkung eines an der Kanüle befestigten, mit antiseptischer Flüssigkeit gefüllten Schlauches benutzen, oder einen besonderen Aspirationsapparat anwenden. Am bekanntesten sind die DIEULAFOYsche Spritze und der POTAINsche Aspirateur, der aus einer luftleer gemachten Flasche besteht. FÜRBRINGER hat den letzteren noch vereinfacht: an einer gewöhnlichen Spritzflasche mit durchbohrtem Kautschukstopfen wird das äußere Ende der bis zum Boden der Flasche reichenden Glasröhre durch einen Gummischlauch mit dem Ende der Kanüle oder der FIEDLERschen Nadel verbunden, an der kurzen Glasröhre wird ein kurzer Schlauch mit Quetschhahn befestigt. Füllt man nun die Flasche zu einem Drittel mit Borsäurelösung und saugt nach Öffnung des Quetschhahns an der Schlauchmündung, so wird der Erguß in die Flasche gezogen. Man hat auf diese Art eine recht gute Abstufung für den Saugdruck und einen sehr billigen Apparat.

Für eitrige Ergüsse ist man im ganzen der Punktion abgeneigt, weil sie keine so gute Entleerung des Eiters bewirkt wie die breite Eröffnung der Pleurahöhle durch Schnitt und Rippenresektion. Immerhin verdient namentlich für frische Empyeme mit Pneumokokken, wobei die Heilungstendenz an und für sich größer ist, die BÜLAUsche Heberdrainage durch den am Trokar befestigten wassergefüllten Schlauch, der dauernd liegen bleibt, wegen des leichten, ohne Narkose vorzunehmenden Eingriffes Empfehlung. Bei Empyem mit Streptokokken, oder wenn die Heberdrainage durch Verstopfung oder Abknickung des Schlauches usw.

mangelhaft wirkt, ist dagegen die baldige chirurgische Eröffnung vorzunehmen.

In der Nachbehandlung der Pleuritis ist großer Wert auf richtige Lungengymnastik und zugleich auf die Anregung der Zirkulation in der Brusthöhle durch Halbbäder, PRIESSNITZsche Umschläge und dergl. zu legen; die Aufsaugung pleuritischer Schwarten wird durch fortgesetzte Einreibungen der Brustwand mit grüner Seife gefördert.

III

Krankheiten der Verdauungsorgane.

1. Krankheiten der Mundhöhle.

Nicht nur bei Krankheiten der Mundhöhle, sondern bei allen Erkrankungen der Verdauungsorgane muß die Fürsorge des Arztes schon bei der Mundhöhle beginnen. Man sicht oft genug Magenleidende, die seit Jahren ohne rechten Erfolg behandelt worden sind, auf einmal erhebliche Fortschritte machen, wenn sie belehrt werden, nicht nur was sie essen sollen, sondern auch wie sie es verzehren müssen. Die Zerkleinerung der Speisen und ihre Vermischung mit dem für die Verdauung so wichtigen Speichel sind wichtige Bedingungen für eine gute Magenverdauung; das Kauen regt außer der Speichelabsonderung auch die Tätigkeit der Magendrüsen an. Die leicht zu sehenden Veränderungen der Mundschleimhaut nach Genuß zu heißer, aber auch zu kalter Speisen und Getränke belehren uns darüber, wie diese Einwirkungen auf die Speiseröhre und den Magen wirken müssen. Es ist das Verdienst des verstorbenen Uffelmann, darauf nachdrücklich hingewiesen zu haben.

Noch immer wird viel zu wenig für die Zähne gesorgt, wenigstens beginnt meist die Fürsorge zu spät, nämlich wenn erst Krankheiten und Schmerzen an den Zähnen vorliegen. Tatsächlich ist ein gutes Milchgebiß sehr wichtig für die bleibenden Zähne, man soll daher schon in den ersten Lebensjahren für die Reinigung der Kinderzähne sorgen, namentlich vor der Nacht die Mundhöhle durch Ausspülen und durch Abputzen der Zähne reinigen, um Zersetzungen vorzubeugen, man soll schadhafte Milchzähne nicht immer einfach entfernen, sondern sie nach den Grundsätzen der Zahnheilkunde möglichst erhalten, damit das Wachstum des Kiefers nicht zurückbleibt und den späteren Zähnen der Platz nicht verkümmert wird. Ob der Genuß von Zucker den Zähnen schadet, ist zweifelhaft, der bei den Mahlzeiten genossene Zucker tut es sicher nicht, vielmehr trägt er als gutes Nährmittel auch zur Kräftigung der Zähne bei. Anders ist es mit den Bonbons, die ihre klebrigen Bestandteile an den Zähnen hängen lassen und, zwischen den Mahlzeiten genossen, auch den Magen verderben und damit von neuem schädlich auf die Zähne zurückwirken. Die größte Schädigung erfährt die Widerstandsfähigkeit der Zähne, abgesehen von der hereditären Syphilis, durch Rachitis und durch Chlorose und Anämie. Rechtzeitige Behandlung dieser Krankheiten ist daher auch aus diesem Grunde geboten. Daß der fortdauernde Genuß weicher Speisen, die keine Kauarbeit erfordern, die Entwicklung des Kiefers und damit auch die der Zähne zurückbleiben läßt, ist in den letzten Jahren wiederholt betont worden, man tut also gut, Kinder regelmäßig auch Speisen genießen zu lassen, die kräftig gekaut werden müssen, wie z. B. Schwarzbrot, namentlich das sogenannte Kommißbrot, Zwieback usw.

Kariöse Zähne müssen kunstgerecht behandelt und nötigenfalls entfernt werden. Entweder reizen sie die Mundschleimhaut durch ihre scharfen Ränder und Spitzen zu Katarrh und Geschwüren, oder sie halten in ihren Höhlungen faulende Stoffe zurück, die den übrigen Mundinhalt infizieren, und endlich bewirken sie von Zeit zu Zeit Eiterungen an den Zahnwurzeln, die durch Aufnahme von Toxinen ins Blut und oft genug auch durch pyämische Erkrankungen leichterer Art, Gelenkrheumatismus und dergl., verderblich werden. Rechtzeitiges Plombieren der hohlen Stellen kann weiteren Zerfall eines so erkrankten Zahnes aufhalten; bei vorgeschrittener Zerstörung ist es oft besser, den Zahnrest zu entfernen und namentlich bei Fehlen mehrerer Zähne ein künstliches Gebiß einsetzen zu lassen. Das Vorurteil gegen diese ist unberechtigt, ein sauber gehaltenes künstliches Gebiß ist viel appetitlicher als ein Mund voll hohler Zähne, und die Säuberung des künstlichen Gebisses ist tatsächlich sehr leicht. Der Arzt soll diese Dinge wohl beachten und es nicht für unter seiner Würde halten, den Kranken auch darüber Rat zu erteilen.

Eine wirkliche Desinfektion der Mundhöhle ist nicht zu erzielen, wohl aber kann man durch gute Mundwässer erheblich zur Reinigung beitragen. Die bis vor einigen Jahren am meisten empfohlenen Mittel, Kalium permanganicum, Salizylsäure und Thymol, greifen bei längerem Gebrauch und namentlich in stärkeren Lösungen die Zähne an, es empfiehlt sich daher mehr, das mit wirksamer Reklame vertriebene, aber durchaus gute *Odol* oder ähnliche Mittel zu verwenden; andere gute Mittel sind *Wasserstoffsuperoxyd, Borax, Resorzin* in wäßriger Lösung, gewöhnlich mit Zusatz von etwas Spiritus und Pfefferminzöl, das der Mundschleimhaut angenehm ist. Das *Kalium chloricum* wird man wegen seiner Giftigkeit, die allerdings nur bei mangelhafter Nierentätigkeit und bei abnormer Anhäufung von Kohlensäure im Blut hervortritt, für den gewöhnlichen Gebrauch nur in Form der Beiersdorfschen Zahnpaste in Tuben empfehlen; in Pulverform ist es bekanntlich explosiv. Bei Mundkrankheiten kann es große Dienste leisten, da es die Mundschleimhaut sehr günstig beeinflußt, auch bei innerlichem Gebrauch. Bei schwereren Erkrankungen der Mundhöhle benutzt man auch das *Kalkwasser* als verhältnismäßig wirksames Desinfektionsmittel. — Zu verbieten ist das von manchen Kranken beliebte Abkratzen der belegten Zunge, das natürlich nur eine vermehrte Epithelabstoßung hervorruft, und das Zahnstochern, das nur zu leicht die Zähne beschädigt und überall da unnötig wird, wo die Zahnbürste oft und sorgfältig gebraucht wird. Auch das Rauchen bildet oft einen schädlichen Reiz für die Mundschleimhaut und muß daher bei akuten Krankheiten der Mundhöhle selbstverständlich unterbleiben; bei den chronischen wird der Arzt mit dem Kranken eine möglichst günstige Einigung über Maß und Art des Rauchgenusses zu treffen haben.

2. Krankheiten der Speiseröhre.

Bezüglich der mechanischen, thermischen und chemischen Schädigungen steht es mit der Speiseröhre genau wie mit der Mundhöhle, so daß hier keine neuen Ausführungen nötig sind. Hinzu kommt nur, daß bei Erkrankungen der Speiseröhre der im Mund geformte Bissen nicht zu groß sein darf, um nicht Schleimhaut und Muskulatur zu schädigen. Erzwungen wird diese Vorsicht bei Verengerungen der Speiseröhre, wo nur langsam kleine Schlucke in gehörigen Pausen ertragen werden; hier kommt es auch darauf an, herauszufinden, was am besten durchgeht, denn das ist nicht in allen Fällen gleich. Oft wirkt das Verschlucken von Öl, abgesehen von seinem Nährwert, sehr günstig auf die Fähigkeit, auch andere Nahrung hinunterzubringen. — Die früher rückhaltlos empfohlene Sondierung von krebsigen Verengerungen, die oft für einige Zeit das Schlucken erleichtert, wird neuerdings etwas mißtrauischer angesehen, weil sie doch zu vorzeitigem Zerfall der Neubildung und zu allerlei örtlichen Schädigungen führen kann. Sie soll jedenfalls nur mit äußerster

Vorsicht ausgeführt werden, am besten greift man zu künstlicher Ernährung vom Mastdarm aus und dergl.

3. Krankheiten des Magens.

Wenige Organe unseres Körpers werden so sehr wie der Magen durch das Allgemeinbefinden beeinflußt. Nicht nur akute Krankheiten mit Fieber führen zu schweren Veränderungen der Sekretion und Bewegung des Magens, auch die meisten chronischen Krankheiten, insbesondere auch die einfache Herabsetzung der Lebensenergie bei chronischen Schwächezuständen, üben einen großen Einfluß auf die Magenfunktionen aus. Die Melancholie z. B. beeinträchtigt die Magenverdauung nicht selten so sehr, daß die psychische Depression gegenüber den Verdauungsbeschwerden vollkommen übersehen oder vielleicht als deren Folge angesehen wird, bis die spezifische Behandlung mit steigenden Opiumdosen den Appetit und die Verdauung wieder herstellt. Durch die Fortschritte der Magendiagnostik ist festgestellt worden, daß der wirkliche Katarrh eine seltene Krankheit ist und, von den Stauungskatarrhen bei Herz-, Lungen- und Leberkrankheiten abgesehen, fast nur bei chronischem Alkoholismus vorkommt, und daß die früher ohne weiteres dem Katarrh zugeschriebenen Sekretionstörungen, die verminderte wie die vermehrte und die anhaltende Sekretion, wesentlich auf Störungen der Zellfunktion, vielleicht noch häufiger auf nervösen Störungen beruhen. Jedenfalls zeigt in diesen Fällen die Behandlung mit solchen Mitteln, die den Allgemeinzustand anregen und heben, ungemein viel bessere Erfolge als die einfache diätetische und sonstige direkte Behandlung des Magens.

Der gewöhnliche Satz, daß die Magenkrankheiten hauptsächlich einer diätetischen Behandlung bedürften, bedarf daher einer Berichtigung dahin, daß diese immer nur einen Teil, freilich einen unentbehrlichen Teil, der Behandlung bildet. Dabei darf außerdem nicht die laienhafte Verwechselung des Begriffes Diät mit strenger Diät unterlaufen, denn wir kommen ebenso oft in die Lage, dem Kranken eine kräftigere Kost usw. zu verschreiben als eine reizlose oder absolut leicht verdauliche.

Diätbehandlung.

Für die Behandlung der Magenkrankheiten und die Ernährung der Magenkranken kommt es zunächst darauf an, festzustellen, wie sich die Verdaulichkeit der verschiedenen Nahrungsmittel verhält.

Man bezeichnet ein Nahrungsmittel als leichtverdaulich, wenn es von den in Frage kommenden Organen schnell umgewandelt und aufnahmefähig gemacht wird, ohne Reizung, Schmerzen und sonstige Störungen zu verursachen. Dazu gehört beim Magen ganz besonders auch, daß das Nahrungsmittel den Magen in nicht zu langer Zeit verläßt.

Pentzoldt hat darüber zuerst planmäßige Untersuchungen angestellt und danach die folgenden Tabellen angefertigt:

1—2 Std. verweilen im Magen:

100—200 g reines Wasser
220 g kohlensaures Wasser
200 g Tee ohne Zutat
200 g Kaffee ohne Zutat
200 g Kakao ohne Zutat
200 g Bier
200 g leichter Wein
100—200 g gekochte Milch
200 g klare Bouillon
200 g Peptone aller Art mit Wasser
100 g weiches Ei
72 g rohe Austern
200 g gekochter Karpfen
200 g gekochter Hecht
200 g gekochter Schellfisch
200 g gekochter Stockfisch
150 g gekochter Blumenkohl
150 g gekochter Spargel
150 g Kartoffeln, Salzkartoffeln
150 g Kartoffelbrei
150 g Kirschkompott
150 g rohe Kirschen
70 g Weißbrot, frisch oder alt, trocken oder mit Tee
70 g Zwieback, ebenso
70 g Brezel
50 g Albertbiskuits

3—4 Std. verweilen im Magen:

230 g gekochtes junges Huhn
220—230 g gebratenes junges Huhn
230 g gebratenes Rebhuhn
220—260 g gekochte Taube
195 g gebratene Taube
250 g rohes oder gekochtes Rindfleisch
250 g gekochte Kalbsfüße
160 g gekochter Schinken
160 g roher Schinken
100 g warmer od. kalter Kalbsbraten
100 g rohes geschabtes Beefsteak
100 g Lendenbraten
200 g gekochter Rheinsalm
72 g gesalzener Kaviar
200 g Neunaugen in Essig
200 g Bücklinge
150 g Schwarzbrot
150 g Schrotbrot
150 g Weißbrot
100—150 g Albertbiskuits
150 g Kartoffeln, Gemüse
150 g gekochter Reis
150 g gekochter Kohlrabi
150 g gekochte Möhren
150 g gesottener Spinat
150 g Gurkensalat
150 g rohe Radieschen
150 g Äpfel

4—5 Std. verweilen im Magen:

210 g gebratene Taube
250 g gebratenes Rindsfilet
250 g gebratenes Beefsteak
250 g geräucherte Rindszunge
100 g Rauchfleisch in Scheiben
250 g gebratener Hase
240 g gebratenes Rebhuhn
250 g gebratene Gans
280 g gebratene Ente
200 g Salzhering
150 g Linsenbrei
200 g Erbsenbrei
150 g gekochte Schnittbohnen.

Für die Praxis noch wichtiger sind die folgenden Aufstellungen von Pentzoldt (vgl. Tabelle S. 78 und 79.)

Speisen oder Getränke	Größte Menge auf einmal	Bereitung	Beschaffenheit	Wie zu nehmen
I. Kost:				
Fleischbrühe	$^1/_4$ l	Aus Rindfleisch	Fettlos, wenig oder nicht gesalzen	Langsam
Kuhmilch	$^1/_4$ l	Gut gekocht oder nach Soxhlet sterilisiert	Vollmilch, ev. $^1/_3$ Kalkwasser, $^2/_3$ Milch	Ev. mit etwas Tee
Eier	1—2 Stück	Ganz weich, eben nur erwärmt oder roh	Frisch	Wenn roh, in die warme, nicht kochende Fleischbrühe verrührt
Albertkakes	6 Stück	—	Ohne Zucker	Nicht eingeweicht, sondern gut kauen und einspeicheln
Wasser	$^1/_8$ l	Gewöhnliches oder natürliches kohlensaures mit wenig Kohlensäure	—	Nicht zu kalt
II. Kost:				
Kalbshirn	100 g	Gekocht	Von allem hautartigen befreit	Am besten in der Fleischbrühe
Kalbsmilch	100 g	Gekocht	Ebenso, besonders sorgfältig herausgeschält	Ebenso
Tauben	1 Stück	Gekocht	Nur jung, ohne Haut, Sehnen	Ebenso
Hühner	1 Stück von Taubengröße	Gekocht	Ebenso, keine Masthühner	Ebenso
Rohes Rindfleisch	100 g	Fein gehackt, oder geschabt, mit wenig Salz	Vom Filet	Mit Kakes zu essen
Rohe Rinderwurst	100 g	Ohne Zutat	Wenig geräuchert	Ebenso
Tapioka	30 g	Mit Milch als Brei gekocht	—	—
III. Kost:				
Taube	1 Stück	Mit frischer Butter nicht zu scharf gebraten	Nur junge, ohne Haut, Sehnen usw.	Ohne Sauce

Huhn	1 Stück	Ebenso	Ebenso	Ebenso
Beefsteak	100 g	Mit frischer Butter, halbroh, englisch	Vom Filet, gut geklopft	Ebenso
Schinken	100 g	Roh, fein geschabt	Schwach geräuchert, ohne Knochen, sog. Lachsschinken	Mit Weißbrot
Milchbrot, Zwieback oder Freib. Brezeln	50 g	Knusprig gebacken	Altbacken sog. Semmeln, Wecken	Sorgfältig kauen, einspeicheln
Kartoffeln	50 g	a) als Brei durchgeschlagen b) als Salzkartoffeln zerdrückt	Die Kartoffeln müssen mehlig, beim Zerdrücken krümelig sein	—
Blumenkohl	50 g	Als Gemüse, in Salzwasser gekocht	Nur die Blumen	—
IV. Kost:				
Reh	100 g	Gebraten	Rücken, abgehangen, aber ohne Hautgout	—
Rebhuhn	1 Stück	Gebraten, ohne Speck	Junge Tiere, ohne Haut, Sehnen usw., abgehangen	—
Roastbeef	100 g	Rosa gebraten	Von gut. Mastvieh, geklopft	Warm oder kalt
Filet	100 g	Ebenso	Ebenso	Ebenso
Kalbfleisch	100 g	Gebraten	Rücken oder Keule	Ebenso
Hecht, Zander, Karpfen, Forelle	100 g	In Salzwasser gekocht	Gräten sorgfältig entfernt	In der Fischsauce
Kaviar	30 g	Roh	Wenig gesalzen, russischer	—
Reis	50 g	Als Brei, durchgeschlagen	Weichkochender Reis	—
Spargel	50 g	Gekocht	Weich, ohne die harten Teile	Mit zerlassener Butter
Rührei	2 Eier	Mit wenig frischer Butter und Salz	—	—
Eierauflauf	2 Eier	Mit etwa 20 g Zucker	Muß gut aufgegangen sein	Sofort zu essen
Obstmus	50 g	Frisch gekocht	Von allen Schalen und Kernen befreit	—
Rotwein	100 g	—	Leichter reiner Bordeaux oder entsprechende Rheinweinsorte	Leicht angewärmt

Ferner hat Leube ein Schema verschieden leicht verdaulicher Nahrung aufgestellt, das folgendermaßen lautet:

1. Kost: Bouillon, Leube-Rosenthalsche Fleischsolution, Milch, weiche rohe Eier, Zwieback, englische Kakes (nicht zuckerhaltig, Albertkakes), Wasser, natürliche Säuerlinge (Apollinaris, Krontaler, Selterser usw.).

2. Kost: Gekochtes Kalbshirn, gekochte Kalbsmilch (Bries, Thymus), gekochtes Huhn (jung, ohne die Haut), gekochte Taube, gekochte Kalbsfüße, Milchbrei aus Tapioka, Eierschaum.

3. Kost: Rohes Rindfleisch, fein gehackt; roher Schinken, fein gehackt; Beefsteak, in frischester Butter oberflächlich gebraten; feines Schabefleisch von der Lende, Kartoffelpüree, Weißbrot, altbacken; Milchkaffee, Milchtee.

4. Kost: Gebratenes Huhn, gebratene Taube, gebratenes Reh, gebratenes Rebhuhn, gebratenes Roastbeef, kalt, Kalbsrücken oder Keule, gebraten, gesottener Hecht, gesottener Schill (Zander), Makkaroni, Reisbrei, feingehackter Spinat, Spargel, gedämpfte Äpfel, leichteste Abzüge von Rot- oder Weißwein.

Im allgemeinen geben diese Zusammenstellungen von Pentzoldt und Leube eine gute Richtschnur für das Handeln in der Praxis. Einige besondere Bemerkungen sind aber jedenfalls nötig.

Die Milch ist nur dann das leichteste Nahrungsmittel, wenn sie wirklich gut ist. Vor allem muß sie auf völlig reinliche Weise gewonnen sein. Wir wissen aber, daß das bisher nur in einzelnen Musterwirtschaften geschieht, und nicht immer in denen, die sich so nennen. Am meisten Gewähr gibt die in größeren Städten von besonders guten Molkereien gelieferte Kindermilch. Wo nicht zuverlässige Milch zu haben ist, kann man sich oft mit den guten Versandpräparaten von konserviertem Rahm behelfen (Rahm läßt sich besser konservieren als Milch). Natürlich muß die Milch auch weiterhin sorgfältig behandelt werden, in völlig sauberen Gefäßen aufbewahrt werden usw. Aber auch die beste Milch hat, wie aus der Kinderpraxis bekannt ist, den Nachteil, daß ihr Kasein nicht besonders leicht verdaulich ist und im Magen gern grobflockig gerinnt. Damit hört natürlich der Begriff der Reizlosigkeit auf. Die feinflockige Gerinnung wird begünstigt durch Abkochen der Milch mit Mondamin oder Maizena, ferner durch Zusatz von Pegnin-Höchst. Genaueres darüber ist bei der Behandlung der Säuglingskrankheiten gesagt. Wenn man bei akuten Magenstörungen mit Milch wieder anfängt, muß man also eine dieser Zubereitungen verwenden, oder beide abwechselnd. Man gibt dann alle zwei Stunden eine mäßige Menge, nicht über 200 ccm auf einmal, nach Geschmack des Kranken und zur Vermeidung der Eintönigkeit bald warm, bald kalt, bald in dieser, bald in jener Zubereitung. Man kann auch in der Milch Eier verquirlen oder mit Kindermehl, Theinhardts Kindernahrung usw., Gries, Tapioka und dergl. dünne Breie bereiten lassen. Gelegentlich kann man auch der Milch dünnen Tee zusetzen, der nicht lange gezogen hat und noch völlig goldgelb und nicht bitter oder herb ist.

Bei dem Fleisch kommt es ganz wesentlich auf die Bereitung an. Zum Kochen kann man das Fleisch ganz frisch verwenden, zum Braten muß es einige Tage alt sein, damit sich die Muskelstarre löst. Die zartesten Braten gibt der Rost, worüber in meinem Diätetischen Kochbuch (zweite Auflage, Würzburg 1905) genaueres gesagt ist. Man kann auch Tauben sehr gut auf einem gewöhnlichen Rostapparat braten, über Kohlen- oder Gasfeuer. Als leichteste Form der Fleischnahrung empfiehlt Pariser mit Recht gekochtes weißes Hühner- oder Putenfleisch von der Brust, das vom Knochen abgelöst und erkaltet im Mörser zerstampft und dann kalt oder im Wasserbade wieder erwärmt gegessen wird, mit Zugabe eines Stückchens frischer Butter. Derselbe Autor empfiehlt, nach Magengeschwür noch wochenlang nach Eintritt völliger Schmerzlosigkeit das Fleisch nur im hachierten Zustande zu geben.

Die Eier sind roh unter Milch geschlagen oder für sich mit oder ohne Zucker schaumig geschlagen am leichtesten zu vertragen. Ähnlich leicht sind ganz weich gekochte Eier, wo das Weiße noch flüssig ist, gründlich durchgeschlagen. Man kann Ei auch in dünner Bouillon geben, aber im ganzen sind Bouillon und Fleischextrakt als Reizmittel für die Magenschleimhaut anzusehen und daher zu vermeiden. Dasselbe gilt im allgemeinen von den Gewürzen.

Kakes und Friedrichsdorfer Zwieback sind das leichteste Gebäck, dann folgt zartes Weißbrot, am besten Weizenbrottoast. Kartoffelpüree wird gut vertragen und ist auch wegen der guten Wirkung der Kartoffeln auf die Darmentleerung zu empfehlen. Makkaroni und Nudeln sind sehr leicht.

Außer Spinat und Spargel kann man auch Blumenkohl in Püreeform geben, sie werden dadurch sehr leicht, und im weiteren Verlauf kann man auch andere Gemüse in dieser feinen Zerkleinerung reichen. Ebenso macht man es grundsätzlich mit Obstkompott.

Sobald man zu festen Speisen übergeht, also nach Beendigung der einfachen Flüssigkeitkost, ist es im ganzen besser, nicht mehr alle zwei Stunden zu geben, sondern den Kranken an 5—6 Tagesmahlzeiten zu gewöhnen, die zu ganz bestimmten Stunden angesetzt werden. Die einzelne Mahlzeit sei zunächst klein und werde ganz allmählich umfangreicher. Mit Suppen, die immer wenig Nährwert haben, sei man sparsam, ebenso mit Tafelgetränk. Wein soll nur gegeben werden, wenn besondere Gründe dafür vorhanden sind. Gerade den Magenleidenden ist im ganzen die Alkoholabstinenz sehr förderlich. Die kohlensauren Wässer sollen nur in kleinen Mengen und am besten etwas abgestanden getrunken werden. Sehr wichtig ist es, daß vor und nach den Mahlzeiten strenge Ruhe eingehalten wird.

Die Ausnutzbarkeit der Nährstoffe ist in den als leicht bezeichneten Speisen überall sehr groß, man findet danach im Stuhlgang nur unerhebliche Reste. Unter krankhaften Bedingungen mögen allerdings recht große Unterschiede vorkommen, wie man z. B. aus dem Befunde bei der Fettdiarrhöe der Säuglinge schließen kann. Es ist daher sehr erwünscht, daß die Verdaulichkeit der Nahrungsmittel bei den verschiedenen Magen- und Darmkrankheiten durch weitere mikroskopische Untersuchungen genau erforscht werde. Bisher stehen wir damit trotz der Untersuchungen von Schilling, Schmidt und anderen erst in den Anfängen. Beachtenswert ist, daß die vegetabilischen Nahrungsmittel nicht nur selbst viel schlechter ausgenutzt werden als die animalischen, sondern daß durch Anwesenheit von Zellulose im Darm auch die Ausnutzung der sonst verdaulichen Stoffe verringert wird. So wird z. B. Fleisch viel weniger gut verdaut, wenn es mit gröberem Brot, Kommißbrot, Pumpernickel und dergl. zusammen genossen wird, als wenn man es für sich genießt.

Von großer Wichtigkeit ist die Menge der Nahrung, die dem Gesunden zukommt. Sie muß hier besprochen werden, damit der Arzt verordnen kann, bis zu welcher Menge nach dem Ablauf der Krankheit allmählich gestiegen werden soll, um den erkrankt Gewesenen zur Gesundheit und Leistungsfähigkeit zu bringen und dabei zu erhalten.

Voit hat den Nahrungsmittelbedarf eines Mannes von 70 kg und mittlerer Arbeit auf

118 g Eiweiß, 56 g Fett, 500 g Kohlehydrate

berechnet. Das gibt einen Wert von 3055 Kalorien, da die Einheit Eiweiß und Fett gleich 4,1 Kalorien, die Einheit Kohlehydrate gleich 9,3 Kalorien zu setzen ist. Bei geringerem Körpergewicht und bei leichterer Arbeit verringert sich die nötige Zahl der Kalorien entsprechend. RUBNER hat für verschiedene Gewichte und für leichte und mittlere Arbeit folgende Tabelle aufgestellt:

Leichte Arbeit.

Körpergewicht kg	Kraftwechsel (Kalorien)	Eiweiß in g	Fett in g	Kohlehydrate in g
80	2864	134	49	356
70	2631	123	46	327
60	2368	111	41	294
50	2102	90	37	262
40	1810	84	32	225

Mittlere Arbeit.

Körpergewicht kg	Kraftwechsel (Kalorien)	Eiweiß in g	Fett in g	Kohlehydrate in g
80	3372	128	61	556
70	3054	118	56	500
60	2792	106	50	461
50	2472	96	44	409
40	2129	81	38	344

Für Frauen verlangt VOIT täglich

84 g Eiweiß, 49 g Fett, 400 g Kohlehydrate, das sind 2440 Kal.

Damit wird man auch für bettlägerige Männer im allgemeinen auskommen. Natürlich muß jede Menge, die über den direkten Bedarf hinaus assimiliert wird, zum Ansatz von Körpermasse führen.

Aus den angegebenen Verbrennungswerten für Eiweiß, Fett und Kohlehydrate kann man, sobald der Gehalt eines Nahrungsmittels an diesen Stoffen bekannt ist, ohne weiteres den Kalorienwert der Nahrung berechnen. RUBNER gibt[1] für tischfertige Speisen folgende Tabelle:

[1] Von LEYDENS Handbuch der Ernährungstherapie, 2. Aufl. 1903.

In 100 Teilen sind:

Speise	Eiweiß	Fett	Kohlehydrate	Kalorien
Fleischbrühe	0,35	0,3	—	4
Schleimsuppen	2,0	1,1	7,3	48
Kartoffelsuppe	1,1	2,1	8,9	60
Milchsuppe	4,1	4,2	10,2	98
Leguminosensuppe . . .	4,0	0,3	9,0	56
Schinken	25,1	8,1	—	178
Kalbsbraten	34,4	3,5	—	173
Hammelbraten	27,0	4,0	—	148
Rindsbraten	33,7	2,5	—	151
Rindfleisch gekocht . . .	36,6	2,8	—	176
Kartoffelbrei	2,6	3,2	18,8	118
Erbsenbrei	12,4	0,9	27,4	172
Kohlrabi	1,4	4,4	7,0	76
Bratensauce	1,8	2,4	5,6	53
Apfelbrei	0,4	—	14,4	61
Zucker	—	—	100,0	410

Beachtenswert ist, daß zweckmäßigerweise 15—20 % der Kalorien durch Eiweiß, 25—30 % durch Fett und der Rest durch Kohlehydrate gewonnen werden. Die Eiweißmenge darf keinen großen Schwankungen unterliegen, dagegen können sich Fett und Kohlehydrate untereinander vertreten, je nach dem Zustande der Verdauungsorgane und je nach dem Geschmack und Verlangen des einzelnen und selbstverständlich nach ihrem Kalorienwerte, Fett 4,1 = Kohlehydrate 9,3.

Legt man für die Berechnung die gewöhnlichen Zahlen des Prozentgehaltes der Nahrungsmittel zu grunde, so darf man die Kalorienzahl nicht zu gering bemessen, weil bekanntlich nicht alles resorbiert wird. Nach Rubners Untersuchungen hat man bei Fleisch und Fisch einen Eiweißverlust von 2—2,5 %, bei harten Eiern gehen 2,6 % vom Eiweiß, 4,4 % vom Fett verloren, bei Milch und Käse durchschnittlich 3,3—7,1 % vom Eiweiß und 5,2—5,3 % vom Fett, bei feinstem Weizenbrot etwa 22 % vom Eiweiß und 2,0 % von den Kohlehydraten, bei mittlerer Qualität etwa 22 % vom Eiweiß, 2,6 % von den Kohlehydraten, bei Weizenbrot aus grobgemahlenem Korn 30 % vom Eiweiß, 7 % von den Kohlehydraten; bei Roggenbrot je nach der Feinheit 32—47 % vom Eiweiß, 8—14 % von den Kohlehydraten, bei Makkaroni 11—17 % vom Eiweiß, bei Reis 20 %, bei Mais 15,5 %, bei Kartoffeln 20—30 % vom Eiweiß, während bei den eben genannten Vegetabilien nur wenig Kohlehydrate unausgenutzt bleiben.

Von der als notwendig bezeichneten Eiweißmenge sollen nach Rubner etwa 35 % in Form von Fleisch gegeben werden. Damit wie überhaupt mit den wissenschaftlichen Berechnungen der zweckmäßigen Ernährung stimmen auch die Verhältnisse der Durchschnittskost, die ich im Laufe der letzten 10 Jahre an einer größeren Anzahl von Erwachsenen als ausreichend und vorteilhaft erprobt habe. Ich gebe ein Beispiel davon wieder, das sich je nach den Verhältnissen des einzelnen Falles bereichern oder verringern läßt (vgl. Tabelle S. 86).

1. Behandlung der akuten Magenstörungen.

Für die akute Dyspepsie, wie sie durch Diätfehler, Erkältung, heftige Gemütsbewegungen hervorgerufen wird, für den akuten Katarrh, das Magengeschwür, die Kardialgie, die Magenblutungen, ist Bettruhe das erste Erfordernis. Dabei werden die Wärme und die Kräfte zusammengehalten, die vorübergehende völlige Enthaltung von Nahrung erleichtert, die ungünstigen Wirkungen der beengenden Kleidung ausgeschaltet, der Blutumlauf beruhigt. Wenn nicht besondere Schwächezustände vorliegen, kann der im Bett bleibende Erwachsene ganz gut 4—5 Tage ohne Nahrung bleiben. Man muß nur das Durstgefühl durch häufigere Ausspülung des Mundes mit Wasser und durch Eisstückchen, die der Kranke im Munde zergehen lässt, ohne sie herunterzuschlucken, erträglich machen. Verbietet sich das rein abwartende Verfahren wegen der Schwäche des Kranken oder aus anderen Gründen, so kann man Wassereinläufe in den Darm, Nährklistiere, Eingießungen von Kochsalzlösung unter die Haut oder Fetteinspritzungen unter die Haut machen, wie auf S. 105 ausgeführt ist. Immerhin wird man nicht allzulange den Magen ohne Zufuhr lassen, weil man nicht weiß, ob das für seine Funktion vorteilhaft ist. Die Heilung krankhafter Veränderungen erfolgt im Magen ziemlich schnell. Wenn die direkten Reizerscheinungen, namentlich Schmerzen und Erbrechen, aufgehört haben, kann man mit ganz leichter Ernährung, S. 80, wieder beginnen. Je nach der zu behandelnden Krankheit geht man schon in den nächsten Tagen oder, wie z. B. beim Magengeschwüre, erst nach Wochen zu den nächsten Koststufen über.

Normaler Kostzettel.

	Gewicht	Eiweiß	Fett	Kohlehydrate	Kalorien
1. Frühstück:					
1—2 T. Kaffee od. Tee					
2 Stücke Zucker . .	10	—	—	10	41
Milch	20	0,7	0,7	1	14
2 Brötchen	70	6,0	0,7	42	204
Butter	20	—	18,0	—	167
		6,7	19,4	53	426
2. Frühstück:					
2 Scheiben Brot . .	80	4,0	—	40	180
Butter	25	—	20,0	—	180
		4,0	20,0	40	360
Mittagessen:					
Fleischbrühe	200	0,7	0,6	—	8
Fleisch	150	50,0	6,0	—	260
Kartoffeln	150	3,0	4,0	30	170
Makkaroni	70	6,0	—	55	250
Sauce z. Braten . . .	20	0,3	0,5	1	10
Kohlrabi und dergl. .	100	1,5	4,5	7	80
		61,5	15,6	93	778
Vesper:					
1—2 T. Kaffee od. Tee					
2 Stücke Zucker . .	10	—	—	10	41
Milch	20	0,7	0,7	1	14
2 Brötchen	70	6,0	0,7	42	204
		6,7	1,4	53	259
Abendessen:					
Fleisch warm oder kalt	50	16,0	2,0	—	74
Brot	100	6,0	0,4	50	230
Butter	25	—	20,0	—	180
Schweizerkäse . . .	25	7,0	7,0	—	100
Tee mit Zucker . . .	10	—	—	10	41
und Milch	20	0,7	0,7	1	14
		29,7	30,1	61	589
		108,6	86,5	300	2362

Eine wertvolle Unterstützung geben in der Behandlung der akuten Magenstörungen gewisse Mittel der **Wasserbehandlung**. Dyspepsie, akuter Katarrh, Übelkeit und Erbrechen werden im allgemeinen durch PRIESSNITZsche Umschläge um den Leib günstig beeinflußt. Man nimmt dazu ein leinenes Handtuch oder noch besser ein ebenso geformtes Stück Rohseide (man bekommt die Umschläge zum Gebrauch fertig in Wäschegeschäften und in Handlungen für Krankenbedarf), taucht es in recht kaltes Wasser ein und ringt es gut aus. Dann legt man das Handtuch auf ein ebenso geformtes, aber etwas breiteres Stück trocknen Flanells, das man quer über das Bett gelegt hat. Der Kranke legt sich darauf der Länge nach ins Bett, und man schlägt nun von beiden Seiten her die Enden des nassen Tuches, dann die des trocknen, vorn übereinander, zieht beides hinreichend fest, aber nicht beengend, an und befestigt den ganzen Umschlag durch Bänder oder Sicherheitsnadeln. Der anfangs kalte Umschlag erwärmt sich durch den Blutzustrom bald und wirkt dann als feuchte Wärme beruhigend und mild anregend. Man läßt ihn bei den hier zu besprechenden Zuständen bis zur Erwärmung oder auch den Tag über und einen neuen wieder die Nacht hindurch liegen und kann ihn nach einer kurzen Pause immer wieder erneuern. Bei stärkeren Schmerzen und insbesondere beim Magengeschwür wendet man neben dem PRIESSNITZschen oder dem Stammumschlag in der Magengegend Wärme an, indem man auf jenen Umschlag im Epigastrium einen Thermophor auflegt, oder indem man das WINTERNITZsche Magenmittel anwendet, wobei unter dem gewöhnlichen PRIESSNITZschen Umschlag auf der Magengegend ein LEITERscher Schlauch liegt, durch den beständig heißes Wasser hindurchfließt. Auch bei schwerem Erbrechen sieht man davon oft sehr gute Erfolge. Die Wirkung ist nicht dieselbe wie beim einfachen heißen Umschlag; die Verbindung von heißem Magenschlauch und reaktiv erwärmtem Stammumschlag bewirkt eine Anregung des Blutumlaufs in der Bauchhöhle und zumal in der Magenwand, während der heiße Umschlag, der Breiumschlag, der Thermophor und dergl. nur beruhigen, zugleich aber die Blutgefäße erschlaffen. Bei Blutungen läßt man unter dem PRIESSNITZschen Umschlag den Schlauch mit kaltem Wasser durchfließen, zugleich kann man nach WINTERNITZ kleine Eisstückchen in den Mastdarm einbringen, wodurch Verengerung der Magenarterien hervorgerufen wird. — Den Eisbeutel wird man am besten auf die eigentlichen Entzündungen beschränken, dann muß man ihn aber ohne Unterbrechung und mit genügend häufiger Erneuerung anwenden.

Die Arzneibehandlung muß bei den akuten Magenstörungen sehr zurückhaltend sein. Am ehesten wird man ganz dünne Lösungen von Salzsäure oder Zitronensäure geben, zum Teil wegen ihrer gärungswidrigen Eigenschaften; beim Geschwür, wo die Säuremenge ohnehin gewöhnlich erhöht ist, hat bekanntlich v. Ziemssen zuerst erwiesen, daß es am besten ist, nur einmal täglich den Mageninhalt mit einer warmen Lösung von künstlichem Karlsbader Salz, ein Teelöffel auf ein halbes Liter Wasser, zu neutralisieren. Während der Tage des völligen Aussetzens mit der Ernährung wird man auch hierauf verzichten. — Gegen die Blutungen kommt nach neueren Erfahrungen besonders die subkutane Einspritzung von Gelatinelösung, S. 65, in Frage. — Nur bei sehr heftigen Schmerzen wird man sich zu Einspritzungen von Morphium entschließen, da dies bekanntlich auch bei subkutaner Anwendung auf der Magenschleimhaut ausgeschieden wird.

℞ Acidi hydrochlor. dil. 20,0
D.S. Mehrmals täglich 5—10 Tropfen in 1 Weinglas Wasser, 5 Min. vor oder 30 Min. nach dem Essen.

℞ 100 g künstl. Karlsbader Salz
im Handverkauf.

℞ Acid. hydrochl. 1,0
Aq. dest. 180,0
Sir. Aur. cort. 20,0
M.D.S. 3 mal tägl. 1 Eßl.

℞ Morph. hydrochl. 0,15
Aq. dest. 9,0
Glycerini 1,0
M.D.S. $^1/_2$—1 Spritze subkutan.

2. Die chronischen Magenstörungen.

Die **Diätverordnung** bei den chronischen Magenstörungen hat sich, wie F. Riegel richtig betont hat, an die klinischen Verhältnisse anzuschließen, die nicht mit den anatomischen Krankheitnamen ausgedrückt sind. Bei den klinischen Bildern der Achylie, der Supersekretion und der Superazidität ist es ja ohnehin zweifelhaft, ob man sie mit Schleimhauterkrankungen zusammenzubringen hat, oder ob nervöse Störungen oder Veränderungen der Drüsentätigkeit ihre Ursache bilden. Diese Unkenntnis erschwert auch vorläufig noch eine rationelle Diätetik. Bei der Superazidität z. B. war man zunächst geneigt, die vorzugsweise salzsäurebindenden Nahrungsmittel der Eiweißgruppe zurückzustellen, weil man annahm, daß sie auch wieder eine stärkere Salzsäureabsonderung erregten. Die Erfahrung hat aber

aber gelehrt, daß das nicht ohne weiteres zutrifft, vielmehr hängt die Salzsäureabsonderung mehr von der reizenden oder reizlosen Beschaffenheit der Kost ab. Flüssige Nahrung von einer gewissen Einförmigkeit reizt am wenigsten, zartes, weiches und fein zerkleinertes Fleisch ebenfalls weniger als die festeren Fleischgerichte. Leicht verdauliches Fett, wie das der Butter, der Milch und der Sahne, steigert auch die Salzsäureabsonderung nicht besonders, ebensowenig ist das durch Zuckerlösungen zu erwarten. Auch Eier sind in dieser Richtung günstig. Die amylolytische Funktion des Magens ist nur bei der dauernden Salzsäureabsonderung im Magen, also bei der Supersekretion, wesentlich beeinträchtigt, wohl aber vermehren größere Mengen von Amylazeen, zumal wenn sie schwer verdaulich sind, die Salzsäuremenge. Man gibt daher Kartoffeln nur als Püree und in beschränkter Menge, vermeidet Kohl und grünes Gemüse, erlaubt aber Speisen mit Sago, Tapioka, Mondamin, Weizenmehl, Gries, Kindermehl und besonders Kakes, Kinderzwieback und sonstigen guten Zwieback, sowie Kakao und vor allem Hygiama. Wir haben es bewährt gefunden, am Tage etwa zehn gleichstarke Mahlzeiten zu geben und dabei die einen möglichst aus fester Kost, die anderen mehr aus flüssiger Kost zusammenzusetzen (s. u., Speisezettel für getrennte Kost). Zwischendurch kann man dann noch, wenn Säurebeschwerden auftreten, einen Säuerling trinken lassen (Selterser, Fachinger, Biliner, Gießhübler). Bei der Supersekretion befolgt man denselben Grundsatz, beschränkt aber die Amylazeen und bei erheblicher Atonie auch die Flüssigkeitzufuhr. Nur unmittelbar nach einer Magenausspülung und Neutralisation kann man auch Amylazeen geben. Zucker wirkt im ganzen nicht günstig, sondern vermehrt leicht die Säure und die Gärungen. Besonders wichtig ist bei der Behandlung der Superazidität und der Supersekretion die Sorge für tägliche Darmentleerung, s. u.

Bei Verminderung oder völligem Versagen der Magensaftabsonderung kann nach den Erfahrungen, die zuerst Martius veröffentlicht hat, die Verdauung ohne gröbere Störung bleiben, wenn der Dünndarm gesund ist. Es erwächst daraus die Ausgabe, diesem jedenfalls keine zu schweren Aufgaben zuzumuten. Die im wesentlichen unverdaute Kost, die der Dünndarm aus dem Magen empfängt, muß daher möglichst zart sein. Am besten werden Amylazeen vertragen, deren Umwandlung bereits durch den Mundspeichel eingeleitet oder vollendet ist. Gut kauen ist daher hier noch wichtiger als bei anderen Magenleiden. Man bevorzugt daher auch die leichtverdaulichen Kindermehle, Hygiama, Kakao, die präparierten Leguminosen von KNORR, TIMPE, HARTENSTEIN, LIEBE, HOHENLOHE, Milch und Butter und Sahne, soweit sie vertragen werden, ferner gibt man fein zerteiltes zartes Fleisch von Geflügel, Kalb oder Ochsenlende, Zunge, geschabten rohen Schinken und dergl. Alles, was gären kann, muß mit besonderer Vorsicht betrachtet werden, weil in dem salzsäurelosen Magen alle Gärungen besonders gut gedeihen. Bei Atrophie der Magenschleimhaut wird man auf die Gewürze verzichten, weil sie nur einen zwecklosen Reiz ausüben würden; wenn aber nur eine vorübergehende Schwäche der Sekretion vorliegt, wie so oft nach erschöpfenden Krankheiten, bei Gemütsverstimmungen usw., so wird der Versuch erlaubt sein, durch Kaviar, milde marinierte Fische und dergl. und durch geringe Mengen von Pfeffer, Senf usw. die Schleimhaut zu besserer Tätigkeit anzuregen. Die noch vielfach herrschende Sitte, dazu Alkoholgetränke, sogar Branntweine zu benutzen, ist ganz verwerflich, ein Nutzen ist natürlich niemals davon zu erwarten. Man tut überhaupt in diesen Fällen meist gut, nicht zu viel Flüssigkeit nehmen zu lassen und namentlich die einzelnen Mahlzeiten nicht zu verwässern.

Für die diätetische Behandlung der Motilitätstörungen des Magens muß man ihre verschiedenen Arten streng auseinander halten. Entweder handelt es sich um einfache Atonie: die Magenwand hat ihre gewöhnliche Widerstandsfähigkeit gegen die Dehnung verloren, der Magen bildet, wenigstens zeitweise, einen schlaffen Sack, worin bei Bewegung und Erschütterung Plätschergeräusche auftreten; die Entleerung des Mageninhaltes in den Darm kann dabei trotzdem rechtzeitig erfolgen; meist bestehen außer dem Plätschern unangenehme Empfindungen von Völle und Druck, bis zu Beklemmung und Angst. Die Ursache des Leidens bilden unzweckmäßige Ernährung, zumal Überdehnung des Magens durch zu schnelles Essen, zu viel Trinken oder zu starke Mahlzeiten, oder aber eine angeborene Schwäche, die in Gastroptose oder allgemeiner Splanchnoptose zum Ausdruck kommt und meist mit einer nervösen Anlage verbunden ist, und endlich findet sich die einfache Atonie oft gleichzeitig mit Gallensteinleiden, man weiß noch nicht, aus welchem Zusammenhange. Eine zweite Motilitätstörung des Magens ist die atonisch-motorische Insuffizienz, wobei der Mageninhalt wegen mangelhafter Leistung der Magenperistaltik abnorm lange zurückgehalten wird; die dritte und ernsteste Form ist die motorische

Insuffizienz wegen Pylorusstenose. Bei den ersten beiden Formen hat die Diät zugleich Heilzwecke. Die einzelnen Mahlzeiten müssen nicht zu umfangreich sein, um die schwache Spannung der Muskulatur nicht zu überwinden, man gibt daher kleinere Mengen auf einmal, vermeidet blähende Speisen und Getränke und läßt vor allem mit festen Speisen zugleich nur wenig Flüssigkeit aufnehmen. Oft entspricht diesen Anforderungen am besten die angegebene getrennte Kost, S. 92. Man gibt ferner die Gebäcke gern in trockener Form, als Zwieback oder Toast, die Gemüse als Püree, statt Milch den nahrhafteren und daher in geringerer Menge ausreichenden Rahm usw. Auch von Nährpräparaten kann man mit Vorteil Gebrauch machen. Anderseits verordnet man regelmäßig solche Nahrungsmittel, die erfahrungsgemäß anregend wirken, wie z. B. Kaviar, Sardinen, Silds, marinierte Heringe, Orangenmarmelade usw. Ist die motorische Insuffizienz durch Pylorusverengerung bedingt, so hängt die Auswahl der Nahrung wesentlich davon ab, wie die Sekretion ist. Solange genügend oder gar übermäßig Salzsäure abgesondert wird, reicht man vorzugsweise Eiweißstoffe, Fleisch, Fisch, Geflügel, Eier und reichlich Fett, bei Salzsäuremangel muß man dafür sorgen, daß wesentlich lösliche Eiweißnahrung gereicht wird, mit Fett genügend angereichert; in beiden Fällen dürfen von Kohlehydraten nur leichtverdauliche Gebäcke und Mehlspeisen, Zucker, zellulosearme Gemüse in feinem Püree gegeben werden.

Wo die Beförderung der Speisen durch den Pylorus schwer behindert ist, kann trotz aller Sorgfalt eine genügende Ernährung von oben her unmöglich sein. Die neuere Chirurgie ermutigt hier zu operativen Eingriffen, aber bis das geschehen ist, darf man nicht unterlassen, die Ernährung vom Mastdarm aus (vgl. S. 105) oder vom Unterhautzellgewebe aus (vgl. S. 106) heranzuziehen. Gerade für die Operation ist es sehr wichtig, daß der Kranke möglichst gut genährt ist.

Das gilt auch für den Pyloruskrebs. Im übrigen richtet sich beim Krebs die Diät ganz in der besprochenen Weise danach, ob Sekretionstörungen oder Pylorusverschluß im Vordergrund stehen, also nach dem klinischen Verhalten des einzelnen Falles.

Einer besonderen Besprechung bedarf noch die Diät der Nervösen Dyspepsie, die man besser als Neurasthenie mit vorwiegend gastrischen Beschwerden bezeichnet. Es kann nicht dringend genug hervorgehoben werden, daß hier eine besondere diätetische Behandlung nur einzutreten hat, wenn wirklich objektive Störungen der Magenverdauung oder Atonie vorhanden sind. Im allgemeinen verschwinden die Erscheinungen, wie ich aus sehr reicher Erfahrung versichern kann, ohne weiteres, wenn man die Kranken zu einer gesunden Lebensweise und zu einer normalen Ernährungsart bringt. Die subjektiven Erscheinungen können dabei noch eine kleine Zeitlang weiterbestehen, aber sie werden überhaupt nicht durch eine Diät für Magenkranke, sondern durch die richtige Allgemeinbehandlung der Neurasthenie beseitigt, die im Abschnitt VII besprochen ist. Versucht man dagegen, ihnen mit Verringerung der Kost nachzugeben, wie das oft genug von den Kranken ohne oder auf ärztlichen Rat geschieht, so wird allmählich der verfügbare Schatz von Nahrungsmitteln immer geringer, schließlich machen selbst die zartesten Speisen Beschwerden, und die Kranken kommen zuletzt dem Verhungern nahe, wobei natürlich die Neurasthenie nicht besser wird. In diesen ungünstigen Fällen leitet man die Behandlung damit ein, daß man den Kranken liegen läßt, ihn einige Tage behandelt, als hätte er ein Magengeschwür oder derartiges, und dann allmählich zu einer normalen Kost übergeht. Oft erweist es sich dabei als besonders zweckmäßig, die festen und die flüssigen Mahlzeiten zu trennen, weil das einem empfindlichen Magen erfahrungsgemäß wohltut. Ich gebe als Beispiel einen

Speisezettel für getrennte Kost.

Morgens 7 Uhr: 1 mittelgroße Tasse (150 ccm) Tee mit einem Eßlöffel voll Sahne und einem Stück Zucker.

8 Uhr: 80 g kaltes Fleisch, gekochter Schinken und dergl., dazu 25—50 g Weißbrot (Milchbrot) mit 10 g Butter.

9½ Uhr: 1 mittelgroße Tasse Hygiama mit Milch.

10½ Uhr: 2—3 Zwieback oder einige Biskuits mit 5 g Butter.

12 Uhr: 1 Tasse Bouillon mit Fleischextrakt, mit oder ohne Ei.

1½ Uhr: 1 Taube oder 100 g warmes gebratenes Fleisch, gebratenes oder gekochtes Geflügel oder gekochter Fisch mit einfachen Bratensaucen, die höchstens mit Fleischextrakt, etwas Mehl und vielleicht ein wenig Sahne zubereitet sind; dazu 50 g Kartoffelbrei oder zerdrückte, völlig gar gekochte Salzkartoffeln, 50 g Blumenkohl oder Spargel oder Obstmus (nicht zu süß). Gelegentlich nachher einen Eierauflauf oder einen anderen leicht verdaulichen Auflauf mit wenig Sauce. Auch mäßige Mengen von Eis, das mit Milch oder Sahne bereitet ist, sind ganz zweckmäßig.

$3^1/_2$ Uhr: 1 kleine Tasse reinen Bohnenkaffee mit Sahne und nach Belieben mit etwas Zucker.

5 Uhr: 20—30 g Zwieback oder Kakes, nach Belieben mit etwas Butter, Honig, Marmelade und dergl.

6 Uhr: 1 mittelgroße Tasse mit Milch oder mit $^3/_4$ Milch, $^1/_4$ Sahne.

$7^1/_2$ Uhr: 100 g kaltes Fleisch oder Schinken, dazu 50 g Weißbrot mit 10 g Butter, auch etwas Käse oder gewässerte Sardellen, zarter Hering oder Eierspeisen.

9 Uhr: 1 mittelgroße Tasse Milch oder Milch mit $^1/_4$ Sahne, oder Milchkakao, oder $^1/_5$ l Kindermehlsuppe und dergl.

Der mitgeteilte Speisezettel enthält eine reichliche Nahrung, die bei sonst günstigen Verhältnissen zu einer wesentlichen Zunahme führen muß. Im Anfang kann man natürlich jede einzelne Mahlzeit weniger reichlich machen, aber das Prinzip hat sich jedenfalls in zahlreichen Fällen bei den empfindlichsten Personen bewährt. Soll der Appetit besonders angeregt werden, so hat man in Kaviar, Austern, Sardellen, Orangen, Zitronenlimonade usw. geeignete Mittel dazu, die sich den einzelnen Mahlzeiten einfügen lassen oder an ihre Stelle treten können.

Ebensowenig wie bei Kranken mit Nervöser Dyspepsie darf man eine Kur mit zarter Diät bei den häufigen Magenbeschwerden anwenden, die nur in einer Überfüllung des Dickdarms ihren Grund haben. Menschen, die daran leiden, bekommen oft bald nach dem Essen Schmerzen in der Magengegend, nicht selten mit peristaltischer Unruhe, zuweilen mit dem Ergebnis plötzlich auftretender, teilweise oder ganz flüssiger Ausleerungen kurz nach der Mahlzeit. Die Kranken sind dann gern der Meinung, daß das eben Gegessene sogleich durch den Darm wieder abgehe. Sie erblicken darin eine ganz besondere Magenschwäche, schränken gewöhnlich ihre Kost auf das äußerste ein und erzielen damit zwar für den Augenblick eine Erleichterung, da die geringe Menge der eingeführten Kost mechanisch und reflektorisch weniger reizt, aber die Darmentleerung wird natürlich immer unvollkommener, und damit werden die Beschwerden allmählich, auch bei der zartesten Kost, immer größer. Sehr oft findet man diese Verhältnisse bei Kranken, die ein längeres Magenleiden hinter sich haben, häufig auch nach Nervöser Dyspepsie, die fälschlich wie ein Magenkatarrh behandelt wurde. Die Kotverhaltung wirkt oft auch reflektorisch auf die Magenfunktion zurück, namentlich kommt es zu Superazidität oder zu Supersekretion. Bezeichnend ist, daß alle Beschwerden aufhören, wenn man für gründliche Darmentleerung sorgt und durch geeignete Kost darauf hinwirkt, daß keine Überfüllung des Darms mehr eintritt (vgl. Diät bei Darmträgheit). Die Kranken sind wegen der hartnäckigen „Durchfälle“ oft schwer zu bewegen, ein Abführmittel zu nehmen, es kann daher nötig sein, es ihnen ohne ihr Wissen zu geben; man nimmt dann ein Mittel, das der Patient nicht kennt oder doch auf dem Rezept nicht erkennt, wie z. B. Rheum statt des bekannten Rhabarber.

Eine große Wichtigkeit für Magenleidende hat die **Kleidung**. Es ist sicher, daß sowohl ein festes Korsett und schnürende Rockbänder bei den Frauen wie der statt der Hosenträger verwendete Leibgurt der Männer ungünstig auf den Magen einwirken, teils, indem sie ihn aus der normalen Stellung drängen, also eine Gastroptose herbeiführen, teils indem sie die motorische Tätigkeit des Magens schädigen. Über die Bedeutung der Gastroptose besteht noch keine Übereinstimmung. Viele Autoren sehen darin die Quelle schwerer Störungen der Magenfunktion in sekretorischer und motorischer Hinsicht, eine Ursache von Chlorose und Anämie usw., andere halten die Bedeutung für nicht so groß oder wollen die Gastroptose höchstens bei neurasthenischen Menschen als Ursache dyspeptischer Empfindungen anerkennen. Für die Therapie haben alle Ansichten die gleiche Bedeutung, daß die Schädlichkeit, sei sie groß oder gering, vermieden werden muß. Für den Mann sind die Hosenträger, für die Frau nachgiebige Leibchen zu fordern; die moderne Rockhose, der gebotene Ersatz für die schweren und doch nicht schützenden Unterröcke, kann leicht durch Hüften und Leibchen getragen werden, ohne den Körper zu belasten und zu belästigen.

Von ebenso großer Wichtigkeit ist, daß die Mahlzeit und die erste Zeit der Verdauung **in Ruhe** verlaufe. Zahlreiche chronische Magenbeschwerden gehen darauf zurück, daß diese Regel nicht beachtet wird. Wer aus der Unruhe des Berufes heraus hastig an seine Hauptmahlzeit geht, sich dann nicht Zeit läßt, heiße Speisen richtig abkühlen zu lassen, gründlich zu kauen und in nicht zu großen Portionen zu schlucken, wird auch nicht gut verdauen. Ebenso kann die Verdauung nicht in normaler Weise vor sich gehen, wenn gleich nach der Mahlzeit wieder gearbeitet oder ein längerer Weg gegangen wird. Für Magenkranke empfiehlt es sich daher, womöglich vor der Hauptmahlzeit kurze Zeit zur Beruhigung zu liegen, von fünf Minuten bis zu einer halben Stunde, und auch nach dem Essen eine halbe bis ganze Stunde zu liegen. Menschen, denen erfahrungsgemäß der Schlaf nach dem Mittagessen nicht bekommt, haben oft besonderen Vorteil von einem kurzen Schlaf vorher, weil er regelmäßig erfrischt und zugleich die Müdigkeit nach dem Essen in eine angenehme und förderliche Ruhestimmung verwandelt, die den Nachmittagschlaf gern entbehren läßt.

Unter den physikalischen Magenmitteln steht der **Magenschlauch** obenan. Die Einfachheit der Technik veranlaßt die damit Vertrauten oft zu einer allzu reichlichen Anwendung, während anderseits wieder vielfach zum Nachteil der Kranken darauf verzichtet wird. Durchaus angezeigt ist die Magenausspülung, wo es sich um gärenden oder sonstwie giftigen Mageninhalt handelt.[1] Man verwendet dabei gegenwärtig nur noch ganz weiche Schläuche, sog. Nélaton-Sonden, mit einer oder mehreren weiten Öffnungen am vorderen Ende. Der Kranke nimmt das mit Wasser benetzte vordere Ende des Schlauches in dem Mund und bemüht sich, es zu verschlucken, der Arzt schiebt im geeigneten Augenblick, wo die Sonde den Rachen erreicht, etwas nach, ohne den Finger in den Mund des Kranken einzuführen, und setzt dies in sanfter Weise fort, bis der Schlauch in den Magen reicht. Der Kranke muß den Kopf vornübergebeugt halten, weil dies das Schlingen erleichtert, vorher und während des Verfahrens wiederholt und ruhig aufgefordert werden, regelmäßig und tief zu atmen, weil beginnende Atemnot meist Würgen und Erbrechen veranlaßt. Der Schlauch muß selbstverständlich vor jedem Gebrauch völlig gesäubert und desinfiziert sein. Am besten wird morgens bei nüchternem Magen gespült, und zwar mit lauem Wasser oder ebenso warmer Lösung von Kochsalz (1 $^0/_0$), doppelkohlensaurem Natron (1 $^0/_0$), künstlichem Karlsbader Salz (1 Teelöffel auf 1 l Wasser), Salzsäure (1 pro mille), Borsäure (2 pro mille), Salizylsäure (1 pro mille), Argentum nitricum (1 pro mille), bei starker Schleimabsonderung auch mit Kalkwasser (2—4 Eßlöffel auf 1 l Wasser). Man läßt die Flüssigkeit immer ganz langsam einfließen; sobald Brechreiz eintritt, unterbricht man den Zufluß durch Zudrücken des Schlauches oder Senken des am Schlauch befestigten Fülltrichters. Ist genug Flüssigkeit in den Magen eingetreten, so senkt man den Trichter gegen ein am Boden stehendes Auffanggefäß und läßt den nach dem Hebergesetz ausfließenden Mageninhalt,

[1] So natürlich auch bei akuten Störungen dieser Art.

das mit Schleim und eventuell mit Speiseresten gemischte Spülwasser, ausfließen. Man wiederholt die Spülung so lange, bis das Wasser klar abfließt. Verstopft sich das Rohr durch Speisereste, so muß man zunächst wieder etwas Wasser eingießen, um das Rohrinnere frei zu machen. Am gründlichsten wird der Magen entleert, wenn der Kranke bei der Spülung liegt, meist muß man aber die ersten Spülungen im Sitzen ausführen und kann ihn erst dabei liegen lassen, wenn er sich an das Verfahren gewöhnt hat. Das durch den Reiz des Schlauches eintretende Erbrechen hört gewöhnlich auf, wenn man den Kranken an das Tiefatmen erinnert, den Zufluß für einige Augenblicke unterbricht oder die reichlich weit eingeschobene Sonde, die die Magenwand berührt, um einige Zentimeter zurückzieht. Treten bei der Spülung kleine oder größere Blutungen auf, so muß man den Inhalt des Magens vollends entleeren und weitere Spülungen unterlassen.

Zeigen sich die Beschwerden durch gärenden Mageninhalt besonders während der Nacht, so kann es zweckmäßig sein, abends vor dem Einschlafen auszuspülen. Mehrmals am Tage zu spülen, halten wir im ganzen für verfehlt.

Neuerdings hat man noch empfohlen, statt der Spülung eine Berieselung der Magenschleimhaut anzuwenden, um den Appetit anzuregen oder Magenneuralgien zu bekämpfen. Man läßt dazu unter größerem Druck die aus einem Aufguß von Quassiaholz oder Hopfen oder aus Chloroformwasser bestehende Spülflüssigkeit durch einen Schlauch mit zahlreichen feinen Öffnungen fließen und so die Magenschleimhaut berieseln und spült nach einer halben oder einer Minute mit lauem Wasser nach. Um die Sekretion und die Peristaltik anzuregen, verwendet man die Spülflüssigkeit ziemlich warm, 40—44° C.

Die **Hydrotherapie** der Magenkrankheiten bedient sich sowohl allgemeiner wie örtlicher Einwirkungen mit gutem Erfolge. Von den allgemeinen verdienen die nassen Abreibungen zu 30° C. und kühle Regenbrausen von 25° C. am meisten Vertrauen; sie regen den Blutlauf und die gesamte Innervation an und fördern damit auch die Absonderung des Magensaftes und die Tätigkeit seiner Muskulatur. Einen direkten Einfluß auf den Blutgehalt der Magenschleimhaut und auf die Spannung der Magenmuskulatur haben die nassen Leib- oder Stammumschläge (vgl. S. 87), die kalt angelegt werden und sich am Körper erwärmen, die schottische, abwechselnd warme und kalte, Dusche auf die Magengegend und kurze kalte Sitzbäder, 10—15° C. und 1—5 Minuten lang.

Diese Mittel sind so wirksam, daß sie bei keinem Falle von chronischem Magenleiden vergessen werden sollten, doch ist es wichtig, sie nicht zu oft, bei einem berufstätigen Kranken nur 2—3 mal in der Woche, anzuwenden und nebenher besonders auf genügendes Ausruhen zu achten, sonst verkehrt sich die Wirkung.

Sehr wertvoll hat sich bei chronischen Magenleiden die **Massage** erwiesen. Sie besteht vor allem in der Anwendung kleiner kreisförmiger Friktionen, wobei man, nach dem Ausdrucke von KLEEN, das betreffende Stück des Magen-Darmkanals gleichsam vermittelst der vorderen Bauchwand reibt, so daß man die Haut dabei nicht einzufetten braucht. Natürlich muß man dafür sorgen, daß der Kranke den Leib möglichst erschlafft, also mit leicht gebeugten und etwas abduzierten Oberschenkeln auf dem Rücken liegt und frei atmet. Um die Muskulatur zu reizen, führt man die geschilderten Friktionen zum Teil stoßweise aus, ohne daß die Finger die Haut verlassen. Man kann auch die moderne Vibrationsmassage mit dem EWERschen Konkussor oder dem einfachen elektrisch betriebenen Apparat Tremolo des Elektrotechnischen Instituts in Frankfurt a. M. heranziehen. Alle diese Verfahren kräftigen die Muskulatur, regen die Peristaltik und die Magensaftabsonderung an und wirken auch durch die Anregung der Darmtätigkeit fördernd auf die Verhältnisse des Magens.

Die **Elektrotherapie** kann ebenfalls in allen diesen Richtungen helfen. Der faradische Strom wird vorzugsweise angewendet, um die Motilität des Magens zu verbessern, wichtiger ist aber, wie VON ZIEMSSEN zuerst betont hat, die Einwirkung der elektrischen Ströme auf die sekretorische, vasomotorische und sensible Innervation des Magens. Derselbe Autor hat die Erfahrung gemacht, daß man von der Anwendung der in den Magen eingeführten Sondenelektroden am besten absieht und sich auf die perkutane Elektrisation beschränkt. Er verwendet dazu Elektrodenplatten von 500—600 qcm Querschnitt, wovon die eine der vorderen Magenwand entsprechend auf das Epigastrium, die andere der hinteren Magenwand und dem Fundus entsprechend auf den hinteren Umfang der linken Thoraxhälfte einschließlich der Wirbelsäule aufgesetzt wird. Bei guter Polsterung und gehöriger Anfeuchtung der Elektroden mit heißem Wasser kann man die der Größe der Elektroden entsprechende hohe Stromstärke ohne zu große Belästigung durch Hautschmerz anwenden. VON ZIEMSSEN beginnt mit einem starken Induktionstrom, läßt dann den konstanten Strom stabil und mit VOLTAschen Alternativen folgen und schließt wieder mit dem Induktionstrom oder auch wohl mit trockener Metallbürstung des Epigastriums, um reflektorisch auf den Magen zu wirken. Die günstige Wirkung auf den Appetit und der Verdauungsfähigkeit und die angenehme Beeinflussung der sensiblen Sphäre des Magens durch das Verfahren entspricht durchaus dem, was von Ziemssen in seinen Veröffentlichungen mitgeteilt hat, und läßt seine Anwendung bei Neurosen, aber auch bei Magenerweiterungen, Lage- und Formveränderungen des Magens, Verwachsungen und anderen Resten früherer Geschwüre, bei Bleikardialgie und Bleikolik auch heute noch sehr empfehlenswert erscheinen.

Während die Wärmebehandlung des Magens vorzugsweise bei den akuten Störungen des Magens in Frage kommt (vgl. S. 87), ist neuerdings die **Kältebehandlung** zumal gegen Appetitlosigkeit und gegen Verdauungschwäche empfohlen worden, und zwar von zwei Seiten aus. Zunächst in der Frigotherapie von Pictet. Hier wird der ganze Mensch in einem besonderen Apparat einer Kälte von -110^0 ausgesetzt, deren langwellige Strahlen auf der Haut nicht das scharfe Kältegefühl der unter -70^0 liegenden Strahlen, sondern nur das Gefühl einer angenehmen Frische hervorrufen sollen. Die kräftige Anregung der gesamten Lebensvorgänge soll auch auf die Magenfunktionen günstig einwirken. Die bisher mitgeteilten Erfolge können allerdings einfache Suggestionwirkungen sein. Eine zweite Methode ist die Krimotherapie von Letulle und Ribard, wobei ein Sack mit 2 kg fester schneeförmiger Kohlensäure für eine halbe Stunde auf die Magen- und Lebergegend aufgelegt wird; die Haut wird durch eine untergelegte dicke Watteschicht geschützt. Die appetitanregende Wirkung wird als sehr überraschend bezeichnet. Vorläufig haben beide Methoden noch nicht das Bürgerrecht erworben.

Sehr verbreitet ist die **Pharmakotherapie** der chronischen Magenleiden. An erster Stelle müssen die physiologischen Verdauungsmittel genannt werden, die Salzsäure und das Pepsin. Wo man annehmen darf, daß sie in zu geringer Menge während der Verdauungszeit im Magen vorhanden sind, erscheint ihre Zufuhr angezeigt. Für das Pepsin ist das, wie die Untersuchungen des Mageninhalts gelehrt haben, verhältnismäßig selten der Fall, am ehesten kommt es anscheinend bei Chlorose, Tuberkulose, Magenkatarrh der Säufer und bei dyspeptischen Kindern und Greisen vor. Viel häufiger handelt es sich um Fehlen oder Verminderung der Salzsäureabsonderung; dann gibt man 5 – 10

Minuten vor der Mahlzeit 5—10 Tropfen Acidum hydrochloricum purum (oder doppelt so viel Acidum hydrochloricum dilutum) in einem Weinglas voll Wasser und eventuell noch dieselbe Gabe eine halbe Stunde nach der Mahlzeit, nicht früher, weil man das halbstündige amylolytische Stadium der Verdauung vorübergehen lassen soll. Bei sehr darniederliegender, stark verlangsamter Verdauung kann man auch im weiteren Verlaufe diese Gabe wiederholen.

In zweiter Linie stehen die kohlensauren Alkalien. Man hat sie früher wesentlich zur Abstumpfung überschüssiger Magensäure gegeben, wie heute noch vielfach als Hausmittel gegen Sodbrennen und dergl. doppeltkohlensaures Natron messerspitzenweise genommen wird. Im ganzen ist das nur zu vorübergehender Anwendung rationell, weil die weitergehende Gärung natürlich alsbald neue Säure schafft. Etwas anderes bedeutet der Genuß aufgelöster kohlensaurer Alkalien auf leeren Magen: er bewirkt vermehrte Salzsäureabsonderung. Man kann daher zuweilen eine Appetitlosigkeit dadurch beseitigen, daß man kurz vor der Mahlzeit eine Messerspitze voll doppeltkohlensaures Natron nehmen läßt; die gleichfalls erleichterte Verdauung beweist, daß eine Vermehrung der Salzsäureabscheidung eingetreten war. Bei verstärkter Salzsäureabsonderung, Superazidität oder Supersekretion des Magens, sieht man umgekehrt nicht selten nach Einnehmen von Alkalien die Beschwerden bald zunehmen.

Diese magenstärkende Wirkung kommt auch in den bekannten Brunnenkuren zur Geltung. Sie sollen aber erst bei der Therapie der Darmkrankheiten genauer besprochen werden, weil sich die wichtigeren sämtlich zugleich auf den Darm beziehen.

Im übrigen spielt die Arzneibehandlung bei den Magenkrankheiten mehr eine symptomatische Rolle. Nur vom Wismut hat man vielfach mehr erwartet. Das *Bismutum subnitricum* sollte nicht nur ein Heilmittel für Neuralgien des Magens sein, sondern auch spezifisch bei Magengeschwür wirken. Fleiner hat dies von Kussmaul ersonnene Verfahren 1893 folgendermaßen beschrieben: Man vermischt 10—15—20 g Bismutum subnitricum gleichmäßig mit 200 g lauen Wassers und gießt die milchweiße Aufschwemmung durch Trichter und Magenschlauch in den unmittelbar vorher, und zwar morgens nüchtern, ausgespülten Magen des Kranken und gießt noch 50 g laues Wasser hinterdrein; dann läßt man je nach dem Sitz des Geschwürs den Kranken mit zugequetschtem Schlauche in rechter Seitenlage oder auf dem Rücken, nötigenfalls mit erhöhtem Becken, oder auch in Knieellenbogenlage oder sitzend 5—10 Minuten verharren, bis nämlich das Wismut abgesetzt ist, dann wird das Wasser abgelassen, die Sonde entfernt, und nun muß der Kranke noch eine halbe Stunde in der verordneten Lage bleiben, dann bekommt er das erste Frühstück. Der Wismutniederschlag soll dabei das Geschwür bedecken und es schnell zur Heilung bringen. PARISER hat mit Recht gegen das Verfahren eingewendet, daß es für den Kranken eine Quälerei ist, solange die Sonde in sich zu haben, und daß die Bestimmung des Sitzes des Geschwürs eine sehr unsichere Sache ist, daß sich überhaupt das in Aufschwemmung eingeführte Pulver durch die peristolische Bewegung des Magens von selbst auf dessen ganzer Fläche verteile. Es genüge daher, morgens nüchtern 15—20 g in einem Glase Wasser umgerührt trinken und einige Schluck reinen Wassers nachtrinken zu lassen; dann läßt man den Kranken drei viertel Stunden ruhig auf dem Rücken liegen und gibt ihm nun das erste Frühstück. PARISER hat ferner herausgefunden, daß man das Wismut ohne Verringerung des Erfolges durch ein Gemisch von *Calcaria carbonica praeparata* (Creta alba) und *Talcum praeparatum* ersetzen kann, wovon man jeden Morgen anderthalb gehäufte Teelöffel voll, in Wasser verrührt, nehmen läßt. Bei Neigung zu Verstopfung kann man auf 60 g des Gemisches noch 10—15 g *Magnesia usta* zusetzen.

Die Hauptrolle spielen die Arzneimittel bei der Behandlung der

Appetitlosigkeit.

Sie ist nicht nur für die Magenkrankheiten, sondern für die Ernährung aller chronischen Kranken von der größten Wichtigkeit. Wieweit die Küche dagegen helfen kann, habe ich in meinem Diätetischen Kochbuch, 2. Auflage, Würzburg 1905, auseinandergesetzt. Die appetitliche und zarte Zubereitung, die Heranziehung von Gerichten, die erfahrungsgemäß den Magen etwas anregen — wesentlich Speisen von bestimmtem, nicht fadem Eigengeschmack, ohne Reizwirkung —, tut dabei sehr viel, auch die Abwechslung, die unvermutete Darreichung einer Speise, die der Kranke lange nicht genossen hat, usw. Aber gerade hier ist die Arzneibehandlung oft von der besten Wirkung. Am besten beginnt man mit dem einfachsten, natürlichsten Mittel, der Salzsäure, und gibt von Acidum hydrochloricum dilutum 3—5 mal täglich

5—10 Tropfen in einem Weinglas voll Wasser etwa 5 Minuten vor der Mahlzeit. Sehr oft wird man damit genügenden Erfolg erreichen. Am besten gibt man keinen Geschmackszusatz, man kann aber auch einen bitteren Stoff von anregendem Geschmack zusetzen, z. B. Sirupus Aurantii corticis. Die *Amara* haben zweifellos die Wirkung, die Absonderung des Speichels anzuregen, und wahrscheinlich wirken sie damit zugleich auch auf die Magen- und auf die Dünndarmdrüsen. Es ist bekannt, wie sehr Speichelabsonderung und Appetit zusammenhängen; schon die Vorstellung verlockender Speisen läßt „einem das Wasser im Munde zusammenlaufen", und nach bekannten Assoziationsgesetzen verbindet sich Anregung der Speichelabsonderung auch wiederum mit Appetitgefühl. Vermutlich regen die Amara auch die Bewegungen des Magens und des Darmes an. Einen großen Ruf in dieser Gruppe haben die Gentianmittel, *Radix Gentianae* und *Extractum Gentianae*, leider vielfach in der unzweckmäßigen Form der Enzianschnäpse verabreicht. Enzian bildet neben anderen Bitterstoffen auch einen Bestandteil der *Tinctura amara*, die ebenfalls gern zu Salzsäurelösungen hinzugesetzt wird. Die *Chinaextrakte* spielen hier ebenfalls eine wichtige Rolle, sowohl die besonders früher sehr geschätzten Chinarindendekokte, als die *Tinctura Chinae composita* und die verschiedenen *Chinaweine* und *Chinaextrakte* des Handels. Der Alkoholgehalt ist hier ebenso wie bei den als Volksmittel gebräuchlichen *Wermut-* und *Absinth*weinen und Schnäpsen sehr zu beachten. Wenn man den Alkoholgetränken vielfach eine günstige Wirkung auf den Appetit und auf die Magenverdauung zuschreibt, so handelt es sich dabei höchstens um eine psychische, suggestive oder durch Aufhebung deprimierender Stimmungen entstandene Wirkung, eine direkte Wirkung auf die Verdauungsäfte ist nicht nachweisbar. Man hat deshalb immer zu bedenken, daß man eine mit der Zeit sich abstumpfende psychische Wirkung mit Schädigungen erkauft, die bei dem kranken Organismus um so bedenklicher sind. Jedenfalls ist es dann noch besser, ein Arzneimittel mit bestimmtem Alkoholgehalt zu verordnen, wie z. B. das vortreffliche *Elixir Aurantiorum compositum* (zerschnittene Pomeranzenschalen und verschiedene Amara mit Sherry und etwas Kali carbonicum), mehrmals täglich einen Teelöffel voll, als einen Wein, dessen Menge der Kranke oder seine Angehörigen bald selbst bestimmen, und dessen Gebrauch sie manchmal weit über die Genesung hinaus fortsetzen. Bitter schmeckende Mittel, wie die Tinctura Chinae composita, sind in dieser Beziehung noch zweckmäßiger, weil sie den Mißbrauch ziemlich sicher ausschließen. Man gibt davon vor den Mahlzeiten 20 Tropfen bis 1 Teelöffel voll. — Unter den aromatischen Stoffen sind Kalmus, Zimt und Ingwer als Magenmittel beliebt, aber sie stehen den besprochenen an Wirksamkeit nach. — Als direkt appetitanregende Mittel kann man die Kondurangorinde und das Orexin bezeichnen. Die Kondurangorinde gibt man entweder als *Extractum fluidum corticis Condurango* zu 20—30 Tropfen mehrmals täglich oder als *Elixir Condurango peptonatum* (IMMERMANN-WALTHER) 2—3 mal täglich 1 Eßlöffel, immer eine halbe Stunde vor der Mahlzeit. Die Wirkung ist namentlich bei schwachem Magen und oft selbst bei Magenkrebs symptomatisch sehr gut. Als appetiterregendes Mittel ist meist Orexin noch wirksamer; man gibt *Orexinum tannicum* als Pulver oder in Tabletten, Erwachsenen 0,5, Kindern halb so viel, zwei Stunden vor den Hauptmahlzeiten, mit Nachtrinken von reichlich Wasser, Milch oder Bouillon, an fünf aufeinanderfolgenden Tagen, nötigenfalls nach einer Pause noch einmal zehn Tage lang.

℞ Acid. hydrochl. 1,0
Aq. dest. 150,0
Tct. amar. 50,0
M.D.S. Mehrmals tägl. 1 Eßl.

℞ Elixir Chinae Calisayae DUNG 100,0
D.S. 3 mal tägl. 1—2 Eßl.

℞ Elixir Condurango pept. IMMERMANN 100,0
D.S. 2—3 mal tägl. 1 Eßl.

℞ Tct. Chin. compos. 100,0
D.S. Vor den Mahlzeiten 20 Tropfen bis 1 Teelöffel.

℞ Elixir Aurant. comp. 100,0
D.S. Mehrmals tägl. 1 Teelöffel.

℞ 1 Röhrchen Orexintabletten zu 0,25
Vorm. 2 Tabl. mit Bouillon.

Zuweilen sieht man eine appetitsteigernde Wirkung von Nährpräparaten wie *Somatose*, *Roborat*, so daß sie eine größere Wirkung entfalten, als man bei der geringen Eiweißmenge leisten könnte, die bei der herkömmlichen Dosierung von einigen Teelöffeln voll damit zugeführt wird. Auch das Phosphorpräparat *Phytin* der Gesellschaft für chemische Industrie in Basel, wovon man täglich viermal 0,25 in Kapseln oder Lösung gibt, wirkt manchmal sehr gut appetitanregend. Von den neueren *Lecithin*präparaten habe ich nie etwas Besonderes gesehen.

Besonders beliebt sind bei Magenkrankheiten als magenstärkende Mittel, die den Appetit und die Magentätigkeit gleichmäßig anregen, der Rhabarber und das Strychnin. Den

Rhabarber verordnet man zu diesem Zweck in kleinen, nicht abführenden Gaben, *Pulvis Rhei* und *Extractum Rhei* zu 0,1—0,3 mehrmals täglich vor dem Essen, *Tinctura Rhei aquosa* und, wo Wein erlaubt ist, *vinosa*, zu $^1/_2$—2 Teelöffel voll mehrmals täglich, ebenfalls vor dem Essen. Vom *Strychnin* gibt man das *Strychninum nitricum* zu 0,001—0,003 mehrmals täglich in Pulvern oder Pillen oder das *Extractum Strychni* zu 0,005 mehrmals täglich. Zweckmäßig sind auch z. B. Pillen, die Strychnin und Rhabarber zugleich enthalten.

℞ Extr. Strychni 0,25
Pulvis Rhei 10,0
F. c. Aq. dest. q. s.
F.Pil. 50. D.S. 3 mal tägl. 1 Pille vor dem Essen.

Indirekt, durch Beeinflussung des Grundleidens, können auch *Digitalis, Eisenpräparate* usw. den Appetit und die Magentätigkeit verbessern.

Erbrechen.

Das Erbrechen ist eine der quälendsten Erscheinungen der Magenkrankheiten und bedarf daher besonderer Rücksicht des Arztes. Es kann aber nur mit sorgfältiger Überlegung behandelt werden, nicht nach irgend einer Schablone. Zunächst handelt es sich darum, weshalb erbrochen wird, und was erbrochen wird. Hat der Kranke Ungeeignetes in seinen Magen gebracht, wird unzweckmäßiger oder übermäßig viel Inhalt, gärender Speisebrei, dickklumpig geronnene Milch herausgebracht usw., so ist das Erbrechen als etwas durchaus Zweckmäßiges zu betrachten und unter Umständen, wenn man z. B. keinen Magenschlauch zur Verfügung hat, durch Trinken von lauem Wasser, bei Vergiftungen auch durch Genuß flüssiger Gegenmittel, zu fördern. Eine nachträgliche Ausspülung des Magens mit lauem Wasser, dem etwas kohlensaures Natron oder Kochsalz und doppeltkohlensaures Natron ana 0,5 % zugesetzt ist, ist oft sehr zweckmäßig, auch wo der Mageninhalt völlig herausgekommen war. Auf diese Weise wird sowohl bei akuten als bei chronischen Katarrhen, bei Magenerweiterung und bei Krebs das Erbrechen am besten gestillt. Bei Magengeschwür wird man mit der Sondierung und Ausspülung vorsichtig sein und sie jedenfalls nur unternehmen, wenn man die Technik völlig beherrscht. Die Gefahr, daß eine Blutung angeregt wird, liegt bei ungeschicktem Vorgehen, bei ängstlicher Abwehr des Kranken doch immerhin vor, wenn auch geübte Spezialisten sogar bei frischen Geschwüren Ausspülungen oder Eingießungen durch den Schlauch, vgl. S. 95, vornehmen.

Ist der Magen schon beim Beginn der ärztlichen Behandlung völlig entleert, wie das bei nervösem Erbrechen, bei gastrischen Krisen, bei Magenkrampf usw. oft vorkommt, so hat man vor allem dafür zu sorgen, daß der Magen in Ruhe kommt. Das beste Mittel dafür und zugleich die unentbehrliche Voraussetzung ist, daß man ihm nichts zuführt. Das Verschlucken von Eispillen ist zwar eine alte und vielgeübte Methode, aber einen Zweck hat sie doch nicht. Läßt man die Pillen im Munde zergehen, so kommt das Wasser warm im Magen an und regt natürlich eine Absonderung oder doch wenigstens Bewegungen des Magens an; läßt man sie ganz hinunterschlucken, so ist das Ergebnis dasselbe, und die beruhigende oder kühlende Wirkung eines so kleinen Eisstückchens auf die Magenwand kann wirklich nicht von Bedeutung sein. Auch andere milde Flüssigkeiten, wie z. B. dünner Tee, haben oft genug die Wirkung, das Erbrechen von neuem anzuregen. Man tut wirklich besser, den Kranken einfach recht flach und regungslos im Bett liegen zu lassen und je nach Bedarf oder Liebhaberei einen kalten Umschlag oder, was in den meisten Fällen besser ist, einen heißen Umschlag, einen Thermophor und dergl. auf die Magengegend zu legen. Auch sanftes Streichen der Haut über dem Magen tut den Kranken oft sehr wohl. Entschließt man sich, wieder Nahrung zu geben, so beginnt man mit ganz leichten Flüssigkeiten, am besten mit dünnem Tee, dem man etwas Milch oder Zucker zusetzen kann, oder mit Bouillon ohne oder mit Ei. Die Neigung des Kranken oder seine früheren Erfahrungen müssen berücksichtigt werden. Bei den schweren Formen des unstillbaren Erbrechens der Schwangeren und bei hartnäckigem nervösen Erbrechen sieht man am besten, daß man mit der Wiederaufnahme der Ernährung nicht zu eilen braucht; man gibt dabei am besten überhaupt nichts, auch keine Eispillen, bekämpft den Durst nur durch Anfeuchten der Lippen mit Wasser, Zitronensaft usw., und kehrt erst zur Magenernährung zurück, wenn 3—5 Tage keine Andeutung von Erbrechen mehr dagewesen ist. Gerade mit Milch muß man bei Brechreiz sehr vorsichtig sein, weil sie nicht selten im Magen klumpig gerinnt und dann erheblich reizt. Man gibt in solchen Fällen am besten zunächst nur Milch mit Mondamin oder Maizena abgekocht oder Milchsuppen mit Kindermehl bereitet, nicht zu dick, sondern recht dünnflüssig, oder man verwendet Pegninmilch oder Backhausmilch oder andere Zubereitungen, die weiterhin bei der Behandlung der Säuglingskrankheiten besprochen sind. — Ein anderes Mittel, das die Ausschaltung der Magenernährung auch bei schwachen Kranken erlaubt, ist die Anwendung von **Nährklistieren**. Nach den Erfahrungen von LEUBE, der die verschiedenen Nährmittel hinsichtlich ihrer Verwendbarkeit zur Mastdarmernährung genau geprüft hat, sind folgende Zusammenstellungen am besten:

1. Peptonmilchklistier:

250 g Milch etwa gleich	170	Kalorien
60 g Pepton	100	„

2. Eiermilchklistier:

250 g Milch	170	„
3 Eier	200	„
etwas Kochsalz		

3. Amylummilchklistier:

Amylum 60—70 g	250	„
Milch 250 g	170	„

4. Zuckerklistier:

50 g Traubenzucker	200	„
250 g Milch	170	„

5. Pankreasklistier:

75 g Pankreassubstanz 225 g Fleisch	300	„
30—45 g Fett	350	„

Vor dem Nährklistier gibt man ein Reinigungsklistier von lauem Wasser, eine Stunde nachher läßt man die Nährflüssigkeit durch ein langes, weiches Darmrohr aus Trichter und Schlauch langsam einfließen. Das Pankreasklistier muß durch eine Spritze eingedrückt werden. Der Kranke liegt mit an den Leib gezogenen Knien auf seiner rechten Seite.

Die **subkutane Ernährung** ist noch weniger ausgebildet, aber sie kann ebenfalls herangezogen werden, um den Magen auszuschalten, und sie vermag dann die Mastdarmernährung zu ergänzen, die auf die Dauer nicht recht ausreicht und manchmal auch zu Darmreizungen führt. Zur Einspritzung unter die Haut verwendet man, um den Durst zu stillen und die Flüssigkeitsverarmung zu vermindern, bekanntlich die physiologische Kochsalzlösung. Man verwendet dazu einen Irrigator mit zweimeterlangem Schlauch, woran ein Verschlußhahn und eine oder besser noch zwei dicke Hohlnadeln befestigt sind. Man läßt die Luft aus Schlauch und Nadeln austreten und sticht die Nadel in der Längsrichtung des Oberschenkels zentralwärts unter die Haut ein, wenn zwei Nadeln angebracht sind, an verschiedenen Hautstellen, selbstverständlich nach genügender Desinfektion des Einstichgebietes. Man gießt langsam etwa 1 Liter Wasser von 40° C. ein, worin 7 g Kochsalz gelöst sind. Die Einstichstelle muß dann antiseptisch verbunden werden. Man kann täglich oder 2—3 mal am Tage solche Einspritzungen machen.

Zu Nährinjektionen unter die Haut benutzt man nach v. Leube am besten Olivenöl oder das billigere Sesamöl, wovon man je 10 ccm mit einer großen Pravazspritze (Serumspritze) langsam an drei verschiedenen Stellen des Körpers einspritzt. Man erhält dabei schon einen Kalorienwert von 300—400, man kann aber bis 100 g oder gar 200 g täglich einspritzen und damit eine sehr große Kalorienzahl erzielen. Die Fetteinspritzungen wirken nachweisbar eiweißsparend.

Die von anderer Seite empfohlenen Einspritzungen von Zuckerlösung unter die Haut werden zwar, wenn man 10 %ige Traubenzuckerlösung nimmt, ohne Schaden ertragen, aber schon 100 g der Lösung machen länger anhaltende Schmerzen, bei 150 g halten diese schon den ganzen Tag an, wie Leube mitteilt.

Man wird natürlich nur bei schweren Formen des Erbrechens die Nahrungsentziehung durch die angegebenen Arten der künstlichen Ernährung auszugleichen haben. Für die Mehrzahl der Fälle genügt es vollkommen, bis zur Beruhigung des Organs fasten zu lassen. Die Ungeduld der Kranken und der Wunsch des Arztes, sie bald von dem quälenden Brechreiz zu befreien, wird natürlich sehr oft zur Anwendung von anderen Hilfsmitteln als zum Abwarten unter diätetischen und physikalischen Verordnungen drängen. Solche Mittel sind um so nötiger, wenn das Erbrechen nicht durch eine Erkrankung des Magens bedingt wird, sondern etwa durch Nephritis, Pleuritis, chronische Peritonitis, Stauungen bei Herz- oder Leberleiden usw. Am häufigsten zieht man dann die örtlich beruhigenden Mittel heran: *Baldriantropfen* 20—30 mehrmals; *Menthol* in Gaben von 0,02—0,1—0,5—1,0 mehrmals täglich, bis 6,0 täglich, in Dragées, Pillen, Oblaten; *Anästhesin*-Höchst, 0,3—0,5 2 bis

3 mal täglich 10—15 Minuten vor dem Essen, als Pulver oder in Trochiscis; *Kokain* in wäßriger Lösung des *Cocainum hydrochloricum* 0,1 : 10,0, davon dreimal täglich 15—20 Tropfen. Ferner tun oft die allgemein beruhigenden Mittel gute Dienste, namentlich *Opiumtinktur* in wiederholten Gaben von 5 Tropfen, *Codeinum phosphoricum* zu 0,005—0,01—0,05 in wäßriger Lösung, z. B. 0,5—1,0 in *Aqua amygdalarum amararum* 15,0, davon halbstündlich 5 Tropfen, bis zu 6 mal am Tage, zuweilen auch *Morphium*, aber nur, wenn die anderen Mittel versagt haben und zugleich heftige Schmerzen bestehen, für subkutane Anwendung am besten mit *Atropinum sulfuricum* zusammen, weil Morphium allein öfters Erbrechen erregt. Die örtlichen und allgemeinen Beruhigungsmittel sind namentlich bei der Behandlung des nervösen Erbrechens oft sehr wichtig, weil dabei im ganzen die regelmäßige Ernährung nicht lange unterbrochen werden soll und die das Erbrechen fördernde Ängstlichkeit und Autosuggestion der Kranken dadurch beseitigt wird. Bei dem oft sehr schwer zu beeinflussenden Erbrechen der Nierenkranken und der Herzkranken mit Kompensationstörungen bewährt sich zuweilen das *Cerium oxalicum*, zu 0,05—0,1 in Pulvern gegeben, zweistündlich bis zur Wirkung. Bei dem Erbrechen der Krebskranken hilft zuweilen *Kondurango* recht gut, s. S. 102, auch *Tinctura jodi* 1—3 Tropfen in einem Weinglas voll Wasser ist angewendet worden.

℞ 50,0 Baldriantropfen
aus dem Handverkauf.

1 Schachtel Mentholdragées.

℞ Anaesthesini 0,3—0,5
D. tal. dos. X. S. 2—3 mal tägl.
1 Pulver in Oblate, 15 Min.
vor dem Essen.

℞ Cerii oxal. 0,05—0,1
Sacch. lactis 0,3
M.F.Pulv. D. tal. dos. X.
S. 3 mal tägl. 1 Pulver.

℞ Mentholi 1,0
Spir. vini 20,0
Sir. spl. 50,0
M.D.S. Stdl. 1 Teelöffel.

℞ Cocaini hydrochl. 0,1
Aq. amygd. amar. 10,0
D.S. 3 mal tägl. 10—20 Tropfen.

℞ Morph. hydrochl. 0,2
Atropin. sulf. 0,004
Aq. dest. 10,0
D.S. $^1/_2$—1 Spritze subkutan.

℞ Mentholi 3,0
Sacch.
Gummi arab. āā 1,5
Ungt. Glyc. q. s.
F.Pil. 50. Obduc. Gelat.
D.S. 5 mal tägl. 1 Pille.

℞ Codeini phosph. 0,5—1,0
Aq. amygd. am. 15,0
D.S. $^1/_2$ stdl. 5 Tropfen, bis 6 mal
am Tage.

Gegen das anhaltende Aufstoßen, das namentlich bei nervösen Kranken zuweilen sehr lästig wird, kommt es vor allem darauf an, daß das vielfach vorliegende gewohnheitsmäßige Luftschlucken unterbleibt, und daß Speisen und Getränke vermieden werden, die im Magen viel Luft oder Kohlensäure frei werden lassen. Weiterhin sind Magenausspülungen angezeigt. Von Arzneimitteln werden *Carbo ligni* pulverisatus, 0,5—2,0 mehrmals täglich als Pulver oder in Trochiscis, *Strychnin* wie S. 103 angegeben, *Physostigminum salicylicum* 0,0005 mehrmals täglich in Tropfen oder Pillen oder subkutan empfohlen. Wertvoller als diese Arzneimittel ist jedenfalls die physikalische Behandlung durch PRIESSNITZsche Umschläge und Massage der Magengegend.

Abnorme Gärungen im Magen werden am besten durch regelmäßige Ausspülungen bekämpft, im Verein mit einer für den Fall geeigneten Kost, die möglichst wenig zu Gärung im Magen geeignet ist. Fleisch, Zwieback, geröstetes Brot, Kindermehle, Butter und Rahm in kleinen Mengen werden am besten vertragen, Darreichung von *Salzsäure* nach S. 100 und nötigenfalls abends vor dem Einschlafen 0,1—0,3 *Acidum salicylicum* in Kapseln unterstützen die Behandlung; auch *Bismutum subnitricum* 0,5—1,0—1,5 mehrmals täglich als Pulver, *Resorcin* 0,5—1,5—2,0 mehrmals täglich in Oblaten oder wäßriger Lösung, bis 10,0 pro die, und *Naphtholum*, 0,5 4—8 mal täglich in Kapseln, werden empfohlen.

℞ Physostigm. salicyl. 0,01
Aq. dest. 10,0
D.S. 3mal tägl. 10 Tropfen, oder
$^1/_2$ Spritze subkutan.

℞ Physostigmin. salicyl. 0,005
Boli alb. 1,5
Aq. dest. q. s.
F.Pil. 10. D.S. 3mal tgl. 1 Pille.

℞ Acid. salicyl. 0,1—0,3
Sacch. lact. 0,3
M.F.Pulv. D. tal. dos. X. ad
caps. amyl. S. Abds. 1 Kapsel.

℞ Resorcin. 0,5—3,0
Aq. dest. 120,0
Sir. Aur. cort. 30,0
M.D.S. Mehrmals tägl. 1 Eßl.

℞ Bism. subnitr. 0,5—1,5
D. tal. dos. X. S. Mehrmals tägl. 1 Pulver.

Kardialgie, Magenneuralgie.

Bei der akut durch Diätfehler, zu kalte Speisen, Erkältung usw. aufgetretenen Kardialgie ist Bettruhe und heiße Bedeckung der Magengegend sowie Enthaltung von Speise und Trank am besten. KUSSMAUL empfahl Magenausspülung mit Wasser von 38—44° C., oder mit *Chloroformwasser*, 1 % Chloroform mit Wasser geschüttelt. Sehr gut wirken Suppositorien mit 0,05—0,1 *Opium*, ferner *Codein* 0,02 subkutan, *Bromoformium* in Kapseln zu 0,4, mehrmals täglich, zuweilen auch *Kryofin* oder *Pyramidon* 0,5 pro dosi.

Magenblutungen.

Die Magenblutungen, einerlei aus welcher Ursache, erfordern vor allem strengste unveränderliche Bettruhe, völliges Vermeiden von Nahrung, Getränk und auch von Eispillen und dergl.; Eisbeutel oder Kühlschlange auf die Magengegend. Bei stärkeren Blutungen injiziert man unter die Haut Mercksche *Gelatine* 10 %ig, davon 5 ccm 2—3 mal täglich, am besten am Oberschenkel. Bei Verblutungsgefahr muß Kochsalzlösung infundiert werden, vgl. S. 106. Bei lebhaftem Brechreiz kann man Opium oder Morphium (0,01) in Suppositorium geben. Wenn wieder Ruhe im Magen eingetreten ist, kann man Wismut oder Calcaria carbonica mit Talcum geben, wie vorhin gesagt worden ist, S. 100.

℞ Morph. hydrochl. 0,01
Ol. Cacao 2,5
M.F.Suppos. D. tal. dos. V.

4. Krankheiten des Darmes.

Auch bei den Krankheiten des Darmes muß die Therapie zwischen akuten und chronischen Störungen unterscheiden, aber es ist zu beachten, daß auch die chronischen Erkrankungen zunächst fast immer derselben Maßregeln bedürfen wie die akuten. Eine Ausnahme macht die Darmträgheit, die von vornherein keines schonenden Verfahrens, sondern nur der Anregung und Übung bedarf.

Die akuten Darmstörungen äußern sich vor allem durch Durchfall und meist auch durch Leibschmerzen, in der besonderen Form der Kolik. Für eine schnell erfolgreiche Behandlung ist es nötig, genau die Art des Durchfalles zu erkennen. Man darf sich dabei keineswegs auf die Angabe des Kranken, daß er Durchfall habe, verlassen, sondern man muß zunächst erfragen, wie oft Entleerung eingetreten ist, und wie sie beschaffen war. Eine dünne Entleerung, die nur einmal des Tages auftritt oder gar noch seltener, ist nicht durch einen Darmkatarrh bedingt, wie so oft gesagt wird, sondern meist als nervöse

Störung aufzufassen. Dünne Entleerungen, die nur im Zwischenraum von mehreren Tagen auftreten, während in der Zwischenzeit normaler oder träger Stuhlgang besteht, sind ebenfalls kein echter Durchfall, sondern höchstens ein sogenannter paradoxer Durchfall, eine Verstopfungsdiarrhöe, dadurch entstanden, daß die zu lange im Darm verbliebenen Reste teils durch Zersetzung verflüssigt worden sind, teils durch ihren Reiz eine Transsudation in dem Darm hervorgerufen haben, und daß dieser flüssige oder aus Kotballen und Flüssigkeit gemischte Darminhalt nun durch lebhafte Peristaltik oft unter Schmerzen, immer unter gleichzeitiger geräuschvoller Gasentleerung hinausbefördert wird. Von echtem Durchfall darf man nur reden, wenn wirklich mehrere oder zahlreiche Entleerungen immer dünneren Stuhlgang, zuletzt ganz wäßrige Massen hinausbefördern.

Es ist klar, daß bei der paradoxen Diarrhöe nur eine Behandlung mit Abführmitteln zum Ziele führen kann. Dasselbe ist der Fall, wenn die Ausleerungen bei dem nervösen Durchfalll unverdaute Massen aufweisen, wenn bei einer durch Erkältung usw. angeregten zu schnellen Entleerung eine erhebliche Zersetzung des Darminhaltes festgestellt wird, usw. Je nach den übrigen Verhältnissen des Falles ist zu erwägen, ob eine einmalige Entleerung genügt, oder ob eine bleibende Anregung des Darmes nötig ist. Weiterhin sollen die dazu nötigen Mittel im Zusammenhange besprochen werden. Auch bei dem echten Durchfall ist, solange die Ausleerungen nicht rein wäßrig sind, zu erwägen, ob man nicht die Behandlung mit einem Abführmittel eröffnen soll. Namentlich manche akuten Durchfälle, die durch Genuß ungeeigneter Speisen, rohen Obstes oder dergleichen entstanden sind, verlangen entschieden diese Behandlung, aber auch bei einer frisch angefangenen Behandlung chronischer Durchfälle ist es meistens von sehr großem Wert, erst einmal den therapeutischen Kampfplatz zu säubern. Man erreicht damit unter allen Umständen eine erhebliche Verminderung der zu Zersetzungen führenden Bakterien usw. und erleichtert damit die Verwertung und ungestörte Umwandlung der sorgfältig ausgewählten Kost.

Wenn noch schädliche Massen im Magen sind, spült man diesen nach den Anweisungen auf S. 95 aus. Den gärenden Inhalt des Dünndarms bringt man durch *Rizinusöl* oder durch *Kalomel*, die beide abführend und desinfizierend wirken, zu schneller Entleerung.

℞ 100 g Rizinusöl aus dem Handverkauf 1—2 Eßl. Morgens nüchtern.	℞ Hydrarg. chlorati 0,3 Sacch. lact. 0,2 M.F.Pulv. D. tal. dos. III. S. 2 stdl. 1 Pulver.

Für den Dickdarm kann man wiederum mit Ausspülungen nachhelfen. Man benutzt dazu einen Irrigator mit anderthalb Meter langem Schlauch und einem weichen Ansatzrohr von etwa 20 cm Länge, das man gut eingeölt vorsichtig einführt. Der Irrigator wird vorher mit Wasser von 40 ° C. gefüllt, dem man auf 1 l 1 g Salizylsäure zusetzen kann; vor dem Einführen des Darmrohres vertreibt man erst die Luft aus dem Irrigatorschlauch, indem man die Flüssigkeit durchtreten läßt. Der Kranke liegt bei dem Einlauf im Bett, auf dem Rücken oder in linker Seitenlage; will man den ganzen Dickdarm mit Wasser füllen, so läßt man am besten rechte Seitenlage einnehmen. Man läßt ganz langsam und unter geringem Druck einfließen; sobald der Kranke das Zeichen von Unbehagen oder auftretendem Entleerungsdrange gibt, drückt man den Schlauch zu und wartet eine Minute lang, um dann wieder ganz vorsichtig weiterfließen zu lassen. Es hängt im allgemeinen ganz von der Geduld und Geschicklichkeit des Arztes ab, wieviel Flüssigkeit man hinein bringt. Viele Kranke stellen sich zuerst sehr ungeschickt an und pressen vor Aufregung; hier muß man natürlich um so ruhiger vorgehen. Hat man 2 l oder noch mehr einlaufen lassen, so kann sich der Kranke auf den Nachtstuhl setzen und das Wasser mit dem beigemengten Darminhalt wieder herauslassen. Nötigenfalls kann man zwei- oder dreimal so ausspülen. Zu vermeiden ist die Ausspülung nur, wenn Darmblutung aus Geschwüren vorgelegen hat oder zu befürchten ist; bei den blutigen Ausleerungen der Dysenterie wirkt sie dagegen sehr wohltuend, beruhigend, schmerzstillend, sogar heilend.

Bei allen schwereren Darmstörungen, sei es, daß sie sich durch Schmerzen, Durchfall, Unruhe im Leib oder anderweitig kundgeben, ist Bettruhe die erste Verordnung. Die gleichmäßige Wärme, die dadurch auf den Körper einwirkt, der Wegfall beengender Kleidung, die Erleichterung einer vorübergehenden Nahrungsenthaltung, endlich auch die dadurch erleichterte Auffangung der Entleerungen, machen die Bettruhe gleich wünschenswert. Wo sie nicht durchzuführen oder bei milderem oder chronischem Verlaufe des Leidens nicht nötig ist, muß man wenigstens durch Verordnung einer genügend warmen Bekleidung des Leibes den nötigen Schutz zu erreichen suchen. Man macht in der Praxis dafür zu viel Gebrauch von Leibbinden und bedenkt nicht, daß sie ihren Zweck verfehlen, wenn sie nicht sehr gut und gleichmäßig sitzen und nicht gelegentlich einmal, wenn es beim Anziehen eilig zugeht, weggelassen werden. Guten und bleibenden Sitz erreicht man aber nur bei Binden, die sehr gut ausgewählt oder nach Maß angefertigt sind und durch Schenkelriemen gehalten werden, was immer, namentlich beim weiblichen Geschlecht, als Belästigung empfunden wird. Viel zweckmäßiger ist oft eine baumwollene oder wollene Unterhose, die beim weiblichen Geschlecht ebenfalls geschlossen oder zuknöpfbar gearbeitet sein muß, oder durch ein Rockbeinkleid ergänzt wird. Dieses überaus zweckmäßige Kleidungstück sollte der Arzt überhaupt bei jeder Gelegenheit Kranken und Gesunden empfehlen. — Natürlich soll man auch nicht in den entgegengesetzten Fehler verfallen, den Leib allzu warm zu halten, wodurch Empfindlichkeit gegen Wärmeeinflüsse, Neigung zum Schwitzen und damit doppelte Erkältungsgefahr herbeigeführt werden. Die Bedeckung soll nur gerade das Nötige tun, um eine schädliche Abkühlung fern zu halten, wie sie z. B. auf Reisen, bei Klimawechsel, bei Arbeit im Freien, bei großem Wärmeunterschied zwischen Arbeitstelle, Straße oder Wohnraum usw. einwirken kann. Daneben ist immer durch vernünftige Abhärtung (vgl. den Abschnitt über Infektionskrankheiten) die Widerstandsfähigkeit der Haut des Bauches zu erhöhen. Wo aus bestimmten Gründen eine Leibbinde verordnet wird, so bei Lageveränderungen der Bauchorgane, bei abnormer Schlaffheit der Bauchdecken usw., muß durch geeignete Mittel dafür gesorgt werden, daß die Bauchmuskeln gekräftigt werden: Gymnastik, Massage, Elektrisation.

Diätetische Behandlung.

Im Anfange der Behandlung alter Darmkrankheiten, mit Ausnahme der Darmträgheit, muß man eine strenge Schonungsdiät verordnen; bei akuten echten Durchfällen und bei entzündlichen Darmkrankheiten setzt man am besten mit der Ernährung ganz aus, bis der Darm gereinigt ist, wie eben besprochen wurde. Ist dies geschehen, so kann man wieder mit Nahrungszufuhr beginnen. Man gibt zunächst am besten nur Stoffe, die nicht zu Zersetzungen führen: Tee, dünnen Reis- oder Haferschleim — kluge Hausfrauen geben bei Durchfall gern dicke Schleimsuppen, weil sie denken, daß das dünne zu Durchfall führen muß, erzeugen aber damit Stärkegärungen im Darmkanal —

Bouillon, abgestandenes Selterwasser und dergl. Sodann empfiehlt sich Milch, namentlich die mit Mondamin abgekochte oder mit Pegnin versetzte oder die mit leicht verdaulichem Eiweiß ausgezeichnete Backhausmilch; auch Rahm aus Separatormolkereien oder aus guten Konserven, rein oder mit abgekochtem Wasser verdünnt, wird meistens sehr gut vertragen, ebenso das Biedertsche Ramogen der Milchwerke in Zwingenberg (Hessen). Ferner eignen sich sehr bald Abkochungen guter Kindermehle s. weiterhin bei der Besprechung der Säuglingsdarmkrankheiten, bei Erwachsenen auch von Theinhardts Hygiama. Mit Fleisch muß man zunächst vorsichtig sein, weil das Eiweiß im Darm Fäulnisvorgänge erleidet, die nicht unbedenklich sind. Wenn man es weiterhin verordnet, so darf man jedenfalls nur durchaus gutes, durch hinreichendes Abhängen gelockertes und in der Küche sehr gut zubereitetes Fleisch verwenden, das im Magen gut verdaut wird und im Darm leicht aufgesogen werden kann. Eier sind für den Darm leicht verdaulich, sowohl in der Form der gekochten Eier und des Rühreis, als in Gestalt von Omeletten. Sehr zweckmäßig ist es oft, namentlich wenn der Kräftezustand nicht sehr gut ist, den Eiweißgehalt der Nahrung durch Verwendung von künstlichen Eiweißpräparaten zu erhöhen.

Diese haben in den letzten Jahrzehnten große Wandlungen durchgemacht. Vor 20 Jahren war es zwar schon erkannt, daß der Liebigsche Fleischextrakt kein eigentliches Nährmittel, sondern nur ein Anregungsmittel mit einem geringen Gehalt an Albumosen ist, die bei der verwendbaren Menge des Fleischextraktes für die Ernährung nicht ins Gewicht fallen. Man setzte aber in dieser Richtung noch größere Hoffnungen auf einige andere Präparate, zumal auf den *beef-tea* der häuslichen Bereitung, auf die Leube-Rosenthalsche Fleischsolution, auf eine Anzahl von Fleischsaftpräparaten wie z. B. Valentines Meatjuice u. a. Man kann wohl sagen, daß diese Zubereitungen heute nicht mehr ernstlich in Frage kommen. Das einzige wirklich wichtige Präparat dieser Gruppe ist der Fleischsaft Puro. Er enthält 35 $^0/_0$ Eiweißstoffe, also im Teelöffel fast 2 g, in drei Teelöffel voll so viel Eiweiß wie ein Ei, und da er von sehr angenehmem Geschmack und nicht besonders teuer ist, kann man ihn mit Vorteil heranziehen. Daß man auch damit keine wirkliche Nahrung gibt, die den Körperbestand erhalten könnte, ist bei den angegebenen Zahlen selbstverständlich. Es gibt leider immer noch Ärzte, die sich darüber nicht genügend klar sind.

Die Fleischpeptone, in der Absicht hergestellt, dem Magen und Darm vorverdautes Eiweiß zu bieten, haben sich nicht bewährt. Ihr unangenehmer Geschmack verbietet gemeinhin ihre fortgesetzte Anwendung, und ob dem Magen aus der Peptonisierung ein Vorteil erwächst, ist nach neueren Untersuchungen zweifelhaft. Dagegen betrachtet man die Eiweißform der Albumosen allgemein als dem natürlichen Eiweiß gleichwertig und dabei sehr leicht verdaulich. Daher ist die Somatose ein sehr viel gebrauchtes Nährmittel geworden. Sie enthält 2,2 $^0/_0$ Pepton und 77,8 $^0/_0$ Albumose. Ihre Hauptbedeutung liegt allerdings auch wohl nicht auf dem Ernährungsgebiet, sondern in ihrer appetitanregenden Wirkung. Man kann nicht gut mehr als drei Teelöffel voll täglich geben, die etwa 25 g Eiweiß entsprechen, immerhin ein nicht unerheblicher Teil des Tagesbedarfes. Ein anderer Eiweißkörper, nicht wie die Somatose aus Fleisch, sondern aus Fleischabfällen gewonnen, ist das Tropon, das daher auch nur etwa ein achtel so viel kostet. Auch das Tropon wird viel zur Unterstützung einer Ernährungskur verwendet. Gegenüber diesen beiden Arten des Fleischeiweißes haben gewisse Vorteile die aus Kuhmilch hergestellten Kaseinpräparate Nutrose und Plasmon. Jenes ist das Natronsalz des Kaseins, dieses das Natriumcarbonat des Kaseins. Beide werden sehr gut vertragen und ausgenutzt, und man kann sie in Mengen bis 50 und 100 g täglich geben. Von der Nutrose kosten 100 g allerdings 2 Mark, vom Plasmon nur etwa 55 Pfennig. Noch billiger sind die beiden Pflanzeneiweißpräparate Aleuronat und Roborat, beide aus Weizen gewonnen, zu 90 bez. 95 $^0/_0$ aus reinem, völlig verdaulichem Pflanzeneiweiß bestehend, das für die Ernährung dem Fleischeiweiß durchaus gleichwertig ist, aber durch das Fehlen von Nuklein für den Stoffwechsel gewisse Vorteile bietet.

Alle diese Eiweißpulver werden entweder nur mit etwas Wasser aufgeschwemmt, mit etwas Salz gewürzt und so genossen, oder sie werden mit Suppen und anderen Flüssigkeiten verrührt und verkocht, in Menge von einem Teelöffel bis einem Eßlöffel voll für die Portion. Das Roborat läßt sich auch verbacken und zu Eierkuchen verwenden.[1] Der Darmfäulnis scheint insbesondere das Pflanzeneiweiß wenig ausgesetzt zu sein, so daß man sich bei Darmleiden dieses Nährmittels besonders gern bedienen wird.

---

[1] Näheres siehe Dornblüth, Diätetisches Kochbuch, 2. Auflage, Würzburg 1905.

Ist man weiterhin mehr zu der gewöhnlichen Kost zurückgekehrt, so eignet sich als Zugabe zum Fleisch zunächst besonders geröstetes Weißbrot, sog. Toast, ferner Zwieback, dann überhaupt Weißbrot, ferner Nudeln und Makkaroni. Eine Stufe weiter kommen Kartoffeln in Form von Püree, sowie Reis in Frage. Die Kartoffeln haben in jeder Form den Vorzug, daß sie verhältnismäßig viel wasserreiche Rückstände hinterlassen und dadurch leicht eine geformte, sich selbst weiterschiebende Kotsäule bilden. Da sie außerdem wenig zu Zersetzung neigen und nicht gasbildend, wirken, blähend, gibt man sie oft schon sehr früh mit Vorteil, nämlich überall da, wo nicht etwa mit Rücksicht auf tiefere Erkankungen der Darmwand die Kotbildung und Darmentleerung überhaupt vermieden werden sollen. Für den Magen ist das Kartoffelpüree am leichtesten, doch werden auch gut gar gekochte Kartoffeln sehr gut vertragen, wenn sie im Munde gehörig zerkleinert werden.

Zu den schwereren Nahrungsmitteln für den Darm gehören das kleberreiche und zellulosereiche Schwarzbrot, Kommißbrot, Pumpernickel usw. und zu den schwersten die Kohl- oder Krautarten: Rotkraut, Weißkraut, Blaukraut, Sauerkraut, Wirsing usw., die ja auch nach der Volksmeinung schwer im Magen liegen und Blähungen erzeugen. Blumenkohl, Spargeln, Spinat, Sauerampfer und Teltower Rübchen sind mittelschwer, doch empfiehlt es sich, bei noch angegriffenem Darm von den Spargeln nur den Saft mit den allerzartesten, im Munde zergehenden Teilen nehmen zu lassen, die anderen Gemüse immer in Püreeform zu geben, damit die Zellulose schon in fein zerteiltem Zustande aufgenommen wird.

Das Fett wird im allgemeinen vom Darm gut vertragen; am besten das fein verteilte Fett der Milch und des Rahmes und gute Butter, weiterhin auch gutes Olivenöl und Sesamöl, sowie Lebertran, und das Fett des rohen und des gekochten Schinkens. In letzter Reihe erst kommt das Fett der Saucen und des gebratenen Fleisches und grober Speck.

Für den Darm ist es am schonendsten, wenn regelmäßig fünf bis sechs Mahlzeiten am Tage gehalten werden, weil dabei der verdaute Mageninhalt allmählich und nicht stoßweise in den Dünndarm übergeht. Aus demselben Grunde sind reichliche Flüssigkeitaufnahmen zu verbieten.

Diätetik der Darmträgheit.

Aus dem Vorstehenden ergibt sich schon, welche Kost für den zu trägen Darm geeignet sein wird. Bei der großen praktischen Bedeutung dieser Störung ist es aber wünschenswert, das Kostschema für diese Fälle noch einmal ausführlich zusammenzustellen. Kranke mit nicht nachweisbar krankem Darm, aber ungenügendem, unregelmäßig oder nicht leicht genug abgehendem Stuhlgang haben etwa folgendes zu beachten.

Morgens nüchtern ein Glas kohlensaures Wasser oder weiterhin, wenn einmal eine gewisse Regelung eingetreten ist, ein Glas gewöhnliches kaltes Wasser, während des Ankleidens getrunken. Eine kühle Waschung des Oberkörpers und des Bauches mit stubenwarmem Wasser ist zweckmäßig. Als Gymnastik einige Kniebeugen und besonders Rumpfbeugungen, vorwärts, rückwärts, bis zu kräftiger Anspannung der Bauchmuskeln, seitwärts.

Zum ersten Frühstück nach Belieben Kaffee, Tee, Milch oder Kakao — die Wirkung dieser Getränke auf die Entleerung ist individuell so verschieden, daß man darin keinen allgemeinen Unterschied zu machen braucht, obwohl man natürlich der Erfahrung des einzelnen folgen kann —, dazu Weißbrot oder Semmel mit reichlich Butter und Honig dazu. In hartnäckigeren Fällen läßt man norddeutsches Schwarzbrot oder Kommißbrot oder das zellulosereiche D. K. Brot von Rademann in Frankfurt-Bockenheim statt der zarteren Gebäcke nehmen. Statt des Honigs kann man auch Marmelade, Pflaumenmus, Honigkuchen usw. verwenden.

Nach diesem Frühstück nötigenfalls noch ein Glas kaltes Wasser oder kohlensaures Wasser, dann eine längere Sitzung auf dem Kloset, wobei versucht wird, zur Entleerung zu kommen, aber ohne Drängen und Pressen, das leicht den nahe dem After sitzenden Kot eindickt. Patienten, die an reichlichen Blähungen leiden, sollen diese nach Möglichkeit bis zu dem Versuch des Stuhlganges zurückhalten; die Blähungen nehmen Feuchtigkeit mit sich und lassen den Kot trockner und damit klebriger, zur Entleerung weniger geeignet, zurück. Im Anfang der Kur kann man die Entleerung durch Einspritzung geringer Mengen kalten Wassers, mit einer Klistierspritze, erleichtern, auch geringe Mengen *Glyzerin*, 2—5 ccm, einspritzen. Sobald wie möglich unterläßt man aber diese Kunsthilfe. Man muß die Kranken darauf hinweisen, daß gewöhnlich erst nach zwanzig Minuten eine zweite peristaltische Welle kommt, die den anfangs unvollkommenen Erfolg verbessert. Oft ist es gut, die Gedanken durch Lesen abzuleiten und dadurch die Ungeduld zu beseitigen, die jedenfalls hindert.

Beim Mittagessen ist besonders auf reichlichen Genuß von Kartoffeln zu achten, alles andere steht in dieser Beziehung erst in zweiter Linie. Fleischkost macht den Kot trocken und zäh und spärlich, außer den Kartoffeln machen alle Gemüse ihn reichlicher und weicher. Die gewöhnlich in Anspruch genommene Wirkung des Obstes ist viel unsicherer; namentlich da, wo eine spastische Verstopfung herrscht, worüber weiterhin noch zu reden ist, kann die Verstopfung dadurch noch vergrößert werden. Saucen und Fett, z. B. Salatöl, regen ebenfalls den Darm an und machen seinen Inhalt schlüpfriger. Ein kohlensaures Wasser als Tafelgetränk und Gefrorenes als Nachtisch sind sehr schätzenswerte Mittel zur Anregung des Darmes. Vielen hilft auch eine Tasse schwarzen Kaffees nach dem Essen dazu. Gymnastik nach dem Mittagessen halten wir für unzweckmäßig, eher erweist sich ein leichtes Reiben der Bauchhaut im Liegen vorteilhaft.

Was im weiteren Verlauf des Tages genossen wird, ist nicht so wichtig, nur zieht man auch abends wieder die Kartoffelspeisen heran, einerlei in welcher Form, sie haben alle die gleiche Wirkung. Ein Glas kohlensaures Wasser oder ein Apfel und dergl. vor dem Einschlafen stehen allgemein in dem Rufe, den Stuhlgang zu fördern. Abends oder morgens nüchtern genossene Backpflaumen, sogenannte Lazarettpflaumen, sind nichts anderes als ein Abführmittel und werden jedenfalls besser durch ein dosiertes Mittel aus der Apotheke ersetzt.

Kranke, die an reichlichen Blähungen leiden, werden am sichersten durch die Behandlung der Darmträgheit davon befreit. Sie vermeiden zunächst die schwereren Gemüse, insbesondere die Kohlarten, ebenso das Bier, das die Gasentwicklung im Darm immer steigert, und zweckmäßig wohl auch die schweren, groben Brotarten. Hier wie in hartnäckigen Fällen von Darmträgheit, die auf die angegebene Kost nicht besser werden, ist zunächst der Gebrauch guter Abführmittel angezeigt, namentlich von Phenolphthalein, Cascara Sagrada ohne oder mit Codein, worüber weiterhin Näheres gesagt wird.

Diätetik des Durchfalles.

Vorausgesetzt, daß nicht eine Überladung des Darmes vorliegt, wofür eine entleerende Behandlung das einzige Mittel ist, vermeidet man die den Darm anregenden Speisen und Getränke: kohlensaures Wasser, Fruchtsäfte, Obst, saure und sehr süße Speisen, Honig, Kaffee, saure Milch und bei besonders empfindlichen Kranken überhaupt reine Milch — dagegen kann man Milch mit Mondamin usw. abgekocht unbedenklich geben —, frisches Brot, Schwarzbrot, gröbere Gemüse, bei empfindlichen Kranken alle nicht in Püreeform zubereiteten Gemüse, ferner die nicht besonders vorbereiteten und aufgeschlossenen Hülsenfrüchte und ihre Mehle, überhaupt größere Mengen von Nahrung, die auf einmal genommen werden.

Nicht befördernd wirken auf den Durchfall: Schleimsuppen, Kindermehlsuppen, Sagosuppe, Eiweißwasser, Hammelbouillon, Zwieback, Taube und Huhn gekocht.

Stopfend wirken: Tee, namentlich, wenn er etwas länger gezogen hat und etwas bitter schmeckt, Eichelkakao, Eichelkaffee, getrocknete Heidelbeeren, Bordeauxwein, Glühwein.

Für die Kranken mit nervösem Durchfall ist eine recht normale Kost am besten, weil sie für eine richtige Ernährung des Nervensystems sorgt. Da hier gewöhnlich die Reizbarkeit der Darmschleimhaut gesteigert ist, muß ganz besonders auf regelmäßige Reinigung des Darmes geachtet werden!

Brunnenkuren.

Eine besonders wichtige Rolle bei der Behandlung der Darmkrankheiten spielen die Brunnenkuren. Karlsbad, Marienbad, Kissingen, Homburg und andere Orte haben wesentlich dadurch ihren Weltruf erworben. Es ist nicht zu bestreiten, daß daran wohl ebenso sehr die allgemeinen Wirkungen des Badeaufenthaltes schuld sind als die besondere Wirkung der Quellen, denn die Erfolge der Kur am Badeorte selbst sind in der Regel denen beim Gebrauch der Brunnen im Hause des Kranken sehr überlegen. Das erklärt sich zum Teil aus psychischen Einflüssen: der Kranke ist am Kurort ganz seiner Gesundheit gewidmet, von den störenden Einflüssen seines Alltags- und Geschäftslebens frei, und dadurch erst imstande oder geneigt, allen Gesundheitsvorschriften zu genügen. Die für ihn geeignete Kost wird von seiner ganzen Umgebung einigermaßen innegehalten, während ihn sonst das Vorbild der gesunden Umgebung leicht zu Diätfehlern veranlaßt. Die bestimmten Vorschriften, die an den Brunnenkurorten über die Zeit des Aufstehens, der Ruhe, der einzelnen Brunnenportionen und der Mahlzeiten gegeben und von der Mehrzahl der Kurgäste eingehalten werden, haben eine ähnlich gute Wirkung. Endlich hat die Anhäufung bestimmter Krankheitsgruppen an den einzelnen Orten dazu geführt, daß die Badeärzte mehr spezialistische Kenntnisse in der Behandlung gewonnen haben, und das kommt natürlich auch den Kranken zugute.

Aber auch die Wirkung der Brunnen selbst auf Magen und Darm ist nicht zu unterschätzen. Ein Teil davon beruht in der Flüssigkeitswirkung. Die regelmäßige Einwirkung einer größeren, ungewohnten Wassermenge bringt selbstverständlich einen Umschwung in der Säftebewegung im Körper hervor. Der Salzgehalt des Wassers ist ebenfalls von großer Wirkung. Wenn wir auch über die Einzelheiten der endosmotischen Vorgänge noch nichts Bestimmtes wissen, so ist doch kein Zweifel, daß sie für den Stoffwechsel von großer Bedeutung sind. Darauf beruht es jedenfalls, daß auch die sogenannten einfachen Säuerlinge, wie Apollinaris, Rhenser, Krontaler Wasser, Taunusbrunnen, Harzer Sauerbrunnen und andere, die hauptsächlich als Tafelgetränke geschätzt sind, doch eine gewisse anregende Wirkung auf Magen und Darm ausüben. Daran ist übrigens auch ihr Kohlensäuregehalt mit beteiligt; die Kohlensäure regt die Magensaftabsonderung an und noch mehr die Magenbewegungen und Darmbewegungen. Deshalb ist es unzweckmäßig, wenn viele dieser Wässer übermäßig mit Kohlensäure beschwert werden. Man muß sie dann vor dem Gebrauch ordentlich abbrausen lassen. Dasselbe gilt auch für die künstlichen Soda- und Selterwässer, die meist auch zu reich an Kohlensäure sind.

Die alkalischen Säuerlinge, Gießhübler, Obersalzbrunner Kronenquelle, Biliner Sauerbrunnen, Vichy Grande Grille und Célestins, Neuenahrer Sprudel usw. haben eine mehr zusammengesetzte Wirkung. Wenn sie, wie die drei letzten an der Quelle, warm getrunken werden, so ist erstens die Temperatur von Bedeutung. Warmes Wasser beruhigt den Magen, heißes regt seine Bewegungen an, kaltes wirkt, wie schon gesagt, ebenfalls anregend, bei Empfindlichen bis zu schmerzhafter Unruhe, die sich auf den Darm fortpflanzen und zu Durchfall führen kann. Umgekehrt können warme Flüssigkeiten durch ihre beruhigende Wirkung sogar den Durchfall, der auf vermehrter Peristaltik des Darmes beruht, beseitigen. Neben der Wärmewirkung haben die alkalischen Säuerlinge durch ihren Gehalt an Kohlensäure und Alkalien eine anregende Wirkung auf die Magensaftabsonderung und auf die Magenbewegungen. Daß auch die Darmbewegungen und durch die Wassermenge an sich schon die Nierentätigkeit angeregt wird, ist für viele dieser Zustände ein weiterer Gewinn. Wieder anderen Kranken kommt die sekretionerregende Wirkung auf die Schleimhaut der Atmungsorgane zustatten. Ihre besondere Anzeige bei Magenkrankheiten finden die alkalischen Säuerlinge bei den Sekretionstörungen des Magens, besonders bei Superazidität und Supersekretion, aber auch bei Sub- und Anazidität, bei chronischem Magenkatarrh, bei Magengeschwür erst nach dessen Heilung. Bei Darmkrankheiten verwendet man sie besonders gegen chronische Katarrhe, die mit Darmträgheit verbunden sind, ferner bei der gewohnheitsmäßigen Darmträgheit überhaupt.

Die alkalisch-muriatischen Säuerlinge enthalten neben Kohlensäure und kohlensaurem oder doppeltkohlensaurem Natron noch Kochsalz, in verschiedener Menge. Natürlich ist ihre Wirkung je nach dem Kochsalzgehalt recht verschieden, die schwächeren stehen jedenfalls den einfachen alkalischen Säuerlingen sehr nahe. Die stärkeren (Ems hat etwa 1 pro mille, Selters 2,3 pro mille, Luhatschowitz in Mähren 3 pro mille) regen die Magen- und Darmtätigkeit mehr an, vermehren den Stoffwechsel und werden trotzdem gut vertragen, oft besser als die einfachen alkalischen Säuerlinge.

Die alkalisch-salinischen Brunnen enthalten außerdem Stoffe, die besonders auf den Darm wirken, nämlich außer Kochsalz und doppeltkohlensaurem Natron als Hauptbestandteil Glaubersalz, Natrium sulfuricum. Zu der Wirkung des Kochsalzes, das in geringer Konzentration die Magensaftabsonderung anregt, und des doppeltkohlensauren Natrons, das (vgl. S. 99) abnorme Magensäure bindet und die Salzsäureabsonderung verstärkt, kommt die günstige Wirkung des Glaubersalzes auf den Darm hinzu. Sie ist jedenfalls aus verschiedenen Teilen zusammengesetzt. Dazu gehören die abführende Wirkung, die den Darm reinigt, den Blutumlauf in den Bauchorganen erhöht und damit wohl auch den Appetit erhöht. Das kohlensaure Natron und das Glaubersalz haben ferner beide die Wirkung, die in Krankheiten oft verminderte Alkaleszenz des Blutes zu erhöhen und die Oxydation in den Geweben zu steigern. Die wichtigsten alkalisch-salinischen Brunnen sind die von Karlsbad; es sind dort 12 Quellen, die sich fast nur durch ihre Wärme unterscheiden: Parkquelle 39°, Marktbrunnen 44°, Mühlbrunnen 50°, Schloßbrunnen 52°, Sprudel 72°C. Sie enthalten alle etwa 1 ‰ Kochsalz, 2 ‰ doppeltkohlensaures Natron, 2,3 ‰ Glaubersalz. Das künstliche Karlsbader Salz, wodurch man die natürlichen Karlsbader Brunnen auswärts ersetzt, besteht aus 18 Teilen Kochsalz, 36 Teilen doppeltkohlensaures Natron, 44 Teilen Natrium sulfuricum siccum und 2 Teilen Kalium sulfuricum. Um die Stärke des natürlichen Brunnens zu erreichen, nimmt man davon 6 g, einen gehäuften Teelöffel voll, auf 1 l heißes Wasser. Will man nicht auf die Kohlensäure des natürlichen Brunnens verzichten, so setzt man dem Wasser eine hinreichende Menge kohlensaures Wasser zu. Abgesehen von dem Kohlensäuremangel ist die Auflösung des künstlichen Salzes dem natürlichen Brunnen durchaus gleichwertig. Was dagegen gesagt ist, ist nicht stichhaltig, weder durch die völlig unbewiesene Annahme geheimnisvoller Stoffe in den Quellen noch durch die Berufung auf die Ionentheorie der Lösungen (die für künstliche Lösungen genau so gilt wie für natürliche) läßt es sich widerlegen, daß die künstlichen Brunnen in der Praxis genau so wirken wie die natürlichen, von den besonderen Wirkungen des Badekuraufenthaltes natürlich abgesehen. Es hat tatsächlich keinen Zweck, für den Gebrauch am Wohnorte des Kranken den natürlichen Brunnen oder gar das durch Abdampfen des Brunnenwassers gewonnene natürliche Quellsalz zu verwenden. Das gilt auch für alle anderen Heilquellen: gute Nachbildungen, wie sie z. B. in den Mineralwassersalzen von Ernst Sandow in Hamburg vorliegen, sind als Ersatz der versandten Brunnen durchaus zu empfehlen.

Andere Glaubersalzquellen sind die von Marienbad, Kreuzbrunnen und Ferdinandsbrunnen, beide kalt und mit 5 pro mille Glaubersalz; Franzensbad, kalter Sprudel mit 3,5 ‰ und Salzquelle mit 2,8 ‰ Glaubersalz; Elster im Königreich Sachsen, Salzquelle mit 5,2 ‰, Tarasp im Unterengadin, Bonifacius- und Luciusquelle, mit etwa 2 ‰ Glaubersalz.

Die Kurorte mit Glaubersalzquellen gehören zu den besuchtesten der Welt schon seit langer Zeit, und haben sich dadurch auch zu den besten Einrichtungen emporgeschwungen. Sie werden, wie aus ihren Wirkungen zu ersehen ist, nicht nur gegen Magen-, Darm- und Leberkrankheiten angewendet, sondern wegen ihrer alkaleszenzvermehrenden und stoffwechselanregenden Wirkung auch bei Fettleibigkeit, harnsaurer Diathese, Gicht, Diabetes, Oxalurie. Man bevorzugt die heißen Quellen von Karlsbad oder die erwärmten Wasser bei zarten Kranken, bei empfindlichen Verdauungsorganen, bei Neigung zu Durchfall, bei Diabetes, die kalten bei Fettleibigkeit, Arteriosklerose, Darmträgheit.

Die Bitterwässer zeichnen sich durch ihren Gehalt an Bittersalz, Magnesia sulfurica, aus, woneben meistens Glaubersalz vorhanden ist. Dagagen sind sie meist frei von Kohlensäure oder doch arm daran. Die bekanntesten sind das Hunyadi-Janos-Wasser von Ofen mit 16 ‰ Bittersalz und 15 ‰ Glaubersalz, Apenta mit 24 ‰ Bittersalz, Friedrichshaller (von Friedrichshall in Meiningen) mit je 6 ‰ Bittersalz und Glaubersalz, Franz-Josefquelle in Pest mit 24 ‰ Bittersalz und 23 ‰ Glaubersalz, Epsom in England. Die Bitterwässer sind reine Abführmittel, in Gaben von einem Eßlöffel voll bis zu einem Weinglas voll und mehr, rein oder mit ebensoviel heißem Wasser zusammen, auch mit gleichen Teilen kohlensauren Wassers verdünnt. Man verwendet sie auch gegen Fettleibigkeit, teils wegen ihrer abführenden Wirkung, teils weil sie die Ausnutzung der Speisen zu verringern scheinen und dadurch dem Ansatz entgegenwirken.

Die Kochsalzwässer enthalten als Hauptbestandteile Kochsalz, daneben meistens noch Lithium. Zum Trinken werden nur die benuzt, die weniger als 1,5 % Kochsalz enthalten, wie Wiesbadener Kochbrunnen, warm, 0,68 %, Homburger Elisabethquelle, 0,98 %, Kissinger Rakoczy, 0,58 %; ferner die Quellen von Baden-Baden 0,2 %, Salzschlirf, Soden, Nauheim, Pyrmont, 0,7 %, Kreuznacher Elisabethbrunnen, 1 %.

Das Kochsalzwasser hat jedenfalls eine besonders große Bedeutung für die Diffusionsvorgänge im Körper, die Aufnahme dieses Wassers steigert daher den Stoffwechsel. Zugleich werden die Darmperistaltik und die Drüsentätigkeit angeregt. Meistens werden der Appetit und das Körpergewicht gesteigert. Die Kochsalztrinkquellen enthalten meistens eine gewisse, nicht sehr reiche Kohlensäuremenge, die ebenfalls die Magen- und Darmtätigkeit etwas anregt. Zu einer Abführwirkung kommt es aber auch bei größeren Mengen, die früh auf leeren Magen getrunken werden, gewöhnlich nicht, so daß die Kurgäste in den Bädern häufig dem natürlichen Brunnen noch Glaubersalz oder Bittersalz zusetzen, was übrigens auch in Karlsbad häufig geschieht, um den Darm noch mehr anzuregen. Die kühlen Brunnen haben noch eher eine abführende Wirkung als die warmen Quellen von Baden-Baden und Wiesbaden. Man verwendet aber beide Arten sowohl bei chronischer Verstopfung als bei chronischem Durchfall. Am meisten angezeigt sind sie aber bei Trägheit des Gesamtstoffwechsels, so z. B. bei Gicht, chronischem Rheumatismus, Skrofulose, Fettleibigkeit, endlich auch bei chronischen Katarrhen der

Atmungsorgane. Bei der Besprechung dieser Störungen wird über die Badekuren mit den verschiedenen Quellwässern Genaueres gesagt werden.

Der Gebrauch der Trinkquellen folgt gewissen Regeln, die in den Badeorten gewöhnlich eine bestimmte Form angenommen haben. Manches von diesem Brunnenschema ist in neuerer Zeit der ärztlichen Prüfung zum Opfer gefallen. So vor allem der Gedanke, daß jeder Brunnen eine bestimmte strenge Diät erfordere. Namentlich in Karlsbad herrschte dieser Glaube so unbedingt, daß Kranke auch durch ärztliche Vorschrift kaum zu bewegen waren, Butter, Gemüse usw. zu genießen. In Wirklichkeit verlangt der Brunnen an sich keine Abweichung von einer normalen, vernünftigen Kost. Nur die Krankheit selbst und der Zustand des Kranken bestimmen, was er genießen soll und was er zu vermeiden hat. Die Kost am Brunnenkurorte weicht also durchaus nicht von der ab, die der Kranke genießen sollte, auch wenn er keinen Brunnen tränke. Als besondere Regel beim Brunnentrinken ergibt sich nur, daß man die erste Tagesportion in der Regel morgens nüchtern genießt und dann je nach Kräften eine viertel oder halbe Stunde spazieren geht, bevor man das erste Frühstück einnimmt. Schwache Kranke können den Brunnen im Bett zu sich nehmen. Der manchmal eingeschlagene Ausweg, sie den Brunnen nach dem ersten Frühstück nehmen zu lassen, empfiehlt sich im ganzen nicht, weil die Brunnenwirkung dabei verloren geht. Zunächst läßt man immer mit kleinen Mengen beginnen, ein Weinglas voll oder noch weniger, bei empfindlichem Magen erwärmt oder mit warmem Wasser gemischt, allmählich steigert man bis zum Doppelten oder mehr — diese größeren Mengen werden dann allmählich während des Spazierganges getrunken. Häufig wird eine zweite Portion eine halbe Stunde vor dem Mittagessen und in manchen Fällen eine dritte eine Stunde vor dem Abendessen genommen. Das richtet sich nicht nur nach der Krankheit und dem Zustande des Kranken, sondern vor allem nach den Wirkungen der Kur. Daraus ergibt sich auch die Regel, den Kranken an einen Arzt am Kurorte zu verweisen, der den Fortschritt der Kur überwacht und je nachdem Veränderungen in der Trinkregel verordnet. Viele Kranke unterlassen der Kosten wegen die Befragung eines Badearztes und bezahlen diese Sparsamkeit mit schlechten oder ungenügenden Erfolgen, sie haben dann das ganze Geld für die Kur weggeworfen. Ebenso unzweckmäßig ist eine zu kurze Dauer der Kur. Unter vier Wochen sollte man damit überhaupt nicht anfangen, sonst wird nichts Wirkliches erreicht, was bei der Rückkehr in die häuslichen Verhältnisse bestehen bleibt. Wenn möglich, sollten immer sechs Wochen an eine Brunnenkur gewendet werden.

Es bleibt noch übrig, etwas über die Zeit der Brunnenkuren zu sagen. In den genannten deutschen Bädern dauert die Saison meistens vom Mai bis zum September, die Hochsaison ist im Juli und August. Wiesbaden macht davon wegen seines warmen Klimas eine Ausnahme, es hat im Juli und August seine wenigst gute Zeit, ist dafür aber im Frühling und Herbst um so schöner. Es hat übrigens, ebenso wie Baden-Baden und einige andere große Bäder, auch eine besuchte und vorteilhafte Kurzeit während des ganzen Winters. Für ruhebedürftige und ebenso für weniger vermögende Kranke empfehlen sich für die meisten Bäder, insbesondere auch für Karlsbad und Marienbad, die Monate vor der Hauptsaison, Mai und Juni; der September ist im ganzen weniger angenehm, weil man zu sehr den Kehraus merkt.

Arzneibehandlung.

Zu einer gewissermaßen physiologischen Behandlung der Sekretionstörungen des Darmes, zur Unterstützung oder zum Ersatz der normalen Darmverdauung hat man seit längerer Zeit die Wirkung des Pankreas von Tieren herangezogen, anfangs in Gestalt der Drüse selbst, die man in der Küche zubereiten ließ, jetzt mehr in Form verschiedener Pankreaspräparate. In der Küche verwendet man das frisch aus dem Schlachthaus bezogene Pankreas des Schweines, gehackt und mit Salz, Pfeffer und Zwiebel wie Beefsteak à la tartare gegeben, eine Drüse reicht für zwei Portionen. Gewöhnlich benutzt man konservierte Zubereitungen, namentlich Engessers Pankreaspulver oder das Pankreatin von Witte u. a. Am besten hat sich neuerdings das *Pankreatin* der Rhenania in Aachen bewährt. Man gibt davon fünfmal täglich nach der Mahlzeit 0,25, mit Natron bicarbonicum zusammen. Wahrscheinlich wirken die guten Präparate, die gegen die zerstörende Wirkung des Magensaftes geschützt sind, besser als die natürliche Drüse, die von der Salzsäure unwirksam gemacht wird. Daher auch die Beigabe von Natron bicarbonicum zum Pankreatin, die nachweislich die Wirkung sehr verbessert. Jedenfalls ist überall die Verordnung des Pankreaspräparates zweckmäßig, wo eine Störung der verdauenden Kraft des Darmes wahrscheinlich ist, so z. B., wo bei genügender Magenverdauung, die durch die Schlauchuntersuchung leicht nachweisbar ist — vgl. S. 95 — doch viel unverdaute Speisereste im Kot gefunden werden.

Eine zweite Aufgabe für Arzneimittel bietet die Desinfektion des Darms. Eine völlige Desinfektion des Darmes ist unmöglich und auch nicht einmal erwünscht, da gewisse Arten von Darmbakterien wahrscheinlich die Zerlegung der Nahrungsmittel und ihre Aufnahme begünstigen. Aber eine Einschränkung abnormer und übermäßiger Zersetzungen, die sich vor allem durch stinkende Entleerungen kundgeben, ist sehr wohl möglich. Das älteste Mittel dazu ist das Kalomel, *Hydrargyrum chloratum*. Es wirkt zum Teil als Abführmittel, aber daneben sicher auch desinfizierend, wie sich bei ausbleibender Abführwirkung deutlich zeigt. Man gibt Erwachsenen 0,3, am besten nach 3 Stunden nochmals und nach weiteren 3 Stunden zum drittenmal, wenn nicht bis dahin sehr reichliche Entleerungen eingetreten sind. Tritt keine Entleerung ein, so muß man nach der dritten Gabe jedenfalls, besser wohl schon nach der zweiten, für Entleerung sorgen. Man kann dazu Klistiere oder Einläufe von kühlem bis lauem Wasser, nach S. 111, benutzen, oder man gibt von oben her Rizinusöl. Auch dies Mittel hat neben seiner abführenden eine entschiedene Desinfektionswirkung. Um sicher Stuhl zu erzielen, muß man mindestens einen Eßlöffel voll geben, am besten morgens nüchtern, im Laufe des Tages besser zwei. Die Wirkung pflegt dann nach 3 Stunden einzutreten. Um längere Zeit hindurch oder auch nur mehrere Tage hintereinander desinfizierend einzuwirken, verwendet man Mittel, die nicht abführen. Dazu gehören vor allem die Wismutpräparate: namentlich das *Bismutum subgallicum* oder Dermatol und das *Bismutum subsalicylicum*. Man gibt beide in Pulverform, rein zu 0,3—0,5—1,0 mehrmals täglich. Auch das *Nosophen* (Tetrajodphenolphthalein) und sein Wismutsalz, das *Eudoxin*, werden gerühmt, man gibt davon 0,3—0,5 mehrmals täglich in Pulver. Zweifelhaft ist die Wirkung des *Salols*, das sich im Darm in Salizylsäure und Karbolsäure spaltet, nach Kobert aber zuweilen schon im Magen soviel Karbolsäure abspaltet, daß die Maximaldosis bei den üblichen Gaben von 0,5—1,0 pro dosi überschritten wird. Diese Gefahr muß jedenfalls vermieden werden. Wirksam, aber zuweilen nicht unbedenklich in bezug auf Blasenreizung ist das *Naphthalin*, in Gaben von 0,25—0,5—1,0 mehrmals täglich, wegen des schlechten Geschmackes in Kapseln. Ungefährlicher ist das von manchen bevorzugte *Kreosot*, am besten in Gelatinekapseln zu 0,05 mehrmals täglich. Empfehlenswert ist auch das *Benzonaphthol*, das im Darm in Benzoesäure und Naphthol gespalten wird, zu 0,2—1,0 mehrmals täglich. Bei den Brunnenkuren, S. 120, ist schon erwähnt, daß auch dem Glaubersalz eine gewisse desinfizierende Wirkung auf den Darm zukommt, während mittlere Gaben davon nicht abführen.

℞ Bism. subgall. 0,3—0,5—1,0
D. tal. dos. X. S. 3—5 mal tägl.
1 Pulver (in Oblate).

℞ Caps. elast. c. Kreosoto 0,05
D. Nr. XXV. S. 5 mal täglich
1 Kapsel.

℞ Naphthalini puriss. 0,25
D. tal. dos. X. ad caps. amyl.
S. Mehrmals tägl. 1—2 Kapseln.

℞ Nosopheni (oder Eudoxini)
0,3—0,5
D. tal. dos. X. S. Mehrmals tägl.
1 Pulver.

℞ Benzonaphtholii 0,2—1,0
Sacch. lact. 0,3
M.F.Pulv. D. tal. dos. X.
S. Mehrmals tägl. 1 Pulver.

Die Behandlung der Kinderdurchfälle wird später besonders besprochen.

Bei den Erkrankungen des unteren Darmabschnittes allein oder in Verbindung mit solcher der oberen Darmteile macht man mit besonderem Vorteil von Ausspülungen des Mastdarms und Dickdarms Gebrauch, wobei man dem Wasser desinfizierende Mittel zusetzt. Die sehr wirksame *Karbolsäure* darf man wegen der Gefahr schwerer Vergiftungen durch die unberechenbare Aufsaugung nicht verwenden, vielmehr hat man sich durchaus an harmlose Zusätze zu halten. Am besten wirkt wohl die *Salizylsäure*, 1—2 : 1000, doch werden auch *Borsäure*, $5\,{}^0/_{00}$, *Chininum hydrochloricum*, $1\,{}^0/_{00}$, und ganz besonders *Acidum tannicum*, 1 Teelöffel auf 1 Liter Wasser, sehr empfohlen. Man nimmt das Wasser 38—40° C. warm und läßt es aus dem Irrigator sehr langsam einfließen, damit man möglichst den ganzen Dickdarm damit erfüllt, und damit es nicht zu schnell wieder ausfließt. Man gibt dem Kranken eine Gummiunterlage, damit das Bett nicht beschmutzt wird, und läßt ihn möglichst wagerecht oder mit etwas erhöhtem Becken ruhig liegen, wenn starker Stuhldrang besteht, am besten auf einer flachen Bettschüssel, damit er wenigstens nicht vorzeitig aufzustehen braucht. Cantani hat besonders für Cholera seine gerbsaure Enteroklyse empfohlen: 3,0—6,0 Acidum tannicum auf 2 Liter warmen gekochten Wassers, worin 50,0 Gummi arabicum gelöst sind; diese Lösung soll unter starkem Druck, bei 2—3 m hochstehendem Irrigator eindringen, um womöglich über die BAUHINsche Klappe einzuströmen. Bei Verdacht auf Geschwüre oder tiefere Entzündungen muß man von diesem etwas gewaltsamen Verfahren jedenfalls absehen.

Abführmittel.

Unter den Arzneimitteln, die bei Darmkrankheiten angewendet werden, oder die überhaupt auf den Darm wirken, ist eine besonders wichtige und oft angewendete die der Abführmittel. Zwei der wertvollsten sind schon genannt worden, das *Rizinusöl* und *Kalomel.* Das Rizinusöl ist zu einer gründlichen Entleerung des Darmes sicher eines der besten Mittel: es wirkt bei genügender Gabe, 1—2 Eßlöffel voll sehr sicher, hat keine Nebenwirkungen, reizt den Darm nicht und versagt auch bei öfterer Anwendung nicht. Es hat nur den Fehler, daß es wegen seiner öligen Beschaffenheit und wegen seines faden Geschmacks oder vielmehr Geruchs von den meisten Menschen ungern genommen wird, um so mehr, da man es wegen der besseren Wirkung am besten früh nüchtern gibt, wo die Empfindlichkeit des Geschmacks und Geruches noch größer ist als im Laufe des Tages. Man hat daher auf die verschiedenste Art versucht, über diese Schwierigkeit hinwegzuhelfen. Zunächst gibt man das Öl in einem möglichst warmen Löffel, weil es dabei dünnflüssiger wird und daher weniger anhaftet; aus demselben Grunde läßt man Lippen und Mundhöhle durch Wassertrinken anfeuchten. Da mehr der Geruch als der Geschmack stört, hält man beim Einnehmen die Nase zu, gleich danach wischt man die etwa an den Lippen hängenden Reste ab. Zweckmäßig ist es auch, vorher und nachher ein Pfefferminzplätzchen im Munde zergehen zu lassen. — Als Mischungen, die den Geschmack wenig hervortreten lassen, sind die mit heißem schwarzen Kaffee und die mit Bier, zu Schaum gerührt, mit Recht beliebt, letztere namentlich, wenn man dazu alkoholarmes, obergäriges Bier benutzt. — Ein anderes gutes Mittel namentlich für die Kinderpraxis, ist es, das Öl mit grobkörnigem Zucker oder mit Brotkrumen zu einem dicken Brei oder einer Paste zu verarbeiten. — Patienten, die große Kapseln schlucken können, nehmen es in Kapseln, die einen Teelöffel voll Öl enthalten. — Auch die Emulsion von 30,0 Rizinusöl mit 15,0 Gummi arabicum zu 150,0 Emulsion, mit einem Zusatz von 15,0 Sirupus Menthae, ist verhältnismäßig gut zu nehmen. — Mehrere Fabriken haben besondere Zubereitungen angegeben, so HELFENBERG die Form des brausenden Rizinusöls, wo der Geschmack durch Kohlensäure verdeckt ist, und STANDKE in Bremen ein aromatisiertes Rizinusöl. — Im ganzen tut man gut, nicht zu viel Umstände zu machen und das Mittel in den einfachen zuerst erwähnten Formen zu verordnen, ohne das Widerstreben der Kranken zu sehr zu beachten. Man kann das Rizinusöl auch bei entzündlichen Darmkrankheiten ohne Bedenken verwenden, selbst bei Perityphlitis ist es, in leichten Fällen, verhältnismäßig harmlos. Die mittlere Gabe ist 1 Eßlöffel voll morgens nüchtern, im Laufe des Tages 2 Eßlöffel voll.

Das *Kalomel, Hydrargyrum chloratum*, bietet beim Einnehmen keine Schwierigkeit; es ist zwar unlöslich, aber von mildsüßem Geschmack und kann daher als Pulver gegeben werden, entweder, in den größeren Dosen, rein, oder mit Saccharum lactis 0,3 gemischt. Man muß sich erinnern, daß Kalomel nicht mit Säuren, sauren oder salzigen Speisen, kaustischen und kohlensauren Alkalien und auch nicht gleichzeitig mit innerlichem Jodgebrauch gegeben werden darf. Man soll auch immer nur eine kleine Zahl von Pulvern verschreiben, damit nicht ein Teil davon liegen bleibt und zu irgend einem Nachteil führt. — Die abführende Gabe für den Erwachsenen ist leider etwas wechselnd, bei manchen beginnt die Wirkung schon bei 0,05, meist aber erst bei wiederholten Gaben von 0,2 und mehr. Wenn man nicht Anlaß hat, eine besondere Empfindlichkeit anzunehmen, fängt man am besten mit 0,3 an und wiederholt das alle 2—3 Stunden bis zu einer gründlichen abführenden Wirkung. Tritt diese nach der dritten Gabe nicht ein, so gibt man am besten einen Eßlöffel Rizinusöl hinterdrein, damit nicht durch das Verbleiben des Mittels im Darm eine Quecksilbervergiftung, erkennbar durch Speichelfluß und Stomatitis, herbeigeführt werde. Bei Cholera ist von guten Beobachtern empfohlen, nach den ersten Gaben von 0,3 noch etwa 5 mal täglich 0,05 weiter zu geben; die Gefahr einer Vergiftung ist wegen der verminderten Resorption im Darm hier anscheinend geringer als sonst, und man kann daher hier von der desinfizierenden Wirkung der kleinen Gaben Gebrauch machen. Bei Darmgeschwüren aller Art muß man jedenfalls vorsichtig sein, weil die Quecksilbervergiftung zu dysenterieähnlichen Verschwärungen des Dickdarms führen kann; insbesondere bei Dysenterie resorbiert der Dickdarm recht gut. Man wird allgemein gut tun, Kalomel nicht länger als zwei Tage hintereinander zu geben und dann eine mehrtägige Pause zu machen! Die Kalomelstühle sind grün gefärbt, nicht etwa durch Beimischung von

Galle; man muß die Kranken darauf aufmerksam machen, damit sie sich nicht beunruhigen.

Harmlose Abführmittel von sicherer Wirkung gibt es nicht wenig. Gewöhnlich haben sowohl die Ärzte wie die Kranken ihr Lieblingsmittel. Die Kranken nehmen oft besonders gern eines der mit großer Reklame angepriesenen Geheimmittel. Der Arzt soll sich davon nach Kräften fernhalten und z. B. weder Schweizerpillen, die Aloe enthalten, noch Kalifornischen Feigensaft, Purgen usw. verordnen. Der wirksame Bestandteil des Purgens ist das als Reagens schon länger bekannte *Phenolphthalein*, das sich tatsächlich als ein sehr wirksames, unschädliches Mittel ohne Nebenwirkungen, ohne Schmerzen und dergl., erwiesen hat. Man gibt es in Pillen oder in Form der ENGELHARDschen Phenalintabletten zu 0,1 und läßt davon abends vor dem Einschlafen eine oder zwei nehmen, nötigenfalls auch drei oder vier. Einnehmen mit Wein oder sonstigen Alkoholgetränken erhöht die Wirkung, so daß man dann mit geringeren Gaben auskommt. Gewöhnlich erfolgt schon bei 0,1 am anderen Morgen, etwa 12 Stunden nach dem Einnehmen, ein reichlicher Stuhl, bei größeren Gaben meist noch einige weichere im Laufe des Tages. Das Mittel eignet sich auch zu längerem Gebrauch, da es keine nachfolgende Verstopfung bewirkt. Bei Besprechung der Darmträgheit wird darauf zurückzukommen sein. Ein anderes wertvolles Mittel sind die *Sennesblätter* und ihre verschiedenen Zubereitungen. Man läßt entweder von Folia Sennae allein oder von *Species laxantes*, St. Germaintee, worin Sennesblätter mit Flores Sambuci, Sem. Anisi und Sem. Foeniculi, Kalium tartaricum und Acidum tartaricum vermischt sind, einen Tee bereiten, 1—2 Teelöffel der Blätter auf eine Tasse Wasser, die dann auf einmal getrunken wird, am besten morgens nüchtern, oder man läßt einen halben bis ganzen Eßlöffel der Blätter mit einer Tasse Wasser die Nacht hindurch stehen und morgens den Abguß trinken. Der Tee macht empfindlichen Personen öfters Leibschmerzen, der kalte Aufguß tut das nicht. Er eignet sich auch für längeren Gebrauch. Kräftiger wirkt das *Infusum Sennae compositum*, Wiener Tränkchen, ein Infus. Sennae 10,0:70,0 mit Tart. natron. 10,0, Manna 3 % ad colaturam 100,0 vollendet, stündlich 1 Eßlöffel voll bis zur Wirkung. Sehr beliebt ist auch das KURELLAsche Brustpulver, *Pulvis Liquiritiae compositus*, das aus Pulv. fol. Sennae und Radix Liquiritiae ana 2,0, Semen Foeniculi und Sulfur depuratus ana 1,0 und Saccharum 6,0 besteht und abends zu einem oder zwei

Teelöffel voll gegeben wird. Auch die bekannten *Tamarindenkonserven* verdanken ihre Wirkung wesentlich dem Sennapulver, das dem Tamarindenmus zugesetzt wird, man gibt davon eine oder zwei abends.

Weniger wirksam, aber sehr beliebt und auch für längeren Gebrauch viel verwendet sind die Rhabarbermittel. Man verwendet meistens die im Handverkauf befindlichen Rhabarbertabletten zu 0,25 oder 0,5 und gibt davon abends 1—2 oder morgens ebensoviel oder abends und morgens dieselbe Zahl. Bei schwerer Verstopfung versagen sie gewöhnlich, außerdem haben sie für längeren Gebrauch den Nachteil, daß der Wirkung Verstopfung nachfolgt. Diese Eigenschaft fehlt den dadurch sehr in Aufnahme gekommenen Cascara-Sagradapräparaten. Die Rhabarbertinkturen, sowohl die wäßrige wie die weinige, sind keine Abführmittel, sondern appetitanregende Mittel. Das viel verwendete *Extractum Rhei compositum* enthält Extr. Rhei 6,0, Extr. Aloes 2,0, Resina Jalapae 1,0, Sapo medicatus 4,0, es wird zu 0,3—0,5 mehrmals täglich in Pillen gegeben.

Ein sehr bekanntes, gutes Mittel gibt auch die Faulbaumrinde, *Cortex Rhamni frangulae*, entweder 2 Eßlöffel voll mit 3 Tassen Wasser auf 2 Tassen eingekocht, davon abends, nötigenfalls auch morgens eine Tasse, billig und wirksam, oder als Extractum Rhamni Frangulae fluidum, teelöffelweise. Noch mehr gebraucht wird in neuerer Zeit die als Cascara Sagrada bezeichnete Rinde von Rhamnus americana oder Rhamnus Purshiana und anderen Rhamnusarten. Man verordnet entweder *Extractum Cascarae Sagradae fluidum*, mehrmals täglich 20—30 Tropfen oder abends einen bis zwei Teelöffel voll, oder dieselben Mengen eines der käuflichen Cascara-Sagradaweine, oder das *Extr. Cascarae Sagradae siccum* oder *spirituosum spissum* mehrmals täglich in Pillen zu 0,05—0,1. Die Wirkung bei Darmträgheit wird verbessert, wenn man auf 50 Pillen *Codein. phosphor.* 1,0 hinzusetzt, wahrscheinlich weil dadurch eine ruhigere und gleichmäßigere Tätigkeit des Darmes gesichert wird und spastische Störungen beseitigt werden. Die wertvollste Wirkung der Cascara Sagrada liegt darin, daß sie bei regelmäßigem Gebrauche der Darmträgheit entgegenwirkt, so daß man mit der Zeit, die Unterstützung einer richtigen Diät vorausgesetzt, die Gaben verringern und schließlich das Mittel ganz aussetzen kann, ohne daß wieder Verstopfung eintritt. Zur einmaligen Entleerung des überfüllten Darmes sind die vorher erwähnten Mittel besser.

℞ Phenolphthaleini 10,0
Pulv. et Succ. Liq. āā 5,0
F.Pil. 100. D.S. Abends 1—2 Pillen.

℞ Infus. Sennae comp. 100,0
D.S. Eßlöffelweise.

℞ (Codeini phosph. 1,0)
Pulv. Rhei
Extr. Casc. Sagr. sicc. āā 5,0
F.Pil. 50. D.S. 3mal tägl. 1--2 Pillen.

℞ 1 Glas Phenalintabletten (ENGELHARD) 100 Stück
Abds. 1—2 Tabletten, zerkaut.

℞ 100 g Brustpulver
aus dem Handverkauf. Teelöffelweise abds. oder abds. und morgens.

℞ Pulv. rad. Rhei
Extr. Rhei compos. āā 5,0
F. c. Spir. q. s. Pil. 100.
D.S. 3 mal tägl. 2—3 Pillen.

Aus einer dritten Rhamnusart, der hier einheimischen Rhamnus cathartica, Kreuzdorn, wird der *Sirupus Rhamni* oder *Sirupus Spinae cervinae* bereitet, den man eßlöffelweise, namentlich aber in der Kinderpraxis teelöffelweise mit gutem Erfolge gibt.

Ein weiteres Abführmittel aus dem Pflanzenreich ist der eingedampfte Saft, der aus den fleischigen Blättern verschiedener Aloearten ausfließt und kurz Aloe genannt wird. Die Aloe wirkt abführend durch Reizung des Dickdarms und seiner Umgebung, die sich durch Hyperämie kundgibt, sie bewirkt daher gelegentlich Hämorrhoidalentzündungen, Uterusblutungen, begünstigt Abortus usw. Aus diesem Grunde ist das Mittel jedenfalls mit Vorsicht zu genießen. Insbesondere erweckt der freie Gebrauch der aloehaltigen Geheimmittel, wie Schweizerpillen und dergl., bei ernsteren Darmkrankheiten, die mit Verstopfung beginnen, wie Blinddarmentzündung und Typhus, Invagination usw. schwere Bedenken. Jedenfalls ist das viel einschneidender als der oft gemachte Vorwurf, daß die Aloemittel bei fortgesetzter Anwendung den Darm stark reizten und immer größere Gaben zur Wirkung nötig seien, denn das trifft für die allermeisten Fälle nicht zu. Auch Leibschmerzen werden nur ausnahmsweise durch Aloe hervorgerufen. Ein Übelstand ist dagegen die individuell sehr verschiedene Wirksamkeit, die zwischen 0,1 und 0,3 schwankt. Als Abführmittel zur einmaligen Entleerung sollte man Aloe und aloehaltige Pillen überhaupt nicht gebrauchen, weil auch große Gaben, bis 0,5 und 1,0, oft nicht sicher wirken, jedenfalls aber sehr reizen. Da sind Rizinusöl, Phenolphthalein, Senna weit vorzuziehen. Die Wirkung erfolgt nach etwa 12 Stunden, ohne Störung der Nachtruhe. Die ältere Medizin verband Aloe häufig mit *Extr. Colocynthidis*, einem scharfen Drasticum, und mit *Extr. Hyoscyami*, das die dadurch etwa hervorgerufenen Leibschmerzen dämpfen sollte. Auch diese, zu dauerndem Gebrauch wie zu einmaliger Darmreinigung bestimmte Verordnung ist durch die eben erwähnten Mittel und für dauernde Anwendung durch den Gebrauch geeigneter Diät, zunächst in Verbindung mit Phenolphthalein- oder Sagradagebrauch, überflüssig geworden. Dasselbe gilt für die Zubereitungen von *Jalape, Gummi Gutti*, für *Krotonöl* und andere Drastica. Ein milderes und deshalb nicht ganz zu verwerfendes Drasticum ist das *Podophyllin*, ein leider nicht ganz gleichmäßig zusammengesetztes Präparat, das in Gaben von 0,01—0,03 und mehr zur Verstärkung von Rhabarberpillen oder für sich allein bei chronischer Verstopfung gegeben werden kann. Größere Gaben können Darmreizung bis zu Blutbeimengung zum Stuhl herbeiführen; die mehrfach angenommene Wirkung auf Leber und Galle ist zweifelhaft.

℞ Extr. Aloes
Pulv. Rhei āā 3,0
F. c. Spir. q. s. Pil. 50.
D.S. Abds. 1—3 Pillen.

℞ Podophyllini 0,5
Rad. Rhei pulv. 10,0
F. c. Aq. dest. q. s. Pil. 50.
D.S. Abds. 1—2 Pillen.

℞ Podophyllini
Extr. Bellad. āā 0,5
Pulv. et Succ. Liq. q. s.
F.Pil. 50. D.S. Mehrmals tägl. 1—2 Pillen.

℞ Extr. Colocynth. 1,0
Extr. Aloes 3,0
Extr. Hyoscyami 1,5
Pulv. Liq. q. s.
F.Pil. 50. D.S. Abds. 1—2 Pill.

Bei Besprechung der Brunnenkuren ist schon mitgeteilt, daß *Natrium sulfuricum*, Glaubersalz, und *Magnesia sulfurica*, Bittersalz, abführend wirken. Man kann sie für sich allein, 1 Eßlöffel voll in $^1/_4$ l Wasser oder kohlensaurem Wasser gelöst, auf einmal oder innerhalb einer Viertelstunde trinken lassen, oder man gibt Karlsbader Salz, Marienbader Salz, am besten in den Sandowschen Brunnensalzen, oder Bitterwasser. Ich halte diese Mittel im ganzen nur bei kurmäßiger Anwendung für zweckmäßig. Übrigens wird auch der Schwefel an sich, *Sulfur praecipitatus*, als Abführmittel gegeben, in Gaben von 1,0—5,0 mehrmals täglich, am häufigsten in Verbindung mit Senna in der Form des Pulvis Liquiritiae compositus, S. 129. Es scheint, als ob der Schwefel eine antiseptische Wirkung in den untersten Darmabschnitten entfalte, man gibt ihn als Brustpulver daher auch besonders bei Hämorrhoidalbeschwerden.

Eine milde Abführwirkung besitzen verschiedene Stoffe, denen wir auch die darmanregende Wirkung des Obstes und des Honigs verdanken, namentlich die verschiedenen Zuckerarten, mit diesen auch der nicht direkt hierher gehörige Milchzucker, zu 10,0 bis 20,0 in warmer Milch gelöst, ferner der Weinstein, *Tartarus depuratus*, Cremor tartari, 10,0—20,0, das Seignettesalz, *Tartarus natronatus*, ein Bestandteil des bekannten SEIDLITZschen Pulvers, eines abführenden Brausepulvers. Ein anderes brausendes Abführmittel ist die *Magnesia citrica effervescens*, die wegen ihres Wohlgeschmacks und ihrer milden Wirkung namentlich in der vornehmen Damenpraxis beliebt ist.

In der Kinderpraxis kommt naturgemäß nur ein Teil dieser Abführmittel in Frage. Sehr beliebt ist das HUFELANDsche Kinderpulver, *Pulvis Magnesiae cum Rheo*, aus Magnesia carbonica 12, Elaeosacch. Foeniculi 8, Pulv. Rhei 3 bestehend, messerspitzenweise mehrmals täglich zu geben, der *Sirupus Spinae cervinae*, vgl. S. 131, teelöffelweise, die *Tinctura Rhei aquosa* und *vinosa*, ebenso, das Tamarindenmus namentlich in der Form der Sennalatwerge, teelöffelweise, am wirksamsten sind aber auch hier oft das Kalomel, vgl. S. 128, das Rizinusöl und das Phenolphthalein in cg-Gaben. Bei Brustkindern kann man die Verstopfung heben, indem man der Mutter oder Amme Sennapräparate, Milchzucker, Sagrada gibt, bei künstlich ernährten Kindern im ersten und zweiten Lebensjahre bewährt sich eine Erhöhung des Rahmgehaltes der Milch oder ein Zusatz von Milchzucker.

Eine besondere Stellung unter den Abführmitteln nimmt das *Atropin* ein. Es wirkt lösend auf spastische Muskelkontraktionen. Es gibt eine große Gruppe der Verstopfungen, die nicht auf Schwäche, sondern umgekehrt auf Krampf von größeren oder kleineren Teilen der Darmwandmuskeln beruht, die spastische Verstopfung. Sie findet sich am häufigsten bei Neurasthenie und Hysterie. Bei dünnen und nachgiebigen Bauchdecken kann man oft in der linken *fossa iliaca* den krampfhaft zusammengezogenen Darm als einen festen, daumendicken Strang fühlen. Die Stuhlentleerung bleibt dabei hartnäckig aus, die angewandten Abführmittel haben keinen Erfolg und machen Beschwerden, während diese sonst oft auffallend gering sind. Die Kranken beunruhigen sich mehr psychisch über das Ausbleiben der Entleerung, aber sie fühlen sich körperlich nicht dadurch belästigt, weil der gespannte Darm meistens keine Auftreibung zustande kommen läßt. In anderen Fällen bildet sich allerdings oberhalb der kontrahierten Stelle ein Meteorismus aus, und sogar Zeichen der Darmverengerung bis zur Darmverschließung können hinzukommen, so daß alle Vorbereitungen zur Operation getroffen werden oder sogar die Laparotomie vorgenommen wird. Eine bekannte Form der spastischen Verstopfung mit Ausbreitung über den ganzen Dünndarm bietet die Bleikolik dar, ein ähnliches Bild findet man häufig bei der Sektion von Dysenterieleichen. In allen diesen Fällen ist von jeher mit Erfolg das *Opium* zur Lösung des Darmkrampfes gebraucht worden, gewöhnlich als Tinktur, stündlich 5 Tropfen und mehr, bis zur Lösung des Krampfes. Nach theoretischen Erwägungen ist dann das *Atropin* vorgeschlagen worden, und es hat sich in der Tat vielfach bewährt. Dieselbe Erklärung findet jedenfalls auch die von TROUSSEAU gefundene Heilwirkung der *Belladonna* bei gewissen hartnäckigen Formen chronischer Verstopfung, nach dem Rezept:

℞ Extr. Belladonn.
Pulv. Fol. Belladonn. ana 1,0
Pulv. et Succ. Liq. ana 10,0
F.Pil. 100. D.S. Morgens nüchtern 1—2—3 Pillen, wochenweise steigend.

Wegen der schwankenden Zusammensetzung der Belladonna wird man besser *Atropinum sulfuricum* nehmen, wenn es sich um schnell zu erzielende Wirkungen handelt:

℞ Atropini sulf. 0,005
Boli albae 1,5
Aq. dest. q. s.
F.Pil. 10. D.S. 2—3 mal tägl. 1 Pille.

Auch die subkutane Anwendung kann wünschenswert sein:

℞ Atropini sulf. 0,01
Aq. dest. 10,0
D.S. 2—3 mal tägl. 3—5 Striche der Grammspritze.

Von dieser Anwendung hat man neuerdings vielfach guten Erfolg gesehen, wo Erscheinungen von innerer Einklemmung vorlagen, und zwar ist man bei **Ileus** bis 0,002 und 0,003, ja bis 0,005! subkutan gegangen, ohne daß von Vergiftungserscheinungen berichtet wird. Jedenfalls wird man zunächst mit den angegebenen vorsichtigen Gaben die Empfindlichkeit erproben und für den Fall von Vergiftungserscheinungen, Trockenheit im Halse, Blutandrang zum Kopf, Halluzinationen usw. eiligst Morphiumeinspritzungen als Gegenmittel anwenden. Für die spastische Verstopfung nichtorganischer Art genügt die innere Anwendung geringer, ungiftiger Gaben wie in dem obigen Pillenrezept.

Ich selbst habe bei spastischer Verstopfung besonders gern von *Codein* Gebrauch gemacht, das die darmberuhigende und krampflösende Eigenschaft mit dem Opium gemein hat, aber bei weitem nicht so stark stopft; die Entleerungen kommen dabei schneller in Gang. Von anderen ist auch *Bromnatrium* empfohlen, 2,0—3,0 in wäßriger Lösung:

℞ Natr. brom. 30,0
Aq. dest. 150,0
D.S. 10—15 ccm mehrmals tägl. in Wasser.

Für alle Fälle dieser Art ist es sehr wichtig, daß man nach Erzielung einer gewissen Beruhigung des Darmes sehr bald zu einer milden, aber den Darm reichlich füllenden Kost übergeht. Einseitige Fleischkost und allzu zarte Diät ist in den meisten Fällen die Ursache der spastischen Verstopfung. Kartoffeln und Gemüse, diese in Püreeform, sind geradezu als Heilmittel zu betrachten. Bezieht sich die krampfhafte Spannung auf die untersten Darmabschnitte, so kann man auch Stärkeklistiere mit Zusatz von 10—20—30 Tropfen Opiumtinktur oder Suppositorien mit Opium oder mit Belladonna anwenden, z. B.:

℞ Opii puri 1,5
Olei Cacao 25,0
M.F.Massa, e qua formentur
Suppositoria Nr. X. D.S.

℞ Extr. Belladonnae 0,1—0,3
Olei Cacao 25,0
M.F.Massa, e qua formentur
Suppositoria Nr. X. D.S.

Abführwirkung vom Mastdarm aus.

In einer Reihe von Fällen ist es am besten, die Abführung vom Mastdarm aus einzuleiten. Dies Verfahren ist ohne weiteres angezeigt, wenn sich der zu beseitigende Darminhalt vorwiegend im Dickdarm befindet; er wird dann herausbefördert, ohne daß Magen und Dünndarm dabei mitzuwirken brauchen. Nachdem das uralte Klistierverfahren durch die mit dem Irrigator mühelos einzuführenden größeren Wassermengen ersetzt worden war, glaubte man längere Zeit, und viele Praktiker sind von diesem Irrtum noch nicht zurückgekommen, daß man nun ein vorzüglich wirksames und völlig unschädliches Verfahren zur künstlichen Darmentleerung gefunden habe. Die Verordnung täglicher Darmausspülungen gehörte bald und gehört noch jetzt vielfach zu den hauptsächlichsten Ratschlägen an Kranke mit Darmträgheit. Die Beobachtung hat längst gezeigt, daß damit den Kranken nicht gedient ist. Der Darm gewöhnt sich schnell an die ungewohnten Mengen kalten oder lauen Wassers und antwortet dann mit ungenügenden Entleerungen darauf. Zu große Mengen können wohl auch geradezu eine Erweiterung der unteren Darmabschnitte hervorrufen, die natürlich höchst unerwünscht ist, da man ja gerade eine Kräftigung und bessere Funktion dieser Teile herbeiführen wollte. Jeder beschäftigte Praktiker weiß zahlreiche Fälle, wo Kranke jahrelang solche Einläufe gebraucht hatten und nun wegen ganz ungenügender Darmentleerung neuen Rat suchen. — Auch die in der Naturheilkunde sehr beliebten kleinen Bleibeklistiere — geringe Mengen kalten Wassers, die möglichst im Darm zurückgehalten werden sollen — leisten nach meiner Erfahrung nur vorübergehend die gewünschten Dienste. Die zarte Darmschleimhaut verträgt eben nicht ohne Nachteil so grobe Einflüsse.

Ich mache daher schon seit Jahren nur dann von Einläufen Gebrauch, wenn zersetzte Massen aus dem Darm entfernt werden sollen, oder wenn vorübergehend Kot aus dem Dickdarm herausgeschafft werden soll. Liegen die Massen nahe dem Ausgang, so genügt häufig die Eingießung von $^1/_4$ oder $^1/_2$ l kalten Wassers, um wirksame Darmbewegungen anzuregen. Ist der Dickdarm noch weiter hinauf gefüllt, so gießt man besser von Anfang an oder nach Entleerung der unten liegenden Massen eine größere Menge, 1—2 l, körperwarmes Wasser ein, in der langsamen, schonenden Art, die S. 111 beschrieben worden ist. Bei großer Reizbarkeit des Darmes und bei spastischer Verstopfung, vgl. S. 133, kann man mit Vorteil Kamillentee dazu benutzen. Ist die Wirkung nicht ausreichend, namentlich wenn der Kot zu hart ist, so setzt man dem warmen Wasser Seifenpulver oder geschabte Seife zu, einige Teelöffel voll auf 1 l, dadurch werden die Kotmassen am besten erweicht und zugleich schlüpfrig gemacht. Öl ist dafür viel weniger wirksam, auch Klistiere von mehreren Eßlöffeln voll Rizinusöl leisten nichts Hervorragendes, ebensowenig die Emulsion von 1 Eßlöffel voll Rizinusöl mit einem Eigelb auf 200,0 Wasser. Dagegen hat es sich, nach der Empfehlung von Kussmaul und seinem Schüler Fleiner, für Fälle von chronischer Verstopfung als sehr wirksam erwiesen, Einläufe von 300—400 ccm reinem Sesam- oder Olivenöl von 38 °C. abends vor dem Schlafengehen mehrere Tage hintereinander machen zu lassen. Das Öl bleibt bei sanftem und geschicktem Vorgehen wenigstens teilweise tagelang im Darm, erweicht die vorhandenen Kotmassen und läßt die neuen leichter fortgleiten, vielleicht, indem es die Wasseraufsaugung im Dickdarm verringert. Nach einer Woche kann man anfangen, die Öleinläufe seltener, nur alle drei Tage zu machen, und schließlich bleibt die gute Wirkung auch dann, wenn man keine Einläufe mehr gibt. Das Verfahren hat sich vielfach auch bei sehr hartnäckiger chronischer Verstopfung bewährt, auch da, wo Lageveränderungen des Darmes an diesem Leiden beteiligt waren. Ob die spastische Verstopfung ein besonders günstiges Feld für diese Kur bildet, ist streitig, manche Autoren wollen gerade für diese Fälle die Fleinersche Empfehlung nicht als richtig anerkennen.

In den schwersten Fällen von Ansammlung ganz verhärteten Kotes im Mastdarm bleibt oft nichts übrig, als ihn mit den Fingern oder mit Löffeln zu entfernen. Man kann sich diese unangenehme Verrichtung oft ersparen, wenn man die gerade für die Reinigung des Mastdarms sehr wirksame Einspritzung von reinem *Glyzerin*, 2—5—10 ccm, anwendet, nötigenfalls mehrmals wiederholt. Ein anderes Mittel ist die von Flatau angegebene Einblasung von *Borsäurepulver*, 3,0, was oft überraschend wirkt. Für weniger verstockte Fälle genügt oft auch die Einführung von Stuhlzäpfchen aus *Sapo medicatus* oder mit *Glyzerin* 0,75 bis 3,5, die in den Apotheken vorrätig gehalten werden.

Mittel gegen Darmschmarotzer.

Den Abführmitteln reihen sich am besten die Mittel gegen die tierischen Bewohner des menschlichen Darmes an, obwohl sie nur zum Teil abführend wirken; immerhin haben auch sie die Aufgabe, den Darm von unerwünschtem Inhalt zu reinigen.

Bis jetzt kennen wir keine Mittel, die den Parasiten töten könnten, ohne den Träger zu gefährden, dagegen gibt es eine Anzahl von Stoffen, die den Schmarotzer schwächen und ihn dadurch zwingen, seinen Sitz zu verlassen. In den meisten Fällen sorgt man außerdem durch Abführmittel und bei den Dickdarmbewohnern auch durch Einläufe dafür, daß sie herausgeschafft werden.

Die Bandwürmer werden regelmäßig zunächst durch eine Vorkur geschwächt. Man läßt den Patienten an einem oder an zwei vorhergehenden Tagen reichlich Heringsalat und andere

Speisen genießen, die salzig-säuerlich sind und außerdem Zwiebeln, Knoblauch, Senf, Merrettig und dergl. enthalten. Außerdem sorgt man durch Rizinusöl, Phenolphthalein und dergl. für gründliche Entleerung des Darmes. Die eigentliche Kur beginnt am Tage darauf damit, daß morgens nüchtern das Wurmmittel genommen wird. Das sicherste Bandwurmmittel ist das *Extractum Filicis,* man würde kaum ein anderes anwenden, wenn es nicht zuweilen auch auf den Menschen giftig wirkte. Brechdurchfall, Darmentzündung, Ohnmacht, Erblindung, Krämpfe sind beobachtet worden, namentlich Kinder sind gefährdet. Man wird also bei Kindern jedenfalls ein anderes Mittel nehmen. Für den Gebrauch bei Erwachsenen ist es wichtig, daß man ein gutes Präparat nimmt, weil man dabei mit verhältnismäßig geringen Gaben eine sichere Wirkung erzielt. Empfehlenswert ist das *Remedium contra taeniam* der Chemischen Fabrik in Helfenberg, das aus der im Herbst ausgegrabenen Wurzel von Filix besteht. Es ist in zwei Formen zu haben, nämlich in elastischen Kapseln (mit ausführlicher Gebrauchsanweisung) zu 8,0 Extr. Filicis für Erwachsene, zu 2,65 Extr. Filicis für Kinder, und als Bandwurmtritol, eine Mischung von Filixextrakt und Rizinusöl 1:2 mit 30 % aromatischem Malzextrakt. Die letzte Form empfiehlt sich für Kranke, die keine Kapseln schlucken können. Das Tritol ist in drei Stärken zu haben: stark mit 8,0 Extr. Fil., 16,0 Rizinusöl, 12,0 Malzextrakt; mittel mit 6,0, 12,0, 9,0; schwach mit 4,0, 8,0, 6,0. Man gibt in jedem Falle das Mittel morgens nüchtern in zwei Portionen mit 10 Minuten Zwischenzeit. Eine Stunde nachher gibt man einen Eßlöffel voll erwärmtes Rizinusöl; vielleicht ist es noch besser, abends zuvor eine genügende Gabe Phenolphthalein, 0,1—0,2—0,3 zu reichen, da nach einer verbreiteten Annahme die ölige Lösung des Filixextraktes besonders giftig wirkt. — Ein zweites, recht wirksames Mittel ist die *Granatwurzelrinde.* Man gibt sie im Dekokt:

℞ Cort. rad. Granati pulv. 25,0—50,0
Macera c. Aq. dest. 250,0
per duodecim horas,
Coq. ad colat. 200,0
Adde Sir. Zingib. 50,0.
M.D.S. Im Laufe einer Stunde morgens nüchtern zu trinken.

Das Mittel wirkt nicht so sicher wie Filix und wird auch durch das folgende übertroffen:

℞ Pulv. Flor. Koso 20,0—30,0
oder: Kosotabletten zu 0,1, 20—30 Stück.

Man läßt das Pulver oder die Tabletten morgens nüchtern nehmen und gibt, wenn nach zwei Stunden keine Entleerung erfolgt ist, einen Löffel Rizinusöl.

Ein weiteres, ebenfalls recht sicheres Mittel ist *Kamala.*

℞ Kamalae 3,0
Pulp. Tamarind. 20,0
M.F.Electuarium. D.S. Morgens nüchtern in 2 Hälften binnen $^1/_2$ Std. zu nehmen. (Für ein 10jähr. Kind.)

Alle diese Mittel erregen sehr leicht Übelkeit, man läßt den Kranken daher Bettruhe einnehmen und möglichst ruhig liegen und gibt Pfefferminzplätzchen, Zitronenlimonade, schwarzen Kaffee und dergl., um der Übelkeit entgegenzuwirken. Gewöhnlich gehen nach einigen Stunden sehr viel Bandwurmglieder ab, man läßt den Stuhl aufheben und auswaschen und sucht gründlich, ob der Kopf mit abgegangen ist. Wenn nicht, so muß die Kur wiederholt werden. Das aus der Granatwurzelrinde gewonnene *Pelletierinum tannicum* ist von unsicherer Wirkung, dasselbe gilt von dem als Volksmittel angewendeten *Terpentinöl* und von dem *Ammonium embelicum.* Vielleicht verdient das letztere, weil es leicht zu nehmen ist — Erwachsene 0,3—0,5, Kinder 0,2 in Pillen, Kapseln oder mit Honig oder Sirup verrührt — und nicht giftig wirkt, mehr angewendet zu werden. Auch hier gibt man vorher und nachher Rizinusöl oder ein anderes Abführmittel. Die Taenia mediocanellata, der vom Rinde stammende Bandwurm, ist am schwersten abzutreiben, die vom Schwein stammende Taenia solium ist durch den im Körper umherwandernden Embryo, den Cysticercus cellulosae, am gefährlichsten.

Gegen die Spulwürmer, Ascaris lumbricoides, ist das aus den Wurm- oder Zitwersamen, Flores Cinae, gewonnene *Santonin* das beste Mittel. Man läßt von den käuflichen Santoninzeltchen zu 0,025 mehrere Tage hintereinander morgens nüchtern 2—3 zugleich mit einigen Kalomelpulvern, je nach dem Alter des Kranken 0,03—0,05—0,1, nehmen. Das bei größeren Gaben auftretende Gelbsehen verschwindet bald wieder und ist ohne größere Bedeutung.

Die Spring- oder Madenwürmer, Oxyuris vermicularis, werden herkömmlich nur mit Einläufen von Wasser, dem man Knoblauchabkochungen oder Salizylsäure oder Sapo medicatus zugesetzt hat, behandelt, aber die Wirkung ist durchaus ungenügend, ohne Medikation von oben her kommt es unaufhörlich zu Rückfällen. Man gibt am besten zunächst an einem Tage 3 *Kalomel*pulver, bei Erwachsenen je 0,3, bei Kindern 0,05—0,1, an den folgenden beiden Tagen *Naphthalin*, je nach dem Alter 0,15—0,4 pro dosi, und wiederholt die Kur nach 10 Tagen und nach 20 Tagen, um den Nachwuchs zu treffen. Damit hat man fast immer das Leiden auf die Dauer beseitigt. Während der Naphthalinkur läßt man Butter, Fett und Milch vermeiden.

Das Ankylostomum duodenale, den gefährlichen Erreger der Ziegelbrenner- und Bergleute-Anämie, bringt man ebenfalls durch *Extractum filicis*, wie S. 138, in den unteren Darmteil und entfernt ihn von da durch gründliche Abführkur. Als zweites Mittel kommt *Thymol* in Frage, zweimal täglich 0,5—1,0. Größere Gaben erzeugen Kopfschmerz, Ohrensausen, schließlich Delirien, Kollaps, Albuminurie, Hämaturie. Man wird sich daher nicht leicht entschließen, die mehrfach angegebene Dosis von 10,0 bis 15,0 an einem Tage oder von 20,0, auf mehrere aufeinanderfolgende Tage verteilt, zu geben. Das Abführmittel gibt man zweckmäßig erst mehrere Stunden nach dem Wurmmittel, damit dieses Zeit hat, auf den Parasiten zu wirken.

Der Trichocephalus dispar, der Peitschenwurm, der ebenfalls schwere Anämie und nicht selten blutige Durchfälle bewirkt, ist am schwersten von allen Darmschmarotzern abzutreiben. Ein wirksames Mittel ist nicht bekannt, man wird zunächst Thymol und Extractum Filicis versuchen.

Mittel gegen Durchfall, stopfende Mittel.

Der praktischen Wichtigkeit halber muß hier noch einmal daran erinnert werden, daß der Durchfall oft nur ein Zeichen von Kotanhäufung im Darm oder von abnormen Zersetzungen des Darminhaltes ist, und daß er dann nur durch Entleerung des Darmes behandelt werden darf. Wo der Arzt nicht Gelegenheit hat, die Entleerungen des Kranken selbst anzusehen, soll er sich wenigstens durch genaues Befragen ein möglichst treues Bild davon verschaffen, sich erkundigen, ob wirklich ganz dünne Entleerungen in größerer Zahl vorliegen, oder ob es sich nur um dick- oder dünnbreiige, übelriechende Massen handelt, oder ob etwa das bekannte Gemisch von Knollen und Flüssigkeit vorliegt, das den eigentlichen Verstopfungsdurchfall, die Diarrhoea paradoxa, kennzeichnet. Nur bei echter Diarrhöe, bei häufig wiederholten ganz dünnen Entleerungen, sind wirkliche stopfende Mittel angezeigt. In vielen Fällen ist es angezeigt, zugleich darmdesinfizierend vorzugehen, vgl. S. 125.

Das bekannteste und viel mißbrauchte Stopfmittel für den Darm ist das *Opium*. Man soll es nur anwenden, wenn eine unruhige Peristaltik als Ursache des Durchfalls nachweisbar ist, durch Gurren, Kollern, Leibschmerzen oder sichtbare Darmbewegungen. Man gibt am besten *Tinctura Opii simplex*, und zwar nicht die meist unnötigerweise verordnete Gabe von 20 Tropfen, die viel zu groß ist, sondern nur 5 Tropfen alle halbe Stunde bis zum Eintritt der Besserung, höchstens 5 mal am Tage. Die kleinen Gaben wirken auf den Durchfall besser als die großen, die das Zentralnervensystem beeinflussen. Man kann auch die Opiumtinktur mit Baldriantinktur und anderen mischen, wie es in den als Hausmittel sehr verbreiteten Choleratinkturen der Fall ist, z. B.:

℞ Tct. Opii simplex 5,0
Tct. Valerianae aeth. 30,0
Vinum Ipecacuanhae 15,0
Ol. Menth. pip. 1,0
M.D.S. Mehrmals tägl. 10—20 Tropfen.

Bemerkenswert ist, daß erfahrene Praktiker bei der asiatischen Cholera eine ungünstige Wirkung der im Prodromalstadium angewendeten opiumhaltigen Arzneien beobachtet haben und auch im weiteren Verlauf der Cholera kein Opium geben, sondern Kalomel.

Auch das *Morphium* hat eine darmhemmende Wirkung, man sieht aber aus bekannten Gründen in leichteren Erkrankungen davon ab und verwendet es nur, wenn z. B. bei Peritonitis Bedenken gegen innerliche Arznei besteht oder das innerlich Gegebene erbrochen wird. Auch hier gibt man am besten kleine Gaben, 0,003—0,005—0,01, nötigenfalls wiederholt.

Bei Reizungen des unteren Darmes, bei Dysenterie, Proktitis usw. werden gern Suppositorien mit *Belladonna* verordnet, vgl. Rezept auf S. 135.

Neben den narkotischen Mitteln stehen die adstringierenden Mittel. Sie spielen in der Diätetik eine Rolle, indem man für Durchfallkranke den gerbsäurehaltigen Rotwein, Eichelkaffee und -kakao, stark gezogenen chinesischen Tee, abgekochte getrocknete Heidelbeeren empfiehlt. Eine sichere Wirkung kommt allen diesen Zubereitungen nicht zu. Man tut jedenfalls besser, sich an bestimmte, genau dosierbare gerbsäurehaltige Mittel zu halten. Das Tannin selbst, *Acidum tannicum*, eignet sich nicht, weil es im Dünndarm in die ganz anders wirkende Gallussäure umgewandelt wird, auch belästigt es leicht den Magen. Um so besser sind die neueren Tanninpräparate: *Tannalbin*, das man als Schachtelpulver (10,0) verschreibt und Erwachsenen messerspitzenweise (= 1,0), Kindern zur Hälfte, Säuglingen zu einem viertel Gramm mit den Speisen in Wasser, Milch oder Schleim aufgeschwemmt gibt; *Tannigen*, der Essigsäureester des Tannins, als Pulver zu 0,3—1,0 mehrmals täglich gegeben, bei Kindern über zwei Jahre halb so viel; nicht mit Alkalien oder alkalischen Wässern zusammen; *Tannoform*, Kondensationsprodukt aus Gallusgerbsäure und Formaldehyd, 0,5—1,0, Kindern 0,25 mehrmals täglich als Pulver in Tee, Milch oder in Kapseln; *Tannocol*, ein Gelatinetannat, Kindern 0,5 mehrmals täglich in kühler Flüssigkeit verrührt. Bei Zersetzungsdurchfällen und bei infektiösen Darmkatarrhen kann man das Tannalbin usw. zweckmäßig mit *Hydrargyrum chloratum* 0,003—0,005 verbinden. Auch die vegetabilischen Adstringentien sind sehr beliebt: *Radix Colombo, Radix Ratanhiae, Lignum Campechianum, Cortex Fructus Granati*, sämtlich als Dekokt, z. B.:

℞ Decoct. rad. Colombo (15,0) 175,0
(Tct. Opii spl. 1,0—2,0)
Sir. Althaeae ad 200,0
M.D.S. 2stdl. 1 Eßl. voll.

℞ Decoct. rad. Colombo (5,0) 100,0
Sir. Alth. 20,0
M.D.S. 2stdl. 1 Kinderlöffel voll, für Kinder.

℞ Decoct. rad. Ratanhiae (10,0) 150,0
Sir. amygdal. 30,0
M.D.S. 2stdl. 1 Eßl.

Bei Dysenterie gibt man von alters her *Radix Ipecacuanhae* in großen Gaben, hier am besten als Pulver, 1,0 mehrmals täglich, mit oder ohne Tct. Opii spl.

Eine weitere Gruppe von Adstringentien bilden die Metallsalze *Argentum nitricum, Plumbum aceticum, Bismutum subnitricum, Bismutum subgallicum.* Man verschreibt:

℞ Bismuti subnitr. 3,0
Aq. Calcariae 6,0
Aq. Foeniculi 75,0
Sir. Aurantii cort. 15,0
M.D.S. 2stdl. 1 Teelöffel (für Kinder).

℞ Argenti nitr. 0,02—0,1
Aq. dest. 50,0
Glycerini 10,0
M.D.S. 2stdl. 1 Teelöffel (für Kinder).

℞ Argenti nitr. 0,25—0,5
Boli albae 5,0
F.Pil. 50. C. Bol. alb.
D.S. 3 mal tägl. 1 Pille.

℞ Bismuti subnitr. 0,25—0,5 (oder
Bismuti subgall. ebensoviel)
D. tales doses XV ad caps. amyl.
S. 3 mal tägl. 1 Kapsel.

℞ Plumbi acet. 0,03—0,1
(Opii puri 0,01—0,03)
Sacch. 0,3
M.F.Pulv. D. tal. dos. X.
S. 3—5 mal tägl. 1 Pulver (nur wenige Tage, wegen der Giftigkeit).

Endlich gibt es noch ein spezifisches Durchfallmittel, das besonders bei chronischem Durchfall verwendet, aber auch für Brechdurchfall und Cholera nostras gelobt wird, die *Cotorinde.* Verwendet werden die Präparate: *Cotoinum verum,* zu 0,05—0,1 2—3 mal täglich als Pulver oder in Mixtur, 0,5 : 1,00,0 *Emulsio Amygdalarum*, stündlich 1 Eßlöffel; *Cotoinum* (*Para*) aus der Paracotorinde, 10 mal billiger, aber in größeren Gaben, 0,1—0,3 mehrmals täglich; *Tinctura Coto*, mehrtäglich 10—30 Tropfen in Wasser oder Rotwein, und endlich das sehr wirksame *Fortoin*, Formaldehyd-Cotoin, ein zimtähnlich riechendes Pulver, das in Wasser unlöslich, in Alkalien und in Darmsaft sehr leicht löslich ist, zu 0,3—0,5 mehrmals täglich als Pulver oder in Kapseln gereicht. Es gibt sogar bei den schwer stillbaren Durchfällen der Darmtuberkulose, wo auch *Plumbum aceticum* versagt, oft gute Erfolge.

Es ist schon S. 121 erwähnt, daß bei manchen chronischen Durchfällen das Karlsbader Wasser, heiß getrunken, einen günstigen Einfluß hat, auch das muß in geeigneten Fällen versucht werden.

Bei den Durchfällen, wo der untere Darmabschnitt wesentlich beteiligt ist, wird niemals die desinfizierende Behandlung durch Ausspülungen zu unterlassen sein, wie S. 111 geschildert worden ist. Die Erfolge sind fast immer sehr schlagend, und die Kranken bekommen eine große Erleichterung, weil die quälenden Äußerungen der Schleimhautreizung, Leibschmerzen, Wundgefühl im Darm und im After und ständiger Stuhldrang, wegfallen. Liegen Geschwüre und Entzündungen des Afters oder des untersten Mastdarmabschnittes vor, so kann man auch durch Suppositorien viel Erleichterung schaffen, z. B.:

℞ Dermatoli 5,0 (Jodoformii 2,0)
Olei Cacao 25,0
M.F.Massa, e qua formentur Suppositoria X. D.S.

oder auch die S. 135 genannten Belladonnazäpfchen.

Physikalische Behandlung.

1. Hydrotherapie.

Die Hydrotherapie leistet auch bei den Darmkrankheiten Großes. Die Wahl der Methode richtet sich danach, ob eine Anregung oder eine Beruhigung der Peristaltik erwünscht ist. Die Anregung ist bei Verstopfung und Atonie am Platze, die Beruhigung bei Durchfall (ausgenommen den auf Kotanhäufung beruhenden) und bei spastischer Verstopfung.

Die peristaltischen Bewegungen werden beschleunigt und verstärkt durch kurze kalte Sitzbäder, von 15—25° C. und einer halben bis fünf Minuten Dauer. Besonders gut wirken sie oft, wenn der Kranke direkt aus dem Bett in das Sitzbad geht. Schwächere Kranke läßt man nachher wieder für eine halbe Stunde ins Bett gehen, kräftige machen am besten einen Spaziergang oder gymnastische Übungen. In chronischen Fällen, also bei Darmträgheit, kann man dem Sitzbad eine nasse Abreibung mit einem Laken, das in Wasser von 30—25° C. getaucht war, vorausschicken. Ein anderes Mittel für diese Fälle sind Halbbäder von 30—25° C., vier Minuten lang, wobei die Wanne nur halb gefüllt ist, so daß der Badende bis zum Nabel im Wasser sitzt; er bespült sich beständig die Brust mit dem Badewasser und wird durch den Badediener damit am Rücken begossen. Man kann auch mit den verschiedenen Arten tageweise abwechseln. Für beschäftigte Kranke ist es im ganzen genügend, dreimal in der Woche eine Wasseranwendung zu machen.

Für die Beruhigung der Darmtätigkeit, für die Behebung von Durchfall, Schmerzen und Darmkrampf, sind warme Wasseranwendungen wirksam. Zunächst empfehlen sich immer heiße Wasserumschläge auf den Leib oder das Auflegen eines Thermophors oder einer elektrischen Wärmplatte, also mehr die Mittel der Thermotherapie. Sowohl bei Durchfall als bei Kolik und bei der spastischen Verstopfung sieht man sehr gute Erfolge davon. Ein weiteres Mittel sind die Priessnitzschen Umschläge um den Leib. Man legt ein in recht kaltes Wasser getauchtes und gut ausgerungenes Handtuch rings um den Leib und bedeckt es sorgfältig und reichlich mit einem trocknen Flanell. Der Umschlag erwärmt sich bald, um so besser, je kälter das Wasser war, und bleibt die Nacht hindurch liegen, wenn er abends angelegt worden war. Bei Bettlägerigen kann man außerdem auch für die Stunden des Tages einen solchen Umschlag anlegen. Nach dem Abnehmen trocknet man die Haut gut ab. Neben diesen mehr örtlich wirkenden Mitteln wendet man allgemeine Verfahren an, die vom Darm ableiten, den Blutgehalt der Darmschleimhaut verringern und dadurch auch die Peristaltik vermindern. Dazu gehört vor allem die schon eben erwähnte nasse Abreibung, die ziemlich kräftig und mit einem groben Laken vorgenommen werden muß, um die Haut gründlich zu erwärmen und zu röten. Sehr zweckmäßig ist es oft, dem Wasser etwas Salz zuzusetzen, eine kleine Handvoll auf das Waschbecken, das man zum Benetzen des Lakens gebraucht. In geeigneten Fällen kann man die Abreibungen mit Meerwasser machen lassen. Auch Halbbäder mit Meerwasser, 30—25° C., sind empfehlenswert. Wählt man zur Behandlung Sitzbäder, so gibt man sie am besten zu 25—20° C. und läßt den Kranken 5—10 Minuten oder noch länger darin verweilen. Sie werden aber oft nicht so gut vertragen. Bei der spastischen Verstopfung sind sie jedenfalls nicht angezeigt; hier beginnt man vielmehr mit warmen Bädern, täglich ein- oder mehrmal, zu 38—40° C., 15—30 Minuten lang und noch länger, oder mit Sitzbädern von derselben Wärme und Dauer, und geht allmählich zu Halbbädern von 32° C. und weniger, 3—4 Minuten lang, über, wenn die krampfhafte Spannung nachgelassen hat. Die letzteren haben schon mehr den Zweck, die nervöse Konstitution zu bessern, die meistens der spastischen Verstopfung zugrunde liegt. Die Allgemeinbehandlung der Neurasthenie ergibt darüber noch Weiteres.

Unter den örtlich wirkenden Wassermitteln ist noch besonders die schottische Dusche zu erwähnen. Sie besteht darin, daß ein fingerdicker Wasserstrahl abwechselnd kalt und warm, 15° C. und 40° C., immer je 20—30 Sekunden lang, im ganzen 3 Minuten hindurch auf die Bauchhaut gerichtet wird. Das Verfahren ist durch seine mechanische und thermische Wirkung ein kräftiges Reizmittel für die Bauchorgane.

2. Elektrisation.

Eine wichtige Rolle spielt bei der Behandlung der Magenleiden die Elektrisation. Es ist noch nicht sicher, ob eine direkte Beeinflussung der Muskeln und Nerven der Magenwand und Darmwand oder eine Reflexwirkung von den sensiblen Nerven der Bauchhaut aus das Wesentliche bei dem Erfolge tut — wahrscheinlich wirkt beides zusammen —, jedenfalls sind die Wirkungen, wie Ziemssen zuerst festgestellt hat, oft überraschend. Man verwendet als Elektroden am besten eine große Platte, die den ganzen Bauch oder doch einen großen Teil davon bedeckt, und eine zweite ebenso große, die den unteren Rücken bedeckt. Die Platten müssen gut mit heißem Wasser durchfeuchtet sein (Genaueres siehe in dem Abschnitt Elektrotherapie bei der Behandlung der Nervenkrankheiten); man schickt dann entweder faradische oder sinusoidale Ströme oder den konstanten Strom unter häufigen Stromwendungen hindurch, immer in der Stärke, daß Kontraktionen der Bauchmuskeln auftreten. Sehr zweckmäßig ist das Faradisieren oder Sinusoidalisieren mit der elektrischen Hand: die eine Platte liegt im Rücken oder etwas oberhalb des Epigastriums, die andere wird am Vorderarm des Arztes befestigt, der seinerseits mit der gut angefeuchteten Hand desselben Armes tief in die Bauchdecken hineingreift und den Strom durch seine Finger nach und nach auf alle Teile des Bauches einwirken läßt. Man benutzt dazu am besten den faradischen oder den Sinusoidalstrom, man kann aber auch den gemischten faradischen und galvanischen Strom nehmen. Gewöhnlich hält man jeden Tag eine Sitzung, bis zu einer Viertelstunde. Bei der spastischen Verstopfung verwendet man nur schwache Ströme an oder beschränkt sich zunächst auf den galvanischen Strom von geringer Stärke. Gemeinsam ist allen elektrischen Maßnahmen die vortreffliche Wirkung auf die unangenehmen Empfindungen im Darm.

3. Massage und Gymnastik.

Die Massage ist eines der wichtigsten Mittel bei der Darmträgheit, mag sie sich wesentlich in träger Darmentleerung oder aber in Auftreibung des Leibes und unangenehmen „versetzten Blähungen" äußern. In vorsichtiger Anwendung kann sie auch bei den spastischen Zuständen Gutes leisten. Hier, wo der Darm in erster Linie geschont und beruhigt werden soll, beschränkt man sich auf die Effleurage, das sanfte Streichen der Bauchhaut, am besten kreisförmig oder der Form des Dickdarms folgend; bei allen anderen Formen sucht man tief eindringend den Darm zwischen Daumen und Fingern zu fassen und zu pressen und zudrücken, oder man sucht in der Richtung der Entleerung den Darm auszustreichen. Der Kranke liegt dabei auf dem Rücken, mit leicht erhöhtem Oberkörper und in Hüfte und Knie gebeugten Beinen, die Sohlen fest auf der Unterlage stehend. Der Leib wird am besten mit Öl oder, was in mancher Hinsicht angenehmer ist, mit Talcum eingestrichen und dann zunächst Effleurage gemacht, um die Bauchdecken möglichst zu erschlaffen. Dann kneift und knetet man die Bauchdecken durch und sucht den Darm zu fassen und seinen Inhalt in der Richtung nach dem Mastdarm hin wegzudrücken. Für einen wirklichen Erfolg ist es nötig, die Massage wochenlang täglich 5—10 Minuten hindurch, am besten morgens nüchtern, gründlich auszuführen. Die Selbstmassage der Kranken hat meines Erachtens nur suggestive Bedeutung, kann aber auch in diesem Sinne empfohlen werden. Gern läßt man dazu eine Massierkugel gebrauchen, meist von Eisen oder mit Eiseneinlage, die der Kranke sich in der Richtung des Dickdarms über den Leib rollt. Gewöhnlich wirken diese Dinge sehr gut, solange sie neu sind; die Kranken sind dann außerordentlich davon eingenommen und können das Verfahren nicht genug empfehlen, nach einigen Monaten aber wollen sie nichts mehr davon hören. Jedenfalls kann die Wirkung auch der besten ärztliche Massage bei Darmträgheit nicht mit dem Erfolge einer richtigen Diätkur wetteifern. Ohne eine solche wird kein bleibender Erfolg erzielt.

Von gymnastischen Mitteln werden mit Recht die verschiedenen Rumpfbeugungen empfohlen, nach vorn, nach den beiden Seiten und nach hinten, ferner die Rollbewegungen, wie sie beim Mähen vorkommen, sodann das Erheben des Oberkörpers aus der Lage, ohne Mitwirkung der Arme, Kniebeugen, endlich ist es zu empfehlen, daß der Patient sich übt, seinen *Levator ani* zusammenzuziehen. Alle Übungen werden am besten morgens nüchtern und jede nur wenige Male hintereinander vorgenommen, nicht bis zur Erschöpfung. Nicht mit Gewalt, sondern nur mit Geduld läßt sich etwas erreichen. Wer zu stürmisch anfängt, zu üben, hört allzu früh wieder damit auf, das ist eine allgemeine Erfahrung. Bei der spastischen Verstopfung sind alle diese Methoden vom Übel, der Darm und der Bauch müssen dabei ganz in Ruhe gelassen werden, nur eine sanfte Effleurage ist erlaubt, wie schon gesagt. Dagegen kann die Massage noch besondere Dienste leisten, indem sie alte Verklebungen zwischen Darmschlingen löst oder nach der Art des Thure-Brandtschen Verfahrens den vorgefallenen Mastdarm von oben her heraufzieht und von unten her hinaufdrückt und durch Kreuzbeinklopfungen den Beckenboden besser zu innervieren sucht. Daß

Gymnastik und Massage wertvoll sind, um beim Tragen einer Leibbinde die Bauchmuskeln zu erhalten und zu stärken, ist vorhin schon gesagt worden.

Darmblutungen.

Die Behandlung der Darmblutung bedarf wegen der Wichtigkeit dieser Erscheinung einer besonderen Besprechung, obwohl die Darmblutung bei sehr verschiedenen Krankheiten auftreten kann. Sehr oft wird als Ursache von den Kranken und auch von Ärzten ohne weiteres ein Hämorrhoidalleiden angenommen, das darf aber nur geschehen, wenn die Untersuchung wirklich ein solches ergeben hat und zugleich festgestellt werden kann, daß die Blutung äußeren oder inneren Venenknoten entstammt. Man kann dann zunächst versuchen, ob sich die Blutungen verlieren, wenn man täglich mehrmals Einläufe von einem halben Liter kalten Wassers macht und die entzündeten Teile mit einer adstringierenden Salbe behandelt. Am meisten werden dazu wohl gegenwärtig die *Anusolzäpfchen* benutzt, die fabrikmäßig aus *Bismutum jodoresorcinicum* hergestellt werden, man kann aber auch Zäpfchen mit Dermatol, s. S. 143, oder einfach Zinksalbe oder Vaseline verwenden. Auch das Bestreichen leicht blutender Teile mit Jodglyzerin ist gut, z. B. mit

℞ Jodi puri 0,2
Kalii jodati 2,0
Glycerini 40,0
M.D.S. Äußerlich.

Wichtig ist, daß man die Kranken anhält, zur Reinigung des Afters nach der Entleerung zunächst ein Bidetbad mit kaltem Wasser zu benutzen und dann mit Watte abzutrocknen. Solche Bidetbäder sind übrigens auch an sich ein wirksames Mittel gegen Hämorrhoidalentzündungen und -blutungen, mehrmals täglich genommen. Sie sind besser als Sitzbäder, die man nicht mit so kühler Temperatur ungestraft anwenden kann, weil sie wegen ihrer größeren Ausdehnung zu viel Wärme entziehen. Bei Kranken, die gegen Kälte empfindlich sind, kann man auch heiße Bidetbäder benutzen, die ebenfalls die Blutgefäße zur Zusammenziehung bringen. In anderen Fällen kommt man mit der Verordnung eines Mastdarmkühlers weiter, durch den kaltes Wasser hindurch fließt. Die Instrumentenhändler führen verschiedene Arten davon. Besonders gut scheint der von WINTERNITZ angegebene zu sein, wobei das Wasser einen übergezogenen Kondom ausdehnt und an die Mastdarmwand andrängt, wie bei der TRENDELENBURGschen Tamponkanüle für den Larynx.

Wenn trotz dieser Maßregeln die Blutungen anhalten, sowie wenn häufig Entzündungen in den Knoten eintreten, ist die Radikaloperation nach den Regeln der Chirurgie einzuleiten. Die in den letzten Jahren aufgekommenen Hantelpessare leisten selten etwas Dauerndes. Über die Einspritzung von *Karbolglyzerin* 50—80 $^0/_0$ ig in nicht entzündete Knoten, die dadurch zum Schrumpfen gebracht werden sollen, sind die Meinungen geteilt; da das Verfahren jedoch ohne Narkose, mit Hilfe von Kokain, ausgeführt werden kann, ist ein Versuch immerhin gerechtfertigt.

Rührt die Darmblutung nicht von Hämorrhoiden und auch nicht von organischen Erkrankungen des untersten Darmabschnittes her, die vom Anus aus operativ angegriffen werden können, sondern von höher sitzenden Geschwüren, so ist vor allem Bettruhe und Nahrungsenthaltung zu verordnen, und daneben sucht man den Darm durch *Opiumtinktur* ruhig zu stellen; man gibt einmal 40 Tropfen, dann stündlich 5 Tropfen, so lange, bis völlige Ruhe eingetreten ist. Von innerlich oder subkutan anzuwendenden Blutstillungsmitteln ist nichts zu erwarten, mit Ausnahme der Gelatineeinspritzungen, vgl. S. 109, die die Gerinnbarkeit des Blutes erhöhen und dadurch tatsächlich lebensrettend wirken können. Einläufe von Eiswasser oder von heißem Wasser in den Darm sind von unsicherer Wirkung und jedenfalls nicht unbedenklich. Auch vom Eisbeutel auf den Leib ist nichts Wesentliches zu erwarten. Wo die Blutung durch Invagination, Leberzirrhose, Stauung bei Herzfehlern hervorgerufen ist, versucht man in erster Linie, der Ursache abzuhelfen, bei der Invagination durch Operation, bei den Stauungskrankheiten durch Anregung der Herztätigkeit usw.

Darmverengerung und Darmverschließung.

Mäßige Darmverengerungen verhalten sich wesentlich wie eine hartnäckige Verstopfung und werden demgemäß behandelt, vgl. S. 127. Nur die Diätetik ist etwas anders, weil es vor allem vermieden werden muß, daß die Rückstände der Nahrungsmittel sich an der verengten Stelle festsetzen und das Hindernis verstärken. Ebenso müssen gärungsfähige Speisen möglichst vermieden werden. Ohne weiteres verboten sind daher: Kohlarten, Gurken, rohes Obst, Spargeln, Schwarzwurzeln, Sellerie, Rettich, Radieschen, Erbsen, Bohnen, Linsen. Reis, Sago, Graupen und dergl. sind nur nach reichlichem Wässern und Quellen verwendbar, von Leguminosen nur die besten, aufgeschlossenen Zubereitungen, wie die von HARTENSTEIN, TIMPE, KNORR. Kartoffelpüree, Spinat und Blumenkohl in Püreeform erwecken keine Bedenken. Fleisch darf nur in zartester Form und von sehnigen Teilen möglichst befreit gegeben werden; wo erhebliche Unregelmäßigkeit der Darmentleerung besteht, wird man auch wegen der schädlichen Eiweißfäulnis mit Fleisch sehr zurückhaltend sein und lieber die Milcheiweiß- und namentlich die Pflanzeneiweißpräparate heranziehen, vgl. S. 114, Plasmon, Roborat usw. Reine Fette, wie Butter, Rahm, Milchfett, gutes Öl sind unbedenklich, auch Milch ist reichlich zu verwenden, zweckmäßig mit Mondamin, Kakao und dergl. abgekocht, um grobe Gerinnsel zu vermeiden. Zucker ist unbedenklich erlaubt. Scharfe Gewürze, einschließlich Senf und Pfeffer, sind unzweckmäßig. Eier werden sehr gut vertragen.

Kommt es trotzdem zu ausgesprochener **Kotstauung**, die sich durch Kollern im Leib und ruhelose Darmbewegungen kundgibt, oder sind gar diese Zeichen nach Verabreichung eines Abführmittels noch stärker hervorgetreten, so ist es die erste und einzige Aufgabe, den Darm zu beruhigen. Leider werden darin immer noch viel Fehler gemacht, der Arzt läßt sich noch leicht durch das Drängen des Kranken und seiner Angehörigen verleiten, immer stärkere Abführmittel zu geben. Wo die aufgeregte, fühlbare und sichtbare Peristaltik keine Entleerung herbeiführen kann, vermag es auch das beste Abführmittel nicht. Man tut das richtige, wenn man den Kranken ins Bett legt, warme Umschläge auf den Leib legt und zunächst eine stärkere *Opiumdosis* gibt, 30—40 Tropfen der Tinktur, und dann alle halbe oder ganze Stunden kleine Gaben folgen läßt, 5 Tropfen oder noch weniger. Nicht selten sieht man dabei bald Stuhlgang eintreten. Wird das Opium erbrochen, was bei stark erregter Peristaltik nicht selten vorkommt, so wiederholt man die Gabe nach einiger Zeit, oder man wendet Zäpfchen mit derselben Dosis an, oder endlich man spritzt *Codein* 0,03—0,05 oder *Morphium* 0,01—0,02 unter die Haut ein. Dann kann man gewöhnlich mit kleinen Mengen Opiumtropfen fortfahren.

Das nächste Mittel sind immer Darmeingießungen mit größeren Mengen lauen Wassers, die recht langsam eingeführt werden, vgl. S. 111. Wenn harte Kotmassen im Dickdarm liegen, kann man auch Einläufe mit warmem Öl machen, S. 136. Die mehrfach empfohlene Einführung eines sehr langen Darmrohres hat keinen besonderen Wert und ist nicht ungefährlich, wenn der Darm stark gespannt oder in seiner Wand nicht fest ist. Am besten erweist es sich dann jedenfalls, das Rohr unter allmählichem Voranfließen von lauem Wasser oder Öl ganz sanft vorwärts zu schieben, dabei gleichen sich die Faltungen des Darmes am besten aus. Man kann aber auch statt der Flüssigkeit Luft vom After her einblasen, mit einem einfachen Gebläse, und sie von Zeit zu Zeit, wenn Schmerzen auftreten oder der Kranke sich belästigt fühlt, wieder herauslassen. So lange, bis Entleerung eintritt, läßt man bei der Kotstauung die Ernährung ganz aussetzen. Große Erleichterung bringen auch hier oft Magenausspülungen, die sich bei dem Darmverschluß so gut bewährt haben. Wenn der Anfall vorüber ist, beginnt die wichtige Aufgabe, die Ursache der Stauung zu erforschen und die Wiederkehr zu verhindern. Dazu tragen die angegebene zarte Kost und die anderen Mittel bei, die als Behandlung der Darmträgheit aufgeführt worden sind. In jedem Falle ist zu erwägen, ob etwa eine chirurgische Behandlung einzuleiten ist, die außerhalb des Anfalles natürlich ganz andere Aussichten hat als in der Störung selbst.

Die Steigerung der Verengerung zum **Darmverschluß** ist bekanntlich durch das furchtbare Zeichen des Kotbrechens, des Ileus, gekennzeichnet. Neben dem Versagen des Stuhlganges finden sich dabei das Aufhören jeglicher Darmgasabgänge, wachsende Auftreibung des Leibes unter heftigen Schmerzen, Aufstoßen und Erbrechen, das bald einen Kotgeruch und kotähnliches Aussehen annimmt, und als beängstigende Erscheinung schwerer Verfall des Kranken mit blassem, höchst elendem Aussehen, Kälte und Kyanose des Gesichtes und der Glieder und schnellem, kleinem Puls. Diese Erscheinungen rühren jedenfalls nur zum Teil von dem Darmverschluß als solchem, größtenteils von der Störung der Blutversorgung des Darms und von dem nervösen Shock her, teilweise wohl auch von einer Vergiftung durch Darmgifte. Oft ist an dem schweren Verfall die Entwicklung einer Peritonitis mit beteiligt, die sich neben den erwähnten Zeichen vor allem durch allgemeine Schmerzhaftigkeit und Druckempfindlichkeit des Leibes, stärkere Spannung des Bauches, zuweilen durch Fieber und trockene, heiße Haut (an Stelle der vorher bestehenden kalten Schweiße) kundgibt.

Vor jeder Behandlung hat der Arzt nach Möglichkeit die Ursache der Erscheinungen festzustellen, weil davon in den meisten Fällen die Rettung des Kranken abhängt. Zuerst muß an allen Stellen nachgeforscht werden, ob eine Brucheinklemmung vorliegt. Leistenkanal, Schenkelring, Nabel, Foramen ischiadicum, Scheide, Mastdarm und die gesamten Bauchwandungen sind genau zu untersuchen, ob irgendwo Schwellung und Druckempfindlichkeit vorliegen, die auf einen eingeklemmten Bruch bezogen werden können. Betrachten und Befühlen des Bauches belehren darüber, ob eine allgemeine Auftreibung oder umschriebene Darmauftreibung vorhanden sind, ob allgemein oder an einzelnen Stellen Unruhe der Darmperistaltik besteht; die Perkussion stellt fest, ob die einzelnen Darmteile mit Luft oder mit Kot oder Flüssigkeit gefüllt sind. Bei Darmverschluß im unteren Teil des Dickdarmes ist besonders das Kolon als geblähter Schlauch in seiner normalen Lage oder schräg oder gewunden über den Bauch verlaufend nachweisbar, bei Dünndarmverschluß sind besonders die mittleren Teile des Bauches aufgetrieben, bei hochsitzender Verschließung die Oberbauchgegend. Bei Achsendrehung, akuter Einklemmung und dergl. ist oft die bestimmte Darmschlinge gebläht und als steife Wurst fühlbar; hier tritt meist sehr bald Würgen und Erbrechen des zuletzt Genossenen oder von Schleim und Galle ein. Das kotig riechende und weiterhin das rein kotige Erbrechen tritt nur bei anhaltendem Darmverschluß, oft erst nach einigen oder bei tiefsitzender Stenose erst nach vielen Tagen ein. Bei Dünndarmverschluß vermindert sich schnell die Harnmenge, zuweilen hört die Absonderung ganz auf. Stärkere Druckempfindlichkeit des Bauches spricht für eine hinzugetretene Bauchfellentzündung. Bei schnellem Auftreten von Kollaps, Würgen oder Erbrechen, örtlichem heftigen Schmerz liegt fast immer eine akute Darmeinklemmung vor, bei langsamer Entwicklung der Erscheinungen, unruhiger Peristaltik, spätem Erbrechen und geringem Verfall des Kranken handelt es sich meistens um eine Verlegung des Darmlumens durch Kotanhäufung, Gallensteine, Fremdkörper, Geschwülste. Eine allgemeine Peritonitis, die sich primär oder nach Darmperforation, Appendicitis usw. entwickelt, unterscheidet sich von der akuten Einklemmung vor allem durch große Druckempfindlichkeit des Bauches, auch gegen leise Berührung, durch allgemeinen Meteorismus, durch schnell ansteigende, erst im Kollaps wieder zurückgehende Temperatur, hart gespannten Leib, meist gehen bei Peritonitis Gase ab, die bei Einklemmung fehlen, dagegen zeigt sich bei der Einklemmung unruhige Peristaltik, Kotbrechen.

Die akute Einklemmung kann nur durch die Laparotomie beseitigt werden. Es kommt allerdings vor, daß Achsendrehungen des Darmes und innere Einklemmungen zufällig von selbst zurückgehen, aber man darf sich darauf nicht verlassen, weil das Vorkommnis doch zu den größten Seltenheiten gehört, und weil bis dahin der betroffene Darmteil so geschädigt sein kann, daß Brand, Peritonitis oder Durchbruch unvermeidlich sind. Daher dürfen alle anderen Mittel als die Laparotomie nur unter sorgfältigster Erwägung versucht werden, daß nicht kostbare Zeit dadurch verloren gehe!

Unter den zunächst versuchsweise anzuwendenden Hilfsmitteln steht die Entlastung der oberhalb gelegenen Teile des Verdauungsapparates obenan. Dazu ist vor allem die völlige Enthaltung von Speise und Trank nötig. Ein Bedenken dagegen kann schon deshalb nicht bestehen, weil der schwer kranke Verdauungskanal doch nichts aufnimmt. Gegen das Durstgefühl kann man Ausspülen des Mundes mit Wasser oder Zitronenwasser, das wieder ausgespuckt wird, oder Pfefferminzplätzchen anwenden, die ebenfalls nicht hinuntergeschluckt werden. Wo das nicht genügt, kann man kleine Einläufe von lauem Wasser in den Darm oder besser noch Infusionen von Kochsalzwasser unter die Haut machen, vgl. S. 106. Die Wirkung ist oft ganz außerordentlich gut, auch für das Allgemeinbefinden. Weiter wird der Verdauungskanal entlastet durch Magenausspülungen. Sie sollten in keinem Falle unterbleiben. Man entfernt dadurch nicht nur den überflüssigen Mageninhalt, sondern auch den nach oben dringenden Darminhalt, und nicht selten wird, wie zuerst in der Kussmaulschen Klinik beobachtet worden ist, durch die Entlastung des Bauches von übermäßigem Druck der Darmverschluß tatsächlich aufgehoben. Der Heilungsvorgang erklärt sich in diesem Falle dadurch, daß die Spannung im Bauch stark herabgesetzt wird und die Darmschlingen sich wieder richtiger lagern können, während sonst die gasgeblähten Schlingen nach oben streben und die mit festem oder flüssigem Inhalt gefüllten Schlingen unten bleiben, wodurch Verlegungen des Rohres und Kreislaufstörungen entstehen müssen. Der Erfolg ist um so besser, je mehr Luft und Darminhalt entleert wird, man muß daher nötigenfalls mehrere Spülungen aufeinander folgen lassen. Man verwendet dazu laues Wasser, läßt langsam einfließen und versucht von Zeit zu Zeit, ob außer dem eingegossenen Wasser schon etwas herauskommt. Erst wenn das Wasser ganz klar abfließt, unterläßt man die Spülungen. Immer aber muß man sorgfältig überlegen, ob die infolge der Spülung eingetretene Erleichterung eine endgültige Besserung bedeutet, und man darf darüber nie die Zeit der notwendigen Operation versäumen.

Ein zweiter Eingriff, der in manchen Fällen wichtig ist, ist die Anwendung großer Wassereinläufe in den Darm, nach S. 111. Man nimmt dazu laues Wasser mit Zusatz von Kochsalz, 7—8 ‰, man kann aber auch warmes Öl verwenden. Bei akuter Einklemmung mit bedrohlichen Erscheinungen ist das Verfahren gewöhnlich nutzlos und oft sehr quälend, weil die Flüssigkeit im Darm zurückbleiben und dadurch noch weitere Lasten schaffen kann. Bei Invagination, Fremdkörper- oder Kotverlegung des Darms, Achsendrehung der Flexura sigmoidea usw. kann es aber auch zur Heilung führen. Um die Unannehmlichkeit der zurückbleibenden Flüssigkeit zu vermeiden, hat man auch hier die Lufteinblasungen empfohlen, vgl. S. 151; jedenfalls muß man dabei sehr vorsichtig vorgehen, um nicht etwa den kranken Darm zu zerreißen.

Eine gute Wirkung hat oft ein warmes Bad von 34° C. und viertel- bis halbstündiger Dauer. Sowohl die allgemein beruhigende Wirkung des warmen Bades als die gleichmäßige äußere Einwirkung des Wasserdruckes kann dazu beitragen, daß der Darm wieder in normale Lage zurückkehrt. Man hat das insbesondere bei Brucheinklemmungen beobachtet; die Taxis gelingt in dem warmen Bade oft auffallend viel leichter. Wo ein Bad Schwierigkeiten macht, kann man PRIESSNITZsche Umschläge, heiße Aufschläge oder Eisbeutel versuchen, man muß ausprobieren, was am angenehmsten ist. Viel ist davon natürlich nicht zu erwarten.

Von den Arzneimitteln wirken die Abführmittel regelmäßig schädlich, sie machen große Beschwerden, wenn sie nicht zum Glück schon zu rechter Zeit ausgebrochen worden sind, und bringen den Darm in Gefahr. Um so besser bekommt den Kranken gewöhnlich das Opium. Nicht selten verschwinden nach einer hinreichenden Gabe, *Tinctura Opii simplex* 30 Tropfen bei Erwachsenen, oder eine *Morphium*einspritzung von 0,01—0,015, nötigenfalls beides wiederholt, der Schmerz und der Verfall des Kranken vollständig, und das Erbrechen hört auf. Durch die Beruhigung der Peristaltik kann auch eine Lösung der Einklemmung bewirkt werden. Eine Schattenseite der Opiumbehandlung liegt zweifellos darin, daß die schmerzstillende, betäubende Wirkung, also der Einfluß auf das Zentralnervensystem, unter Umständen eine subjektive Besserung bringen kann, die den ungünstigen Zustand verdeckt und die unverminderte oder gar fortschreitende Gefahr verhüllt. Man darf sich jedenfalls nicht auf die Beobachtung des Allgemeinbefindens verlassen, wenn man Narkotika anwendet, sondern man muß in kurzen Zwischenräumen den Zustand des Bauches feststellen und sehen, ob auch örtlich bessere Verhältnisse eintreten, ruhigere Peristaltik, Verringerung des Meteorismus usw. Im allgemeinen wird man sich jetzt der Opiumbehandlung enthalten und zunächst einen Versuch mit *Atropin* machen, das in den letzten Jahren als ein oft wunderbar wirkendes Mittel bei Darmverengerung und Darmverschluß erwiesen ist. Über die Art der Wirkung ist man sich nicht völlig klar. Manche nehmen an, daß das Mittel die Nervenendigungen in der glatten Muskulatur des Darmes lähme — danach dürfte man es jedenfalls nur verwenden, wo krampfhafte Darmkontraktion dem Vorrücken des Darminhaltes im Wege steht. Wahrscheinlicher ist es nach den klinischen Erfahrungen, daß es bei Darmkrampf lösend, bei Darmlähmung tonisierend wirkt, wie ROSENHEIM angegeben hat. Ein Nachteil für den Darm ist wohl keinenfalls zu erwarten, und da die Wirkung ziemlich schnell einzutreten pflegt, wird auf keinen Fall viel Zeit mit dem Versuche verloren. Die anzuwendende Dosis ist ziemlich groß, sie wird allgemein so groß angegeben, daß man unter anderen Umständen eine Vergiftung erwarten könnte, aber die Widerstandsfähigkeit scheint in diesen Zuständen erhöht zu sein. Jedenfalls erprobt man zunächst die einzelne Empfindlichkeit durch eine Probeeinspritzung von 0,001 unter die Haut. Tritt dabei keine fühlbare Veränderung des Pulses und kein Rotwerden des Kopfes mit klopfenden Arterien auf, so kann man nach einer Stunde 0,002 subkutan geben. Meistens wird schon $^1/_4$ oder $^1/_2$ Stunde danach der Leib weicher, oft gehen Gase ab, nach oben und nach unten. Man kann nach einigen Stunden ruhig wieder 0,002 einspritzen und diese Dosis dreimal an einem Tage geben. Manche Ärzte haben noch größere Gaben, sogar 0,005 pro dosi, angewendet und auch dabei nichts Unangenehmes gesehen, aber das scheint nicht nötig zu sein. Auftretende Delirien, Halluzinationen usw. würde man durch eine Morphiumeinspritzung von 0,02, nötigenfalls wiederholt, bekämpfen. Die Pupillenerweiterung und die Trockenheit im Halse, die auch nach den kleineren Gaben gewöhnlich eintreten, haben nichts auf sich, sie gehören zu den Nebenerscheinungen der wirksamen Dosis. Haben die Erscheinungen der Unwegsamkeit des Darmes aufgehört, wie man aus dem Rückgange des Meteorismus und dem Abgange von reichlichen Blähungen schließen kann, so kann man ruhig den Stuhlgang erwarten, der öfters erst am folgenden Tage erscheint, unter Fortsetzung der Einspritzungen von 0,002 dreimal täglich. Wo aber z. B. das Erbrechen anhält, keine reichlichen Gase abgehen und der Meteorismus erheblich bleibt, muß man baldigst zur Operation schreiten, um nicht deren günstige Zeit zn versäumen. Nur eine Laparotomie kann dann den Kranken retten.

Magen- und Darmkrankheiten des kleinen Kindes.

Die Verdauungstörungen der Kinder in den ersten beiden Lebensjahren bedürfen einer gesonderten Behandlung, weil ihre Diätetik von der der weiteren Alterstufen grundsätzlich verschieden ist und der zarte Körper auch in den übrigen Behandlungsmitteln ein anderes Maß erfordert.

Wir beginnen auch hier mit einer Besprechung der gesunden, normalen Ernährung.

Es besteht volle Einigkeit darüber, daß die Ernährung an der Frauenbrust das Ideal der Säuglingsernährung bildet, daß sie durch keine noch so sorgfältig gewählte künstliche Ernährung erreicht werden kann. Unter den Gründen, die vielen Kindern die natürliche Nahrung versagen, stehen obenan das mangelhafte Pflichtgefühl vieler Mütter, die sich der Unbequemlichkeit des Stillens entziehen wollen, die Gleichgültigkeit der Hebammen und Wartefrauen, die beim ersten mißlungenen Versuch das Stillen als unmöglich bezeichnen, anstatt immer wiederholte Versuche zu verlangen — Mutter und Kind müssen doch das Verfahren erst erlernen — und die weit verbreitete Unfähigkeit der Mütter zum Stillen. Die Bungesche Ansicht, daß der regelmäßige Alkoholgenuß die Säugfähigkeit vernichte, muß jedenfalls, da sie nicht widerlegt ist, die Ärzte dazu bringen, daß sie weit sorgfältiger als bisher den Alkoholgenuß der Frauen und Mädchen und insbesondere den Alkoholgenuß der Schwangeren bekämpfen. Dagegen ist alles heranzuziehen, was die Milchabsonderung der weiblichen Brust fördern kann. Besonders haben die Ärzte darauf hinzuwirken, daß der Aberglaube aufhört, man tue der Schwangeren einen besonderen Nutzen an, wenn man sie übermäßig viel essen läßt. Im Gegenteil ist eine normale, gemischte Kost das einzig richtige. Auch die Stillende soll davon nicht abgehen. Es ist zwecklos, sie literweise Milch trinken zu lassen, ihre eigene Milchabsonderung wird dadurch nicht größer. Dagegen scheint es tatsächlich so, als ob *Somatose* und wohl auch *Roborat* und *Plasmon* die Milchabsonderung anregten, und insbesondere sprechen die Berichte zuverlässiger Ärzte dafür, daß das *Laktagol* die Milchabsonderung vermehre. Man gibt davon dreimal täglich 3—4 gehäufte Teelöffel voll mit Milch angerührt. Von den vorher genannten Eiweißpulvern gibt man die Somatose zu dreimal täglich 1 Teelöffel voll, das Tropon in doppelt so großer Dosis, das Roborat zu etwa 80 g auf den Tag.

Wo die Mutter wirklich nicht stillen kann, sei es, weil sie keine Milch hat, sei es, daß ihr körperlicher oder geistiger Zustand es verbietet, ist zunächst an eine Amme zu denken. Trotz aller Schattenseiten, die diese Einrichtung mit sich bringt, soll man sie doch benutzen, wenn die Verhältnisse es erlauben. Eine gründliche Untersuchung der Gesundheit der Amme ist natürlich Bedingung, eine eingehende Beratung über ihre Unterbringung, Verpflegung und Ernährung gehört natürlich auch zu den Aufgaben des Arztes. Für die Mutter gibt nur eine nachweisbare Tuberkulose den Grund, um sie als nährunfähig zu bezeichnen, bei der Amme wird man außerdem auf Syphilis, Nephritis, schwerere neuropathische Anlage achten und eine damit behaftete Persönlichkeit ablehnen. Nebenbei bemerkt darf man nicht etwa ein hereditärsyphilitisches Kind von einer gesunden Amme säugen lassen, weil man die Amme dabei der Gefahr der syphilitischen Infektion aussetzt. Die neuerdings von englischen Ärzten vorgebrachte Ansicht, die hereditäre Syphilis stecke nicht an, ist in dieser Ausdehnung nicht richtig. Im allgemeinen sieht man darauf, daß die Amme ungefähr in derselben Zeit entbunden ist wie die Mutter, weil die Beschaffenheit der Milch mit der Dauer der Laktation wechselt, anderseits nimmt man nicht gern zu frische Ammen, weil bei vielen Frauen die Milchabsonderung mit dem Eintritt der ersten Menstruation aufhört; man läßt also diese Zeit gern vorübergehen, oder man nimmt wenigstens eine Amme, die bei einer früheren Stillperiode sich bewährt hat. Ein abschließendes Urteil über die Eignung der Amme gibt natürlich nur die praktische Erprobung, die Feststellung, wie das von ihr gestillte Kind zunimmt. Ist das nicht der Fall, so stellt man zunächst fest, wieviel Milch die Amme in 24 Stunden gibt, d. h. wieviel der vor und nach jeder Anlegung gewogene Säugling bei den einzelnen Mahlzeiten eines Tages gewinnt. Ist diese Menge ungenügend, so hat man zu erwägen, ob der Fehlbetrag durch Zulagen für eine oder mehrere Mahlzeiten gedeckt werden soll, oder ob die Amme gewechselt werden muß. Wichtig ist, daß die Amme, ebenso wie die Mutter, dem Kinde nur zu ganz bestimmten Zeiten, alle 3 Stunden, nach der Uhr, die Brust gibt. Dabei befinden sich beide Teile am besten!

Kommt die Brusternährung nicht in Frage, so ist die Kuhmilch der einzige zweckmäßige Ersatz. Das kann nicht scharf genug betont werden, weil immer wieder die Reklame mancher Kindermehlfabrikanten diese Wahrheit zu verwischen sucht. Die Kindermehle führen statt des leicht verdaulichen Fettes der Muttermilch erhebliche Mengen von Mehl oder bestenfalls Dextrin und Zucker zu, die der Darm des Kindes nicht bewältigen kann. Viele davon enthalten außerdem zu wenig Eiweiß, manche auch zu wenig Milchzucker. Daher werden denn die Kinder zwar fett und gedunsen, wie man es an vielen Reklamebildern der Fabriken sieht, aber sie haben keine Kraft und keine Widerstandsfähigkeit.

Auch die Kuhmilch ist kein ideales Nahrungsmittel für kleinste Kinder. Sie enthält zunächst mehr Eiweiß als die Frauenmilch und außerdem ein schwerer verdauliches Eiweiß. Dagegen enthält sie weniger Fett und weniger Zucker als die Frauenmilch. Der größere Eiweißgehalt gründet sich teilweise auf das Vorhandensein von Albumin neben dem Kasein. Die Verdaulichkeit leidet wohl auch dadurch, daß durch das Kochen der Kuhmilch Fermente zerstört werden, die bei der Brusternährung wirksam bleiben und die Zerlegung unterstützen. Das Kochen oder wenigstens eine erhebliche Erhitzung der Kuhmilch ist aber vorläufig nicht zu entbehren, weil nur dadurch eine Beseitigung der schädlichen Bakterien der Kuhmilch zu erreichen ist. Die neuerdings von v. Behring vorgeschlagene Desinfektion der Milch durch Formalinzusatz darf schon jetzt als abgelehnt betrachtet werden.

Alle Ärzte sind darin einig, daß der zu hohe Eiweißgehalt der Kuhmilch am einfachsten durch Verdünnung der Milch mit Wasser ausgeglichen wird. Will man dann aber nicht den kindlichen Körper mit zu großen Flüssigkeitmengen belasten, so müssen die anderen Nährstoffe, der Milchzucker und das Fett, durch Zusätze entsprechend erhöht werden. Vielfach geschieht das nur durch Zugabe von Milchzucker, da auch beim Kinde die Kohlehydrate der Nahrung das Fett in bestimmten Grenzen vertreten können.

Die Tagesmenge der Muttermilch erreicht am Ende des ersten Lebensmonates ein halbes Liter und steigt bis zum Ende des ersten Jahres auf nahezu ein Liter. Das Liter Muttermilch enthält nach HOFMANN etwa

10 g Eiweiß, 41 g Fett, 70 g Milchzucker, 2 g Asche.

Dieser Bedarf muß also auch bei künstlicher Ernährung des Säuglings gedeckt werden. Es gibt verschiedene Verfahren dafür. Am verbreitetsten sind

1. Die HEUBNER-HOFMANN-SOXHLETsche Mischung: 0,5 l Milch wird mit 0,5 l versüßter Hafermehl- oder Kindermehlabkochung, 15 g Mehl und 50 g Milchzucker auf 0,5 l Wasser verkocht, vermischt. Das Liter der Mischung enthält dann etwa

15 g Eiweiß, 18 g Fett, 70 g Milchzucker,

also jedenfalls zu wenig Fett. Der Milchzuckergehalt läßt sich aber nicht wohl weiter steigern, ohne den Darm anzugreifen. SOXHLET hat daher neuerdings seinen Nährzucker empfohlen, der vom Verdauungsapparat des Kindes besser vertragen wird und angeblich bis zu 100 g am Tage gegeben werden kann. Er besteht vorwiegend aus Malzzucker und Dextrin; der Malzzucker wird besser vertragen als der Milchzucker, der bei größeren Mengen abführend wirkt. Die dafür gegebene Vorschrift lautet: Man mischt im 1. Monat 0,2 l Milch mit 0,4 l Wasser und 4 Teelöffel voll (45 g) Nährzucker, Ende des 1. und im 2. Monat 0,3 l Milch mit 0,6 l Wasser und 6 Teelöffel (60 g) Nährzucker, im 3. und 4. Monat 0,4 l Milch mit 0,6 l Wasser und 8 Teelöffel Nährzucker, im 5. und 6. Monat 0,5 l Milch mit 0,5 l Wasser und 9 Teelöffel Nährzucker, im 7. Monat 0,8 l Milch mit 0,3 l Wasser und 7 Teelöffel Nährzucker, im 8. Monat 0,9 l Milch mit 0,2 l Wasser und 4 Teelöffel Nährzucker. Bei eintretender Verstopfung ersetzt man ein Drittel bis die Hälfte des Nährzuckers durch LOEFLUNDS Milchzucker.

2. Das BIEDERTsche Rahmgemenge. Man verwendet dazu das nach BIEDERTS Angaben in den Deutschen Milchwerken in Zwingenberg unter peinlicher Beachtung aller Reinlichkeitsvorschriften hergestellte Ramogen, eine versüßte Rahmkonserve. Die salbenartige Masse wird mit geringen Mengen abgekochten und wieder abgekühlten Wassers zu einem gleichmäßigen Brei verrührt und allmählich mit der vorgeschriebenen Menge desselben Wassers weiter verrührt. In den ersten 2—3 Wochen

bekommt der Säugling eine Mischung von 1 Löffel Ramogen mit 9 Löffel Wasser, oder, wenn man gute Milch zur Verfügung hat, 1 Löffel Ramogen mit 13 Löffel Wasser und 2 Löffel gekochter Milch. Hat das Kind gute Entleerungen, nimmt aber nicht genügend mehr zu, so steigt man nach durchschnittlich 1—3 Wochen immer so, daß man 1 Löffel Milch mehr zu der angegebenen Mischung hinzufügt. Bei gut verdauenden Kindern kann man auch schneller damit steigen. Bei Kindern mit empfindlichem Verdauungsapparat kann man dagegen langsamer steigen. — Man kann das Ramogen übrigens natürlich auch verwenden, um in der HEUBNER-HOFMANNschen Mischung das Fettminus auszugleichen. Man setzt dann der Mischung auf je 1 l $1^1/_2$—3 Eßlöffel Ramogen zu, oder $^1/_2$—$1^1/_2$ Teelöffel auf jede Einzelflasche des SOXHLETapparates.

HEUBNER und andere halten den Fettzusatz nach ihren Erfahrungen nicht für zweckmäßig, während BIEDERT damit auch in verzweifelten Fällen sehr gute Erfahrungen gemacht hat. Wahrscheinlich wird nicht immer sorgfältig genug die Anweisung des Erfinders berücksichtigt. Möglich wäre auch, daß Kinder der verschiedenen Landesteile eine verschiedene Toleranz für Fett hätten, wie das bei Erwachsenen sicher vorkommt.

Man kann statt des Ramogens übrigens auch natürlichen Rahm nehmen, verwendet aber dann besser nicht den durch Abstehen der Milch gewonnenen, der ziemlich viel Bakterien enthält und leicht etwas sauer ist, sondern den Zentrifugenrahm. Wo keine zuverlässigen Molkereien sind, kann man auch die Rahmkonserven des Handels benutzen, so die von RADEMANN in Frankfurt oder den vorzüglichen Rahm der Berner Alpenmilchgesellschaft in Stalden in der Schweiz.

Eine andere Art, die Milch fettreicher zu machen, besteht darin, daß man die Kuhmilch durch Zentrifugieren von einem Teil der Magermilch befreit, die als schwererer Bestandteil beim Zentrifugieren abgeschleudert wird. Man kann die so gewonnene GAERTNERsche Fettmilch in größeren Städten in Literflaschen sterilisiert bekommen. Ein entschiedener Vorteil des Verfahrens ist es, daß beim Ausschleudern auch der Milchschmutz, die in die Milch gelangten Schmutzteile von den Händen der Melker, vom Euter, vom Schwanz und von Darmentleerungen der Kühe usw. mit entfernt werden.

3. Eine dritte Gruppe von Zubereitungen der Kuhmilch legt den Hauptwert auf die Beseitigung der Schwerverdaulichkeit

des Milcheiweißes. Der bekannteste Vertreter dieser Gruppe ist die BACKHAUSmilch, von Professor BACKHAUS erfunden. Die Vollmilch wird durch Zentrifugieren in Rahm und Magermilch zerlegt, wobei zugleich, wie eben schon gesagt, etwaige Verunreinigungen beseitigt werden. Zu der Magermilch wird bei 40° C. eine bestimmte, durch Erfahrung gefundene Menge eines Fermentgemisches zugesetzt, das aus kohlensaurem Natron, Labferment und Trypsin besteht. Das kohlensaure Natron hat den Zweck, die Trypsinwirkung zu fördern und der Milch eine leicht alkalische Reaktion zu geben, wie sie der Frauenmilch eigen ist; das Trypsin löst und peptonisiert einen Teil des Kaseins, so daß nach 30 Minuten 1,25 % lößliches Eiweiß vorhanden ist, sodann bringt das Lab das nicht gelöste Kasein zum Gerinnen und damit zur Ausscheidung. Sobald dies geschehen ist, wird durch Erhitzen auf 80° C. die Fermentwirkung aufgehoben, das ausgeschiedene Kasein durch Absieben oder Zentrifugieren beseitigt und nun durch Zusatz von Rahm von entsprechender Konzentration 3,5 % Fett nebst 0,5 % Kasein hinzugefügt und endlich durch Zusatz von 1 % Milchzucker der Milchzuckergehalt der Frauenmilch erreicht. Die so hergestellte Milch wird in Portionsflaschen gefüllt und darin sterilisiert, die Sterilisierung macht keine Schwierigkeiten. Die Milch wird fabrikmäßig an verschiedenen Orten hergestellt, in Portionsflaschen zu $^1/_8$, $^1/_5$ und $^1/_3$ Liter.

Ein anderes Labverfahren, das im Hause durchgeführt wird, bildet den Kern der Pegninmilch. Das von Dr. Freiherr VON DUNGERN erfundene Labferment Pegnin wird mit Milchzucker und reinem, aus Kälbermagen gewonnenem Lab bereitet. Es ist ein weißes, feines Pulver, das sich leicht in Wasser und Milch löst und die Milch sofort zum Gerinnen bringt. Es ist frei von schädlichen Keimen und verdauungstörenden Stoffen; bei höherer Temperatur wird es unwirksam. Das Pegnin wird der Milch zugesetzt, nachdem sie auf 40° C. erwärmt (oder nach Kochen oder Sterilisieren bis auf 40° abgekühlt) worden ist. Man nimmt auf 1 l Vollmilch fünfmal das der Pegninflasche beigegebene Maß, etwa 10 g, auf eine SOXHLETflasche von 200 g einmal das Meßglas voll. Dann verteilt man durch kurzes Schütteln das Pulver in der Milch und wartet die Gerinnung ab. Sie tritt meist nach 2—3 Minuten ein, in gewässerter Milch später oder gar nicht. Dann wird die Flasche mit einem ausgekochten Glas- oder Gummistopfen verschlossen und stark geschüttelt, bis das Gerinnsel völlig verschwunden ist. Die Milch darf dann nicht mehr stark erhitzt werden, sondern nur noch auf Körperwärme, etwa 38° C. Soll sie für ganz junge Kinder noch verdünnt werden, so setzt man vor dem Trinken abgekochtes Wasser zu. In der Saugflasche muß sie dann nochmals etwas geschüttelt werden. Bei richtiger Herstellung geht sie auch durch die kleine Öffnung des Gummisaugers leicht hindurch. Stärkeres Erwärmen liefert wieder größere Flocken.

Zwischen diesen Verfahren hat man je nach den örtlichen und einzelnen Verhältnissen die Wahl zu treffen. Das entscheidende wird oft sein, ob man an dem betreffenden Orte überhaupt brauchbare Kuhmilch bekommt. Das ist leider an sehr vielen Orten in Deutschland noch keineswegs der Fall. Die Stallpflege der Kühe und die Sorgfalt der Milchgewinnung stehen vieler Orten noch auf der allertiefsten Stufe. Die beste Milch bekommt man erfahrungsgemäß in den großen Städten, wo die Aufsicht der Polizei und mehr noch die scharfe Konkurrenz für Besserung gesorgt hat. In den Kleinstädten und vielfach auch auf dem Lande ist es dagegen noch traurig bestellt, die Vorschriften für eine gute Kindermilchgewinnung, wie sie z. B. von der Berliner Gesellschaft zur Bekämpfung der Säuglingssterblichkeit zusammengefaßt sind, werden noch kaum irgendwo genau befolgt. Wo sich aus dem Milchgenuß Störungen ergeben, muß danach zuerst gründlich gefahndet werden, und wenn am Orte keine Besserung zu erzielen ist, muß man sich eventuell mit dem Bezug von Backhausmilch, Ramogen oder Rahmkonserven helfen. Wenn irgendwo in der Praxis, so muß sich der Arzt bei Kinderkrankheiten genau um die Einzelheiten der Ernährung kümmern, er muß feststellen, wo die Milch geholt wird und ob sie nach dem Einkauf zweckmäßig behandelt, gleich abgekocht oder sterilisiert und dann so kalt wie möglich aufbewahrt wird, ob nicht Reste einer Mahlzeit wieder verwendet werden usw. Durch Fehler bei der Vorbereitung und Verabreichung kann auch die beste Milch verdorben und schädlich gemacht werden. Selbstverständlich wird auch eine Milch, die schon vor dem Kochen oder der Sterilisierung verdorben ist, durch diese Zubereitungen nicht wieder gut. Soxhlet hat selbst darauf hingewiesen, daß eine im Stall oder im Hause verunreinigte Milch oft gar nicht zu sterilisieren ist. Wegen der Sporen, die der Hitze widerstehen, ist die baldige Abkühlung der so behandelten Milch besonders nötig.

Für alle Fälle, wo die wirtschaftliche Lage der Eltern es durchführen läßt, ist das Soxhletsche Verfahren vorzuziehen.

Die für den ganzen Tag bestimmte Nahrungsmenge, Milch in der vorgeschriebenen Verdünnung und mit den vorgeschriebenen Zusätzen, völlig fertig zurechtgemacht, wird in die 6—8 für den Tag nötigen Portionsglasflaschen gegossen, die Flaschen werden mit der dazu gehörigen Gummischeibe bedeckt und in den zur Hälfte mit kaltem oder lauem Wasser gefüllten Blechkochtopf gestellt. Dann wird der Topf geschlossen und aufs Feuer gebracht; erst wenn das Wasser im Topfe 10 Minuten gekocht hat, wird der Topf wieder geöffnet, nun werden die Flaschen herausgenommen und vorsichtig abgekühlt. Die Gummischeiben werden durch den negativen Druck des sich abkühlenden Flascheninhaltes fest auf den Flaschenhals aufgedrückt und bleiben bis zur Benutzung der Flasche darauf. Löst sich eine Scheibe ab, so war der Verschluß ungenügend. Vor dem Gebrauch wird die einzelne Flasche in warmes Wasser gestellt, bis sie Körperwärme erreicht hat, dann löst man die Scheibe und setzt den sorgfältig gereinigten Sauger darauf. Was das Kind übrig läßt, wird nicht wieder verwendet. — Bei längerem Sterilisieren, über eine Viertelstunde hinaus, leidet die Milch. — Ein wesentlicher Teil des Erfolges beruht auch darauf, daß mit der Einzelportion auch ihr Gefäß steril gemacht worden ist. Die angewendete Mühe ist dadurch sicher gelohnt, und sehr bequem ist es, daß damit gleich die Arbeit für den ganzen Tag in zuverlässiger Weise besorgt worden ist.

Die für kleinere Verhältnisse unentbehrlichen Milchkocher von Bertling, Flügge und anderen, ermöglichen ein längeres, starkes Kochen der Milch ohne die Gefahr des Überlaufens und Anbrennens, indem sie durch eine besondere Vorrichtung die aufsteigende Milch wieder in den Topf zurückgelangen lassen. Wenn der Topf nach dem Kochen kühl gestellt und Zurückgießen von Resten usw. vermieden wird, so bleibt die Milch im allgemeinen gut, aber es bleiben alle die Gefahren, die aus ungenügend gereinigten Trinkflaschen hervorgehen. Die Flasche muß nach jedem Gebrauch zunächst mit kaltem Wasser gründlich ausgespült und mit einer Flaschenbürste ausgebürstet werden, dann wird mit heißem Wasser nachgespült und jeder erkennbare Rest entfernt und die Flasche umgekehrt hingestellt, damit die Reste des Spülwassers abfließen und keine Keime aus der Luft hineinfallen können. Die Sauger müssen jeden Tag wenigstens einmal mit schwacher Sodalösung ausgekocht und zwischen den Mahlzeiten, nach gründlicher Durchspülung, in reinem Wasser aufbewahrt werden.

Beim Übergang von der Brustnahrung zur künstlichen Ernährung, den man am besten nicht vor vollendetem 6. Monat, womöglich aber erst im 10. Monat vornimmt, gibt man zunächst immer eine verdünnte Kuhmilch, wie vorhin für die früheren Monate angegeben wurde, und vermindert die Verdünnung je nach dem Gedeihen und Behagen des Kindes. Findet die Entwöhnung erst gegen Ende des ersten Jahres statt, so kann man neben der Milch auch Mehl- und Zwiebacksuppen, Fleischbrühe mit Gries, Reis, Sago, Mondamin usw. reichen oder gekochtes Ei, zartes gebratenes Fleisch, Fisch oder Geflügel geben, Kartoffeln, Spinat, Kohlrabi, Blumenkohl in Püreeform hinzufügen. Manche Kinder verweigern die künstliche Nahrung und wollen nur die Brust nehmen; es ist dann am besten, ihnen die Brust ganz zu entziehen und sie durch Hunger zu der neuen Nahrung zu treiben.

Verdauungstörungen der Säuglinge.

Im allgemeinen sind die Brustkinder gegen Magen- und Darmstörungen geschützt, aber sie können doch auch Dyspepsie bekommen, wenn sie die Nahrung nicht richtig bewältigen. Gewöhnlich ist es daran schuld, daß ihnen zu oft gegeben wird. Es ist dann doppelt streng daran festzuhalten, daß in den ersten 4 Wochen nicht öfter als alle $2\,^1/_2$ Stunden, weiterhin nur alle 3 Stunden die Brust gegeben und daß die Nacht hindurch Pause gemacht wird. Sind die Entleerungen unregelmäßig, nicht rein eigelb und gleichmäßig, sondern entweder wie gehackt oder aber grünlich, so ist vor allem ein mildes Abführmittel angezeigt. Am besten gibt man das *Pulvis Magnesiae cum Rheo*, das berühmte Hufelandsche Kinderpulver, 1—2 mal täglich eine kleine Messerspitze voll, etwas abgekochtes kaltes Wasser hinterdrein, oder auch wohl den *Sirupus Rhamni*, 1 Teelöffel. Sprechen Auftreibung des Leibes und Kolikschmerzen für stärkere Zersetzungen, so kann man auch Kalomel geben, *Hydrargyrum chloratum* 0,02—0,03 mit Saccharum lactis 0,3, 2—3 stündlich ein Pulver bis zu genügender Wirkung. In jedem Falle ist zu untersuchen, ob etwa im Befinden der Mutter oder der Amme eine Unregelmäßigkeit besteht, wie z. B. Menstruation, Verstopfung, Verdauungstörungen, Gemütsbewegungen. In diesem Falle muß sorgfältig Abhilfe geschafft werden; die menstruierte Stillende muß sich ganz besonders ruhig halten und vorsichtige Diät beobachten usw. Beachtenswert ist, daß die Verstopfung der Brustkinder beseitigt werden kann, indem der Stuhlgang der Mutter geregelt wird. Insbesondere haben Sennapräparate, kalt bereiteter Sennaaufguß, Sennatee und Brustpulver, von der Mutter oder Amme genommen, eine abführende Wirkung beim Säugling.

Unendlich viel häufiger und vor allem viel schwerer sind die Dyspepsien der künstlich ernährten Kinder. Jede Dyspepsie kann unvermerkt in eine schwere Magendarmkrankheit mit tödlichem Ausgange übergehen. Die Behandlung hat daher mit allem Nachdruck einzusetzen, sobald der sonst eigelbe Säuglingskot grün entleert wird oder doch beim Stehen an der Luft grün wird. Die Gleichgültigkeit der Mütter gegen diese Veränderung trägt die Schuld daran, daß von den neugeborenen Kindern in Deutschland je nach der Gegend 20—40% im ersten Lebensjahre sterben. Der größte Teil dieser Kinder wäre zu retten, wenn rechtzeitig beim ersten Auftreten dieses Zeichens eingegriffen würde. Bleibt es unbeachtet, so werden die Entleerungen unregelmäßig, bröcklig oder dünn, gasreich, der Appetit hört auf, und schließlich tritt auch Erbrechen ein, dessen Ursache demnach in den Darmstörungen zu suchen ist. Auch wäßrige Entleerungen, Fieber, Schleim- oder Blutbeimengung zum Stuhl gehören zu den Zeichen der vernachlässigten Dyspepsie. Es ist hier nicht der Ort, die Erkrankung genauer zu schildern, es soll nur auf den Zusammenhang der Erscheinungen mit ungeeigneter Nahrung hingewiesen werden, um die Bedeutung der diätetischen Behandlung ins rechte Licht zu setzen.

Im allgemeinen gilt die Regel, bei ausgesprochener Dyspepsie die Milchnahrung vorübergehend ganz auszusetzen. Je nach dem Kräftezustand des Kindes und nach dem Ernste der Erscheinungen läßt man einige Tage überhaupt nichts nehmen als gekochtes Wasser und Tee mit wenig Zucker, oder man gibt Abkochungen von Kindermehlen. Gerade bei schweren Erkrankungen ist die scheinbare Grausamkeit der Nahrungsentziehung in Wirklichkeit das mildeste. Anstatt in den gärenden Darminhalt immer neue zersetzliche Stoffe hineinzubringen, gibt man dem Darm Zeit, seinen Inhalt zu entleeren. Gibt man Kindermehlabkochungen, so sollen sie wenigstens sehr dünn sein. Zweckmäßig ist die Vorschrift, die für Theinhardts Kindermehl, überhaupt eines der besten Präparate, gegeben wird. Man kocht aus gut gewaschenem Reis mit genügendem kochenden Wasser einen ganz dünnen Schleim, nimmt im ersten Lebensmonat auf $^3/_4$ l Reiswasser 4—6 Teelöffel Kindermehl, im zweiten auf 1 l 6—8 Teelöffel, im dritten auf 1 l 8—10 Teelöffel, im fünften und sechsten Monat auf 1 l 10—12 Teelöffel und kocht die Mischung auf. Davon gibt man dann aller drei Stunden eine Flasche. Schreit das Kind zwischendurch sehr vor Durst, so kann man abgekochtes Wasser oder Tee geben. Sobald die Ausleerungen wieder normal werden und das etwaige Erbrechen aufgehört hat, beginnt man mit allmählich steigendem Milchzusatz, jeden Tag etwas mehr, nach einer von Dr. Simon zusammengestellten Tabelle, die den Theinhardtschen Präparaten beigegeben wird. — Man kann auch ein anderes Kindermehl wählen, am meisten sind die von Muffler, Kufeke, Mellin, Rademann empfohlen worden, auch die Biedertsche Somatosemilch in starker Verdünnung wird gelobt. Der Vorsicht halber wird man beim Übergange zum Milchzusatz nur allerbeste Milch verwenden, also wenn am Orte keine einwandfreie Kindermilch zu haben ist, Backhausmilch, Ramogen usw. benutzen.

Auf Arzneimittel kann man bei diesem Vorgehen in vielen Fällen verzichten, namentlich wenn man die Behandlung mit der zuerst von Epstein empfohlenen Magenausspülung eröffnet hat. Man macht sie, während das Kind auf dem Schoße der Mutter liegt, auf seiner linken Seite oder sogar etwas nach unten geneigt, damit nicht so leicht Mageninhalt in die Luftwege gelangen kann. Ein Nelatonkatheter von 6 mm Durchmesser ist das geeignetste Werkzeug, man führt ihn mit dem Zeigefinger bis in den Schlund ein, von wo er leicht in die Speiseröhre eintritt. Man läßt erst etwas Mageninhalt heraustreten und gießt dann, wenn das Würgen aufgehört hat und die Atmung ruhig geworden ist, langsam Wasser von 38° C. ein, dem man auf ein halbes Liter etwa 3 g Kochsalz und ebensoviel doppelkohlensaures Natron zugesetzt hat. Man spült so oft hin und her, bis das Wasser rein abfließt. Immer wendet man nur geringen Druck an und gießt nicht so viel auf einmal ein, daß der Magen wesentlich ausgedehnt wird. Man merkt die Füllung an dem eintretenden Mißbehagen des Kindes, das sich sonst bei der Vornahme allmählich beruhigt.

Die ältere Praxis gab in diesen Zuständen besonders gern *Kalomel*, 0,02—0,03—0,05 zweistündlich bis zum Auftreten deutlicher grünschwarzer Kalomelstühle; gewöhnlich genügen von den angegebenen Pulvern 2, höchsten 3. Die günstige Wirkung ist oft unverkennbar. Für die nächsten Tage ist besonders das von Soltmann sehr geschätzte *Resorcin* geeignet, Resorcinum resublimatum Merck 0,2, Infus. Chamomill. 60,0, davon zweistündlich ein Teelöffel. Auch *Acidum hydrochloricum*, 0,5:50,0, teelöffelweise, ist zu empfehlen.

Ist nicht eine einfache Dyspepsie, sondern ein ausgesprochener Katarrh des Magens und Darms vorhanden, der sich vor allem durch Erbrechen, wäßrige Durchfälle und Fieber kundgibt, gewöhnlich auch bald zu deutlichem Kräfteverfall, kühlen Gliedern usw. führt, und ebenso bei dem akuten Brechdurchfall der Kinder, der Cholera nostras, einerlei ob die Störungen primär entstanden oder aus einer bestehenden Dyspepsie erwachsen sind, so ist unbedingt die Nahrung für einige Tage ganz auszusetzen, auch auf die Mehlabkochungen muß dann verzichtet werden, Eierwasser und was sonst hier und da empfohlen wurde, pflegt das Erbrechen und den Durchfall weiter zu fördern. Man muß aber reichlich abgekochtes Wasser und Tee geben, weil sonst die Gefahr der Wasserverarmung eintritt. Höheres Fieber bekämpft man durch kalte Umschläge, viertelstündlich gewechselt, auf die Brust und den Leib, natürlich mit der nötigen Vorsicht, um nicht die ohnedies empfindlichen Kinder zu erkälten oder die Blutverteilung in den äußeren Teilen noch mehr zu schädigen. Hartnäckiges Erbrechen behandelt man am besten mit der vorhin beschriebenen Magenausspülung, gewöhnlich hört es aber bei der Wasser- und Teediät schnell auf. Gegen den Durchfall haben sich *Tannalbin* und *Tannigen* am besten bewährt. Man gibt Tannalbin als Schachtelpulver — $^1/_2$ Teelöffel voll ist gleich 1,0 — zu 0,5—1,0 mehrmals täglich, das Tannigen zur Verhütung des Klebrigwerdens mit Saccharum lactis vermischt in der halben Dosis. In den ersten Tagen kann man mit Vorteil nebenher Hydrargyrum chloratum 0,003—0,005 zweistündlich geben. Den Wiederbeginn der Ernährung macht man ebenso wie bei der Dyspepsie angegeben.

Sitzt der Katarrh vorwiegend im Dickdarm, wobei sehr zahlreiche, kleine, schleimige oder schleimigblutige, übelriechende Ausleerungen auftreten, so kann man außer den eben besprochenen Mitteln noch Darmausspülungen anwenden. Man nimmt dazu ein enges, weiches Darmrohr, läßt durch einen Trichter 38—40° C. warme Salizylsäurelösung 0,5:500,0 einfließen und wiederholt die Ausspülung so lange, bis trotz der Schwierigkeiten durch den entgegentretenden Darminhalt und die dadurch herbeigeführten Unterbrechungen eine wirkliche Ausspülung erreicht worden ist.

Für die Ernährung empfehlen BIEDERT das Ramogen, ESCHERICH die Kindermehle, WIDERHOFER und HEUBNER die LIEBIGsche Suppe. So lange die Entleerungen noch Kotteile enthalten, muß übrigens von oben mit Abführmitteln nachgeholfen werden. Am meisten empfehlen sich dazu *Rizinusöl*, zweistündlich ein Teelöffel, und *Kalomel* 0,02 mehrmals. Für den weiteren Verlauf werden *Bismutum salicylicum*, 0,05—0,1 dreistündlich, und *Plumbum aceticum*, 0,1:60,0, dreistündlich 1 Teelöffel, empfohlen.

Bei schwerem Kräfteverfall und bei den Erscheinungen des sogenannten Hydrocephalus acutus, wie sie besonders bei der Cholera infantum vorkommen, sind heiße Bäder, 38°—40° C., und Einwicklungen in heiße Tücher, Reiben der Glieder mit warmem Flanell oder mit weichen Bürsten zweckmäßig. Alle inneren Arzneien und Nahrungsmittel sind wegzulassen, höchstens kann man gegen quälenden Durst Eiswasser oder heißen Tee erlauben. Vielfach wird dazu ein Zusatz von Kognak oder Wein gegeben, ob mit irgend welchem Nutzen und ohne Nachteil, ist zweifelhaft. Dagegen hat die subkutane Kochsalzinfusion oft deutlichen Nutzen. Man läßt unter sorgfältigster Antisepsis durch einen Gummischlauch mit Trichter und Hohlnadel 100 g und mehr einer 0,6 %igen Kochsalzlösung einfließen, am besten in der Unterbauchgegend, womöglich mehrmals täglich.

5. Krankheiten der Leber.

Bei der Behandlung der Leberkrankheiten wirft sich zunächst die Frage auf, ob man hier ähnlich wie bei dem Magen und bei anderen Organen unter krankhaften Verhältnissen dem kranken Teil eine besondere Schonung zuteil werden lassen kann, ob man der Leber einen Teil ihrer Verrichtungen abnehmen kann. Man hat aus theoretischen Erwägungen allerlei dafür vorgeschlagen, insbesondere auch die Fleischkost verbieten wollen, aber es ist nichts Vernünftiges und Praktisches dabei herausgekommen. Im Grunde wissen wir auch noch zu wenig über die Tätigkeit der Leber und über die feineren Vorgänge bei der Umwandlung der Nahrungsmittel, um bestimmte Forderungen daraus zu ziehen. Im allgemeinen darf es jedenfalls als richtig gelten, und die Mehrzahl der Autoren spricht sich auch dahin aus, wenigstens in Deutschland, daß die Leber am meisten geschont wird und unter den gesundesten Bedingungen arbeitet, wenn eine normale, gemischte Kost in genügend häufigen Mahlzeiten zugeführt und zugleich für regelmäßige Darmtätigkeit gesorgt wird. Diese Forderungen gründen sich darauf, daß nach den angestellten Untersuchungen der Übertritt des Mageninhaltes in den Dünndarm und die Benetzung der Gallengangseinmündung durch den vorbeifließenden Darminhalt eine lebhaftere Absonderung von Galle hervorruft, und daß diese Absonderung durch gemischte Kost am stärksten angeregt wird. Damit ist aber nicht nur der Gallenstauung am besten entgegengearbeitet, die ein wesentliches Element für Ikterus und für Gallensteine ist, sondern es wird auch bei allen anderen Lebererkrankungen der Stoffwechsel des Organs und die Blutzirkulation des mächtigen und blutreichen Organes auf das beste angeregt. 5—6 tägliche Mahlzeiten sind daher für Leberkranke notwendig. Die regelmäßige Darmtätigkeit hat außer der cholagogen Wirkung noch den Vorteil, daß sie den Bakteriengehalt des Darmes vermindert und dadurch die Gefahr einer Infektion der Gallenwege vom Darm aus herabsetzt.

Neben diesen allgemeinen Regeln gibt es noch einige besondere. Vor allem die, in der Nahrung alle Exzesse zu vermeiden, so z. B. große und namentlich oft wiederholte Diners mit der darauf folgenden Plethora abdominalis, wohl auch mit einer durch scharfe Gewürze und Alkoholgenuß hervorgerufenen akuten oder bleibenden Leberkongestion, ferner die Fettleibigkeit an sich zu bekämpfen, weil der dicke Bauch den Pfortaderkreislauf erschwert und die Zwerchfellbewegung hemmt, die der Lebertätigkeit förderlich ist; endlich den übermäßigen, richtiger wohl schon den regelmäßigen Alkoholgenuß zu verbieten. Wichtig ist auch eine Fürsorge für zweckmäßige Kleidung. Der Kampf gegen Korset und Schnürbänder der Frauen wie gegen die Leibriemen der Männer hat immer mit Recht seine zwingendsten Gründe aus den Schäden genommen, die diese Kleidungsstücke zumal an der Leber und an der Gallenblase anrichten. Wohl unbestreitbar erklärt sich die große Überzahl der an Gallensteinen leidenden Frauen über die daran leidenden Männern dadurch, daß sie so viel häufiger die Leber und Gallenblase durch den direkten Druck schädigen und die Zwerchfellatmung einschränken. Beim Manne Hosenträger, bei der Frau Reformkleidung, die die Kleiderlast durch das gutschließende Rockbeinkleid verringert und das verminderte Gewicht auf Hüften und Schultern verteilt, sind gerade für Leber- und Gallenleidende dringend notwendig. Ein weiterer Vorteil der Reformkleidung ist es, daß sie erst den Frauen eine ungezwungene, freie Bewegung, das Sichbückenkönnen, sowie ein gesundes Turnen und Gymnastiktreiben ermöglicht, lauter Bewegungen, die für den Blutumlauf in den Bauchorganen unbedingt nötig sind.

1. Gallensteinleiden.

Weitere Diätvorschriften sind auch für die Gallensteinkrankheit nicht nötig. Es gibt keine Diät, die auf vorhandene Gallensteine lösend wirkte oder die Neubildung von Gallensteinen verhinderte. Aber die eben gegebenen Winke sind in solchen Fällen doppelt genau zu beachten. Die Gallensteine entstehen dadurch, daß die in der Gallenblase aufgestaute Galle durch Bakterien vom Darm her infiziert wird. Das empfohlene Verhalten verhindert einmal nach Möglichkeit das Zustandekommen einer Stauung, und zweitens vermindert es die Gefahr der Darmbakterien. Die zweckmäßige Kleidung schützt außerdem die Gallenblase vor einer Reihe von Zerrungen und Verletzungen, die erfahrungsgemäß die Ansiedlung der Bakterien fördern können. Ist eine Austreibung der Steine nach den örtlichen Verhältnissen überhaupt möglich, so wird sie immer am wahrscheinlichsten dadurch, daß die Galle dünnflüssiger wird und kräftiger strömt, genau wie das vorhin als Folge der geeigneten Kost und Lebensweise hingestellt wurde.

Die Praxis hat von jeher nach gallentreibenden Mitteln gesucht, um dadurch die vorhandenen Steine zur Blase hinauszutreiben. Es ist sehr fraglich, ob man darauf wirklich hinarbeiten sollte. Der in der Blase liegende Stein macht im allgemeinen keine Beschwerden — diese rühren in der Mehrzahl der Fälle sicher von der sekundären oder primären Cholecystitis her —, dagegen weiß man nie vorher, ob er überhaupt den Gallengang passieren kann, oder welche Beschwerden sein Steckenbleiben verursachen wird. Im allgemeinen wird man sich hier von jeder Geschäftigkeit zurückhalten. Eine andere Frage ist die, ob es Mittel gibt, um Gallensteine in der Blase aufzulösen? Daß dieser Vorgang nicht selten auch ohne unser Zutun eintritt, ist zweifellos, dafür sprechen die oft an Steinen beobachteten Anätzungen und Abbröckelungen, aber ob wir direkt darauf einwirken können, ist heute noch sehr zweifelhaft. Jedenfalls beruht auf dieser Annahme der Weltruf von Karlsbad und anderen Kurorten, namentlich Vichy, Neuenahr usw., als Heilmittel für Gallensteinkranke. Wahrscheinlich wirken ihre Brunnen, vgl. S. 120, aber nicht so, daß sie Steine lösen, sondern nur dadurch, daß sie

Katarrhe und Schwellungen in den Gallenwegen bessern und durch die reichlichere und dünnere Galle, eine Folge der vermehrten Flüssigkeitaufnahme und der besseren Darmentleerung, die Steine leichter hinausspülen.

Als Arzneimittel gegen die Gallensteine sind von altersher *Terpentinöl* und *Äther*, meist vereinigt als DURANDEsches Mittel, in Gebrauch.

℞ Aeth. sulf. 5,0—15,0
Ol. Terebinth. 5,0
M.D.S. 3 mal tägl. 20 Tropfen.

Neuerdings erwartet man viel von Ölkuren mit großen Gaben Olivenöl oder Sesamöl. Nach manchen Autoren scheint es, als wenn die dabei öfters im Kot auftretenden Stücke aus fester seifenartiger Masse gelegentlich für abgegangene Steine gehalten worden wären. Die meisten Kranken sind übrigens nicht zu bewegen, die nötige Menge von etwa 200 g Öl jeden Tag zu nehmen. Will man einen Versuch damit machen, so wird man sich hier ähnlicher Mittel bedienen wie bei der Verabreichung von Rizinusöl, also das Öl recht warm nehmen lassen, es mit Malzextrakt oder mit Bier verrühren usw. Leichter zu nehmen ist das ölsaure Natron, das BLUM unter dem Namen *Eunatrol* von Zimmer & Co. hat herstellen lassen. Man gibt es in den von der Fabrik hergestellten Pillen zu 0,25 Eunatrol ohne Zusatz, 4—8 und mehr am Tage, und zwar nötigenfalls monatelang. Es wird angegeben, daß danach sowohl die akuten Steinbeschwerden wie die anhaltenden Qualen aufhörten.

Der Kolikanfall erfordert Bettruhe nnd Aussetzen aller Nahrung. Nur recht heiße Getränke, Tee oder Kamillen- oder Pfefferminztee sind oft wohltuend. Heiße Umschläge auf die Lebergegend, mit Thermophor, elektrischen Kompressen, Wärmflaschen, heißen Tüchern usw. sind ebenfalls in jedem Falle anzuwenden. Oft erweisen sich heiße Bäder, 40° C. und mehr, als hilfreich. In leichteren Fällen kann man die Schmerzen nicht selten durch *Pyramidon* oder *Kryofin*, 0,5, nach einer Viertelstunde einmal und nötigenfalls noch einmal wiederholt, beseitigen, auch *Natrium salicylicum* und *Aspirin*, in derselben Gabe, können versucht werden, in schwereren Fällen muß man sich aber doch zu einer *Morphiumeinspritzung* entschließen, wenn man den Kranken nicht allzu sehr leiden lassen will. Auch hier soll der Arzt seine Verantwortung nicht leicht nehmen, eine erhebliche Anzahl der Gallensteinkranken unterliegt dem Morphinismus. Gaben von

0,015 oder 0,02 müssen oft nach einiger Zeit wiederholt werden, bis der Anfall vorüber ist. Sehr zweckmäßig ist es, dem Morphium jedesmal *Atropin* hinzuzufügen, das wegen seiner krampflösenden Eigenschaften auch ohnehin bei der Steinkolik angezeigt ist.

℞ Atropini sulf. 0,02
Morph. hydrochl. 0,2
Aq. dest. 10,0
M.D.S. Zur Einspritzung.

Eine ganze Spritze enthält 2 mg Atropin und 2 cg Morphium. Über die Atropinanwendung vgl. S. 133 f.

Die **Operation des Gallensteinleidens** wird sicher heute noch in sehr vielen Fällen zum Nachteil der Kranken unterlassen oder allzu lange hinausgeschoben, im Vertrauen auf eine Selbsthilfe des Körpers oder auf die Wirkung von Karlsbader Kuren usw. Bei nachgewiesenen Gallensteinen sollte die Operation nur dann unterlassen werden, wenn etwa der erste Anfall ohne zu viel Schwierigkeit einen oder mehrere kleine Steine herausgebracht hat und nachträglich keine stärkeren Beschwerden vorhanden sind. Dann kann man abwarten, ob weitere Anfälle ebenfalls durch freiwilligen Abgang von Steinen beendigt werden, und kann versuchen, durch Karlsbader Kuren, Ölkuren, Eunatrol usw. die Neubildung von Steinen zu verhindern. Insbesondere die Karlsbader Kuren haben ja die vorteilhafte Wirkung, die Gallenspülung anzuregen und den Darm zu reinigen, man kann ihnen also gerade für diese Fälle einiges Vertrauen schenken. Beim ersten Anfall ist die Operation angezeigt, wenn entweder durch ausgesprochenes Fieber oder durch sehr heftige Beschwerden in der Gegend der Gallenblase, Auftreibung der Oberbauchgegend und starkes Erbrechen eine eitrige Cholecystitis wahrscheinlich gemacht wird. Peritonitis, Sepsis, Perforation der Gallenblase sind die schlimmsten Ausgänge, aber auch von denen, die solchen schweren Zufällen entgehen, bleibt ein großer Teil chronisch leidend, und vor allem besteht dauernd die Gefahr, daß der zurückgetretene Stein bei einem neuen Anfalle aus der Gallenblase und dem Ductus cysticus, wo er ziemlich harmlos war, in den Ductus choledochus hineingelangt und nun schwere Gefahren bringt und zugleich so viel schwerer zu entfernen ist! Wenn der erste Anfall nicht den Stein oder mehrere Steine durchgetrieben hat, so wird es auch den späteren nicht gelingen, und wir müssen entschieden den Kranken vor der Gefahr bewahren, die ihm ohne die Operation droht. Der Arzt muß den Kranken und seine Angehörigen natürlich darauf aufmerksam machen, daß eine Möglichkeit vorliegt, daß der Stein auch ohne Operation zur Ruhe komme oder wider Erwarten abgehe, er muß sich damit den Rücken decken gegen Vorwürfe, die ihm erwachsen könnten, aber er muß mit allem Ernst seine Überzeugung vertreten, daß die Operation als das sicherste auch das beste für den Kranken sei, und er muß nicht mit den Gefahren zurückhalten, die sonst drohen. Eine der großen Gefahren liegt auch noch in der Möglichkeit der Entwicklung eines Gallenblasenkrebses, der sich oft an Gallenblasensteine anschließt.

2. Ikterus.

Der Ikterus erfordert gegenüber den sonstigen Lebererkrankungen eine besondere Diät, sofern es sich dabei um den Abschluß der Gallenwege gegen den Darm handelt. Sobald beim Ikterus, einerlei wodurch er bedingt werde, die tonartigen, acholischen Stühle auftreten, muß das Fett aus der Nahrung fast ganz verbannt werden. In der ersten Zeit, wo gewöhnlich auch schwerere Störungen des Allgemeinbefindens oder doch katarrhalische Erkrankungen des Magendarmkanals vorhanden sind, setzt man die Kranken am besten auf Milchdiät. Man hat dazu sogar abgerahmte Milch oder Buttermilch vorgeschlagen, indessen scheint diese Ängstlichkeit doch etwas übertrieben. Man kann jedenfalls abwarten, ob wirklich die Ausnutzung des Milchfettes im Darm völlig aufgehoben ist und überschüssiges Fett in den Ausleerungen erscheint. Im ganzen wird gerade das Milchfett im Darm recht gut ausgenutzt. Wo Abneigung gegen Milch besteht, ist sie bekanntlich fast immer nur gegen gekochte Milch oder gegen unvermischte Milch gerichtet. Hier steht jedenfalls nichts im Wege, sie mit Kaffee oder Tee vermischt oder mit Mehl oder Kindermehl oder mit dem vortrefflichen Theinhardtschen Hygiama abgekocht zu geben. Wenn alle Versuche fehlschlagen sollten, könnte man noch zu Buttermilch und zu Kefir greifen. Den Rest des Nahrungsbedarfes deckt man durch Milchzucker, wovon man wegen seiner geringeren Süßkraft der Milch und ihren Zubereitungen ziemlich viel zusetzen kann, ferner durch Weißbrot, Zwieback, Kakes, durch Makkaroni, Nudeln, Reis und leichte Mehlspeisen. Auch Kartoffeln werden als Püree schon in den ersten Tagen gut vertragen. Ferner kann man die Eiweißmenge schon sehr bald durch leichtverdauliches, fettfreies Fleisch und durch Zugaben von Roborat, Plasmon usw., vgl. S. 114, in die Höhe bringen. Über die Verdaulichkeit der Speisen gelten hier natürlich dieselben Gesetze wie bei der Magen- und Darmverdauung, vgl. S. 77 ff.

Auch beim Ikterus erhebt sicht wieder die Frage nach den gallentreibenden Mitteln. Insofern es sich um Mittel handelt, die tatsächlich die Gallenmenge vergrößerten, wären sie für einen großen Teil der Fälle von Ikterus geradezu schädlich, nämlich überall da, wo der Abfluß durch Steine im Choledochus, durch festhaftenden Schleimpfropf usw. verlegt ist. Hier würde die vermehrte Galle notgedrungen ins Blut übertreten müssen und damit eine Cholämie künstlich herbeigeführt werden, die doch an sich schon etwas sehr Unerwünschtes ist. In allen solchen Fällen und bei schon vorhandener Cholämie muß es vielmehr die Aufgabe des Arztes sein, die gefährlichen Gallenbestandteile aus dem Blut durch Anregung der Diurese baldigst hinauszuschaffen. Heiße Bäder, 40° C. und noch einige Grad mehr, reichliche Flüssigkeitzufuhr in Gestalt heißer Getränke und warm getrunkener Brunnen, nötigenfalls Koffein, vgl. S. 8, und ähnliche Mittel wären angezeigt. Die Versuche, den im Choledochus sitzenden Stein durch Kompression der Gallenblase hinauszudrücken, dürften trotz der Empfehlung von GERHARDT nicht viel Anhänger finden, das Verfahren ist von sehr zweifelhafter Wirkung und dabei nicht ungefährlich. Ebensowenig kann man sich auf die Faradisation der Gallenblase verlassen. Zweckmäßiger sind jedenfalls die Versuche, vom Darm her den Abfluß der Galle zu erleichtern, und das geschieht am besten durch die schon besprochenen Kuren mit Lösungen von Karlsbader Salz, vgl. S. 120 f., und durch die Wassereinläufe in den Darm, die MOSLER als laue Halbliterklistiere, drei und mehrmals täglich, und KRULL als einmalige Einläufe von 1—2 l Wasser von 15—22° C. empfohlen haben. — Als eigentliche Cholagoga werden betrachtet: *Natrium salicylicum*, 0,5 mehrmals täglich, *Podophyllinum*, 0,003 mehrmals täglich in Pillen, *Oleum Terebinthinae* und statt dessen neuerdings *Terpinhydrat* und *Terpinol.*

℞ Terpini hydrati 5,0
Gi. arab. pulv.
Succi Liq. dep. ana 1,5
F.Pil. 50. D.S. 3 mal täglich
2 Pillen.

℞ 1 Glas mit 60 Dragees Terpinol
und Terpinhydrat ana 0,1
D.S. Mehrmals täglich 2 Stück
und mehr.

Das Hautjucken der Ikterischen wird nach den Regeln behandelt, die dafür bei der Behandlung der Hautkrankheiten gegeben sind.

3. Leberzirrhose. Aszites.

Die Zirrhose bedarf bei der Behandlung einer besonders vorsichtigen Diät, weil sich sehr leicht Magendarmstörungen infolge der Stauung im Pfortaderkreislauf einstellen. Vielleicht kann man auch durch eine Schonungsdiät in dem vorhin, S. 168, angegebenen Sinne das Fortschreiten der Krankheit hinausschieben. Ganz besonders wichtig ist die völlige Enthaltung von Alkohol, nicht nur in den Fällen, wo er als Ursache gewirkt hat. Auch in bezug auf Gewürze läßt man strengste Vorsicht walten; vorwiegender Milchgenuß ist für die Dauer zweckmäßig, jedenfalls sollte man von Zeit zu Zeit eine Art von Milchdiät durchführen lassen.

Die ausgesprocheneren Stauungen im Pfortadergebiet werden am besten zunächst durch Karlsbader Kuren bekämpft; wo sie nicht gut wirken oder nicht recht vertragen werden, greift man gern zu *Podophyllin*, vgl. S. 132, oder man gibt zeitweise Kalomel, 0,2 dreimal täglich, 2—3 Tage hintereinander, dann eine Woche aussetzen. Die drastische und diuretische Wirkung des Kalomels macht sich oft auch bei deutlichem Aszites sehr schätzbar. Von manchen werden die Bohnenhülsen, *Phaseoli fructus sine seminibus*, als Tee, 200—250,0 3—4 Stunden mit Wasser zur Kolatur 500,0—700,0 gekocht, tagsüber warm oder kalt genossen, oder das daraus bereitete *Extractum Phaseoli* (STEPHAN, Dresden), täglich 75—100,0 in 750—1000 Wasser aufgekocht zu trinken, als gutes Diureticum gerühmt, andere bevorzugen das *Balsamum Copaivae*, in Gelatinekapseln zu 0,5, 2—6 Stück täglich, oder das *Terpinhydrat* und *Terpinol*, vgl. S. 174, oder den *Harnstoff*, *Urea pura*, 10,0—15,0—20,0 täglich, von den kleineren zu den größeren Gaben steigend, in wäßriger Lösung oder als Pulver, mit Nachtrinken von Milch, um den Geschmack zu beseitigen. Wenn sich Herznachlaß einstellt, hilft man am besten mit *Digitalis* nach, wie S. 5 ff. ausgeführt ist, und zwar empfiehlt sich hier oft besonders die Verbindung von Digitalis mit Kalomel, S. 10.

Wo eine syphilitische Grundlage der Zirrhose möglich ist, vielleicht auch in anderen Fällen, sollte ein Versuch mit Jodbehandlung gemacht werden. Am meisten empfehle ich dazu das *Jodipin*, vgl. S. 28.

Die Punktion des Aszites ist wiederholt für frühe Stadien empfohlen, doch scheint sie nicht, wie angenommen wurde, einen dauernderen Erfolg einzuleiten. Die meisten beschränken daher ihre Anwendung auf die Zeiten der Not. Man läßt den Kranken dazu im Bett sitzen und punktiert nach Entleerung der Blase in der Linea alba etwa in der Mitte zwischen Nabel und Symphyse und läßt langsam 5—10 l ausfließen; die Wunde wird mit Leukoplast verschlossen. Zweckmäßig ist es, gleich nachher den Leib durch eine Binde zusammenzuziehen. Ob für verzweifelte Fälle die Talmasche Operation, die das große Netz und die Milz an die Bauchwand anheftet und dadurch neue Seitenbahnen für das Pfortaderblut schaffen will, einen gewissen Nutzen verspricht, ist noch streitig.

6. Krankheiten des Bauchfells.

1. Perityphlitis.

Es besteht kein richtiger Grund mehr, die Perityphlitis unter den Darmkrankheiten, als Blinddarmentzündung, zu behandeln, denn alle Autoren sind sich darüber einig, daß die ungeheure Mehrzahl der Fälle von Perityphlitis eine Erkrankung des Bauchfells infolge von Entzündung des Wurmfortsatzes darstellt.

Es ist nicht sicher, ob die Zahl der Perityphlitiden zugenommen hat, oder ob es sich nur um ein scheinbares Wachsen der Zahl handelt, durch Zunahme der richtigen Diagnosen und der Operationen, die mehr von sich reden machen als die innere Behandlung. Jedenfalls ist das Leiden so häufig und so gefährlich, daß seine Verhütung ernstlicher Erwägung bedarf.

Soweit primäre Entzündungen der Wurmfortsatzschleimhaut die Ursache bilden, kennen wir keinen Schutz. Eine große Reihe der Erkrankungen beruht jedenfalls auf der Bildung von Kotsteinen, teils nur aus Kot bestehend, teils aus kleinen Fremdkörpern, Obstkernen usw., entstanden. Es ist wohl möglich, daß die heute so sehr verbreitete Gewohnheit, Kinder und Erwachsene mit Unmengen von Kompott zu füttern, weil die Naturheilkunde das Obst ganz einseitig überschätzt, wesentlich zu dieser Gefahr beiträgt. Darüber wird noch allgemein übersehen, daß wir in unserer Kost ein viel besseres, völlig reizloses und ungefährliches Mittel haben, die Darmtätigkeit regelmäßiger zu machen: die Kartoffeln. Wer einmal die Wirkungen einer sogenannten Kartoffelkur nach Verschlucken gefährlicher Fremdkörper beobachtet und gesehen hat, wie die allerspitzigsten Dinge, z. B. in einem meiner Fälle ein zerbissenes und verschlucktes Fieberthermometer, in einer dicken Kotwurst unschädlich verpackt wieder zum Vorschein kommen können, wird geneigt sein, daraus auch für die Verhütung der Wurmfortsatzerkrankungen allerlei zu folgern. Es ist unvermeidlich, daß beim Essen allerlei für den Wurmfortsatz bedenkliche Teilchen mit verschluckt werden, also sorgen wir dafür, daß immer ein hinreichend massiger Darminhalt vorhanden ist, um die gefährlichen Bestandteile einzuhüllen. Neben den Kartoffeln tragen auch andere Gemüse zu dieser Wirkung bei; die einseitige Fleischkost mit ihrem spärlichen und trocknen Kot erweckt am meisten Bedenken.

Ist eine Perityphlitis nachweisbar, so ist strengste Bettruhe unbedingt nötig. Bei ungünstig verlaufenden Fällen hört man immer wieder, daß der Kranke in den ersten Tagen, wo die Erscheinungen noch nicht so ausgesprochen waren, trotz gestellter Diagnose noch Treppen gestiegen, auf das Klosett gegangen, zum Urinlassen aufgestanden ist usw. Mit dem Augenblick, wo eine Perityphlitis erkannt ist, muß jede Bewegung des Körpers aufhören. Der Kranke muß völlig regungslos im Bett liegen, mit etwas erhöhtem Oberkörper, mit leicht gebeugten Beinen, die durch eine Rolle unter den Knien gestützt werden; er darf nicht den Kopf heben und sich nicht im geringsten drehen, weder bei der Nahrungsaufnahme noch um die Urinflasche oder den Unterschieber heranzuziehen, alles muß ihm bei völliger Passivität gereicht werden. Um Bewegungen zu ersparen, ist auch die verstopfende Wirkung der Opiumbehandlung wichtig.

In den ersten Tagen ist die Nahrungsaufnahme völlig einzustellen. Wo es sich um das Leben des Kranken handelt, kann es nicht darauf ankommen, ob er einige Durstqualen durchzumachen hat. Der Erfolg lohnt es ihm jedenfalls. Auch die üblichen Eispillen raten wir wegzulassen, der Erfolg ist doch ein sehr unbedeutender, das Befeuchten der Lippen mit kaltem Tee und dergl. tut wohl sicher dieselben Dienste. Wird er durch die Krankheit so angegriffen, daß die Nahrung unentbehrlich scheint, so ist der Fall sicher zur Operation reif, die Schwäche wird nicht durch die Nahrungsenthaltung, sondern durch die schwere Infektion bedingt, und dagegen kann ihm die Nahrung doch nicht helfen, sondern höchstens die Operation. Erst wenn am dritten oder vierten Tage eine deutliche Besserung eintritt, gibt man kleine Schlucke eiskalter Milch, kalten Tees, bald auch Kindermehlsuppen und dergl., immer aus einer Schnabeltasse, die jede Bewegung des Kranken erspart.

Als Arznei, die dem Heilzweck dient, ist das *Opium* zu betrachten. Ich halte es für zweifellos, daß noch viele weitere Fälle ohne Operation geheilt werden würden, wenn nicht die Opiumbehandlung sehr oft in ganz ungenügender Weise vorgenommen würde. Dem Kranken ein paarmal 5 oder 10 Tropfen Opiumtinktur geben, das ist keine Opiumbehandlung. Es ist unbedingt nötig, dabei folgerichtig zu verfahren. Es soll zunächst eine Dosis gegeben werden, die Ruhe in den Därmen schafft und die Schmerzen aufhebt: dazu reicht man bei Erwachsenen 30 oder besser 40 Tropfen *Tinctura Opii simplex* oder 0,15—0,2 *Opium purum* in Pulver oder in weichen, frisch bereiteten Pillen, um dem Kranken den unangenehmen Geschmack zu ersparen, und weiterhin gibt man, so oft Schmerzen, Übelkeit und andere Beschwerden sich wieder geltend machen, alsbald 5 Tropfen und mehr, oder 0,03 Opium purum in Pulver oder Pillen, nötigenfalls alle halbe Stunde. Fast immer kommt man für den ersten Tag mit 60 Tropfen aus, es hat aber kein Bedenken, auf 80 oder 100 Tropfen zu gehen. Die Kranken vertragen es sehr gut, und wie oft hört man sonst, daß Gesunde gegen Durchfall mehrmals hintereinander je 20 Tropfen Opiumtinktur genommen haben! Das Bedenken, daß die Opiumnarkose den Zustand der Kranken verdecken könne, hört man bezeichnenderweise immer von den Gegnern der Opiumbehandlung äußern, die sie nie ordentlich versucht haben. Ich stütze mich hier auch auf die sehr ausgedehnten Erfahrungen meines Vaters, FRIEDRICH DORNBLÜTH, in seiner mehr als 50jährigen ärztlichen Praxis in Rostock. Die Opiumbehandlung gibt durchaus klare Wirkungen, sie verdeckt das Fortschreiten der Entzündung, das Fieber, den Kollaps in keiner Weise, sie beseitigt von allen Symptomen nur den Schmerz, der doch keine ernste diagnostische Verwertung findet, dagegen vermindert sie die Darmbewegungen und trägt dadurch dazu bei, die Entzündung zu lokalisieren und die Abgrenzung zu fördern. Ob Opium überhaupt eine Darmlähmung hervorrufen kann, auch bei übermäßigen Dosen, ist mehr als zweifelhaft.

In vereinzelten Fällen wird das Opium ausgebrochen. Wenn man dann nicht durch eine andere Form der Darreichung weiter kommt, muß man die erste Opiumgabe durch eine *Morphium-*

einspritzung, von 0,01—0,015, ersetzen. Meistens kann man nachher gleich mit Opium fortfahren. An den folgenden Tagen wird die Opiumgabe allmählich vermindert, aber immer noch so viel gegeben, daß der Kranke ziemlich frei von Beschwerden bleibt. Eine ausgesprochene Narkose ist dazu niemals erforderlich, sie zeigt schon immer die Grenze der Dosis an. Natürlich darf man nicht eine Opiumnarkose annehmen, wenn die Kranken in dem bekannten fieberhaften Halbschlaf liegen, der bei vielen Menschen so leicht eintritt.

Für die erste Zeit der Perityphlitis ist fast ausnahmslos das Auflegen eines Eisbeutels auf den Leib dem Kranken angenehm und auch sachlich das Beste, vorausgesetzt, daß ein nicht zu schwerer Beutel genommen und daß er ununterbrochen aufgelegt wird. Weiterhin kommt gewöhnlich eine Zeit, wo den Kranken die Kälte nicht mehr angenehm ist, wo heiße Umschläge oder Priessnitzsche Umschläge, die sich beim Liegen erwärmen, wohltuender sind. Man richtet sich dabei nach der Empfindung des Kranken. Wenn die Entzündungserscheinungen vorüber sind, ist der Priessnitzsche Umschlag, rings um den Leib gelegt, vgl. S. 144, am besten jeden Tag und jede Nacht anzulegen, morgens und abends erneuert. Man kann ihn auch mit Salzwasser tränken, eine Handvoll auf ein Waschbecken.

Ausnahmsweise bestehen Erbrechen und Singultus trotz des Opiums fort, man kann dann noch *Menthol*, vgl. S. 106, geben und *Eispillen* schlucken lassen. Der Meteorismus macht auch zuweilen Sorgen, er ist schon deshalb unheimlich, weil er das Krankheitsgebiet zu sehr einhüllt. Die Versuche, durch Einführung eines langen Darmrohres Gase herauszuziehen, sind meistens erfolglos und vielleicht auch sonst nicht einwandfrei, ich würde in solchen Fällen lieber zu subkutanen Einspritzungen von *Atropin*, vgl. S. 134, schreiten, wogegen keine Bedenken zu erheben sein dürften. Vielfach wird man sich dabei noch besonders der brechstillenden Wirkung des Mittels erfreuen können.

Im Kindesalter ist natürlich die Opiumgabe viel kleiner zu wählen. Im ersten Lebensjahr sieht man von Opiumgebrauch überhaupt ab, weil die Folgen nicht sicher genug zu übersehen sind. In den weiteren Lebensjahren gibt man höchstens soviel Tropfen am Tage, als das Kind Jahre alt ist; vom vollendeten fünften Jahre ab gibt man, entsprechend der Verabreichung bei Erwachsenen, eine erste Dosis von 2—3—4—5 Tropfen und läßt nachher nach Bedarf Einzelgaben von 1—2 Tropfen folgen. Wo keine zuverlässige Pflege ist, muß man auf das Mittel verzichten, hat aber alles daranzusetzen, daß das Kind möglichst bald einem Krankenhause übergeben werde.

Der Stuhlgang bleibt bei der Opiumbehandlung und oft auch schon ohne diese meistens fünf Tage und länger aus. Das hat keinerlei Bedenken, um so weniger, da die Nahrungsaufnahme eingestellt ist und auch nach Wiederaufnahme der Ernährung nur Speisen gegeben werden, die kaum Rückstände hinterlassen. Es treten zwar immer wieder Verfechter einer darmentleerenden Behandlung bei der Perityphlitis auf, von der Annahme ausgehend, daß eine Kotanhäufung im Blinddarm die Ursache der Krankheit abgebe. Es ist schwer zu verstehen, wie man daran nach allem, was die zahllosen Operationen über die Erkrankungen des Wurmfortsatzes gelehrt haben, noch festhalten kann. Der günstige Ausgang vieler mit *Rizinusöl* und anderen Abführmitteln behandelten Fälle zeigt meines Erachtens nur, daß der Kranke in manchen Fällen mehr aushält, als man zu erwarten berechtigt ist. Erst wenn die Schmerzhaftigkeit in der Blinddarmgegend völlig aufgehört hat, darf man dem etwa noch zögernden Stuhl nachhelfen, am besten mit *Glyzerinzäpfchen* oder mit vorsichtig gegebenen *Einläufen mit lauem Seifenwasser*.

Die **Operation** ist angezeigt, wenn das Fieber über den vierten Tag hinaus gleichmäßig anhält oder ansteigt, oder wenn dem gewöhnlichen Fiebernachlaß des dritten oder vierten Tages ein neuer Anstieg folgt, ferner, wenn der Puls am vierten Tag an 120 und mehr beträgt, wenn die Spannung des Pulses nachläßt, sowohl bei hoher als bei absinkender Temperatur, die dann als Kollapstemperatur aufzufassen ist, ferner, wenn die örtlichen Erscheinungen an Stärke oder an Ausdehnung zunehmen, wenn Schüttelfröste auftreten oder das Gesicht verfallen auszusehen anfängt. Alle diese Zeichen einer sich ausbreitenden Entzündung oder einer schwereren Infektion und Intoxikation bedürfen der ernstesten Beachtung, und es kann nicht genug empfohlen werden, bei geringerer Erfahrung einen Chirurgen oder überhaupt einen Kollegen zur Beratung hinzuzuziehen. Das ist doppelt nötig, wenn für eine nötig werdende Operation der Transport in ein Krankenhaus erforderlich wäre. Man kann zwar auch schwerkranke Perityphlitiker auf Tragbahren tragen lassen, aber man wird sich und den Angehörigen die schwere Sorge eines solchen Transportes zwischen Leben und Tod womöglich ersparen. Ob die von Curschmann angegebene Zählung der weißen Blutkörperchen, die bei Perityphlitis mit dem Einsetzen der Krankheit meist alsbald von 8—10000 im ccm auf 20000 und bei ausgesprochener Eiterung auf 30—45000 im ccm steigen, einen sicheren Anhalt gibt, ist noch nicht festgestellt, jedenfalls ist die Zunahme immer sehr verdächtig.

Ist die Krankheit ohne Operation glücklich vorübergegangen, so ist zu erwägen, ob nachträglich, in der Friedenszeit, der Wurmfortsatz entfernt werden soll. Im allgemeinen ist die nachträgliche Operation angezeigt, wenn noch vier Wochen nach dem Anfalle eine deutliche Schmerzhaftigkeit oder Resistenz in der Krankheitsgegend besteht, ferner wenn etwa schon mehrere Anfälle von gleicher oder zunehmender Schwere eingetreten waren. Ist dagegen mehrere Wochen nach der Erkrankung an Ort und Stelle nichts mehr nachweisbar oder höchstens eine unbedeutende Resistenz oder Empfindlichkeit, so sucht man durch Priessnitzsche Umschläge, die jede Nacht umgelegt werden, durch Solbäder, Moorumschläge und dergl. die etwaigen Reste zu beseitigen und verordnet vor allem eine Kost, die reich an Gemüsen und besonders an Kartoffeln ist, um den Darm in der eingangs angedeuteten Weise mit einer leicht vorrückenden, füllenden Masse zu versehen. In der ersten Woche der festeren Kost gibt man Kartoffeln, Gemüse, Kompotte usw. nur in Püreeform, allmählich kann man die zarteren Gemüse, Blumenkohl usw., wieder in der gewöhnlichen Zubereitung geben. Die Erfahrung lehrt, daß die oft sehr ängstlichen Kranken sich erst wieder wohl und frei fühlen, wenn durch diese Kost ihr Stuhlgang wieder normal geworden ist. Eine große Anzahl von Kranken, deren Perityphlitis völlig ausgeheilt ist, geht mit ausgesprochener Hypochondrie und in beständiger Furcht vor einem Rückfall umher, während bei richtiger Kost ihre Darmtätigkeit völlig normal sein würde. Eine größere Vorsicht ist dagegen hinsichtlich der Bewegungen noch längere Zeit anzuraten; plötzliche und heftige Bewegungen können wohl einen abgekapselten Herd wieder aufrühren.

2. Bauchfellentzündung.

Die umschriebenen wie die allgemeinen Bauchfellentzündungen gehen viel seltener aus einer Allgemeininfektion mit den Erregern des Gelenkrheumatismus hervor — in diesem Falle wird die Behandlung des allgemeinen Gelenkrheumatismus eingeleitet, mit *Aspirin* oder *Natrium salicylicum* —, als aus einer Infektion von den Bauchorganen aus: Geschwüre des Magens, des Darms, puerperale, menstruale, operative und gonorrhoische Entzündungen der inneren Geschlechtsteile bei den Frauen, Eiterungen der Gallenblase, der Prostata, der Pleura usw. Die Aufspürung der Ursache bildet daher einen wichtigen Teil der Behandlung der Bauchfellentzündungen. Bacterium coli oder Streptokokken pflegen die Erreger zu sein.

Die Behandlung ist im übrigen ganz die der Perityphlitis. Vielleicht hat man öfter als dort dem Kräfteverfall, dem Kollaps, zu begegnen. Die früher herrschende Meinung, daß man mit großen Alkoholdosen septische Entzündungen und Fieber besiegen könne, ist als widerlegt zu betrachten, viel Besseres ist mit einer wohlüberlegten Wasserbehandlung zu erreichen. Solange der Kranke wegen der örtlichen Vorgänge nicht bewegt werden darf, beschränkt man sich auf häufig gewechselte kalte Umschläge, wenn es aber der Zustand erlaubt, bringt man ihn täglich mehrmals ins Bad, in derselben Weise, wie es bei der Behandlung des Typhus geschildert ist.

Die Reste der Bauchfellentzündung sucht man durch Verfahren zu beseitigen, die die Resorption anregen. Im Hause des Kranken kann man Einreibungen mit *Schmierseife*, jeden Tag ein walnusgroßes Stück in die Bauchhaut gerieben, oder Solbäder oder kohlensaure Solbäder verordnen, in geeigneten Fällen schickt man die Kranken in ein Solbad, vgl. den Abschnitt Frauenkrankheiten, oder in eines der bekannten Moorbäder, Elster, Schwalbach, Franzensbad usw.

3. Aszites.

Über die Behandlung des Aszites s. Leberzirrhose, S. 175.

IV

Krankheiten der Harnorgane.

1. Nierenentzündungen.

Die Nierenentzündungen sind Krankheiten, wobei die Genesung der Kranken oder doch ihr Weiterleben ganz wesentlich von ihrem mehr oder weniger vorsichtigen und richtigen Verhalten bedingt wird. Auch unheilbare Nierenentzündungen sind mit jahre- oder jahrzehntelangem Fortbestehen des Lebens vereinbar, wenn die bisher bekannten Regeln der Schonung des kranken Organs befolgt werden.

Die eine der Nierenfunktionen, die Transsudation des Wassers, steht in direkter Wechselbeziehung zu der Wasserverdunstung der Haut. Alles, was die Wasserabgabe der Haut herabsetzt, belastet die Nieren. Daher gehören zur Fürsorge für die Niere bei akuten Erkrankungen vor allem die Bettruhe, die allein eine gleichmäßige Einwirkung der äußeren Wärme auf die Haut gewährt, und bei chronischen Erkrankungen die Vermeidung von Wind- und Wetterstrapazen, plötzlichen Abkühlungen usw. und die Gewöhnung an eine schützende Kleidung, insbesondere an wollenes Unterzeug, außerdem eine sorgfältige Hautpflege mit milden Wasseranwendungen. Es ergibt sich ohne weiteres, daß für chronisch Nierenkranke ein Winteraufenthalt in mildem Klima von entscheidender Bedeutung sein kann.

Über die zweite Verrichtung der Niere, die Ausscheidung harnfähiger Stoffe, und ihre Beeinflussung, sind wir noch nicht genügend unterrichtet. Es ist nicht einmal bekannt, wodurch das hervorstechendste Zeichen gestörter Nierentätigkeit, die Eiweißausscheidung im Harn, günstig oder ungünstig beeinflußt wird. Bei Tierversuchen hat sich gezeigt, daß übergroße Mengen von rohem Hühnereiweiß, namentlich subkután oder intravenös beigebracht, Albuminurie erzeugen können; bei Versuchen mit verschiedener Kost bei nierenkranken Menschen hat sich kein bestimmter Zusammenhang ergeben. Die Albuminurie ist überhaupt nicht das Maß der Nierenkrankheit, es ist nicht gesagt, daß eine vorübergehende Steigerung der Eiweißausscheidung eine Verschlimmerung der Nierenkrankheit bedeute. Sie wird auch offenbar viel mehr durch anderes als durch die Art der Nahrung bedingt, vor allem durch Muskelanstrengungen; sie sinkt vielfach bei Bettruhe und steigt bei körperlicher Arbeit, wie ja die sogenannte physiologische Albuminurie in manchen Fällen nur nach Anstrengungen auftritt. Trotzdem hat die Diätetik darauf zu achten, daß unnötige Arbeit des ausscheidenden Organs erspart werde. Diese liegt aber vorwiegend in der Verarbeitung der stickstoffhaltigen Stoffwechselerzeugnisse. Deshalb vermeidet man ein Übermaß stickstoffhaltiger Kost. Man ist zur Verordnung eines solchen nicht selten gekommen in der Meinung, die Kachexie der Nierenkranken hänge von dem Eiweißverlust ihres Körpers ab, und man müsse alles tun, um diesen Verlust wieder auszugleichen. In Wirklichkeit handelt es sich auch in schwereren Fällen von chronischer Nephritis höchstens um eine Harneiweißmenge von 5—10 g in 24 Stunden, also um einen unbedeutenden Bruchteil des Nahrungseiweißes. Demzuliebe braucht man also kaum über die Eiweißmenge der gewöhnlichen Kost hinauszugehen. Anderseits vermeidet man die Überlastung des Eiweißbudgets und beschränkt die Zufuhr auf 60—80 g. In welcher Form man das Eiweiß zuführt, scheint für die Albuminurie ziemlich gleichgültig zu sein. Die Erfahrung hat gelehrt, daß die Milchdiät im allgemeinen der Niere sehr gut tut. In 2 l Milch ist die eben geforderte Eiweißmenge enthalten, man kann sich daher bei akuter Nephritis und bei Verschlimmerungen chronischer Nierenentzündungen in dieser Richtung auf die Milchverordnung beschränken und den Rest der erforderlichen Nährstoffe durch Fett und Kohlehydrate decken, mit deren Verarbeitung die Niere nichts zu tun hat. Bei chronischer Erkrankung würde man damit bald den Widerwillen der Kranken erwecken, man muß hier also jedenfalls beizeiten auf andere Ernährung bedacht sein, um so mehr, da gewöhnlich der Appetit daniederliegt. Es ist daher sehr erfreulich, daß nach unbefangenen Beobachtungen ein mäßiger Fleischgenuß den Nierenkranken nicht schadet. Die früher sehr festgehaltene Unterscheidung zwischen weißem und braunem Fleisch, die Bedenken, ob man ebensogut wie Fleisch auch Geflügel und Fisch verschiedener Art geben könne, haben sich als unbegründet erwiesen, die Klinik lehrt, daß dadurch keine Verschiedenheiten im Verlauf bedingt werden. Man vermeidet nur das, was direkt die Nieren reizen würde, nämlich ein Übermaß von Extraktivstoffen — damit also auch den Fleischextrakt und die Fleischbrühe —, das Wildfleisch mit ausgesprochenem Hautgout, scharfschmeckende Wurst- und Räucherwaren, und aus demselben Grunde unter den Vegetabilien die mit scharfen Stoffen beladenen Rettiche, Radieschen, Meerrettich, Zwiebeln, Sellerie, Knoblauch und die Gewürze Pfeffer, Senf, Kümmel, Muskatnuß usw. Ob das ätherische Öl der Spargeln das Verbot dieses Gerichts rechtfertigt, ist noch zweifelhaft, v. Noorden hat bei bei einem Versuch keinerlei nachteilige Folgen davon gesehen und erlaubt sie deshalb in mäßiger Menge. Mäßige Mengen von Säure, wie sie in verschiedenen Speisen vorkommen, so der verdünnte Essig in Salaten, sauren Heringen und dergl., die Zitronensäure der Limonade usw. haben keine Bedenken. Das Obst und die Fruchtsäfte können ruhig freigegeben werden. Eine unfragliche Gefahr für die Nierenkranken bietet der Alkohol, der ja auch die Niere des Gesunden schädigt. Für die Nephritiker ist daher die Alkoholabstinenz zu fordern.

Einer besonderen Regelung bedarf in jedem Falle die Flüssigkeitzufuhr. Sie soll weder zu groß sein, damit nicht die Nieren und das bei der Erkrankung stets beteiligte Herz unnötige Arbeit zu leisten haben, sie soll aber auch nicht zu gering sein, damit nicht durch zu große Konzentration die Harnabsonderung erschwert werde. Auch bei Hydrops und bei der ihm vorangehenden Wasserverhaltung im Körper darf man nicht die Zufuhr allzusehr einschränken, weil dabei leicht harnfähige Stoffe und Toxine im Körper zurückgehalten werden und Urämie bewirken. Im allgemeinen läßt sich für die akute und für die chronische Nierenentzündung das Maß der zuzuführenden Flüssigkeit auf $2-2^1/_2$ l für den Tag angeben. Wenn bei akuter Nephritis anhaltendes Erbrechen besteht, muß man reichliche Einläufe von Wasser mit geringem Kochsalzzusatz verordnen, und wenn das durch Durchfall verhindert wird, zu subkutanen Infusionen schreiten, vgl. S. 106. Außer der Milch empfehlen sich als Getränk vor allem reines Wasser, die Brunnen von Selters, Wildungen, Fachingen, schwacher Tee und Kaffee und Fruchtlimonaden.

Die besprochenen Vorschriften ergeben auch das Verhalten, das man zur Verhütung einer drohenden Nierenkrankheit zu beobachten hat, so z. B. bei den Infektionskrankheiten, die leicht die Niere schädigen: Bettruhe, Schutz vor Erkältung, vorwiegende Milchdiät und weiterhin eine mäßige, gemischte Kost, reichliche Durchspülung des Körpers mit unschädlicher Flüssigkeit, neben einer gemischten Kost noch etwa 1 $^1/_2$ l für den Tag, bei Vermeidung von Alkohol; gute Hautpflege durch laue Bäder und durch Abreibungen des Körpers mit Spiritus oder spirituösen Lösungen.

Während der **akuten Nephritis** und ebenso während mangelhafter Nierentätigkeit bei chronischer Nephritis, insbesondere also bei der parenchymatösen Form, ist eine Anregung der Hauttätigkeit besonders wichtig, um die Niere zu entlasten und doch die auszuscheidenden Stoffe aus dem Körper zu bringen. Man verwendet zu diesem Zwecke am besten warme Bäder, von 35—38 ° C., eine viertel oder halbe oder ganze Stunde lang, und läßt den Kranken danach noch für eine Stunde in ein heißes nasses Laken und trockne Wolldecken einwickeln, man kann aber auch von vornherein diese Einwicklung vornehmen und durch Hineinlegen von heißen Steinen oder Wärmflaschen und durch heißes Getränk, heiße Milch mit Selters, Lindenblütentee, Fliedertee usw. reichliche Schweißabsonderung hervorrufen. Kalte Umschläge auf die Stirn und Ausspülen des Mundes mit kaltem Wasser erleichtern dem Kranken das Verfahren, das Miteinwickeln der Arme ist aber meist für eine gründliche Wirkung nicht zu entbehren, so unangenehm es von den Kranken, namentlich bei stärkerem Hydrops, oft empfunden wird. Am besten dauert eine heiße Einwirkung 2—3 Stunden. Das *Pilokarpin*, das die Schweißabsonderung oft besonders stark in Gang bringt, ist wegen seiner ungünstigen Einwirkung auf das Herz nicht sehr beliebt; man gibt es subkutan zu 0,01, immer nur vereinzelte Male und nicht bei vorhandener Schwäche. Erzielt man mit den bisherigen Mitteln keine erhebliche Entlastung der Nieren, so wendet man recht bald eines oder das andere der die Nieren nicht reizenden Diuretica an, insbesondere den *Liquor Kalii acetici*, am besten in Verdünnung:

℞ Liq. Kalii acet. 20,0
Aq. dest. 150,0
Succi Junip. 25,0
Spir. Aeth. nitrosi 5,0
M.D.S. 2 stdl. 1 Eßl.

Sobald urämische **Erscheinungen**, auch in der milden und nicht ganz kennzeichnenden Form von Kopfschmerzen, Übelkeit, Kurzatmigkeit usw. hervortreten, darf man sich auch dabei nicht beruhigen, sondern muß noch von weiterher, vom Herzen aus, nachhelfen, am besten durch subkutane Anwendung von *Coffeinum natrosalicylicum.*

℞ Coffeini natrosalicyl. 1,0
Aq. dest. 10,0
M.D.S. Mehrmals tägl. 1—2 Spritzen.
(Stärkere Lösungen brennen in der Haut.)

Das Coffein reizt die Nieren gar nicht, solange es nicht in Dosen von über 0,5 subkutan am Tage verabreicht wird. Ähnlich gut vertragen werden auch das *Diuretin*-Knoll, vgl. S. 11, das *Agurin* und das neuerdings empfohlene *Theocin.* Letzteres darf nicht in größeren Gaben als 0,2—0,4 dreimal täglich nach der Mahlzeit verordnet werden, weil es nervöse Aufregung und bei zu hohen Gaben sogar Krämpfe bewirken kann; statt dessen wird neuerdings besonders das *Theocin-Natrium aceticum* empfohlen, zu 0,3—0,5 2—3mal täglich in Tee oder sonstiger Flüssigkeit und immer nur nach der Mahlzeit, nicht auf leeren Magen.

Tritt eine deutlichere **Herzinsuffizienz** hervor, so gibt man am besten *Digitalis* in einer der S. 5ff. besprochenen Formen. Nicht selten werden dadurch auch Kopfschmerzen, Erbrechen usw. sofort beseitigt.

In den **chronischen** Nierenentzündungen ist es von besonderer Wichtigkeit, auch während der besseren Zeit die **Schwitzfähigkeit** der Haut zu üben. Weitaus am besten haben sich dazu die **Elektrisch-Licht-Bäder** bewährt, die nicht nur durch die erwärmte Luft des Lichtbadkastens, sondern auch durch die Wärmestrahlung ihrer Glühlampen die Haut anregen, ohne daß der Körper übermäßig erwärmt zu werden braucht. Im Lichtbade beginnt die Schweißabsonderung meist schon bei 30° C., stets bei 40°, während man bei allen anderen Schwitzbädern viel höhere Grade anwenden muß. Aus diesem Grunde sind die einfachen Schwitzbadvorrichtungen mit dem Phénix à air chaud usw., wobei die Hitze einer Spirituslampe durch einen Schornstein unter die Bettdecke geleitet wird, nicht so zu empfehlen wie die Elektrisch-Licht-Bäder. Man kann letztere auch bei im Bett liegenden Kranken anwenden, indem ein Bügelgestell, das eine Anzahl Glühlampen trägt, über den Kranken gestellt und mit der Bettdecke bedeckt wird.

Eine etwas zweischneidige Art, die Nieren zu entlasten, ist die Ableitung auf den Darm, weil dadurch gelegentlich Durchfälle entstehen, die nicht so leicht wieder zu beseitigen sind. Man wird jedenfalls auf die früher viel angewendeten Drastica verzichten und milde Mittel verordnen, wie z. B. *Sennesblättertee, Bitterwasser, Karlsbader Salz* in Wasser, *Tartarus depuratus* als Schachtelpulver, teelöffelweise, zugleich diuretisch wirkend, usw. Nur bei stärkerem Hydrops wird man auch kräftige Abführwirkungen heranziehen, um im Verein mit der Diaphorese und der Diurese eine kräftige Entwässerung hervorzurufen. Bei hohen Graden des Hydrops zieht man auch die mechanischen Mittel heran, die S. 11 beschrieben sind.

Für die **Schrumpfniere** steht während der ganzen Krankheit die Rücksicht auf das Herz obenan. Es muß vermieden werden, daß die Kranken, die oft sehr an Durst leiden, dem ohnedies angestrengten Herzen unmäßig große Flüssigkeitlasten aufbürden, ebenso müssen sie sich vor körperlichen Anstrengungen, vor übermäßigem Genuß von Kaffee, Tee und Nikotin auch besonders wegen ihrer Herzwirkungen hüten. Die oft ausgesprochene allgemeine Arteriosklerose verlangt das um so mehr. Die letzteren Fälle sind es wohl, wo man von längerer Verabreichung von *Jodnatrium*, 0,5 pro die in wäßriger Lösung, oder von zeitweiligen subkutanen *Jodipin*einspritzungen, vgl. S. 29, einen Erfolg erwarten darf, aber es scheint, als wenn diese Behandlung manchmal auch in anderen Fällen nicht ohne Wert ist.

Sehr wichtig ist, daß jeder Nachlaß in der Herzleistung alsbald berücksichtigt wird. Wird der Puls weicher und schneller, so ist es nötig, daß der Kranke eine Zeitlang das Bett hütet und die am Eingange dieses Abschnittes angegebene Milchdiät einhält. Tritt dabei nicht schnell Besserung ein, so sind die Herzmittel heranzuziehen, vor allem das *Coffein*, vgl. S. 8, bei kleinem und unregelmäßigem, beschleunigtem Pulse noch besser *Digitalis*, nach S. 5ff., nötigenfalls durch reichliche *Kampfer*einspritzungen, vgl. S. 13, unterstützt.

Urämie.

Die Hauptgefahr für alle Nephritiker liegt in dem beständig drohenden Gespenst der Urämie. Der Arzt muß daher immer darauf gefaßt sein, ihr entgegenzutreten, und er muß sich bemühen, ihre frühesten Andeutungen zu erkennen. Wenn man erst abwartet, bis Bewußtlosigkeit, Krämpfe, Cheyne-Stokessches

Atmen eingetreten sind, ist die beste Zeit zum helfenden Eingreifen verloren. Zunächst äußert sich die Urämie oft durch Mattigkeit, Schläfrigkeit, eingenommenen Kopf, Kopfschmerzen, Schwindelgefühl, Magenverstimmung, Kurzatmigkeit, Neigung zu Durchfall, Hautjucken, Ohrensausen, Singultus, Zusammenzucken, vereinzelte Gehörstäuschungen usw. Dann gilt es eingreifen. Wirken die gewöhnlichen Mittel nicht, die man gegen diese Erscheinungen anwendet, *Pyramidon* oder *Kryofin* gegen Kopfschmerzen, *Salzsäure* gegen die Magenverstimmung, so gilt es, die Ausscheidung der Harnbestandteile aus dem Körper anzuregen. Aus diesem Grunde läßt man einen etwa bestehenden Durchfall unbehandelt und sorgt im anderen Falle für reichliche Darmentleerung, läßt ferner reichlich heiße Milch mit Selters, heißen dünnen Tee und dergl. trinken und gibt *Coffein* subkutan. Am besten wartet man nicht ab, bis eine deutliche Wirkung eintritt, sondern gibt gleich von vornherein daneben *Digitalis*.

℞ Pulv. Fol. Digitalis 1,5
Pulv. et Succ. Liq. ana 1,0
F.Pil. 30. D.S. 3 mal tägl. 2 Pillen.

Der Erfolg macht sich meistens nach 36 Stunden und später sehr deutlich geltend, durch besseren Puls und vermehrte Harnabsonderung und vor allem durch das Verschwinden der Beschwerden. Bis zum Eintritt der vollen Wirkung gibt man nötigenfalls *Coffein* nebenher weiter und spart auch nicht, falls der Zustand irgendwie bedenklich aussieht, mit *Kampfer*einspritzungen. Bei bedrohlichen Zuständen wirkt nicht selten der von v. Leube empfohlene Aderlaß mit nachfolgender Infusion von Kochsalzwasser lebensrettend. Beide Verfahren sind S. 67 und S. 106 beschrieben. v. Leube entnimmt 250 ccm Blut und gießt 400 ccm 0,5 $^0/_0$ iger Kochsalzlösung ein.

Das Erbrechen der Urämischen und die vorhergehende und nachfolgende Übelkeit machen oft ärztliches Eingreifen nötig, weil die Kranken sehr darunter leiden und durch ihre Nahrungsverweigerung an Kräften verlieren oder wenigstens den Angehörigen dadurch Sorge machen. Soweit nicht die eben mitgeteilten Mittel gegen die Urämie abhelfen, muß man lindernd eingreifen. Am besten ist gewöhnlich *Salzsäure*, von der verdünnten Salzsäure der Pharmakopöe 10 Tropfen einige Minuten vor der Mahlzeit und wiederum eine Stunde nachher. Auch das *Orexinum tannicum*, in Tabletten zu 0,25, 3—6 am Tage, vor den Mahlzeiten, kann dienlich sein. Gegen das Erbrechen nützen zuweilen *Menthol*, vgl. S. 106, und *Cerium oxalicum*.

℞ Cerii oxalici 0,05—0,15
Sacch. lactis 0,3
M.F.Pulv. D. tal. dos. X. S. 3 mal tägl. 1 Pulver.

2. Wanderniere.

Nach Feststellung einer Wanderniere ist vor allem sorgfältig zu erwägen, wieweit die vorhandenen Beschwerden tatsächlich dem verlagerten Organ zuzuschreiben sind. Es darf als sicher gelten, daß die Wanderniere wie die Enteroptose überhaupt, vgl. S. 90, besonders oft bei erblich neuropathischen Menschen vorkommt, und dadurch erklärt es sich, daß bei den damit Behafteten zahlreiche nervöse Beschwerden vorkommen, die nur scheinbar mit der Wanderniere zusammenhängen. Empfiehlt man solchen Kranken eine Bandage, so bekommen sie zunächst eine gewisse Erleichterung, die vielleicht nur mit der Ablenkung und Beruhigung zusammenhängt, aber nach einigen Wochen oder Monaten sind die alten Beschwerden wieder da, die Kranken suchen nun vielleicht durch eine Operation von dem vermeintlichen Hauptleiden befreit zu werden, oder sie wenden sich, weil der ärztliche Rat nicht vorgehalten hat, an Kurpfuscher, die den Mißerfolg in ihrem Sinne ausnutzen. Mehr wird in solchen Fällen erreicht, wenn „zur Festigung der Baucheingeweide“ eine Mastkur oder wenigstens eine normale Ernährung verordnet wird; dadurch werden gemeinhin die nervösen Beschwerden gebessert — vielfach haben die Kranken vorher wegen eines angenommenen Magenleidens wenig gegessen und dadurch ihre Kräfte geschädigt —, und nun gilt es als sicher, daß die Zunahme der Ernährung die Niere wieder festgelegt habe. Bei genauer Beobachtung sieht man in der nervenärztlichen Praxis in der Mehrzahl der Fälle, daß Kranke, die mit der richtigen Diagnose einer beweglichen oder verlagerten Niere zugehen, nach einer Kur, die ihre Nerven kräftigt, völlig ihre Beschwerden verloren haben, ohne daß sich in dem Verhalten der Niere irgend etwas geändert hätte und ohne daß ihr Ernährungszustand sichtbar gehoben wäre, ja dasselbe kommt vor, wenn man die Kranken von überflüssigem Fett befreit hat. Da man außerdem viele Menschen sieht, die eine Wanderniere haben, ohne irgendwie darunter zu leiden, leuchtet es ein, daß man gut tut, nicht ohne besonderen Grund die Aufmerksamkeit auf den Zustand zu lenken. Ich bin nach allem, was ich gesehen habe, sehr skeptisch gegen die Leistungen der üblichen Wandernierenbehandlung geworden, und halte es für richtig, nur dann direkte Verordnungen gegen die Wanderniere zu geben, wenn entweder Einklemmungserscheinungen vorhanden sind oder waren: plötzliche heftige Schmerzen im Leib mit Schwächeanwandlung und Frösteln, Harnverminderung, auch mit Fieber und Brechreiz, in zeitweiliger Wiederkehr, oder wenn die Niere sehr stark verlagert und in der Mittel- oder Unterbauchgegend deutlich und empfindlich fühlbar ist. Dann ist Bettruhe, kräftigende Ernährung, geeigneten Falles eine Mastkur und namentlich eine gutsitzende Leibbinde, vgl. S. 112, zu verordnen. In allen anderen Fällen ist die Behandlung der Nervenschwäche die Hauptsache.

3. Nierensteine.

Die Nierensteine bilden sich am häufigsten aus Harnsäure, viel seltener aus oxalsaurem Kalk oder aus phosphorsauren Salzen. Man hat vielfach für die Verhütung der Wiederkehr einer Steinbildung die Forderung gestellt, daß die Diät ganz streng auf die Ausschließung der für die bestimmte Art maßgebenden Ernährung eingerichtet werde, d. h. bei Uratsteinen sollte rein vegetabilische Kost und reichliche Alkalienzufuhr, bei Oxalatsteinen animalische Kost und Alkalienzufuhr, bei Phosphatsteinen Säurebehandlung eintreten. Aber abgesehen davon, daß bei weitem nicht in allen Fällen die Art des Steines genau bekannt ist, würde damit der Kranke in Gefahr kommen, nunmehr an Stelle des bisherigen Uratsteines einen Phosphatstein usw. zu erwerben, da er doch einmal die Anlage zur Steinbildung besitzt. Es kann daher nicht dringend genug vor einseitigem Regime gewarnt werden. Den einzigen Schutz gegen Steinbildung überhaupt gibt eine normale gemischte Kost mit reichlicher Flüssigkeitaufnahme. Eine Diät, die einen vorhandenen Stein aufzulösen vermöchte, gibt es ebenfalls nicht; alles, was dafür diätetisch geschehen kann, ist die Vermehrung des Harnwassers durch reichliches Trinken.

Somit geben wir sowohl zur Verhütung der Steinbildung bei erblich dazu Veranlagten wie zur Verhütung der Wiederkehr einer Steinbildung die Verordnung, daß im Laufe des Tages mindestens 3 Liter Flüssigkeit getrunken werden, in Gestalt von reinem Wasser, Mineralwasser, Zitronenlimonade, Fruchtsäften, Pomril, Tee, Kaffee, Kakao, Suppe usw. Gegen gelegentlichen Genuß von Bier oder Wein ist nichts einzuwenden, soweit die allgemeine Gesundheitspflege es im einzelnen Falle zuläßt.

Ist ein abgegangener Harnsäurestein erkannt worden, oder hat der Kranke vorher die Zeichen der Harnsäurediathese geboten, so tritt natürlich die diätetische Behandlung ein, die diesem Leiden entspricht, vgl. den Abschnitt über Stoffwechselerkrankungen. Ebenso steht es mit den besonderen Brunnen- oder Arzneiverordnungen. Dagegen sucht man bei Feststellung von Phosphatsteinen eine saure Reaktion des Urins herbeizuführen.

Zu diesem Zwecke werden dem Kranken zunächst die alkalischen Mineralwässer, Salzbrunn, Fachinger, Offenbacher, Neuenahrer, Biliner, Vichy usw., verboten. Gegen die gewöhnlichen Sauerbrunnen, wie Selterser, Harzer, Apollinaris, ist nichts einzuwenden. Kaffee, Tee, Fleischbrühe sind erlaubt, Milch soll reichlich genossen werden. Fleisch soll wegen seines hohen Gehaltes an Phosphorsäure nur in beschränkter Menge gegessen werden, ebenso Eier; die Aufnahme der Kohlehydrate ist unbeschränkt, dasselbe gilt für Butter und andere Fette, dagegen müssen die Gemüse und das Obst fast ganz gemieden werden, weil sie die Alkaleszenz des Harnes steigern. Direkt wird die saure Reaktion des Urins befördert durch Verabreichung von Salzsäure, *Acidum hydrochloricum dilutum* mehrmals täglich 5 bis 20 Tropfen in einem Weinglas voll Wasser. Als günstig wirkend sind von Pfeiffer auch das *Urotropin*, in Tabletten zu 0,5, davon 1—3 mal täglich eine Tablette, und von anderer Seite das *Helmitol* bezeichnet worden, ebenfalls in Tabletten zu 0,5, 3—5 mal täglich eine mit Wasser genommen.

Bei nachgewiesenen Oxalatsteinen treten wieder andere diätetische Rücksichten in den Vordergrund. Die Praxis hat ergeben, daß bei dieser Stoffwechselstörung die Kohlehydrate in beschränkter Menge genossen werden müssen; bestimmte Vegetabilien, die viel oxalsaure Salze enthalten, wie Sauerampfer, Spinat, Rhabarber, Kresse, Kakao, größere Mengen von Kaffee und Tee, werden sogar bei strengerer Vorschrift ganz zu verbieten sein. Dagegen ist eine reichliche Fleischgabe erlaubt. Alkalische Mineralwässer wirken zweckmäßig, solange nicht etwa der Harn dadurch seine Säure verliert, denn das würde das Ausfallen oxalsauren Kalks in den Harnwegen fördern. Von verschiedenen Seiten werden die kalkhaltigen Mineralwässer, z. B. von Wildungen, Fachingen, Contrexéville, besonders gerühmt.

Bei allen Steinleiden ist eine geregelte, ruhige Lebensweise wichtig, auch eine gute Hautpflege und besonders der regelmäßige Gebrauch lauer Bäder zu empfehlen. Ob die Anwendung besonderer Kurbäder, wie z. B. der Wiesbadener und anderer Thermalbäder, wirklichen Einfluß auf das Leiden hat, ist noch zweifelhaft.

Nierensteinkolik.

Die heftigen Schmerzen der Nierensteinkolik erfordern in den meisten Fällen eine Behandlung mit Narcoticis, insbesondere mit *Morphium* subkutan, 0,015—0,02 und mehr, zweckmäßig mit *Atropinum sulfuricum* 0,001 verbunden. Bei geringeren Beschwerden und unausgebildeten Anfällen kommt man zuweilen mit der Verordnung von Pyramidon, Kryofin, Dowerschen Pulvern usw. aus. Heiße Bäder, 35—38—40° C. wirken oft deutlich schmerzlindernd, auch heiße Umschläge auf die Nierengegend tun gut. Immer läßt man reichlich heiße Flüssigkeit nehmen, um den eingeklemmten Stein nach Möglichkeit weiterzuspülen. Besonders nötig ist das, wenn der Kolikanfall Anurie mit sich bringt. Man kann dann auch noch durch große Einläufe von warmem Wasser oder durch Kochsalzwasserinfusionen unter die Haut die Durchspülung der Niere zu heben suchen.

Man darf sich aber bei Anurie nicht zu lange mit Abwarten aufhalten, denn nur selten handelt es sich um eine reflektorische Anurie auch der gesunden Niere, sondern meist um eine ebenfalls steinkranke oder durch Pyelonephritis zerstörte zweite Niere, manchmal auch um angeborenes Fehlen der zweiten Niere. Wenn also bei Anurie am zweiten Tage nicht kräftige Koliken den baldigen Abgang eines Steines verheißen, muß zur Operation geschritten werden, wie besonders J. Israel betont hat. Sind nachweisbar beide Nieren erkrankt, so operiert man zuerst die vermutlich am leichtesten oder frischesten erkrankte. An Täuschungen wird es dabei leider nicht fehlen. Eine weitere Anzeige zur Operation ergeben die durch Steine hervorgerufene Pyelitis und Hydronephrose und gefahrdrohend starke Blutungen.

4. Nierenblutungen und Nephralgie.

Nierenblutungen entstehen oft durch Steine im Nierenbecken, ferner durch embolische Infarkte der Niere bei Herzfehler und dergl., bei chronisch-hämorrhagischer Nephritis (die sich durch sehr geringen Eiweißgehalt, völliges Fehlen von Hydrops und anhaltendes Auftreten geringer, zeitweise auch größerer Blutmengen im Harn kundgibt), bei Nierenkrebs, bei Skorbut und bei Hämophilie. Eine noch nicht genügend aufgeklärte Form ist die von NITZE als essentielle Hämaturie, von KLEMPERER als angioneurotische Nierenblutung bezeichnete Krankheit; eine Anzahl dieser Fälle gehört wohl sicher zu der eben angedeuteten chronischhämorrhagischen Nephritis, also zu den entzündlichen Blutungen, während andere durch Zirkulationstörungen innerhalb der Niere bedingt sein mögen. SCHEDE spricht von einer lokalen renalen Hämophilie, SENATOR von einer konstitutionellen renalen (auf die Niere beschränkten!) Hämophilie. Weil sie regelmäßig mit Nierenkolik verläuft, wird diese Form auch als Nephralgie, von SABATIER als *Néphralgie hématurique* bezeichnet.

Alle diese Formen verlangen zunächst strenge Bettruhe des Kranken und vorwiegende Milchdiät, also etwa die Behandlung der Nephritis, vgl. S. 184. Gegen die Neuralgie wird man am besten langdauernde warme Bäder, 35—28 ° C., verordnen, ferner warme Umschläge auf die Nierengegend, Trinken von heißem Pfefferminz- oder Kamillentee, versuchsweise *Pyramidon* oder *Dowersches Pulver*,

℞ Pulv. Ipecac. opiati 0,3—0,5
D. tal. dos. X. S. Mehrmals tägl. 1 Pulver.

Gegen die Blutungen gibt man *Ergotin* subkutan,

℞ Cornutini ergotici (Ergotini Bombelon) 5,0
D.S. 2 Strich, bei starker Blutung 5 Strich der Grammspritze subkutan,

immerhin mit zweifelhafter Wirkung, besser wohl *Gelatine* subkutan, vgl. S. 109.

5. Pyelitis und Cystitis.

Bei den akuten Entzündungen der Nierenbecken, der Blase ist Bettruhe eine wichtige Verordnung. In der Diät sind reichliche, beständige Flüssigkeitzufuhr und Vermeidung aller Stoffe geboten, die einen Reiz auf die Schleimhaut der Harnorgane ausüben könnten. Dazu gehören zweifellos der Alkohol und die Kohlensäure, stark saure und stark gesalzene Speisen, Rettig,

Meerrettig, Zwiebeln, Senf, Pfeffer, riechende Käse, nach einer verbreiteten Annahme auch Kaviar, Spargeln, Eier. Für die meisten Fälle wird es richtig sein, wenigstens in den ersten Tagen vorwiegend Schleimsuppen, Milch, Zitronenlimonade, Obstsaft mit Wasser und dünnen Tee oder Kaffee zu reichen. Bei dieser leichten Kost ist gewöhnlich eine Fürsorge für die Darmentleerung nötig; Verstopfung und harter Stuhlgang veranlassen Blutandrang nach dem Unterleib. Am besten gibt man zunächst jeden Tag ein Weinglas voll Bitterwasser, nötigenfalls mehr, morgens nüchtern. Auch das Rauchen ist zu verbieten. Bei chronischen Fällen ist eine normale gemischte Kost mit verhältnismäßig reichlicher Flüssigkeit, etwa wie S. 86 angegeben, das richtige. Fürsorge gegen Abkühlung ist geboten.

Gegen die Entzündung selbst werden eine Reihe von Arzneimitteln verordnet. Ein altbewährtes Mittel ist das *Kalium chloricum*. Wenn man es immer nur nach der Mahlzeit nehmen läßt, nie auf leeren Magen, und nicht über die unschädliche Tagesabgabe von 1,0 bei Kindern, 5,0—8,0 bei Erwachsenen hinausgeht, ist garnichts dagegen einzuwenden. Man verschreibt

℞ Kalii chlorici 5,0
Aq. dest. 120,0
Sir. Aurant. cort. 30,0
M.D.S. 2stdl. 1 Eßl. (Kdrn. 1 Teelöffel).

Bei weitem nicht dasselbe leistet das *Salol*, in Pulvern zu 0,5 mehrmals täglich gegeben. Einen Vergleich mit dem Kalium chloricum halten höchstens die neueren Formaldehydpräparate aus, namentlich das *Urotropin* und das *Helmitol*. Man gibt beide in Tabletten zu 0,5 und läßt davon täglich 2—5 mal eine Tablette nehmen. Bei diesen Gaben ist keine Blasenreizung zu erwarten, die bei Gaben von 6,0 pro Tag vorkommen soll. Es bedarf der Erwähnung, daß man diese Mittel auch verwenden kann, um bei Katheterismus und Operationen an den Harnwegen die Gefahr des Eintretens einer Cystitis usw. zu verringern. Bei der Blasenlähmung mit Harnträufeln, die ja ebenfalls leicht zu Cystitis führt, hat sich mir das Einatmen von *Terpentinöl* sehr bewährt — einige Tropfen aus einem Schälchen oder ein Teelöffel voll auf eine Tasse heißen Wassers gegossen und der Dampf eingeatmet —, einesteils, weil der Harn dadurch seinen üblen Geruch verliert und eine Art Veilchenduft annimmt, anderseits, weil die Harngärung vermindert wird. In sehr schweren Fällen von Cystitis, wo die genannten Mittel nicht wirken, muß man sich zu den von GUYON angegebenen Einträufelungen von Höllensteinlösung entschließen: von einer 2 %igen *Argentum-nitricum*-Lösung werden mit einer Spritze durch einen dünnen weichen Katheter 20 Tropfen langsam in die Blase gedrückt. Stundenlange Schmerzen und Reizerscheinungen folgen dem Eingriff, so daß man zweckmäßig vorher kleine Klistiere mit *Morphium* oder Darmzäpfchen mit *Opium* gibt, z. B.

℞ Morphini hydrochl. 0,15
Atrop. sulf. 0,005
Aq. dest. 50,0
M.D.S. Einen Teelöffel voll zur Zeit in den Mastdarm einspritzen.

℞ Extr. Opii 0,5
Olei Cacao 10,0
F. l. a. suppositoria V. D.S.

Bei stärkeren Beschwerden tun auch warme und oft namentlich recht heiße Umschläge auf die Nieren- oder auf die Blasengegend wohl. Auch warme Sitzbäder oder Vollbäder, 35° C., bringen in der Regel Erleichterung. Bei cystitischer Harnverhaltung katheterisiert man zweimal täglich mit dünnem, weichem Katheter, selbstverständlich unter strengster Asepsis, um nicht noch neue Entzündungserreger einzuführen. Die Desinfektion mit flüssigen Mitteln ist nicht ganz zuverlässig, das Sterilisieren in strömendem Wasserdampf mit den bekannten Apparaten entschieden vorzuziehen. Auch das zur Einölung des Katheters benutzte Olivenöl muß durch Kochen sterilisiert sein und aus der Glasstöpselflasche auf den Katheter geträufelt werden, ohne daß die Finger dazu kommen. Der Harnröhreneingang und seine Umgebung werden mit 1 ‰igem Sublimatwasser gründlich gereinigt. Nach dem Gebrauch wird der Katheter sofort mit Wasser gründlich ausgespült und dann wieder sterilisiert.

Wird die Pyelitis oder Cystitis durch Harnröhrenverengerung, Prostatavergrößerung, Steine oder Geschwülste bedingt, so ist zur Verhütung des Weitergreifens der Erkrankung nötigenfalls operativ einzugreifen, je eher, desto besser.

Eine andere direkte Behandlung der Pyelitis als durch Operation gibt es nicht, dagegen kann man die chronisch entzündete Harnblase noch durch Ausspülungen behandeln. Sie werden in folgender Weise vorgenommen: zunächst führt man einen weichen Katheter, etwa von Weite Nr. 10 engl. Maßes, in die Blase und läßt den Urin ausfließen. Dann verbindet man mit dem äußeren Ende des Katheters den Schlauch eines Glasirrigators oder einer Blasenspritze und läßt die 38° C. warme Spülflüssigkeit langsam und unter geringem Druck einfließen. Man verwendet am besten Kochsalzlösung 6°/₀₀ oder Salizylsäurelösung 3°/₀₀. Sobald Unbehagen oder gar Schmerzen auftreten, läßt man das Wasser wieder ausfließen, niemals geht man über 150 ccm auf einmal hinaus, dagegen wird so oft wieder eingespült, bis die Flüssigkeit ganz klar abfließt. Der Versuch, eine geschrumpfte Harnblase durch allmählich vergrößerte Einspülungen zu dehnen, muß durchaus den erfahrenen Spezialärzten überlassen werden, weil Zerreißungen der Blase schon bei Einbringung von 200 ccm beobachtet worden sind. Dagegen kann man in der Praxis den Erfolg der einfachen Blasenspülung häufig verbessern und dauernde Heilung herbeiführen, indem man der beschriebenen Spülung eine Ausspülung mit Höllensteinlösung folgen läßt. Man nimmt dazu anfangs eine Lösung von *Argentum nitricum* 1:2000, man läßt diese Lösung eine Minute in der Blase und läßt sie dann abfließen, bei der nächsten Spülung, nach zwei oder drei Tagen, läßt man die Flüssigkeit 2—3 Minuten in der Blase verweilen. Wird auch das ohne lebhaftere Reaktion, Schmerzen und Blasenreizung, vertragen, so kann man nach einigen Tagen etwas stärkere Lösungen, zunächst 1°/₀₀, anwenden usw. Es ist nicht zweckmäßig, stärkere Lösungen als 1:500 zu verwenden. Nur bei sehr hartnäckigen, schmerzhaften Formen der Cystitis kann man die beschriebenen Guyonschen Einträufelungen vornehmen. In ganz verzweifelten Fällen, wo starke Blasenschrumpfung und beständiger schmerzhafter Harndrang bestehen, kann operative Freilegung der Blasenschleimhaut mit *Curettage* usw. geboten sein. Ebenso ist die Operation fast immer geboten, wenn der Blasenkatarrh durch Blasensteine oder Fremdkörper in der Blase unterhalten wird. Die Blasensteine und die Fremdkörper gehen fast niemals von selbst ab, sondern sie vergrößern sich gewöhnlich immer mehr durch Anlagerung neuer Konkretionen. Von einer inneren Behandlung, mit Diät oder Arzneimitteln, ist hier nichts zu erwarten.

6. Blasenneurosen.

Die nervösen Erkrankungen der Blase spielen in der Praxis eine große Rolle, freilich oft unerkannt, mit organischen Krankheiten verschiedener Art, manchmal auch mit Unarten verwechselt. Für die Behandlung sind solche Irrtümer natürlich sehr störend, denn die bei den organischen Krankheiten oft so segensreiche örtliche Behandlung schleppt die nervösen Erkrankungen nur lange hin und verschlechtert sie nicht selten. Eine genaue Diagnose ist also hier das Entscheidende für den Erfolg. Es kann nicht genug davor gewarnt werden, wie es in der Praxis leider noch vielfach geschieht, bei jedem Schmerz in der Blasengegend und bei jedem Harndrang einen Blasenkatarrh anzunehmen. Die Cystitis darf nur diagnostiziert werden, wenn der Harn ein Sediment enthält, worin mikroskopisch Eiterkörperchen und sehr zahlreiche Harnbakterien nachgewiesen werden können, wenn nicht gar die Zeichen der ammoniakalischen Harngärung. Ohne diesen Befund bedeuten Schmerz, Brennen, Druck, Zusammenschnüren in der Blasengegend ebensowenig wie häufiger Harndrang eine Cystitis. In einzelnen Fällen können solche Beschwerden von einem Blasensteinleiden abhängen, aber im allgemeinen treten hierbei doch heftigere Schmerzen auf, die sich zumal vor, bei und kurz nach der Urinentleerung einfinden, mit der wachsenden Füllung der Blase aber abnehmen; ferner deuten die gelegentlichen plötzlichen Unterbrechungen des Harnstrahls meist deutlich auf Steinleiden hin, das dann durch Sondierung oder Endoskopie festgestellt werden kann. Zuweilen erstrecken sich die nervösen Beschwerden mehr auf das Gebiet des Dammes und der Harnröhre und werden dort als Brennen, Jucken, Druck usw. empfunden. Dann muß man Prostataerkrankungen und Gonorrhöe ausschließen. Wichtig ist endlich, daß man die der Tabes angehörigen Blasenkrisen kennt, brennende und schnürende Schmerzen, die von der Blase in die Eichel ausstrahlen.

Von den Urologen werden die nervösen Blasenbeschwerden, die Cystalgie oder reizbare Blase, auch Blasenkrampf genannt, noch sehr vielfach örtlich behandelt. Dabei stiften die äußerlichen Maßnahmen, warme Umschläge, laue Sitz- und Halbbäder und auch kühlere Sitzbäder insofern keinen Schaden, als sie einen günstigen Einfluß auf das Allgemeinbefinden ausüben können. Dagegen halte ich die Anwendung des Winternitzschen Psychrophors, eines katheterartigen Instruments, durch das kaltes Wasser geleitet wird, um Harnröhre und Blasenhals auszukühlen, ebenso wie Blasenspülungen für geradezu nachteilig. Die Sensibilität der Teile wird durch solche Maßregeln nicht wirklich herabgesetzt, jedenfalls nicht dauernd beruhigt, dagegen wird die Aufmerksamkeit des Kranken in einer durchaus unvorteilhaften Weise auf den Ort der Beschwerden hingelenkt, oft werden direkt hypochondrische Vorstellungen gezüchtet. Nur wenn als Reste einer Gonorrhöe nachweisbare chronische Entzündungen der Pars prostatica urethrae oder des Blasenhalses mit dem Endoskop festgestellt worden sind, dürfen örtliche Ätzungen unter Leitung dieses Hilfsmittels vorgenommen werden. In allen anderen Fällen muß die Allgemeinbehandlung der Neurasthenie eingeleitet und die mit Beschwerden behaftete Partie völlig in Ruhe gelassen werden. Als Mittel, die für den Augenblick, z. B. für den einzelnen Schmerzanfall der Cystalgie, verordnet werden können, sind besonders das Sitzbad oder Vollbad von 35° C., warme Umschläge auf die Unterbauchgegend, Trinken von heißem Tee und *Pyramidon* oder *Kryofin* innerlich zu empfehlen. Auch das *Bornyval*, in Kapseln zu 0,25 im Handel, ein wirksames Baldrianpräparat, leistet dabei gute Dienste.

Der Blasenkrampf, Cystospasmus, äußert sich durch Harnverhaltung. Auch hier ist die Allgemeinbehandlung der zugrundeliegenden Neurose, meistens Hysterie, die Hauptsache. Hält die Blasenverschließung länger an, so ist der Katheter angezeigt, der bei sanftem, geduldigem Einführen gewöhnlich bald den Krampf des Schließmuskels überwindet. Zuweilen ist gleichzeitig die Harnabsonderung durch nervöse Einflüsse so vermindert, daß der Katheterismus lange abwarten kann. Der perkussorisch festgestellte Blasenstand entscheidet.

Die Blasenlähmung, Cystoplegie, und die Blasenschwäche, Cystoparese, sind in den meisten Fällen Folge von einmaliger oder mehrfach vorgekommener Überdehnung der Blase. Zur Verhütung des unangenehmen Leidens ist daher darauf zu halten, daß schon unter gesunden Verhältnissen auf rechtzeitige Entleerung des Harns gesehen wird, und daß insbesondere bei Krankheiten, die leicht zu einer Überfüllung der Blase führen, die regelmäßige Entleerung überwacht wird, so bei Typhus, im Puerperium, bei allen Benommenheitzuständen körperlich oder geistig Kranker, bei Tabes, nach Unterleibsoperationen, bei hysterischem Blasenkrampf. Für die Insassen eines Siechenhauses hat erst in neuerer Zeit Homburger nachgewiesen, daß anderthalbstündliches Auffordern zur Blasenentleerung dem Eintreten der Blasenlähmung mit dem so lästigen Symptom des Harnträufelns mit Sicherheit vorbeugte. Wo die Aufforderung nicht genügt und auch die bei schlaffen Bauchdecken wohl ausführbare Zusammendrückung der Blase erfolglos bleibt, ist regelmäßig 5—6 mal am Tage der Katheter anzulegen. Die Anwendung des Katheters nur bei der Morgen- und Abendvisite ist entschieden ungenügend. Natürlich muß streng auf aseptisches Verfahren gehalten werden, vgl. S. 196, und auch die innerliche Darreichung von *Kalium chloricum* oder *Urotropin* oder *Helmitol* ist nicht zu vernachlässigen, vgl. S. 195. Mit der Besserung wird die Zahl der Katheteranlegungen immer mehr eingeschränkt. Bei dem Harnträufeln ist das Katheterisieren deshalb besonders nötig, weil die Blase sich von selbst immer nur unvollkommen entleert und dadurch leicht Blasenkatarrh entsteht. Über die symptomatische Wirkung der *Terpentinöl*einatmung bei Inkontinenz vgl. S. 195.

Als Heilmittel gegen Blasenschwäche und Blasenlähmung sind in manchen Fällen *Sekale* und *Strychnin* wirksam.

℞ Extr. Secalis corn.
(am besten dialys. Golaz) 25,0
D.S. 3 mal tägl. 20 Tropfen.

℞ Ergotini Bombelon 10,0
D.S. 3 mal tägl. 1—2 Tropfen
(für Kinder).

℞ Tct. Strychni 10,0
D.S. 3 mal tägl. 10 Tropf. (Kdrn.
3 mal tägl. 1—2 Tropfen).

℞ Strychnini nitr. 0,05
Boli albae 5,0
F.Pil. 50. D.S. Nach Vorschrift.

Die *Strychninpillen* sollen in der Weise angewendet werden, daß man am ersten Tage morgens und abends eine gibt und jeden folgenden Tag eine Pille mehr gibt, bis 10 Pillen am Tage gegeben werden, etwa 5 mal täglich 2 im Anschluß an die Mahlzeiten. Bei dieser Dosis bleibt man 5—6 Tage, dann wird mindestens 10 Tage ausgesetzt, wegen der Gefahr der Kumulativvergiftung. Die Vergiftung äußert sich durch allgemeine Unruhe, Zittern, Steifheit im ganzen Körper, äußerste Empfindlichkeit der Sinnesorgane, dann Starrkrampf, Angst und Dyspnöe. Bei den ersten Zeichen wird man natürlich das Mittel sofort aussetzen, bei einigermaßen zuverlässigen Kranken kann man aber ohne Bedenken die Kur anfangen.

Die Elektrisation wird bei Blasenschwäche viel angewendet, und sie würde auch hier sicher in größerem Ansehen stehen, wenn immer sachgemäß elektrisiert würde. Wegen der Einzelheiten ist die Darstellung der Elektrotherapie im Abschnitt Behandlung der Nervenkrankheiten nachzusehen. Man verwendet bei Blasenschwäche sowohl den galvanischen wie den faradischen Strom an, setzt von den beiden mittelgroßen, gut mit heißem Wasser durchfeuchteten Elektroden die eine am Damm, die andere oberhalb der Symphyse auf und wendet mittelstarke Ströme an. Nur bei ganz veralteten Lähmungen nimmt man starke Ströme und beim Galvanisieren VOLTAsche Alternativen. Ob mit Bougie- oder Mastdarmelektroden mehr erreicht wird, ist sehr zweifelhaft. Jedenfalls muß die Elektrisation mit einer regelmäßigen Katheterbehandlung verbunden werden.

Wo die Inkontinenz nicht beseitigt werden kann, muß einer der käuflichen Harnrezipienten getragen werden, im Bett genügt bei Männern im allgemeinen die Urinflasche, ihrer Form nach Ente genannt. Für solche Fälle, die trotz sonst guter Gesundheitsverhältnisse unheilbar erscheinen, kommen verschiedene operative Eingriffe in Frage.

7. Bettnässen, Enuresis nocturna.

Das Bettnässen, die nächtliche Inkontinenz der Blase, kommt in drei verschiedenen Formen vor, die auch verschieden behandelt werden müssen. Die erste Gruppe der Kranken hat von frühester Kindheit an allnächtlich oder fast allnächtlich und zuweilen auch am Tage an Enuresis gelitten und wird trotz der Behandlungsversuche erst mit dem fünften Jahre oder noch später davon frei, bei einer zweiten Gruppe ist das Leiden erst später nach einer Infektionskrankheit oder nach Verletzungen oder in der Pubertät entstanden, das Einnässen tritt wochen- und monatelang ziemlich jede Nacht ein und hört allmählich wieder auf; bei der dritten Gruppe findet sich die Störung zuerst nach dem 5. Jahre, sie tritt in ganz unregelmäßigen Zwischenräumen, manchmal zeitweise gehäuft auf und erstreckt sich zuweilen bis in das höhere Alter hinein. Die Fälle der letzten Gruppe beruhen wohl sämtlich auf Epilepsie und sind demgemäß zu behandeln, ohne daß irgend etwas örtlich vorgenommen zu werden braucht. Bei der ersten Gruppe handelt es sich um ein Fortbestehen des infantilen Zustandes der Blaseninnervation, um eine Schwäche des Sphinkters, die man am besten durch Elektrisation, wie im vorigen Abschnitt angegeben worden ist, und durch *Sekale* oder *Strychnin* behandelt, vgl. S. 200. Bei der zweiten Gruppe handelt es sich um Kinder mit angeborener nervöser Anlage, nicht selten um Imbezille oder zu Dementia praecox Veranlagte, und bei ihnen spielen für den Ausbruch der Krankheit verschiedene Ursachen mit: Wurmreiz, Phimose, Blasensteine, Rachenmandeln, Erkältung und Überanstrengungen. Man hat also bei diesen Fällen zunächst nach solchen Ursachen zu suchen und sie zu entfernen. Strafen, regelmäßiges Wecken des schlafenden Kindes und Weglassen der flüssigen Abendkost sind unnötige Quälereien ohne heilende Wirkung. Mehr erreicht man durch sorgfältige Hebung des Allgemeinzustandes: Genügende Ruhe, sorgfältige Ernährung mit gemischter Kost, vorsichtige Abhärtung durch Bäder von 34° C. Darreichung von Eisenpräparaten, Sanguinalpillen usw. Fürsorge für regelmäßige Entleerung der Blase und des Darmes ist wichtig. Von inneren Mitteln zeigen in diesen Fällen *Natrium bromatum*, abends 0,5 in einem Glas Wasser, *Atropinum sulfuricum*, bei kleinen Kindern 0,0001, bei größeren 0,0005 langsam steigend bis 0,004 und 0,005 in einmaliger Abendgabe.

℞ Atropini sulf. 0,01
Aq. dest. 10,0
D.S. Abds. 2 Tropfen (= 0,0001) und steigend.

Sehr schnell wirkt mitunter das *Antipyrin*, dreimal im Laufe des Abends 0,5, auch das *Extractum fluidum Rhois aromaticae* wird gelobt, Kindern unter 2 Jahren morgens und abends 2 Tropfen, älteren morgens und abends 10—30 Tropfen in etwas Wasser oder Zuckerwasser. Auch hier kann man die Galvanisation heranziehen, aber nicht etwa mit schmerzhaften Strömen, als Abschreckungsmittel. Das liegt außer dem Bereich der ärztlichen Kunst!

V

Krankheiten der männlichen Geschlechtsorgane.

Gonorrhöe, Tripper.

Die Zeiten sind glücklicherweise vorüber, wo auch Ärzte die Gonorrhöe als eine Kinderkrankheit bezeichneten und den Kranken, der ihnen im Schmerz über die erlittene Infektion nahte, durch freigebigen Trost über seine Befürchtungen hinwegzubringen suchten. Wir wissen, daß die Gonorrhöe des Mannes ihn durch Prostatitis, Cystitis, Pyelitis, Epididymitis mit nachfolgender Azoospermie, Gelenkerkrankungen und Endokarditis schwer schädigen kann, daß sie sein Nervensystem verderben kann, und daß im Beginn der Krankheit niemals abzusehen ist, wie schwer sich die Krankheit verhalten wird; wir wissen ferner, daß auch die unscheinbarsten Reste der Gonorrhöe des Mannes zu schweren Erkrankungen der Frau, mit unheilbarem oder tödlichem Verlaufe, führen können, und daß die Nachkommen durch Augenblennorrhöe blind zu werden gefährdet sind. Grund genug, allen Ernstes und in weitestem Maße für die Verhütung der Krankheit zu arbeiten!

Die Hauptquelle der Gonorrhöe ist anerkanntermaßen die Prostitution. Es wäre daher auch vom ärztlichen Standpunkte aus dringend erwünscht, dieses „geregelte Laster" zu unterdrücken. Auch der entschiedenste Gegner muß aber, wenn er auf dem Boden der Tatsachen steht, das für jetzt als unmöglich erklären. Nur eine völlige Umwandlung der geschlechtlichen Moral würde die Aufhebung der Prostitution ermöglichen. Bis dahin muß jede Abolition den Erfolg haben, auch die gegenwärtig bis zu einem gewissen Grade gesund erhaltene Prostitution rettungslos wie bisher die geheime Prostitution den Geschlechtskrankheiten zu überlassen und die unwissenden oder leichtsinnigen Männer der Infektion auszuliefern. Wer mit offenen Augen ins Leben sieht, kann vielmehr nur das Ziel haben, möglichst viele der geheim Prostituierten unter die sanitäre Aufsicht zu bringen. Der Einwand der Abolitionisten, daß die Kontrolle der Prostituierten gegen ihre Menschenwürde sei, ist unhaltbar. Mit demselben Rechte könnte man gegen die Beaufsichtigung der Vagabunden und Korrigenden usw. Bedenken tragen. Vielmehr berechtigt die ungeheure Gesundheitsgefahr der Prostitution vom Standpunkte der Seuchenbekämpfung dazu, die Prostituierten zu kasernieren. Gegen die Einführung gerichtlicher Kautelen und gegen die Durchführung einer weniger polizeimäßigen Behandlung in den Krankenhäusern ist natürlich nichts einzuwenden.

Ein weiterer Schutz gegen die Infektionsgefahr wäre in der Bekämpfung des außerehelichen Geschlechtsverkehrs überhaupt zu finden. Es kann nicht zweifelhaft sein, daß eine bessere Aufklärung der Jugend viel dazu beitragen würde. Dem unseligen Aberglauben, daß für den Mann ein regelmäßiger oder überhaupt ein öfterer Geschlechtsverkehr gesundheitlich notwendig sei, läßt sich am besten durch Belehrung in der Jugendzeit entgegenwirken. Die von Nervenärzten hier und da, so neuerdings von Erb hervorgehobenen Schäden der geschlechtlichen Enthaltsamkeit für Neurastheniker beruhen großenteils darauf, daß die Betreffenden von Jugend auf in dem Glauben gehalten worden sind, der Geschlechtsverkehr sei unentbehrlich, und daß sie nun durch sein Fehlen in derselben Weise psychisch gequält werden wie durch versetzte Blähungen, ausgebliebenen Stuhlgang und vor einigen Jahrzehnten durch die Versagung der gewohnten Blutentziehungen. Außerdem lehrt die Erfahrung, daß die Neurastheniker, die sich als Opfer der Enthaltsamkeit fühlen und von der erlösenden Wirkung des Koitus berichten, späterhin wohl immer trotz dieser Entladungen wieder mit denselben Klagen wie vorher bei dem Arzte erscheinen oder nun zu einem anderen gehen, weil der Rat, geschlechtlich zu verkehren, ihnen nicht genützt, ihnen aber vielleicht eine Geschlechtskrankheit eingebracht hat.

Einen sehr wesentlichen Schutz der Männer gegen den außerehelichen Verkehr und seine Folgen bietet die Änderung unserer Trinkunsitten. Der größte Teil der Geschlechtskrankheiten wird sicher im Rausche erworben. Die Mehrzahl der Männer würde im nüchternen Zustande gar keinen Geschmack an den Prostituierten finden oder doch ihre Begierden im Zaume halten können. Besonders wichtig ist daher der Kampf gegen die Alkoholgewohnheiten und insbesondere gegen die Kneipen mit weiblicher Bedienung, wo Alkohol und geschlechtliche Anreizung zusammenwirken. Auch die Überbürdung der Schüler, zumal die mit reizlosem Lernstoff, bringt sexuelle Gefahren, weil sie blasiert macht und geistig verödet und nach schlechten Reizen lüstern macht.

Ganz besonders wichtig ist die rechtzeitige Aufklärung der Heiratenden über die Gefahr, die eine latente Gonorrhöe der jungen Frau bringen kann. Sehr wenige Männer sind darüber unterrichtet, daß sie von einer vielleicht vor Jahren überstandenen Gonorrhöe her, ohne irgend welche auffallenden Erscheinungen noch virulente Gonokokken in ihren Harnwegen haben können, die bei dem erregten Geschlechtsverkehr der Neuvermählten leicht mit sehr schlimmen Folgen aktiv werden können. Gewöhnlich wird dann auch noch die erfolgte Infektion nur als „Reizung durch die Defloration" angesehen und die nötige Schonung und Behandlung so lange versäumt, bis ernste Erscheinungen da sind. Der Hausarzt des künftigen Ehemannes und auch der der künftigen Frau können bei taktvollem Vorgehen ohne Gefahr viel Unheil verhüten; der künftige Ehemann wird ihnen für eine vorsichtig vorgebrachte Warnung nur dankbar sein können.

Die Verhütung der Infektion von Männern, die auf den außerehelichen Verkehr nicht verzichten wollen, beschränkt sich auf das bekannte, aber bei den meisten nicht beliebte mechanische Mittel des Gummi- oder Fischblasenkondoms und auf die neuerdings empfohlenen chemischen Schutztropfen, zumal das *Prophylacticum* der Farbwerke vormals Bayer & Co. in Elberfeld, eine 20 % ige Protargollösung, und das salbenförmige, ebenfalls aus Protargol bestehende Schutzmittel *Viro* in Zinntuben. Von jedem soll sogleich nach dem verdächtigen Beischlaf eine geringe Menge in die Harnröhrenmündung gebracht werden. Auch die Einbringung einiger Tropfen 2 % iger *Argentum-nitricum-Lösung* wurde empfohlen. Die Wirkung aller dieser Maßregeln wird sehr gerühmt. Ferner empfiehlt es sich, möglichst bald nach dem Beischlaf den Urin zu entleeren und damit die Harnröhre auszuspülen, sowie das Glied mit Wasser und Seife oder mit 1 % iger Sublimatlösung zu reinigen.

Behandlung der akuten Gonorrhöe.

Eine sehr wichtige, aber viel zu oft unterlassene Maßregel gegen die akute Gonorrhöe ist die Bettruhe. Es liegt in der Natur der Sache, daß in den meisten Fällen die Krankheit nicht bekannt werden soll, wenn der Arzt aber pflichtgemäß die ernste Forderung der Bettruhe stellt, wird sich fast immer ein Weg finden lassen, um sie durchzuführen, auch ohne daß das Geheimnis verraten wird. Wo es wirklich nicht geht, ist wenigstens nach Möglichkeit die Körperbewegung einzuschränken, in der unbeschäftigten Zeit flache Lage einzuhalten; zugleich muß, solange der Kranke außer Bett ist, der Hodensack durch ein Suspensorium gestützt werden, am besten durch eines, das ziemlich groß ist und mit Watte gepolstert wird und durch Schenkelriemen in der richtigen Lage gehalten wird. Die Bettruhe ist auch deshalb wünschenswert, weil sie allein die richtige reizlose Diät ermöglicht: vorwiegend Milchkost mit Zugabe von leicht verdaulichen Mehlspeisen und zartem, nicht gewürztem Gebäck. Auch Limonaden von Zitrone und anderen Früchten sind zweckmäßig, nur gegen Abend gibt man nicht gern viel Flüssigkeit, um die Nachtruhe nicht durch das schmerzhafte Urinlassen oder durch die bei Blasenfüllung leicht eintretenden schmerzhaften Erektionen zu gefährden. Aus dem letztgenannten Grunde vermeidet man auch ein zu weiches oder zu warmes Lager, läßt den Kranken auf einer Seite liegen und rät, alles geschlechtlich Anregende in Gedanken, Lektüre usw. zu vermeiden.

Das erkrankte Glied nebst dem Hoden wird durch Unterschieben eines geeigneten Kissens hochgelagert, gegen den Leib heraufgeschlagen und am besten mit einem Eisbeutel bedeckt. Durch eine genügende Gabe *Bitterwasser* am Morgen oder *Phenolphthalein*, vgl. S. 129, am Abend sorgt man für gründliche Darmentleerung. Die Blase soll trotz der Schmerzen der Entleerung nicht zu selten entleert werden, weil der Harnstrahl den angesammelten Eiter am besten heraustreibt. Bei sehr heftigen Schmerzen kann man den Urin in einem warmen Sitzbade unter Wasser entleeren lassen. Das Glied wird vor Beschmutzung durch den Eiter geschützt, indem man ein Stückchen Verbandgaze oder Wundwatte zwischen Eichel und Vorhaut legt oder bei fehlender Vorhaut einen kleinen Verband anlegt, der durch ein über das Glied gezogenes Säckchen gehalten wird, das am Suspensorium oder mit zwei Bändern um die Lenden befestigt wird.

Nach jeder Berührung des Gliedes müssen die Hände sorgfältig gereinigt werden, am besten mit Seifenspiritus oder mit 1 % iger Sublimatlösung, damit nicht Gonokokken auf die Augenbindehaut oder die Nasenschleimhaut fortgetragen werden können.

Erst nach einer Woche ist eine normale gemischte Kost zu gestatten, doch sollen während der ganzen Dauer der Krankheit gewürzte Speisen und alkoholische und kohlensaure Getränke streng vermieden werden. Das meist erlassene Rauchverbot ist nur für das übermäßige Rauchen berechtigt.

In den ersten Tagen des Ausflusses, wenigstens bei der ersten Gonorrhöe mit ihren meist sehr ausgesprochenen Entzündungserscheinungen, unterlassen die meisten Autoren eine örtliche Behandlung. Die früher und von einzelnen noch jetzt empfohlenen Kupierungsmethoden sind im ganzen unwirksam und vielleicht nicht unbedenklich. Am ehesten wird man das WELANDERsche Verfahren versuchen, mit einer watteumwickelten Sonde die Schleimhaut in der Nähe der Harnröhrenmündung kräftig abzureiben, selbst bis zu geringer Blutung, und dann 2 % ige Argentum-nitricum-Lösung einzupinseln. Man kann jedenfalls nur in den ersten Tagen etwas davon erwarten und kann dann das Verfahren nach 24 Stunden wiederholen. Dagegen ist allgemein eine innerliche Verordnung von *Natrium salicylicum*, 2 stündlich 0,5, zweckmäßig, weil dadurch der Harn desinfiziert und zugleich die Neigung zu Erektionen herabgesetzt wird. Nach 3—4 Tagen hört man damit auf und gibt nun besser *Urotropin* oder *Helmitol* nach den Vorschriften S. 195, oder auch *Oleum Santali* rein oder in der Form des *Salosantals* (Salol in Sandelöl gelöst) oder am besten des *Gonosans* (Kawaharz und Sandelöl).

℞ Natrii salicyl. 5,0
Aq. dest. 150,0
D.S. 2 stdl. 1 Eßl.

℞ Caps. elast. Gonosani 0,3
D. Nr. 50. S. 3—5 mal täglich 2 Kapseln, nach dem Essen.

℞ Salosantali 25,0
D.S. 3 mal tägl. 10—20 Tropfen in Wasser oder Zuckerwasser nach dem Essen.

Man kann auch morgens und mittags Urotropin und zu anderen Zeiten nach den Mahlzeiten die Sandelölmittel geben. Die älteren Mittel, namentlich Kopaivbalsam und Kubeben, sind dadurch jedenfalls überflüssig geworden. Wenn Magen- und Darmstörungen eintreten oder Nierenreizung vorliegt, sind die Ölmittel auszusetzen, ebenso, wenn sie Urticaria und dergl. veranlassen. Gewöhnlich wirken diese Verordnungen auch den schmerzhaften Erektionen und dem Tenesmus entgegen, insbesondere das Gonosan. Nötigenfalls kann man dagegen *Bromnatrium*, abends 0,5—1,0 oder *Pyramidon* 0,5 oder Suppositorien mit *Belladonna* und *Opium* verordnen.

℞ Extr. Belladonnae 0,2
Extr. Opii 1,0
Olei Cacao 25,0
F. l. a. Suppositoria X.
S. Abds. 1, nötigenfalls nachts ein zweites in den After einführen.

Die wichtigste Verordnung, die örtliche Behandlung, setzt ein, wenn die heftigsten Entzündungserscheinungen vorüber sind. Für die Praxis kommen für die akute Gonorrhöe die Einspritzungen und die Irrigationen in Frage.

Zur Einspritzung benutzt man die Harnröhrenspritze, am besten solche aus Glas mit Kautschukstempel und stumpfer Kautschukspitze, etwa 10 ccm haltend. Die erste Einspritzung soll stets unter Aufsicht des Arztes oder von diesem selbst gemacht werden; dabei ist auch zu zeigen, wie die Spritze gereinigt und sauber gehalten wird. Am besten wird die Einspritzung im Liegen vorgenommen, man kann sie aber auch im Sitzen oder im Stehen machen lassen. Die Lösung wird vorher auf Körperwärme gebracht. Immer soll vor der Einspritzung der Harn entleert werden, damit nicht der Eiter zurückgetrieben werde. Man setzt die Mündung der Spritze fest gegen die mit Daumen und Zeigefinger gehaltene Eichel an und drückt den Kolben langsam gleichmäßig vor. Die Flüssigkeit soll die Harnröhre einigermaßen ausdehnen, damit sie in alle Falten hineinkommt, sie soll aber auch nicht den Muskeldruck der Pars membranacea überwinden.

Unter den zur Einspritzung verwendeten Flüssigkeiten unterscheidet man seit der Kenntnis des Gonokokkus die gonokokkentötenden von den adstringierenden. Für die erste Zeit verwendet man zweifellos am besten nur die gonokokkentötenden Mittel. Am besten wirken darunter das *Argentum nitricum* und seine Präparate, vor allem *Protargol*, *Albargin*, *Argentamin*, *Argonin*, *Largin*, *Ichthargan* und *Argentol*. Ein jedes hat seine Liebhaber, aber Argentum nitricum und Protargol scheinen dabei bevorzugt zu sein.

Das *Argentum nitricum* verwendet man am besten in sehr dünnen Lösungen, 0,1 %, dann 0,2 %, wenn erhebliche Reizung auftritt, anfangs noch schwächer, eine gewisse Reizung ist aber für die Wirkung nötig. Die Flecken in der Wäsche beseitigt man durch Jodjodkaliumlösung oder durch Cyankaliumlösung. Reizloser wirkt das *Protargol.* Die Lösungen müssen mit kaltem Wasser bereitet und dürfen nicht erhitzt werden. Eine stärkere Lösung, zum Auspinseln der Harnröhrenmündung in der beschriebenen Welanderschen Weise verwendbar, bereitet man nach Bettmann so, daß man 10 g Protargol in ganz flacher Porzellanschale auf 45 g kaltes Wasser schichtet und bis zur völligen Lösung unberührt stehen läßt, dann Glyzerin ad 100,0 zugibt. Andere halten den Glyzerinzusatz für unzweckmäßig; namentlich für die schwächeren Lösungen, die eingespritzt werden sollen, nimmt man wohl am besten nur Wasser. Man verwendet zuerst eine 0,3 %ige Lösung, spritzt dreimal täglich ein und läßt die beiden ersten Male die Lösung 5 Minuten, das dritte Mal 30 Minuten in der Harnröhre zurückhalten, nach Neisser; nach einigen Tagen ist nur diese eine Einspritzung mit 30 Minuten Dauer noch nötig. Allmählich nimmt man die Lösung stärker, bis zu 2 %, indem man sich immer nach den eintretenden Reizerscheinungen richtet. Die Protargolflecken werden mit warmem Seifenwasser, ältere durch Wasserstoffperoxyd und Salmiakgeist beseitigt.

Im ganzen stehen die Erfolge der Einspritzungen hinter denen der Irrigationen nach Janet zurück, vielleicht hauptsächlich, weil letztere immer vom Arzte selbst vorgenommen werden. Man macht sie am einfachsten mit einem Irrigator, dessen Schlauch mit einem Nelatonkatheter (Charrière Nr. 8) verbunden ist. Der Katheter muß vorn nicht eine Öffnung haben, sondern siebartig durchlöchert sein; er wird mit Glyzerin befeuchtet und vorsichtig bis zu dem fühlbaren Widerstande der Pars membranacea eingeführt, selbstverständlich auch nur nach vorhergehender Entleerung der Blase. Dann läßt man die auf 38 °C. erwärmte Flüssigkeit austreten und an dem Katheter entlang zurücklaufen. Es genügt, einmal täglich eine solche Spülung vorzunehmen. Hört bei einer der angegebenen Behandlungen der Ausfluß auf, was selten nach einer Woche, meist erst nach mehreren Wochen geschieht, so setzt man mehrere Tage mit der Behandlung aus und wartet, ob nun wieder schleimige oder schleimigeitrige Absonderung erfolgt. Diese wird dann mehrmals auf Gonokokken untersucht; sind noch welche vorhanden, so nimmt man die Behandlung wieder auf. Sind keine Gonokokken mehr vorhanden, so kann man zunächst mit Vorteil das *Ichthyol* in 1—2 %iger Lösung zu Irrigationen verwenden, das übrigens wegen seiner gonokokkentötenden Wirkung auch von vornherein verwendet werden kann. Außerdem beginnt aber mit der gonokokkenfreien Zeit die Anzeige für die Adstringentien. Diese früher auch für die erste Zeit sehr gebräuchlichen Mittel sind immer erst nach völligem Verschwinden der Gonokokken zu brauchen; sie beseitigen zwar oft den Ausfluß sehr schnell, aber es treten dann immer wieder Rückfälle auf, weil eben die Parasiten noch vorhanden sind. Am meisten Ruf haben sich mit Recht das Zincum sulfuricum und das Plumbum aceticum erworben, ersteres zu 0,5—1,0 %, letzteres halb so stark.

℞ Zinci sulfurici 1,0—2,0 Aq. dest. 200,0 D.S. Zur Einspritzung.	℞ Plumbi acetici 0,5—1,0 Aq. dest. 200,0 D.S. Zur Einspritzung.

Man macht jeden Tag eine oder mehrere Einspritzungen und läßt nach Verschwinden der Absonderung wieder eine Woche jede örtliche Behandlung aussetzen.

Ebenso muß die örtliche Behandlung unterbrochen werden, wenn Urethritis posterior — starker Harndrang, häufige Pollutionen, schmerzhafte Darmentleerung, Trübung der zweiten Harnportion bei der Zweigläserprobe, gelegentlich Blutbeimischung zu der letzten Harnportion — oder Cystitis, Prostatitis, Epididymitis, Samenblasenentzündung usw. auftreten. Bei allen diesen Erkrankungen ist sofort wieder strenge Bettruhe anzuordnen und die Medikation auf *Gonosan* usw. zu beschränken. Bei Zeichen von Pyelitis und Nephritis sind auch diese Mittel wegzulassen. Der mikroskopische Harnbefund entscheidet über die Diagnose, Eiweiß gibt auch die Cystitis.

Ist nach einer sechswöchigen Behandlung die Gonorrhöe nicht geheilt, ohne daß in unzweckmäßiger Lebensführung oder ungeeigneter Behandlung eine Ursache dafür vorliegt, so ist es dringend zu raten, daß ein Spezialist mit dem Endoskop und anderen Mitteln eine genaue örtliche Untersuchung vornehme. Es besteht dann die dringende Gefahr, daß die Gonorrhöe chronisch werde, und das muß im Interesse des Kranken und der endgültigen Heilung mit allen Kräften vermieden werden.

Chronische Gonorrhöe.

Bei der chronischen Gonorrhöe wird mit den gewöhnlichen Einspritzungen gewöhnlich nichts erreicht, weil diese nur die vordere Harnröhre treffen und in den chronischen Fällen meist die Pars posterior beteiligt ist. Am sichersten wird man gehen, wenn man sich gleich zu Irrigationen entschließt. Um die Pars posterior genügend zu treffen, wird der Katheter, vgl. S. 209, zunächst ohne Ansatz in der Blase eingeführt und dann langsam so weit zurückgezogen, bis kein Urin mehr ausfließt; seine Mündung ist dann in der Pars prostatica. Nun schließt man den Irrigator an und läßt die 38° C. warme Lösung, $^1/_3$—$^1/_2$ l 3—4%ige *Ichthyol*lösung oder 1‰ige *Argentum-nitricum*-Lösung, unter hinreichendem Druck langsam austreten, wobei sie in die Blase fließt. Sobald diese zu drängen beginnt, zieht man den Katheter allmählich zurück, so daß die austretende Flüssigkeit die Harnröhre von hinten nach vorn bespült, und läßt zuletzt die Blase entleeren. Dies Verfahren wiederholt man 2—3 mal in der Woche. Ein anderes Verfahren, das die Patienten bei einiger Geschicklichkeit selbst ausführen können, ist die Anwendung der Antrophore, Urophore oder Urethralstäbe. Sie werden in der besten Beschaffenheit von Heinrich Noffke, Berlin SW., Yorkstraße 19, und von C. Stephan, Dresden-N., Kronenapotheke, angefertigt. Noffke fertigt Schmelzbougies nach Dr. H. Lohnstein, Stäbchen aus Kakaoölemulsion, die nach dem Erkalten gepreßt ist. Sie werden in der Harnröhre nach etwa 15 Minuten ganz flüssig. Sie sind in der Dicke von 3—9 mm und in der Länge von 4—25 cm vorrätig, mit den verschiedensten gonokokkentötenden und adstringierenden Mitteln versetzt. Stephan brachte ursprünglich nur Antrophore in den Handel, Metallspiralen, die auf einem Gummiüberzug Arzneimasse trugen. Neuerdings stellt er auch Urophore her, wobei die Metallspirale durch ein Fadenbündel ersetzt ist. Beide werden in Dicke von 11—21 Charrière, in Längen von 10, 14, 18, 22 und 25 cm geliefert. Die Arzneimittel sind nicht wie bei den Schmelzbougies in Fettmasse eingeschlossen, sondern sie sind in Gelatine gelöst. Alle drei Arten werden auch für die akute Gonorrhöe empfohlen, ich halte es aber für besser, ihre Anwendung auf die chronische Gonorrhöe zu beschränken und bei der fast regelmäßigen Beteiligung der Pars posterior nur die längeren Maße zu benutzen. Bei Vorhandensein von Gonokken verwendet man die mit *Argen-*

tum nitricum, *Ichthyol* oder *Protargol* versehenen, bei Abwesenheit der Bakterien die mit *Zincum sulfuricum* und anderen Adstringentien beladenen. Immer ist Vorsicht geboten, daß nicht die Harnröhre zu sehr gereizt wird, was namentlich bei der Selbstbehandlung der Kranken vorkommt. Wegen ihrer völligen Reizlosigkeit verwendet man auch gern die Einspritzung von *Argentum-nitricum-Salbe*,

℞ Argenti nitrici 0,2—0,4
Lanolini puri 16,0—18,0 } je nach der Luftwärme
Olei oliv. opt. 4,0—2,0 }
M.F.Ungt. D.S.

Von dieser Masse wird zweimal wöchentlich mit der dazu bestimmten Tommasolischen Katheterspritze ein Teil in die erkrankte Harnröhrenpartie eingeführt und dort zurückgelassen, bis allmählich der Harn die Salbe wieder herausspült.

Komplikationen.

Die periurethralen Infiltrate erfordern zur Vermeidung ernster Ausgänge Bettruhe und Hochlagerung und Eisbehandlung des Gliedes. Wenn Neigung zur Eiterung erkennbar ist, muß baldigst die chirurgische Behandlung eingeleitet werden. Die Einspritzungen in die Harnröhre sind auszusetzen.

Die Cystitis verlangt ebenfalls die Unterbrechung der örtlichen Behandlung, ferner Bettruhe, strenge Diät, am besten Milchdiät, und innere Behandlung mit *Gonosan* oder auch mit *Natrium salicylicum*, vgl. S. 207. Im übrigen unterscheidet sich die Behandlung nicht von der gewöhnlichen Cystitis.

Bei Epididymitis ist sofort strengste Bettruhe anzuordnen und der Hodensack durch ein zwischen die Oberschenkel gelegtes Keilkissen hochzulagern. Außerdem legt man eine Eisblase auf. Innerlich gibt man *Natr. salicyl.* oder *Aspirin*, stündlich 0,5, bis zu zehnmal am Tage. Sobald der Kranke wieder in Bewegung kommt, muß er unbedingt ein Suspensorium tragen, vgl. S. 206. Haben die Reizerscheinungen aufgehört, so ersetzt man bei Bettruhe das Eis durch feuchtwarme Umschläge, oder man läßt das auch im Bett anzubehaltende Suspensorium mit wasserdichtem Stoff auskleiden, so daß der mit Watte eingehüllte Hodensack in einer Dunstschicht liegt. Dadurch wird die Aufsaugung der Entzündungsreste gefördert. Man kann auch den Hodensack noch mit *Jodsalbe* oder *Jodvasogen* einreiben. Die früher viel gebrauchten FRICKEschen Heftpflastereinwicklungen sind wegen ihrer Schmerzhaftigkeit ziemlich außer Gebrauch gekommen.

℞ Jodi puri 0,2
Kalii jodati 1,0
Vaselini 20,0
M.F.Ungt. D.S. Äußerlich.

℞ Vasogeni jod. (6%) 10,0
D.S. Zur Einreibung.

Verengerungen der Harnröhre werden durch regelmäßige Anwendung von Sonden oder Dilatatoren allmählich erweitert, die brüske Dehnung in einer Sitzung ist nicht ungefährlich und deshalb zu vermeiden.

Die Entzündung der COWPERschen Drüsen am Damm und die Prostatitis erfordern in akuten Fällen Bettruhe und Eisbehandlung, Eisbeutel auf den Damm, außerdem kann man bei Cowperitis gewöhnlich bald die chirurgische Eröffnung des Drüsenabszesses vornehmen. Bei der akuten eitrigen Prostatitis sucht man die Antiphlogose auch vom Darm aus vorzunehmen, indem man die ATZBERGERsche Kühlbirne einführt und kaltes Wasser hindurchströmen läßt. Auch hier ist sorgfältig darauf zu achten, daß einem entstandenen Abszeß möglichst bald ein günstiger Ausweg geöffnet werde, am besten nach dem Damm zu. Zieht sich die Erkrankung etwas hin, so werden gewöhnlich warme Umschläge und warme Sitzbäder besser ertragen als fortgesetzte Eisbehandlung. Bei sehr heftigen Schmerzen sucht man auch durch Einspritzungen narkotischer Lösungen in den Darm, vgl. S. 196, oder durch Suppositorien mit Belladonnaextrakt oder Morphium, vgl. S. 208, Linderung zu bringen.

Bei chronischer Prostatitis tritt zunächst die Behandlung der Urethritis posterior ein, wie sie S. 210 geschildert ist. Insbesondere werden die Salbeneinspritzungen gerühmt, statt der Argentumsalbe verwendet man hier auch gern eine Jodlanolinsalbe,

℞ Jodi puri 0,2
Kalii jodati 1,0
Lanolini 18,0
Olei oliv. 2,0
M.F.Ungt. D.S. Zur Einspritzung.

Manchmal erweisen sich regelmäßige Einführungen dicker Metallsonden in die Harnröhre zweckmäßig, indem sie durch den Druck die Resorption anregen. Denselben Zweck haben kleine Mastdarmeinspritzungen, 3—4 mal täglich 10—15 ccm einer 10 %igen *Ichthyol*lösung.

Besonders wichtig ist bei der chronischen Prostatitis die Fürsorge für das Allgemeinbefinden. Die Kranken sind oft sehr angegriffen, oft entwickelt sich eine ausgesprochene Neurasthenie mit vorwiegenden Beschwerden in der Gegend der Prostata. In diesen Fällen muß die örtliche Behandlung, namentlich die von der Harnröhre aus, unterlassen oder doch sehr eingeschränkt werden, die Kranken müssen eine geregelte Lebensweise vorgeschrieben bekommen, die sie einigermaßen beschäftigt und ablenkt, ohne sie anzustrengen, die Ernährung muß reichlich und im Sinne einer gemischten Kost zusammengesetzt sein, der Stuhlgang muß durch diätetische und nötigenfalls durch andere Hilfen so geregelt werden, daß er täglich und leicht erfolgt, um die Reizung der Prostata vom Mastdarm aus zu vermeiden. Warme Vollbäder von 34° C. täglich 10—20—30 Minuten lang, und Sitzbäder von derselben Wärme, auch mit Solwasser von 1—3% oder mit warmem Seewasser, können sehr wohltätig sein.

Die Behandlung der Spermatorrhöe ist bei der Behandlung der Neurasthenie berücksichtigt.

VI

Frauenkrankheiten.

1. Allgemeines.

Die unter dem Namen Frauenkrankheiten zusammengefaßten Krankheiten, die ihre Besonderheit in dem Bau oder der Funktion der weiblichen Geschlechtsorgane haben, stellen auch an die Behandlung ihre besonderen Anforderungen. Ihre große Wichtigkeit für das Volkswohl und für die ärztliche Praxis verlangt eine besondere Besprechung der allgemeinen Fragen der Behandlung und der Verhütung.

Zwei Fehler sind wesentlich an der großen Häufigkeit der Frauenkrankheiten beteiligt: 1. unzweckmäßige und ungesunde Lebensgewohnheiten des weiblichen Geschlechtes und 2. die ungenügende Fürsorge gegen bakterielle Infektionen von den äußeren Geschlechtsteilen her.

1. Ungesunde Lebensgewohnheiten.

a) Unter den verfehlten Lebensgewohnheiten steht nach allgemeinem Urteil die unzweckmäßige Kleidung obenan. Es ist auch nicht zu bestreiten, daß vor allem das Korsett an vielen Leiden der Frauen schuld ist. Man darf aber nicht übersehen, daß die in der Taille einschneidenden Rockbänder mindestens ebenso schädlich sind. Der Kampf gegen das Korsett hat daher eigentlich erst einen Sinn, und er hat auch erst Erfolge aufzuweisen, seit die Kleidungsreform den Weg angegeben hat, das Korsett wegzulassen, ohne doch die Einschnürung der Leibesmitte durch Bänder und Gurte an seine Stelle zu setzen. Das ist dadurch geschehen, daß zunächst die Last der Unterkleider sehr verringert wurde, indem an die Stelle der unten offenen und daher mangelhaft schützenden, deshalb in schwerem Stoff und mehrfacher Schicht erforderlichen Unterröcke die geschlossene, dadurch gut schützende und verhältnismäßig sehr leichte Rockhose eingeführt wurde. Dieses ungemein leichte und bequeme Kleidungsstück kann ohne weiteres an eine den Oberkörper einhüllende sogenannte Taille angeknöpft werden, ohne beim Tragen einen fühlbaren Zug an den Schultern auszuüben. Die Last wird durchaus nicht, wie es in den Schriften der Kleidungsreformer meistens dargestellt wird, allein auf die Schultern übertragen, ebensowenig wie die Beinkleider des Mannes allein durch die Hosenträger gehalten werden. Die Schultern übernehmen nur einen Teil, gewissermaßen einen Sicherheitshalt, der größere Teil der geringen Last wird durch die Wände des Körpers getragen, woran die Kleider einen gewissen Halt finden, so daß die Hosen des Mannes nicht herunterfallen, auch wenn die Tragbänder und der oberhalb der Hüften eingreifende Gurt fehlen. Wie die Rockhose, so findet auch das Kleid der Frau seinen Halt an dem Gewande des Oberkörpers, das ganze Oberkleid besteht aus einem Stück, der Rock hängt mit der Taille fest zusammen und bedarf daher nicht der haltenden Einschnürung oberhalb der Hüften. Hier zeigt nun vielfach die noch junge Mode der Reformkleidung eine Übertreibung: es wird vielfach so hingestellt, als dürfe die Taille nicht einmal mehr angedeutet werden. Das ist übertrieben und schadet der Ausbreitung der Reform insofern, als es die neue Kleidung auffallend macht. In Wirklichkeit ist nicht das Geringste dagegen einzuwenden, daß das Reformkleid entsprechend der unstreitig vorhandenen geringen Verschmälerung der weiblichen Figur zwischen Hüften und Brustkorb eine Taille habe, die teils durch eine leichte Einziehung in der Form, teils durch geeigneten Besatz angedeutet wird. Es ist gar kein Grund vorhanden, die Unterbrechung der glatten Linien des Kleides, die wir in der Gegend der Taille zu sehen gewohnt sind, beim Reformkleide in die Nähe der Achsel zu verlegen. Unter der Rockhose kann die Frau ganz nach Geschmack Wäsche tragen, und zwar bei leichtem Stoff Hemd und Hose getrennt — unter der schließenden Rockhose genügen vielfach leichte Battist- und Seidenstoffe —, bei schwererem Stoff besser eine Hemdhose aus Leinwand oder Hemdentuch. Für die kältere Jahreszeit oder für rauheres Klima, sowie für empfindliche, schwächliche und kranke Personen kommen dann noch die verschiedenen Unterzeuge hinzu, am besten nach Art der englischen *Combinations*, aus Baumwolle oder Wolle hergestellt.

Mit dieser Kleidung sollte schon in den Kinderjahren, mindestens aber in den Entwicklungsjahren angefangen werden. Wie große Bedeutung gerade bei Kindern und Heranwachsenden der geschlossenen Hose zur Verhütung von Erkältungen, unabsichtlichen Entblößungen mit der möglichen Folge einer Anreizung zu Onanie und noch schlimmeren Dingen zukommt, braucht nur angedeutet zu werden; wie manche Verführung wäre nicht vollendet worden, wenn das Mädchen ein geschlossenes Beinkleid angehabt hätte! Der Arzt wird bei der Beratung der Mütter über Kleidungsfragen auch diesen Gesichtspunkt mit der nötigen Zartheit heranziehen müssen, wenn er seiner Pflicht als Schutz und Helfer der Familie gerecht werden will.

Frauen von großer Leibesfülle scheuen sich oft vor der Reformkleidung, weil sie darin zu unförmlich aussehen würden. Das Gegenteil ist richtig, gerade fettleibige Frauen sehen besonders unvorteilhaft aus, wenn über und unter der mühsam errungenen Tailleneinziehung die starke Brust und der dicke Leib hervorquellen. Die Brust muß in solchen Fällen, wie überall, wo sie nicht durch ihre natürliche Festigkeit getragen wird, durch einen Büstenhalter gestützt werden. Das ist auch für die Hygiene der Brust sehr wichtig. Der Druck eines festen Korsetts kann der Entwicklung des Drüsengewebes nur nachteilig sein, und es läßt sich jedenfalls nicht widerlegen, wenn behauptet wird, daß die ständige Quetschung und Erschütterung der Brust durch ein festes Korsett die Entwicklung eines Brustkrebses fördern könne.

Von sonstigen Fehlern der Kleidung wären noch die zu hohen Absätze der Fußbekleidung zu erwähnen, die zu einer unnatürlichen Beckenstellung zwingen, die ihrerseits Lageveränderungen der inneren Geschlechtsorgane hervorrufen kann.

b) Eine zweite Schädlichkeit in den Lebensgewohnheiten des weiblichen Geschlechtes stellt die sehr verbreitete ungenügende Ernährung, namentlich der Kinder und der Heranwachsenden, dar. Teils die vor und in den Entwicklungsjahren auftretende Chlorose mit der fast regelmäßigen Herabsetzung des Appetites, teils die moderne Vorliebe für Schlankheit und ätherisches Aussehen, manchmal auch eine gewisse sentimentale Abneigung gegen das Essen als eine rein materielle Lebensäußerung, bringen eine große Zahl der jungen Mädchen zu einer entschieden ungenügenden Ernährung, und es gibt leider Mütter genug, die das im Interesse der „Schönheit" ihrer Tochter ruhig mit ansehen. Gerade die Nahrungsmittel, die der Kost den nötigen Umfang geben, wie z. B. Kartoffeln, Gemüse und Brot, werden in geringster Menge genossen, damit nicht der Leib dick werde, und dadurch entsteht einerseits eine einseitige Fleischkost, vielleicht ergänzt durch Süßigkeiten, anderseits eine Stuhlträgheit — gerade Kartoffeln und Gemüse bilden einen weichen, wasserhaltigen Kot, vgl. S. 115, die für die Unterleibsorgane besonders nachteilig ist. Teils bewirkt die Kotanhäufung in den untersten Darmabschnitten Verlagerungen der inneren Geschlechtsorgane, teils veranlaßt die Verstopfung Drücken und Pressen bei der Entleerung, und in beiden Fällen wird der Blutumlauf in den wichtigen Teilen des Beckens ungünstig beeinflußt. — Die unzweckmäßige Nahrung hat aber auch die allgemeine Schädigung des Kräftezustandes und der Organernährung zur Folge, die sich wiederum in Blutarmut, Nervenschwäche, Enteroptose usw. ausspricht. Also auch aus diesem Grunde ist eine richtige und reichliche Ernährung der heranwachsenden weiblichen Bevölkerung sehr wichtig.

c) Eine dritte schädliche Gewöhnung ist die sehr verbreitete Vernachlässigung der rechtzeitigen Blasen- und Darmentleerung. Teils Trägheit, teils ungesunde Vorstellungen von Anstand und Schicklichkeit führen bei zahlreichen jungen Mädchen zu einer gewohnheitmäßigen Unterdrückung der natürlichen Bedürfnisse, die auf die Dauer besonders die Unterleibsorgane schädigt. Die stark gefüllte Blase drängt den Uterus in Retroposition und kann Retroflexion veranlassen, indem die nach oben gedrängte hintere Blasenwand die Cervix uteri mit hinaufzieht. Die Schädigung durch den überfüllten Darm ist vorhin schon angedeutet worden. Also auch diese beiden Fehler, die vorzugsweise auf dem Gebiete der Erziehung liegen, unterliegen der ärztlichen Belehrung.

d) Ein weiterer Fehler in der Lebensweise ist die ungenügende körperliche Ausbildung des weiblichen Geschlechtes. Die Verhältnisse des heutigen Lebens haben es unumgänglich nötig gemacht, daß auch die Frau eine Bildung erwirbt, die für den Wettbewerb genügt; die Mädchenschulen haben daher ihre Lehrpläne mehr und mehr denen der Knabenschulen genähert, und es ist nicht unwahrscheinlich, daß nach einiger Zeit beide Geschlechter wesentlich denselben Unterricht genießen werden. Soweit die Vorbildung für einen gelehrten Beruf in Frage kommt, ist das ja auch heute schon der Fall. Nun ist mit Sicherheit anzunehmen, daß in dem gesamten höheren Schulwesen allmählich Verbesserungen eintreten werden, denn die gegenwärtige Einrichtung, wo in den oberen Klassen der höheren Schulen vielfach 40, 42, ja 44 Unterrichtstunden in der Woche gegeben werden und die Schüler außerdem noch täglich 3—4 Stunden häusliche Arbeiten machen sollen, so daß sie täglich 10 und mehr Stunden geistig zu arbeiten haben, diese Einrichtung ist auf die Dauer bei der fortschreitenden Schärfung des hygienischen Gewissens unmöglich. Hoffentlich werden die Mädchenschulen überhaupt nicht mehr in diese gefährlichen Zustände hineinkommen. Jedenfalls muß der Arzt seine Stimme dafür erheben, daß die Lehrpläne den Schülern und selbstverständlich auch den Schülerinnen noch Zeit lassen, sich auch am Tage genügend auszuruhen und außerdem die nötigen körperlichen Übungen zu pflegen. Zum Glück haben wir im Radfahren, im Tennisspiel und im Schlittschuhlaufen drei ausgezeichnete Bewegungsübungen, die auch von der Sitte und der Mode gebilligt werden und die durch den damit verbundenen Reiz mehr als das außerdem nötige, dem Unterricht einzureihende Turnen zu freiwilliger Übung anregen. Die anfangs gerade von Frauenärzten gegen das Radfahren angeführten Bedenken haben sich durch die Erfahrung längst widerlegt, im Gegenteil hat man allgemein einen vorteilhaften Einfluß auf Darmtätigkeit und Menstruation festgestellt, wenn nicht etwa ein übermäßig anstrengender Sport getrieben wurde. Daß durch die Reibung des Sattels geschlechtliche Reizung hervorgerufen würde, ist jedenfalls auf seltene Ausnahmen beschränkt und auch dann wohl nur durch ungeeignete Form des Sattels zu erklären.

Daß das Lernen an sich, die geistige Tätigkeit, die Frauen elend und vor allem nervös mache, ist eine ganz unbegründete Behauptung. Die dafür gewöhnlich angeführte Nervosität der jungen Lehrerinnen beruht vielmehr darauf, daß sie, oft nach einer ungenügenden Schulbildung, in sehr kurzer Zeit viel lernen und unter Angst und Aufregung ein Examen machen sollen; danach kommen sie dann noch in vielen Fällen in wenig gute Stellungen, mit Heimweh, aufregenden oder zweifelhaften Verhältnissen, ungeeigneter Behandlung und schlechter Beköstigung. Das würden auch für den Mann Gründe genug sein, krank und nervös zu werden.

e) Die Hygiene des Geschlechtsgenusses ist ein sehr wichtiger Punkt, der sich allzulange der Einwirkung des Arztes entzogen hat, hauptsächlich aus einer Prüderie, die bei Dingen, die die ganze Welt bewegen, übel angebracht ist. Sowohl der Arzt, der junge Leute, die mit Ehegedanken umgehen oder geschlechtlich verkehren, zu beraten hat, als der Hausarzt junger Ehepaare soll mit seinem sachverständigen Rate nicht zurückhalten.

Er wird oft aus erklärlicher Scheu nicht erbeten, aber immer gern angenommen, wenn er mit dem nötigen Takte gegeben wird.

Schwieriger ist gewöhnlich die ärztliche Belehrung über die Gefahren der Onanie anzubringen. Abgesehen von den Fällen, wo der Arzt von den Eltern der jungen Mädchen auf die von ihnen entdeckte Gewohnheit aufmerksam gemacht oder wo er von den durch irgend etwas ängstlich gewordenen Mädchen selbst darum befragt wird, ist er ja meistens auf Vermutungen angewiesen. Die offene Frage verbietet sich natürlich aus allerlei Rücksichten, sie würde auch nur in seltenen Fällen eine aufrichtige Antwort finden. Wenn eine Untersuchung der Geschlechtsteile stattfindet, geben oft die bekannten Veränderungen der äußeren Teile, welke Schamlippen, flügelförmige Verlängerung der Labia minora mit Verlust ihres zarten Schleimhautcharakters, oft auch Vergrößerung und Härte der Klitoris, einen ziemlich sicheren Hinweis, der immerhin zu einer Frage oder doch zu dem Rate berechtigt, alle Reibungen und Reizungen dieser Teile zu vermeiden, weil dadurch verschiedene, nachträglich schwer zu beseitigende Krankheiten hervorgerufen werden könnten. Man kann dann auch fragen, ob vielleicht Jucken oder Reizzustände der äußeren Teile vorgelegen hätten, ob Würmer beobachtet worden seien usw.; es sei eine Reizung vorhanden, die sorgfältig vermieden werden müsse. Man sorgt außerdem dafür, daß die berechtigten Erzieher dem Lebensplan eine geeignete Richtung geben, daß an die Stelle aufgeregter Sentimentalität und Phantasie eine nüchterne, ernste Beschäftigung tritt, daß die Wohn- und Schlafräume nicht zu warm sind, eine gesunde Körperpflege durchgeführt wird, Fluß- und andere Schwimmbäder aufgesucht und regelmäßige Waschungen der Geschlechtsteile mit Wasser von mittlerer Wärme vorgenommen werden, und behandelt etwa vorliegende Reizungen durch Oxyuren, Pruritus usw. nach den gewöhnlichen Regeln. Liegt der Onanie eine allgemeine nervöse Erregung zugrunde, wie oft bei aufgeregten oder ängstlichen Kindern, so muß eine nervenärztliche Behandlung die Hauptsache tun. Ich verweise deswegen auf den betreffenden Abschnitt.

Der geschlechtliche Verkehr kann der Frau durch zu große Häufigkeit und durch zu gewaltsame Ausübung schaden. Insbesondere kommt das in der ersten Zeit der Ehe vor, wo der Mann durch den Reiz der Neuheit oder auch durch die Schwierigkeiten des Anfanges dazu verleitet wird. Weiterhin wird besonders durch Beischlaf unmittelbar vor oder nach der Menstruation geschadet. Ein allgemeines Maß läßt sich nicht angeben, die Verhältnisse sind in jedem Falle verschieden, jedenfalls aber muß der Arzt warnen, wenn sich irgend welche ungünstige Folgen bemerkbar machen. Dazu gehören vor allem Schmerzen bei oder nach dem Beischlaf, Ausfluß, namentlich wenn er aus dem Uterus kommt und eine Endometritis anzeigt, Störungen des Menstruationsverlaufes. Besondere Vorsicht ist in der Schwangerschaft geboten.

Eine weitere Rücksicht auf die Gesundheit erfordern die Maßregeln gegen die Konzeption. Der Arzt hat nicht die Aufgabe, die ethische Frage zu entscheiden, ob der Beischlaf unterbleiben soll, wenn keine Nachkommenschaft gewünscht wird, er steht vielmehr vor der praktischen Frage, daß die Leute den ehelichen Verkehr nicht entbehren und doch keine Nachkommen erzielen wollen. Vom Standpunkte der Gesundheit der Frau ist letzteres ja für sehr viele Fälle durchaus nötig, und auch die materielle Lage der Eheleute läßt es für sie selbst und für die bereits vorhandenen Kinder auch vom ärztlichen Standpunkte aus sehr oft geboten erscheinen, daß keine weiteren Kinder kommen. Der Arzt würde daher seine Aufgabe nicht erfüllen, wenn er seinen Rat in diesen Fragen verweigerte. Das Verbot des Verkehrs würde in vielen Fällen den Mann direkt zur Untreue mit allen möglichen Folgen antreiben.

Unter den Mitteln der Verhütung ist der Gebrauch des Kondoms am sichersten und bequemsten, aber wegen der Herabsetzung des Genusses nicht sehr beliebt. Die verschiedenen Arten von Vaginalkugeln, Scheidenpulvern usw. sind alle ohne sicheren Einfluß, sie mögen in manchen Fällen die Empfängnis verhindern, aber man kann sich keinenfalls darauf verlassen. Recht große Sicherheit bietet dagegen das ursprünglich von Mensinga angegebene Okklusivpessar, ein Ringpessar mit nachgiebigem Gummirand, durch eine dünne Gummimembran verschlossen, das in die Scheide eingeführt wird und durch die Membran den Zugang des Samens zur Portio abschneidet. Nach den Erfahrungen, die in den letzten 20 Jahren damit gesammelt worden sind, gelingt es auch dem Laien, das ungefährliche Instrument richtig einzuführen, so daß es die Konzeption verhindert. Wichtig ist nur, daß es mindestens jede Woche herausgenommen und gründlich durch Auskochen desinfiziert wird, sonst kann übelriechende Zersetzung des dahinter angesammelten Uterusschleimes eintreten. Ausspülungen unmittelbar nach dem Beischlaf sind kein sicheres

Mittel, da die Spermatozoen inzwischen in den Uterus gelangt sein können; kaltes Wasser kann außerdem Entzündungen hervorrufen. Das Verfahren des Congressus interruptus, das Zurückziehen des Gliedes unmittelbar vor der Ejakulation, hat sehr schwere Angriffe erfahren, es soll sowohl Neurasthenie und Hysterie bei beiden Geschlechtern als Endometritis und Metritis bei der Frau herbeiführen können, nach manchen Autoren sogar fast regelmäßig. Das ist jedenfalls übertrieben. Die schädlichen Folgen für die Frau treten wesentlich dann auf, wenn der Mann so früh ejakuliert, daß bei der Frau noch keine Auslösung des höchsten Reizes, noch keine Befriedigung eingetreten ist. Das ist aber ebenso der Fall, wenn dabei der Same in die Scheide gelangt. Die vorzeitige Samenergießung ist, abgesehen von eiligen oder ersten Beischlafversuchen, um die es sich in der Ehe doch nicht handelt, eine Erscheinung der Neurasthenie und kann durch deren Behandlung beseitigt werden. Gesunde Männer können sich ohne gesundheitlichen Nachteil so einrichten, daß die Ejakulation erst erfolgt, wenn bei der Frau der Orgasmus eingetreten ist; Schwierigkeiten entstehen manchmal dann, wenn die Frau durch angeborene Abnormität, durch Abneigung gegen den Mann oder gegen den Beischlaf überhaupt oder durch frühere Onanie frigide ist und gar nicht oder zu spät zum Orgasmus gelangt. In den meisten Fällen liegt aber der Grund der ausbleibenden Befriedigung eben in der verfrühten Ejakulation, und die Unzufriedenheit wird beseitigt, wenn der Mann befähigt wird, länger auszuharren. Von der Schädlichkeit der längeren Zurückhaltung des Mannes für diesen selbst habe ich mich bei meinen Patienten niemals überzeugen können, im Gegenteil ist mir vielfach versichert worden, daß erst nach dem Hinweis auf die willkürliche Verlängerung des Beischlafes — wenn nämlich der Mann sich nicht nur seiner Erregung hingibt, sondern auch seine Frau berücksichtigt — ein gemeinsamer Genuß der Ehegatten, eine für das Eheglück oft sehr bestimmende Tatsache, eingetreten sei. Durch ein solches Ausharren wird aber auch für den Mann eine sexuelle Befriedigung erzielt, die für ihn ausbleibt, wenn gleich oder doch sehr bald nach Beginn des Aktes die Samenergießung eintritt. Es muß also, wo über Schädigung durch Congressus interruptus geklagt wird, der Sachverhalt im einzelnen besprochen werden.

2. Ungenügender Schutz gegen Infektion.

Ein großer Teil der Frauenkrankheiten entsteht durch Bakterieninfektion von den äußeren Geschlechtsteilen her. Es handelt sich dabei durchaus nicht in erster Linie um die gonorrhoische Infektion, obwohl auch diese eine viel größere Rolle spielt, als gewöhnlich angenommen wird, nämlich insofern, als die Gonorrhöe sehr oft auch bei Jungfrauen vorkommt, die auf verschiedene Weise infiziert worden sind, vgl. den folgenden Abschnitt über Gonorrhöe des Weibes. Eine noch viel größere Verbreitung hat die Infektion durch Streptokokken und andere Bakterien, die in den Sekreten der Scheide ihre Nahrung finden. Es ist ohne weiteres klar, wie groß die Gefahr sein muß, daß durch die noch überwiegende offene Bekleidung des Unterkörpers Staub und Schmutz mit ihrem reichen Gehalt an Bakterien an die äußeren Geschlechtsteile gelangen und in der Vulva mit ihrem haftenden Schleim oder in den Resten von Menstrualblut hängen bleiben. Die große Mehrzahl der Frauen und Mädchen wird noch durch den Aberglauben verhindert, während der Periode die Wäsche zu wechseln, und trägt daher jeden Monat tagelang in nächster Nähe der gefährdeten Gegend einen vortrefflichen Nährboden für Bakterien; nur die Minderzahl wagt es, in dieser Zeit die äußeren Teile von dem zersetzten Blut durch Waschungen zu befreien, bei sehr vielen findet auch nach dem Aufhören der Blutung keine genügende Reinigung der Teile statt. Ohne wirksame Schutzvorrichtungen des Organismus würden schwere Infektionen von den äußeren Geschlechtsteilen aus noch unendlich viel häufiger sein. Dazu kommt nun die Gefahr, daß die in der Vulva vorhandenen Keime durch den Ansatz des Irrigators, durch den untersuchenden Finger des Arztes oder der Hebamme, bei onanistischen Eingriffen, bei dem Versuche einer sorgfältigeren Reinigung mit einem Schwamm usw. in den Scheideneingang oder tiefer in die Scheide hineingelangen. Die Erkenntnis von der Infektionsgefahr nichtsterilisierter Irrigatoransätze, Schwämme, Wischtücher usw. wird ja nicht einmal in Krankenhäusern und von den Ärzten immer genügend gewürdigt. Viele Ärzte wissen zwar, daß eine Gebärende nur nach gründlicher Desinfektion der Hand untersucht werden darf, verwenden aber zur Scheidenuntersuchung den einfach gewaschenen und mit irgend welchem Öl bestrichenen Finger und untersuchen dabei wohl noch unter der Bettdecke, also ohne zu sehen, was für ein Sekret sie aus der Vulva in die tieferen Teile hineinbringen! Die Grundsätze strengster chirurgischer Antisepsis müssen auch für die sogenannte kleine Gynäkologie durchaus bindend gemacht werden. Sind doch schon Fälle mitgeteilt worden, wo Jungfrauen durch einfache Fingeruntersuchung schwerste Infektionen davontrugen! Wie oft mögen Gonokokken, die von einer Badinfektion oder von anderen Gelegenheiten her untätig oder mit geringen Erscheinungen in der Vulva vorhanden waren, durch die Untersuchung an die Portio und auf das Endometrium gelangen! Der Arzt soll nicht nur diese Möglichkeit fortwährend in Erinnerung haben, sondern auch in der Praxis überall dahin wirken, daß von Kind auf tägliche Waschungen der äußeren Geschlechtsteile mit lauem Wasser vorgenommen werden, bei Frauen wie bei Jungfrauen, außerhalb der Menstruation und während der Menstruation. Am besten eignen sich dazu die bekannten Bidets, die natürlich regelmäßig gründlich gereinigt werden und für jede einzelne Benutzende ein völlig getrenntes Zubehör an Reinigungswerkzeugen haben müssen. Dagegen sollen die so oft schematisch verordneten Irrigationen der Scheide nur bei wirklichem Anlaß und dann mit ärztlicher genauer Unterweisung verordnet werden.

Für den Arzt selbst ergibt sich der Grundsatz: die inneren Geschlechtsteile dürfen nur nach vollkommener Desinfektion der Hände und mit ausgekochten Instrumenten untersucht werden; nach der Untersuchung sind Hände und Instrumente sofort wieder zu desinfizieren; in allen infektiösen Fällen sollen die Finger durch Kondome gegen die Infektion geschützt werden, im Sinne der Autononinfektion; nach Berührung infektiöser Teile soll an demselben Tage Untersuchung und Operation anderer Kranker möglichst unterlassen werden, sogenannte Selbstsuspension. Jeder Ausfluß aus den weiblichen Teilen ist infektionsverdächtig!

2. Akute Erkrankungen der inneren Geschlechtsteile (ausgenommen die Gonorrhöe).

Die Behandlung kann für die wichtigsten akuten Erkrankungen der inneren Geschlechtsorgane zusammengefaßt werden, nämlich für die akute Endometritis, Metritis, Perimetritis, für die Hämatocele retrouterina, und ferner kann man die physiologischen Zustände in der ersten Zeit des Puerperiums und nach größeren Operationen an den Beckenorganen hier anschließen, weil sie ungefähr dieselbe Fürsorge erfordern.

In allen diesen Fällen ist zunächst Bettruhe, und zwar möglichst unveränderte Rückenlage, geboten. Im Privathaus darf der Arzt nicht versäumen, der Kranken und ihren Angehörigen den vollen Ernst dieser Verordnung eindringlich und wiederholt auseinanderzusetzen; in gynäkologischen und chirurgischen Krankenhäusern pflegt das Personal hinreichend darauf zu achten. Die Maßregel, den Kranken ein Handtuch oder derartiges um die Beine zu binden, so daß sie nicht voneinander entfernt werden können, ist auch als Denkzeichen von Wert. Die nicht in der Pflege ausgebildete Umgebung der Kranken muß darin unterrichtet werden, wie man den Kranken bei der Blasen- und Darmentleerung hilft, ohne daß sie sich zu bewegen brauchen. Es muß aber auch für Geistes- und Gemütsruhe der Kranken gesorgt werden, der Lärm der Straße und des Hauses, allzu grelles Licht, die Sorgen der Wirtschaft usw. sollen ihnen möglichst erspart bleiben, man darf sie auch nicht durch Mitteilungen über die eigene Krankheit, über die Fiebergrade usw., oder über Krankheiten und Tod anderer aufregen.

Mit der Ernährung muß man, wie bei allen ernsteren akuten Krankheiten, zunächst etwas zurückhaltend sein. Der Arzt darf natürlich den festen Glauben der Laien, daß die Kranke sofort etwas Kräftigendes bekommen müsse, nicht unbeachtet lassen, denn das würde wahrscheinlich nur dazu führen, daß hinter seinem Rücken etwas vielleicht sehr Unzweckmäßiges gegeben würde. Man kann zum Glück mit gutem Gewissen die Schleimsuppen und dünnen Mehlsuppen empfehlen, die beim Volke in dem Rufe besonders großer Nährkraft stehen, obwohl sie nicht viel anderes als Wasser sind. Sie schaden jedenfalls nicht. Nur wenn z. B. in Chloroformnarkose operiert worden ist, oder bei eingreifenderen Bauchoperationen überhaupt, muß in den ersten 24 Stunden die Nahrung völlig ausgesetzt werden, am besten läßt man auch die beliebten Eispillen weg und beschränkt sich darauf, der Kranken öfters die Lippen anzufeuchten, den Mund ausspülen zu lassen. Wo es erlaubt ist, kann man bei großem Durst Wassereinläufe in den Darm geben, auch die Infusion von Kochsalzlösung unter die Haut, vgl. S. 106, kann durststillend wirken. Nach dieser Pause oder geeigneten Falles schon gleich läßt man zunächst immer nur ganz geringe Mengen der Nahrung, einen oder zwei Teelöffel voll auf einmal, geben. Fast immer kann man sehr bald zu Milch weitergehen, die dann auch erhebliche Nährstoffe bringt. Sie wird, vgl. S. 80, am besten vertragen und schmeckt vielen Kranken auch zunächst am besten, wenn sie mit Mondamin oder dergleichen zur Suppe gekocht ist. Auch Bouillon mit Ei wird gewöhnlich gern genommen und gut vertragen. Zwischendurch gibt man mit Vorteil Kakao, mit Milch oder zur Abwechslung auch nur mit Wasser bereitet. Ein zweckmäßiges Muster ist der von Winckel schon vor 30 Jahren für Wöchnerinnen aufgestellte Kostzettel:

1. Frühstück 200 g Milch, 60 g Semmel,
2. Frühstück 200 g einfaches (obergäriges, alkoholarmes) Bier — statt dessen wird man besser Kakao mit Wasser bereitet geben —, 30 g Semmel, 1 Ei,

Mittagessen 750 g Bouillon mit 3 Eiern, Kompott,
Vesper 200 g Milch, 60 g Semmel,
Abendbrot 200 g einfaches Bier (besser auch hier wieder Kakao oder Mehlsuppe), 30 g Semmel,

zusammen 1,55 l Flüssigkeit, 180 g Semmel, 4 Eier, 1 Kompott.

Bei normal verlaufendem Wochenbette geht man nach einer Woche allmählich zur normalen Kost über, bei den Frauenkrankheiten hängt es vom Allgemeinbefinden, vom Fieber usw. ab, ob man schon früher oder erst später diesen Übergang macht. Wo besondere Schwäche hervortritt, macht man natürlich von anregenden und nahrhaften Mitteln reichlicheren Gebrauch und gibt Fleischsaft Puro, Roborat, Somatose usw. zu der angegebenen Nahrung hinzu. Man kann dann oft auch Rahm statt Milch verwenden, vgl. S. 91.

Sehr wichtig ist regelmäßige Entleerung des Darms und der Blase. Mit innerlichen Abführmitteln ist man sehr zurückhaltend, sobald Neigung zum Erbrechen besteht oder eine Reizung des Darms ängstlich vermieden werden muß. Man gibt dann lieber kleine Klistiere von einem Teelöffel bis zu einem Eßlöffel voll Glyzerin, oder von einem Eßlöffel Rizinusöl, im weiteren Verlauf auch wohl Ölklistiere, vgl. S. 136. Die Blase muß, wenn sie nicht von selbst entleert werden kann, rechtzeitig katheterisiert werden, selbstverständlich unter strengster Asepsis. Namentlich muß der Katheter auch angelegt werden, wenn etwa Harnträufeln oder unwillkürlicher Harnabgang bei stärker gefüllter Blase eintritt, was gewöhnlich ein Zeichen von Überdehnung der Blase ist, vgl. S. 199. Zuweilen befördert es die Blasenentleerung, wenn das der Kranken untergeschobene Stechbecken etwas heißes Wasser enthält. In anderen Fällen tragen laue Bäder dazu bei. Die Bäder sind überhaupt ein vortreffliches Mittel, soweit sie nicht durch die vorgeschriebene Ruhe unmöglich werden. Insbesondere zieht man die Bäderbehandlung mit dem größten Nutzen bei Puerperalfieber heran, in demselben Sinne wie bei der Typhusbehandlung, nämlich um das Nervensystem und das Herz und die Hauttätigkeit anzuregen. Das gilt auch für die anderen akuten Frauenkrankheiten, die mit Fieber verbunden sind. Die früher von Runge vertretene Behandlung des Kindbettfiebers mit großen Gaben Alkohol, besonders Kognak, ist hoffentlich allgemein aufgegeben, nachdem Kantorowicz sie als geradezu schädlich erwiesen hat. Die Bäderbehandlung leistet dagegen alles, was man von dem Alkohol erwartet hatte.

Stärkere Unterleibschmerzen behandelt man mit Auflegen einer Eisblase, neuerdings wohl auch mit Spiritusverbänden, indem man Gaze mit Spiritus tränkt, wasserdichten Stoff auflegt und einen festen Verband macht. In etwas späterer Zeit sind den Kranken gewöhnlich Priessnitzsche Umschläge oder auch warme Umschläge angenehmer, man richtet sich dann nach ihrem Gefühl.

Die örtliche Behandlung beschränkt man bei der akuten Endometritis und Metritis auf einfache Ausspülungen der Scheide. Man nimmt diese regelmäßig in der Weise vor, daß die Kranke im Bett auf dem Rücken liegt; bei anderen Stellungen dringt das Spülwasser nicht in das hintere Scheidengewölbe hinauf, was unbedingt erforderlich ist. Um die Benässung des Bettes zu vermeiden, kann man die für Heißwasserspülungen angegebenen Apparate benutzen, die einen tamponartigen Hartgummiabschluß für den Scheideneingang haben und das Wasser durch einen Schlauch wieder herausfließen lassen. Das in die Scheide einzuführende Rohr muß jedesmal nach dem Gebrauch alsbald mit reinem Wasser gründlich durch- und abgespült und außerdem vor jedem Gebrauch ausgekocht werden; der Irrigator und der zugehörige, etwa anderthalb Meter lange Gummischlauch, sollen ebenfalls rein gehalten werden, deshalb sind Glasirrigatoren vorzuziehen. Zur Ausspülung verwendet man gewöhnlich 1 l Wasser, worin 20 Tropfen *Formalin* oder 5,0 *Zincum chloratum* aufgelöst sind. Weitere Eingriffe sind erst nach dem Abklingen der akuten Erscheinungen erlaubt, in der Weise, wie es für die Behandlung der chronischen Entzündungen angegeben werden wird. Laue Sitzbäder, 35—33° C., 10—15 Minuten lang, täglich

1—2 mal, wirken meist sehr erleichternd. Bei der Hämatocele muß, wenn die Blutung sich wiederholt, oder wenn sehr starke Anämie eintritt, operativ eingegriffen werden.

Beim Puerperalfieber kann man den Versuch machen, durch Einreibung der CREDÉschen Silbersalbe, *Unguentum* CREDÉ, die septischen Vorgänge zu bekämpfen. Man reibt von der Salbe, die aus der Marienapotheke in Dresden bezogen wird, 3,0 15—30 Minuten lang in die gereinigte Haut an beliebiger Stelle ein und bedeckt die eingeriebene Hautgegend mit Guttaperchapapier. Die Einreibung wird in akuten Fällen täglich einmal, in chronischeren Fällen täglich zweimal vorgenommen. Da die Kur jedenfalls unschädlich ist, sollte man viel häufiger davon Gebrauch machen, als bisher geschieht. Um so mehr, da von zuverlässigen Beobachtern wie WINCKEL gute Erfolge berichtet sind, die örtliche Behandlung der puerperalen Endometritis aber keine sicheren Erfolge bringt. Am meisten gerühmt wird noch die Einwirkung heißer Dämpfe, die SNEGIREW und PINCUS eingeführt haben, auf das Endometrium.

Wichtig ist, daß man die Kräfte der Kranken schont, indem man für genügenden Schlaf und für Schmerzstillung sorgt. Für beide Zwecke sind die Antineuralgica von besonderem Wert, insbesondere *Pyramidon*, *Kryofin*, *Salipyrin* je in Gaben von 0,5—1,0 sowohl gegen Schmerzen als gegen Schlaflosigkeit. Tritt danach kein genügender Schlaf ein, so reicht man gelegentlich *Veronal* 0,25—0,5, *Paraldehyd* 3,0—5,0 in starker wäßriger Verdünnung, vgl. S. 31, oder *Pulvis Ipecacuanhae opiatus* 0,3—0,5.

3. Gonorrhöe des Weibes.

Der Schutz der Frau vor gonorrhoischer Infektion ist ganz außerordentlich wichtig, nicht nur, weil die Gonorrhöe der Frau schwer heilbar und oft sehr gefährlich ist, sondern auch, weil die Krankheit leicht auf die Umgebung übertragen wird. Die geringen und unscheinbaren Zeichen der chronischen Gonorrhöe beim Weibe lassen oft die Krankheit, sicher aber deren Infektiosität, ganz übersehen, und es kommt daher leicht durch den gemeinsamen Gebrauch von Schwämmen, Handtüchern, Badewasser, Irrigatoren usw., nicht selten auch, indem gonorrhöekranke Frauen mit infizierten Fingern Manustupration mit jungen Mädchen treiben, zur Übertragung auf Kinder und jungfräuliche Personen. Die Gonorrhöe der Jungfrauen wird erklärlicherweise oft nicht erkannt. Aus allen diesen Gründen hat der Arzt jeden Gonorrhöekranken darauf aufmerksam zu machen, wie groß die Gefahr ist, wenn er vor vollständiger Heilung den Beischlaf ausübt, er muß ihn auch zugleich belehren, daß die Heilung nicht angenommen werden darf, solange sich noch Urethralfäden im Harn finden, die Gonokokken enthalten. Auf diese Verhältnisse muß man namentlich die vor der Ehe stehenden Männer hinweisen, damit sie rechtzeitig ihre Gesundheit feststellen oder herbeiführen lassen können. Bei irgendwie zweifelhaften Fällen ist der Beischlaf zu verbieten oder doch nur unter Benutzung eines Kondoms zu erlauben. Zweckmäßig ist zum Schutze der Frau auch große Reinlichkeit der Unterleibsorgane und nach dem Beischlafe eine Scheidenspülung mit warmen Lösungen von *Ichthyol* 3 °/₀ oder *Argentum nitricum* 1 °/₀₀.

Die Behandlung der ausgebrochenen Krankheit richtet sich natürlich gegen die in den verschiedenen Fällen etwas wechselnden Lokalisationen der Entzündung. Man nimmt jetzt an, daß in etwa der Hälfte der Fälle die **Harnröhre** erkrankt ist. Man verordnet in diesen Fällen vor allem regelmäßige Waschungen der äußeren Geschlechtsteile, am besten über einem Bidet, und zwar entweder mit reinem lauen Wasser oder mit desinfizierenden oder leicht adstringierenden Lösungen, z. B. *Kalium permanganicum* in blaßroter Lösung, *Alsol* (Aluminium aceticotartaricum) $^1/_2$ °/₀ ig, *Wasserstoffperoxyd* 1—3 °/₀, *Formalin* 20 Tropfen auf 1 l Wasser. Danach werden die zugänglichen Teile mit Wattebäuschen sanft getrocknet, die dann verbrannt werden, und nunmehr mit Reispuder, Salizylstreupulver und dergl. eingepudert. Innerlich verordnet man *Gonosan*, täglich 6—9 Kapseln. Von Harnröhrenspülungen kann natürlich nur die Rede sein, wenn der Arzt sie selbst vornehmen kann, man kommt aber ganz gut mit der bisher angegebenen Methode aus. Man kann dadurch auch fast immer die Entwicklung von Vulvitis verhindern, die übrigens auch weiter keine Behandlung als die beschriebene erfordern würde. Wenn die Urethritis chronisch geworden ist, muß sie örtlich behandelt werden, am besten mit Einspritzungen von *Argentum-nitricum-Salbe*, vgl. S. 212. Man kann aber auch hier die *Urophore*, vgl. S. 211, anwenden oder schließlich unter Leitung des Endoskops die erkrankten Stellen mit *Argentum nitricum* oder mit *Jodtinktur* ätzen. Besonders ist darauf zu achten, daß die kleinen Krypten und Follikel an der Harnröhrenmündung von den Entzündungserregern freigemacht werden; man erreicht das am besten durch Pinseln mit *Jodtinktur* oder durch Ausbrennen mit dem Thermokauter.

Noch größere Bedeutung als die Urethritis hat die **Endometritis gonorrhoica,** die nach den heutigen Kenntnissen als Haupterscheinung der Gonorrhöe des Weibes zu betrachten ist. Außerdem gehen davon die gefährlichen Erkrankungen des Uterus und der Annexe aus. Die **Kolpitis gonorrhoica,** der Scheidentripper, ist wohl immer nur die Folge der Endometritis. Nur bei Kindern, die durch Wannenbäder oder durch Berührung, Schwämme usw., infiziert worden sind, kommt die Kolpitis als wesentlichste Äußerung der Gonorrhöe vor.

Zur Verhütung der Endometritis müssen in frischen Fällen die Harnröhre und die Vulva auf das sorgfältigste behandelt werden, und vor allem muß man vermeiden, durch Fingeruntersuchung, Spekulum oder Irrigation etwa die Entzündung weiter aufwärts zu tragen. Man muß auch die Patientinnen ausdrücklich auf die Gefährlichkeit der Spülungen aufmerksam machen. Ist die Scheide schon erkrankt, so führt man ein zweiblättriges Spekulum ein und wischt mit einem Wattebausch gründlich aus, der mit *Jodtinktur* getränkt ist, und legt dann einen Jodoformgazestreifen ein, der die Scheidenwände hindert, sich gleich wieder aneinander zu legen. Die Patientin kann ihn nach einigen Stunden herausnehmen. Nötigenfalls wiederholt man das Verfahren nach einigen Tagen. Eine andere Behandlung besteht darin, daß man die Scheide zweimal täglich mit halbprozentiger *Chlorzinklösung* ausspülen läßt, bei Kindern durch einen dünnen Nélatonkatheter, auch eine 5 $^0/_0$ige *Protargollösung* kann man verwenden.

Muß man die Kranke aus irgend welchen Gründen der Selbstbehandlung überlassen, oder liegt ausnahmsweise nur eine Kolpitis vor, so beschränkt man die Verordnungen auf täglich zweimalige Scheidenspülung mit 2 Litern 5 $^0/_0$iger *Protargollösung* oder $^1/_2$ $^0/_0$iger *Chlorzinklösung* oder 1 $^0/_{00}$iger *Sublimatlösung*; auch während der Menses.

In verschleppten Fällen von Scheidengonorrhöe empfiehlt sich das von Schwarz angegebene Verfahren: Die Scheide wird im Spekulum mit Wattebäuschen, die mit 1 $^0/_{00}$iger *Sublimatlösung* getränkt sind, kräftig abgerieben, um die oberen Epithelschichten mit den darin sitzenden Gonokokken zu entfernen, dann wird *Jodoformpulver* nachdrücklich eingerieben und die Scheide mit Jodoformgaze austamponiert. Nach 3—4 Tagen wird dies Ganze wiederholt, nötigenfalls weiterhin noch einmal. Dann wird zwei Wochen lang zweimal täglich mit $1^1/_2\,^0/_{00}$iger Sublimatlösung irrigiert. Die recht schmerzhafte Ausreibung wird wohl am besten in Narkose vorgenommen. Bei Kindern spült man die Scheide mittels eines dünnen Nélatonkatheters mit Chlorzinklösung aus.

Ist schon eine Endometritis cervicis vorhanden, so reinigt man zunächst die Scheide auf die beschriebene Weise und wischt dann mit watteumwickelten PLAYFAIR-Sonden die Vaginalportion und das Orificium externum gründlich ab, bis die Schleimheit vom anhaftenden Schleim befreit ist. Dann ätzt man den Halskanal mit *Jodalkohol* 1:5 aus. Bei Frauen, die geboren haben, nimmt man dazu gern *Protargollösung*, zunächst $^1/_2\,^0/_0$ig, dann stärker, bis zu $10\,^0/_0$, oder *Chlorzinklösung* $5-20\,^0/_0$, alle diese Mittel auf dem Watteträger. Den Halskanal vorher durch Metalldilatatoren zu erweitern, ist im ganzen nicht ratsam und für die meisten Fälle jedenfalls entbehrlich. Nur wenn die weitere Uterusschleimheit beteiligt ist und man die Höhle mit dem Watteträger auswischen oder mit dem Irrigator und der BRAUNschen Spritze ausspülen will, muß man vorher dilatieren.

Ein neueres, leicht auszuführendes Heilverfahren, das sehr gerühmt wird, ist die Anwendung von *Bierhefe*. Man spritzt entweder 10—20 ccm in den Scheidengrund ein und hält die Masse dort durch einen Tampon zurück, der nach 24 Stunden entfernt wird, und wiederholt dies noch 2 oder 3mal, oder man führt die Vaginal-Zyminstäbchen der Hofapotheke in Dresden, die aus steriler Dauerhefe bestehen, oder die von der Roten Adler-Apotheke in Berlin C. beziehbaren Rheolkugeln, aus guter Hefe bestehend und durch geeignete Aufbewahrung wirksam erhalten, abends in die Scheide ein und verschließt für 24 Stunden durch einen Wattetampon.

Häufiger als bei Männern ist bei Frauen die **Mastdarmgonorrhöe**, meist durch Überfließen des Eiters von der Scheide her entstanden, seltener durch Päderastie usw. Zur Behandlung legt man am besten Zäpfchen mit Protargol, Argentum nitricum oder Jodoform in den Mastdarm ein und macht außerdem täglich eine Ausspülung mit $3\,^0/_0$iger lauwarmer Ichthyollösung.

℞ Protargoli 2,0
Olei Cacao 25,0
F. l. a. suppos. X. D.S.

℞ Argenti nitr. 1,0
Olei Cacao 25,0
F. l. a. suppos. X. D.S.

℞ Jodoformii 2,0
Olei Cacao 25,0
F. l. a. suppos. X. D.S.

Bei der akuten Gonorrhöe der Tuben, der Eierstöcke und des Bauchfells ist strengste Bettruhe, mit Vermeidung jeder Bewegung, vorzuschreiben, die Kranken müssen auch im Liegen urinieren und den Darm entleeren; die Kost beschränkt sich am besten anfangs auf Milchdiät mit Zugabe einiger Kohlehydrate, vgl. S. 226, und man läßt je nach dem Behagen der Kranken Eisbeutel oder PRIESSNITZsche Umschläge auf den Leib legen. Mit dem Nachlaß des Fiebers und der Schmerzen sucht man einen möglichst guten Ernährungszustand herbeizuführen, verordnet reichlich Milch und erlaubt wieder vorsichtige Bewegung. Alles, was stärkere Zerrungen und Verschiebungen im Becken hervorrufen könnte, muß aber noch vermieden werden. Die oft noch recht unangenehmen Schmerzen bekämpft man mit *Pyramidon* und *Salipyrin*, innerlich oder in Suppositorien, 0,5 – 1,0 pro dosi, mit oder ohne Zusatz von *Codeinum phosphoricum* 0,02—0,05 pro dosi. *Morphium* soll wegen der Gefahr der Gewöhnung nur in Ausnahmefällen gebraucht werden. Allmählich geht man dann mit Anregung der Resorption vor. Neben fortgesetzten PRIESSNITZschen Umschlägen, vgl. S. 144, eignen sich dadurch besonders Sitzbäder und Vollbäder, 34—35° C. warm, mit nachfolgender längerer Bettruhe, zweckmäßig auch mit Zusatz von Badesalz, 1 kg auf ein Sitzbad, 2—3 kg auf ein Vollbad; bei Salzzusatz nimmt man die Bäder zwei Grad weniger warm. Auch die künstlichen kohlensauren Solbäder, vgl. S. 27, sind sehr zu empfehlen, dreimal in der Woche je 15 Minuten lang, bei 30° C., genommen. Stärkere Anregung geben heiße Scheidenspülungen, mit Wasser von 40° C. und allmählich wärmer, bis 45 und 50° C., im Bett vorgenommen, jedenfalls mit einem sogenannten Heißwasserspülapparat, der die äußeren Teile vor dem ausfließenden heißen Wasser schützt. Man kann sie täglich zweimal vornehmen lassen, wenn die Kranke nicht zu sehr dadurch angegriffen wird. Schonender und ebenfalls sehr wirksam ist die Behandlung mit Glyzerintampons, die jeden zweiten Tag für 24 Stunden an die Portio gelegt werden. Am besten tränkt man Watte mit 10%igem *Ichthyolglyzerin* oder verwendet die fertigen Tampons aus der Fabrik von C. STEPHAN, Dresden-N. — Sie erzeugen einen starken wäßrigen Ausfluß, bei Ichthyolanwendung braun gefärbt, so daß man für eine Schutzbinde sorgen muß, damit nicht Wäsche und Bettzeug leiden.

Wenn man mit diesen Mitteln nicht zum Ziele kommt, verordnet man mit Vorteil den Gebrauch eines Sol- oder Moorbades, vgl. S. 239. Das ist oft auch deshalb zweckmäßig, um die Kranke für einige Zeit den häuslichen Verhältnissen zu entziehen, und zwar sowohl den Aufgaben des Haushaltes und der Geselligkeit als den ehelichen Ansprüchen, die nicht selten der völligen Heilung im Wege stehen. Der geschlechtliche Verkehr ist auch dann, wenn die Gonorrhöe des Mannes wirklich völlig geheilt ist, im ganzen von ungünstigem Einflusse. Das Genauere über die Badekur findet sich weiterhin, wo von der allgemeinen Behandlung der Frauenkrankheiten gehandelt wird.

Es soll zum Schlusse noch einmal hervorgehoben werden, daß in keinem Falle von Gonorrhöe der Frau unterlassen werden darf, daß auch der Mann behandelt werde, denn da die Gonorrhöe keine Immunität schafft, tritt sonst immer wieder eine wechselseitige, stets erneute Infektion ein, die zwar meistens schleichend verläuft, gelegentlich aber doch zu schweren Ausbrüchen und gefährlichen Folgen führen kann. Meist handelt es sich bei den Männern um unbedeutende Reste in der Pars prostatica.

4. Chronische Entzündungen und Lageveränderungen der inneren Geschlechtsorgane.

Bei den chronischen Erkrankungen, Scheidenkatarrh, chronische Endometritis und Metritis, Perimetritis, Tuben- und Eierstocksentzündungen tritt die Notwendigkeit der Bettruhe nur ein, wenn Nachschübe der Entzündung erfolgen, nicht selten auch während der Menstruation, wenn diese eine Verschlechterung des Befindens mit sich bringt. Eine Schonung der Unterleibsorgane ist aber in allen Fällen dauernd nötig. Die Kranken sollen sich heftiger und anstrengender Bewegungen enthalten, sich nicht tief bücken, nichts Schweres heben, nicht reiten und nicht radfahren, und vor allem ist der Beischlaf verboten. Es ist ohne weiteres klar, daß bei den sich lang hinziehenden Erkrankungen dies Verbot schwer durchzuführen ist, teils, weil der Ehemann nicht damit einverstanden ist, teils, weil die Frau auch nicht so recht von der Schädlichkeit überzeugt ist. Weil aber der Erfolg der Behandlung dadurch mindestens in Frage gestellt wird, muß vor der Kur das Verbot besonders eindringlich gegeben werden, und wenn die Befolgung trotzdem unwahrscheinlich ist, lieber eine Kur in einer Klinik oder an einem Badeorte vorgeschlagen werden, wobei diese Möglichkeit wegfällt.

Zugleich ist auf die Wichtigkeit der Maßregeln hinzuweisen, die S. 215 ff. begründet sind: die zweckmäßige Kleidung, der Schutz der Genitalien gegen Infektion, richtige Ernährung usw.

Endlich bedürfen alle diese Kranken einer genauen Belehrung über das Verhalten während der Menstruation. Es wird darüber Genaueres in einem folgenden Abschnitte gesagt werden, wo die Störungen der Menstruation behandelt sind.

Die Diät erfordert weiter nichts als eine normale gemischte Kost, wie S. 86 beschrieben ist. Besonders ist an hinreichenden Genuß von Kartoffeln und Gemüse zu denken, damit die Darmentleerungen regelmäßig und ohne Drücken und Pressen vor sich gehen. Macht das anfangs Schwierigkeiten, so hilft man mit den Mitteln nach, die gegen die Darmträgheit, S. 117, empfohlen sind. Gerade bei den chronischen Frauenleiden hat die Regelung der Darmtätigkeit ihre allergrößte Bedeutung. Die Ansammlung von festen Kotmassen innerhalb des Beckens, der Druck auf die Beckenorgane und auf die Venen des Beckens sind von schädlichstem Einfluß auf alle diese Leiden, die chronische Metritis kann wohl geradezu dadurch unterhalten werden, auch ein Zusammenhang zwischen Fluor und Verstopfung ist öfters nachweisbar.

Der **chronische Scheidenkatarrh,** soweit er nicht durch örtliche Reizung oder durch Endometritis unterhalten wird, weicht am sichersten der Behandlung mit Formalin- oder Chlorzinkspülungen, 20 Tropfen *Formalin* oder 5,0—10,0 *Chlorzink* auf 1 l Wasser, lauwarm und in der vorhin besprochenen Art angewendet, vgl. S. 227. Man kann auch Wattetampons mit *Tanninglyzerin* 1 : 10 im Spekulum in die Scheide einführen und 24 Stunden darin lassen. Die mit der Lösung getränkte Wattekugel wird mit einem sterilen Faden umbunden, woran die Kranke sie sich selbst wieder herausziehen kann. Bei veralteten Katarrhen und besonders bei der Kolpitis senilis ist es vorzuziehen, die Scheidenwände in einem mehrblättrigen Spekulum einmal wöchentlich mit 50 $^0/_0$iger Argentum-nitricum-Lösung abzutupfen und zweimal täglich mit Salzwasser 5 $^0/_{00}$ auszuspülen.

Bei der chronischen **Endometritis** ist die Behandlung der Ursache sehr wichtig, die oft in Anämie, Chlorose, Skrophulose, Tuberkulose, nicht selten auch in mangelhafter Kleidung oder Reinlichkeit usw. liegt. Viele dieser Kranken, namentlich junge Mädchen, werden dadurch geheilt, daß sie ständig die Rockhose und beim Unwohlsein die Holzwollbinde tragen. Körperliche

Anstrengungen, Tennisspielen, Tanzen, Bergsteigen usw. während der Menstruation, Umherwandern im Schlafzimmer mit nackten Füßen und ungenügender Bekleidung, was so oft durch die menstruellen Unruheempfindungen veranlaßt wird, müssen streng vermieden werden. Zuweilen beruht das Leiden auf den Versuchen, die Periode durch diese oder jene Mittel früher oder später herbeizuführen, wenn ihr eigentlicher Zeitpunkt nicht mit geselligen Plänen stimmt. Eine Heilwirkung der Scheidenspülungen ist nicht anzunehmen, vielmehr muß, wenn die allgemeinen Maßregeln nicht helfen, eine örtliche Behandlung eintreten, und man soll damit nicht warten, bis erst Perimetritis und Parametritis hinzugetreten sind.

Die beste Behandlung besteht in der intrauterinen Ätzung mit kleinen Mengen wirksamer Ätzmittel.

℞ Jodi puri 2,0
Alcoh. absol. 5,0
M.D.S. Zum Ätzen.

℞ Zinci chlor. 5,0
Aq. dest. 10,0
M.D.S. Zum Ätzen.

℞ Formalini 2,5
Aq. dest. 10,0
M.D.S. Zum Ätzen.

Die früher übliche Ausspritzung der Uterushöhle ist dadurch völlig verdrängt worden; sie ist nicht so wirksam und außerdem nicht ungefährlich. Sie ist daher jedenfalls nur für die Hand sehr erfahrener und geübter Spezialisten zulässig. Der Praktiker benutzt entweder die PLAYFAIRsche Aluminiumsonde, eine biegsame, am vorderen, gerieften Ende mit Watte umwickelte Sonde, oder das SAENGERsche Silberstäbchen. Namentlich das letztere kann fast immer ohne vorherige Erweiterung der Zervix in die Uterushöhle eingeführt werden; die pinselförmig daran befestigte Watteflocke wird in Jodalkohol, Chlorzinklösung oder Formalinlösung, getaucht und dann in den Uterus eingeführt, ebenso die an der PLAYFAIR-Sonde befestigte Watteumhüllung. Man läßt die Ätzsonde 1—2 Minuten einwirken und zieht sie dann wieder zurück, die SÄNGERsche so, daß man mit einer Kornzange die Sonde samt der Watte am äußeren Muttermunde faßt und beides zusammen herauszieht. Immer muß die Watteflocke aus einem zusammenhängenden Stück sein, damit nicht ein Teil in der Höhle zurückbleibt. Die Ätzung darf erst wiederholt werden, wenn der Ätzschorf sich abgelöst hat und wieder freie Schleimhaut vorhanden ist. Das ist bei Jodalkohol und Formalinlösung nach

5—7 Tagen, bei 50%iger Chlorzinklösung erst nach 10—14 Tagen der Fall. Wird die Ätzung früher wiederholt, so ist die Gefahr tiefer greifender Entzündungen mit nachfolgender Stenose der Zervix gegeben. Die Stäbchen- und Sondenätzung kann im Notfalle in der Sprechstunde ausgeführt werden, jedenfalls muß die Kranke dann sofort nach Hause gehen und sich ins Bett legen. Besser nimmt man sie nur im Hause der Kranken oder bei klinischen Patienten vor, die die ersten 24 Stunden danach liegen bleiben. Ferner nimmt man die Ätzung nicht in der Woche vor der Menstruation vor, damit nicht die eintretende Hyperämie und Lockerung mit der Ätzwirkung zusammenfalle. Auch eignet sich das Verfahren nur für chronische Entzündungen, nicht für frischere, z. B. gonorrhoische, Endometritis. Mehr als 3 oder 4 mal wendet man die Ätzung nicht an. Ist dann kein Erfolg erreicht, so muß man, was bei sehr engem Muttermunde schon von vornherein nötig sein kann, zunächst die Zervix erweitern. Am besten geschieht das mit *Laminaria*. Der Laminariastift wird mit einem durch seine Höhlung gezogenen kräftigen Faden, woran man ihn später aus dem Uterus herausziehen kann, gründlich ausgekocht, nötigenfalls nach der Form des Halskanals etwas gebogen, was nach kurzem Einlegen in heißes Wasser leicht möglich ist, und dann im Rinnenspekulum, während die vordere Muttermundslippe mit der Kugelzange festgehalten wird, in die Zervix eingeführt, bis über den inneren Muttermund hinaus. Nach 24 Stunden zieht man den Stift langsam heraus. Nötigenfalls kann man nach weiteren 12 Stunden einen neuen Stift einführen. Man kann auch durch die Hegarschen Bougies die Erweiterung vollenden, indem man allmählich immer stärkere Nummern einführt. Für die Ätzung ist das wohl immer unnötig, für die Ausschabung der Uterushöhle kann es sehr vorteilhaft sein. Nach der Erweiterung reibt man die Höhle mit dem trocknen watteumwickelten Stäbchen aus und tamponiert dann den Uterus einmal täglich mit Jodoformgaze, nach Fehling, dabei muß mehrere Tage Bettruhe gehalten werden. Wo auch dieses Verfahren nicht zum Ziele führt, muß die Ausschabung, *Curettage*, vorgenommen werden. (Curettement ist kein französischer Ausdruck.) Bei der Gonorrhöe vermeidet man sie, solange irgend noch virulente Kokken in der Höhle vorhanden sind, um nicht eine Infektion tieferer Schichten herbeizuführen. Strengste Asepsis ist eine selbstverständliche Bedingung dieses Eingriffes. Man darf ihn daher nur unter Leitung des Auges, bei Einführung der Curette im Spekulum, vornehmen. Die Portio wird angehakt und mit 1 $^0/_{00}$iger Sublimatlösung abgewischt, die Zervix ebenso mit dem PLAYFAIR-Stäbchen ausgewischt, dann der Uterus mit dem FRITSCH-BOZEMANschen Katheter mit warmer 3 $^0/_0$iger Karbollösung gründlich ausgespült und dann die Curette eingeführt. In jedem Falle muß die Schleimhaut in ihrer ganzen Ausbreitung entfernt werden, man ergänzt daher die Wirkung der Curette auf die vordere und hintere Uteruswand gern durch Anwendung des scharfen Löffels auf den Fundus, die Tubenecken und die Seitenflächen des Uterus. Lange Züge der ganz flach über die Schleimhaut hingeführten Instrumente geben die gründlichste und ungefährlichste Arbeit. Vorherige Feststellung der Dicke der Uteruswand mittels kombinierter Untersuchung schützt vor zu kräftiger Ausschabung, die eine Perforation herbeiführen könnte. Eine gründliche, wirksame und doch ungefährliche Curettage setzt überhaupt voraus, daß der Arzt das Verfahren richtig erlernt und unter Leitung erfahrener Spezialisten geübt habe. Sonst bleiben, abgesehen von der Perforationsgefahr, leicht Teile zurück, die den krankhaften Vorgang immer von neuem anregen. Den Zervixkanal schabt man im allgemeinen nur dann aus, wenn die Schleimhaut bei Verdacht auf Krebs mikroskopisch untersucht werden soll. Nach der Ausschabung wischt man die Uterushöhle mit einem Wattestäbchen aus, das in Liquor Ferri sesquichlorati getaucht war, und tamponiert den Scheidengrund mit Jodoformgaze. Die Operierte muß mindestens drei Tage, besser eine Woche im Bett bleiben. Der Tampon wird am zweiten oder dritten Tage aus der Scheide entfernt. Die neugebildete Schleimhaut ist nur ausnahmsweise ganz gesund, sie muß dann auch noch wieder in der vorher beschriebenen Weise mit Ätzung behandelt werden.

Für hartnäckige Fälle können außerdem noch mehrere Verfahren angewendet werden, wir sehen aber von ihrer Beschreibung ab, weil sie zu sehr in das Gebiet des Spezialisten hineinführen würden. Dahin gehört auch die von SNEGIREW angegebene, in Deutschland besonders durch L. PINCUS verbreitete Vaporisation, die Anwendung heißen Wasserdampfes auf die Uterusschleimhaut.

Die Erosionen der Portio werden wöchentlich einmal mit 50 $^0/_0$iger *Chlorzink*lösung geätzt, in schweren Fällen durch die SCHRÖDERsche Keilexzision mit nachfolgender Naht entfernt. Auch die Granulationen der Portio ätzt man mit 50 $^0/_0$iger Chlorzinklösung, danach legt man einen Wattetampon mit 10%igem Tanninglyzerin in das Scheidengewölbe.

Bei der **chronischen Metritis** besteht das Wesentliche der Behandlung in der Verminderung der Hyperämie und in der Anregung der Resorption. Diese Methoden in ihrer Gesamtheit sind um so wichtiger, als sie auch das wertvollste Rüstzeug gegen die **chronische Perimetritis** und gegen die **chronischen Tuben- und Eierstockserkrankungen** bilden.

Man wendet verschiedene Verfahren gleichzeitig oder abwechselnd an. Einfach und wirksam sind die in die Scheide gebrachten Wattetampons mit *Glyzerin* oder 10%igem *Ichthyolglyzerin.* Das Glyzerin ruft eine starke wäßrige Ausscheidung aus dem Uterus hervor, so daß gewöhnlich schon einige Stunden nach Einlegung des Tampons ein starker Ausfluß beginnt. Das zugesetzte *Ichthyol* regt die Resorption an, wirkt antibakteriell und zugleich schmerzlindernd; es färbt den eintretenden Ausfluß bräunlich, so daß durch Holzwollbinden für die Schonung der Wäsche gesorgt werden muß. Man läßt den Tampon im allgemeinen 24 Stunden liegen, nur ausnahmsweise treten Schmerzen und Drängen auf, die zu früherer Entfernung veranlassen; die Patientin kann ihn dann selbst an dem Faden herausziehen. Man macht sich die Tampons entweder selbst im Augenblick des Gebrauches, oder man verwendet die vorzüglichen fertigen Tampons aus der STEPHANschen Apotheke in Dresden-N. Auch 10%iges *Ichthyolvasogen* zu Tampons und zum Bepinseln der Portio wird empfohlen, ferner auch Bepinseln der Portio mit *Jodtinktur* in mehrtägigen Zwischenräumen. Die Tamponbehandlung wird wochenlang fortgesetzt, gewöhnlich so, daß man nach Entfernung des Tampons einen Tag ohne Tampon läßt. Während der Menstruation setzt man natürlich aus, dagegen ist es durchaus gut, bis unmittelbar vor ihrem Eintritt die Tampons einzulegen. Die Patientinnen können sich nicht selbst den Tampon richtig einführen, auch mit den sogenannten Tamponträgern bringen sie sie gewöhnlich nicht an die richtige Stelle, und dann tritt natürlich auch nicht die gewünschte Wirkung ein. Ein weiteres Mittel ist die heiße Ausspülung der Scheide. Sie muß, wie jede Scheidenspülung, in Rückenlage vorgenommen werden, vgl. S. 227, zur Schonung des gegen die erforderliche Wärme des Wassers, 45—50° C., sehr empfindlichen Scheideneinganges verwendet man stets den Heißwasserspülapparat, der durch einen Kegel den Scheideneingang verschließt und das Spülwasser durch ein diesen durchbohrendes Rohr ausfließen läßt. Es ist vorhin schon angegeben, daß dadurch auch die Durchnässung des Lagers am besten vermieden wird. Solche Ausspülungen greifen die meisten Patientinnen recht an, man läßt also mindestens eine Stunde nachher das Bett hüten und vermeidet die Verordnung überhaupt bei zarten, nervösen oder angestrengten Kranken. Aus demselben Grunde läßt man sie am besten nicht öfter als dreimal in der Woche anwenden. Unterstützt wird die Behandlung durch PRIESSNITZsche Umschläge um den Leib, während der Nacht getragen, mit kaltem Wasser oder mit kaltem Salzwasser angefeuchtet, ohne wasserdichten Stoff, ferner durch Einpinseln von *Ichthyolvasogen* in die Bauchhaut und durch inneren Gebrauch von *Ichthyolpillen*, die dragiert zu 0,1 Ichthyol in den Apotheken vorrätig sind, 3 mal täglich 1—3 und mehr Pillen. Ein ganz besonders wichtiges und eigentlich in keinem Falle entbehrliches Hilfsmittel ist aber

Die Hydro- und Balneotherapie der chronischen Frauenkrankheiten.

Die einfachste hydrotherapeutische Verordnung bei der chronischen Metritis und den anderen hierher gehörigen Erkrankungen ist das Sitzbad. Man verwendet es besonders in kühleren Graden, 15—25° C. 10 Minuten lang, um den Blutumlauf in den Beckengefäßen und in der Uteruswand zu beschleunigen und den Blutstrom abzulenken. Bei älteren Fällen, namentlich auch bei Perimetritis und Parametritis, gibt man auch Sitzbäder oder auch Vollbäder von 33—37° C., ein viertel oder eine halbe Stunde lang, mit nachfolgender Bettruhe, meistens nur dreimal wöchentlich, damit die Patientin nicht zu sehr angegriffen wird.

In der Balneotherapie spielen diese Indikationen eine Hauptrolle in den Prospekten einer großen Anzahl von Bädern. Das ist insofern nicht unrichtig, als in den meisten Kurbädern neben der größeren oder geringeren Einwirkung der Quellen, die zum Trinken und Baden benutzt werden, und neben den Vorteilen einer Loslösung der Patientin von häuslicher Arbeit und anderen Schädlichkeiten meistens auch eine spezialistische Behandlung durch den Badearzt durchgeführt wird. Die Einwirkung der Quellen selbst ist am größten bei den Solbädern, bei den einfachen sowohl wie bei den jod- und bromhaltigen, ferner bei den Moorbädern. In zweiter Linie stehen die Wildbäder und Schwefelthermen. Besonders für zarte, reizbare Kranke werden sie im allgemeinen den Sol- und Moorbädern vorgezogen, indessen hat man es auch bei diesen in der Hand, durch genaue Anordnung des Badeverfahrens ungünstige Wirkungen auch bei sehr empfindlichen Personen zu vermeiden. Dagegen kann man bei kräftigen Kranken die natürlichen Solquellen noch beliebig durch Zusatz von brom- oder chlorcalciumhaltiger Mutterlauge verstärken.

Die wichtigsten Solbäder sind:

Berchtesgaden in den bayrischen Alpen, Sole mit 26,5 % Salzgehalt.
Bernburg an der Saale, 31 % Salz.
Hall in Württemberg, 28 %.
Harzburg am Harz, 16,5 %.
Kösen, Bez. Merseburg, an der Saale 4 %.
Kolberg, 5 %.
Rheinfelden nahe Basel, 31 %.
Rothenfelde, nahe Osnabrück, 5,6 %.
Soden-Salmünster an der Bahn Frankfurt a. M.-Bebra, 3,5 %.

Jod- und bromhaltige Solbäder haben

Aibling in Oberbayern, 25 % Salzgehalt.
Aussee im österreichischen Salzkammergut, 32 %.
Bex-les-Bains im schweizerischen Kanton Waadt, unweit Montreux, 31 %.
Frankenhausen am Kyffhäuser, 27 %.
Goczalkowitz in Oberschlesien, 3,2 %.
Ischl im Salzkammergut, 24 %.
Kreuznach in der Rheinprovinz, 1,5 %, also schwache Sole, aber ergänzt durch kräftige Mutterlauge.
Orb im Spessart, 1,8 %.
Salzuflen im Fürstentum Lippe, 4 %.
Salzungen in Thüringen, 26 %.
Sooden an der Werra, 4 %.
Wittekind bei Halle, 3,7 %.

Warme Solquellen, Kochsalzthermen:

Baden-Baden, Thermalbad, 0,28 %, Wärme 60° C.
Homburg v. d. H., 0,5 %, Wärme 11° C.
Kissingen, Schönbornsprudel, 1,6 %, Wärme 20° C.
Münster am Stein, nahe Kreuznach, 0,8 %, Wärme 31° C.

Nauheim in Hessen, 3,5 %, Wärme 35 ° C.
Oeynhausen in Westfalen, 3,4 %, Wärme 33 ° C.
Soden am Taunus, 1,8 %, Wärme 30 ° C.
Wiesbaden, Thermalbad, Wärme bis zu 69 ° C.

Man sieht, es fehlt nicht an wirksamen Bädern. Ein Badewasser mit 1,5—2 % Chlorverbindungen — für die Wirkung kommen nicht nur das Chlornatrium, sondern auch die übrigen Chlorverbindungen in Frage — nennt man ein schwaches Solbad, die noch schwächeren Bäder von Baden-Baden, Homburg und Wiesbaden bezeichnet man als Mineralbäder; 2—4 % Chlorverbindungen geben ein mittelstarkes Solbad; 4—6 % ein starkes Solbad. Noch stärkere Quellen werden zum Gebrauch verdünnt. Man kann aber die schwächeren durch Zusatz von Mutterlauge, die in den meisten Solbädern durch Einkochen der Sole bis auf einen Gehalt von höchstens 30 % Chlorverbindungen hergestellt wird, beliebig verstärken. Die Mutterlauge von Hall in Österreich, Kreuznach, Reichenhall und Wittekind ist besonders reich an Jod- und Bromverbindungen und wird daher vielfach versandt. Außerdem verwendet man die Mutterlauge sehr oft, um künstliche Solbäder, die man aus Kreuznacher, Nauheimer, Staßfurter Salz usw. bereitet, neben dem vorhandenen Kochsalz noch mit Chlorcalcium, Chlormagnesium, Kali-, Kalk- und Magnesiumsulfat zu versehen. Man nimmt 2—5—10 kg Salz auf ein Vollbad von 200 l (1—5 % Salzgehalt), für Kinder 1 kg auf 50 l.

Die Auswahl des Bades wird daher weniger durch die Stärke der Quelle, als durch die klimatischen und sonstigen Verhältnisse des Bades bedingt. Den altangesehenen, berühmten Solbädern und Thermalbädern kommt es außerdem sehr zugute, daß dort gewöhnlich ein ganzer Stab von Ärzten vorhanden ist, der auf langen und an zahlreichen Kranken erworbenen Erfahrungen fußt. Das ist oft mehr wert als die Zusammensetzung der Quellen, über deren Wirksamkeit wir ja noch ungenügend unterrichtet sind. Möglich ist, daß noch allerlei unbekannte Faktoren mitwirken. Darauf weist z. B. die anerkannte, unbestreitbare Wirksamkeit der Kreuznacher Bäder hin, die durchaus kein Solbad im gewöhnlichen Sinne sind, nicht aus Salzlagern stammen, die schwefelsauren Salze der eigentlichen Solbäder völlig entbehren und bei verhältnismäßig geringem Chlornatriumgehalt ziemlich viel Bromkalium, Chlorkalium und Chlorlithium enthalten. Es handelt sich also richtiger um jod- und bromhaltige Mineralquellen.

Beachtenswert ist die Ansicht, die besonders nachdrücklich und beweisend Engelmann (Kreuznach) vertreten hat, daß die Wirkung der Bäder bei den chronischen Frauenkrankheiten nicht immer und jedenfalls nicht ganz durch ihren Einfluß auf die örtlichen Erkrankungen zu erklären ist, sondern daß es sich vielfach um Allgemeinwirkungen auf die Konstitution der Kranken handelt. Die der Krankheit zugrunde liegende Diathese, die oft in der Jugend deutlich vorhanden gewesene skrofulöse Anlage verhindert die Heilung und wird nun durch die Badekur gebessert. Aus diesem Grunde zieht man auch in den Solbädern gern die Trinkkur mit heran, so in Kreuznach die Elisabethquelle, mit ihrer etwa 1⁰/₀igen Konzentration, morgens nüchtern oder mehrmals täglich zu einem Weinglas voll und mehr, in Homburg den Elisabethbrunnen, in Kissingen den Rakoczy, in Baden-Baden die Thermalquelle, in Wiesbaden den Kochbrunnen. Dadurch erklären sich auch die oft ganz besonders guten Wirkungen der **Jodtrinkquellen**:

Hall in Oberösterreich, Tassiloquelle,

Heilbrunn in Oberbayern, Adelheidquelle,

Tölz-Krankenheil in Oberbayern, das sich auch durch eine vortreffliche, modern eingerichtete Badeanstalt für die Jodbäder auszeichnet.

Unter den **Wildbädern** genießen besonderen Ruf für die chronischen Frauenkrankheiten: Badenweiler am Schwarzwald, Wildbad Gastein im Herzogtum Salzburg, 1012 m über dem Meer gelegen, Bormio in Italien, am Südfuß des Stilfser Jochs, 1340 und 1410 m hoch, Johannisbad im böhmischen Riesengebirg, 650 m, Krapina-Töplitz in Kroatien, mit Badequellen von 37—40° C., Ragaz-Pfäfers im Kanton St. Gallen, 520—685 m hoch, Quellen 37,5° C. warm; Schlangenbad im Regierungsbezirk Wiesbaden, Teplitz-Schönau in Böhmen, Warmbrunn in Schlesien, Wildbad in Württemberg, 430 m hoch, 33—40° C. warme Quellen. Auch die Mineralquellen von Landeck in Schlesien, die eigentlich zu den Schwefelquellen gehören, werden besonders viel gegen chronische Unterleibsleiden verordnet.

Eine andere Gruppe von Bädern, die der Wirkung nach hierher gehören, sind die Eisenquellen und Moorbäder. Die Eisenquellen wirken beim Bade nicht durch den Eisengehalt, sondern als kohlensäurehaltige Bäder; die Eisenquellen ohne Kohlensäure sind etwa den Wasserbädern gleichzustellen. Für die Behandlung der chronischen Frauenleiden kommen daher besonders die an den Kurorten mit Eisenquellen meist vorhandenen Moorbäder in Frage. Sie wirken teils durch die Schwere der Badeflüssigkeit, die einen besonderen Reiz auf die Haut ausübt, durch ihre große Wärmekapazität und schlechte Wärmeleitung, die es erlaubt, verhältnismäßig hohe Wärmegrade ohne unangenehme Empfindungen einwirken zu lassen, und endlich durch ihren Gehalt an freier Schwefelsäure, Eisenvitriol, Natrium- und Calciumsulfat.

Die bekanntesten **Moorbäder** sind:

Bad Elster im Königreich Sachsen, 491 m hoch,
Cudowa in der Grafschaft Glatz in Preußisch-Schlesien, 388 m,
Franzensbad in Böhmen, 450 m,
Kainzenbad bei Partenkirchen in Oberbayern, 800 m,
Kohlgrub in Oberbayern, 900 m über dem Meere,
Langenschwalbach im Regierungsbezirk Wiesbaden, 318 m,
Liebenwerda im Regierungsbezirk Merseburg, neu erbautes Moorbad,
Lobenstein in Reuß, Südthüringen, 515 m,
Marienbad in Böhmen, 628 m,
Murnau am Staffelsee in Oberbayern, 693 m,
Bad Muskau in der Oberlausitz,
Oldesloe in Holstein, zugleich auch Solbad,
Peterstal im badischen Schwarzwald, 431 m,
Pyrmont im Fürstentum Waldeck, 120 m,
Reinerz in Schlesien, 568 m,
Rippoldsau im badischen Schwarzwald, 570 m,
Schmiedeberg im Regierungsbezirk Merseburg, 90 m,
Steben bei Hof in Oberfranken, 581 m,
Wiesau, König-Otto-Bad, im Fichtelgebirg, 520 m.

Über den Gebrauch der verschiedenen Bäder ist folgendes zu bemerken: Die Solbäder, sowohl die natürlichen wie die künstlichen, werden im allgemeinen bei etwas geringerer Wärme genommen als die einfachen Wasserbäder und die ihnen darin gleichstehenden Wildbäder und Mineralbäder, und zwar nimmt man mittlere Solbäder etwa bei 30, höchstens 32° C., starke Solbäder bei 30 oder 29 oder 28° C. In der Praxis wird das vielfach übersehen, es werden namentlich künstliche Solbäder oft von 35° C. und mehr verabreicht, die dann angreifend und reizend wirken und das Allgemeinbefinden verschlechtern, während richtig temperierte Solbäder durchaus nicht angreifen, aber auf die zu bekämpfenden Krankheiterscheinungen ebensogut wirken. Vielfach wird auch zu oft gebadet, der Kranke denkt, viel hilft viel, und steigt jeden Tag in die Wanne, um recht bald mit der Kur fertig zu sein. Es herrscht allgemein der Aberglaube, daß eine bestimmte Zahl von Bädern, 21 oder 28 usw., für den Erfolg nötig sei. In Wirklichkeit nützen die Bäder überhaupt nur, wenn bei dem einzelnen Bade schon der Reiz des vorigen überwunden war. Ich halte daher auch das vielfach übliche Schema der Kurorte, immer zwei Tage nacheinander zu baden und dann einen Tag auszusetzen, nicht für richtig. Man tut besser, nur dreimal in der Woche baden zu lassen und die zwischenliegenden Tage und die Sonntage ganz frei zu lassen. Man erzielt dann mit wenig Bädern in vier Wochen mehr als mit vielen.

Bei den Moorbädern muß für jeden einzelnen Fall ausprobiert werden, wie die Kranke darauf reagiert. Dasselbe gilt für die Wildbäder an sehr hoch gelegenen Orten, wo schon das Höhenklima erregend wirkt, vgl. S. 242. Bei zu warmen Moorbädern werden die Kranken oft bald so angegriffen, daß sie ganz mit dem Baden aufhören müssen. Es ist daher ratsam, die ersten Bäder mit 30° C. zu nehmen, wenn auch das Badepersonal namentlich an den kleineren und neueren Moorbadeorten dazu sehr verwundert und ungläubig dreinschaut. Erst allmählich geht man dann, immer an jedem dritten Tage, zu einen Grad höherer Badwärme über. Bei diesem Verfahren sieht man auch für ganz zarte, körperlich elende und nervenschwache Damen neben der örtlichen Besserung eine allgemeine Kräftigung herauskommen. Bei kräftigen Personen kann man vornherein etwas höhere Temperaturen nehmen und nebenbei oft mit Vorteil Marienbader, Homburger oder Kissinger Brunnen trinken lassen.

Zur Nachkur verordnet man für die Kranken, die die Mittel dazu haben, gern den allgemein kräftigenden Aufenthalt an der Ostsee oder an der Nordsee, oder im Mittel- oder Hochgebirge.

Viele Kranke finden auch bei ausgedehnten Badekuren keinen rechten Erfolg, weil sie Fehler in der Lebensweise machen, die der normalen Wirkung der Kur hinderlich sind. Für solche Fälle leisten gute Sanatorien, wo die ganze Lebensführung ärztlich überwacht wird, das Beste. Eine weitere Voraussetzung des

Erfolges ist eine richtige Diagnose. Vor allem muß auch hier darauf hingewiesen werden, wie oft Frauen mit Neubildungen, besonders mit Krebs des Uterus oder mit bösartigen Eierstocksgeschwülsten mit Badekuren die Zeit verbringen, wo eine erfolgreiche Operation möglich gewesen wäre. Ebenso verkehrt ist es, die Kranken mit nervösen Folgeerscheinungen der Frauenkrankheiten in Bäder zu schicken. Auch wenn die nervösen Erscheinungen wirklich die Folge des Unterleibsleidens sind und nicht etwa Zeichen einer schwereren nervösen Anlage, so genügt doch fast immer die Hebung des Frauenleidens nicht, um nun auch wieder gesunde Nerven herbeizuführen. Oft werden auch durch die vorhandene nervöse Empfindlichkeit die Beschwerden noch weit über die Dauer der wirklichen Veränderungen hinaus empfunden, und sie verlieren sich erst, wenn die Nervenschwäche selbst richtig behandelt wird. Dazu ist aber fast niemals ein Kurort der richtige Ort. Vielmehr müssen die Behandlungen eintreten, die in dem betreffenden Abschnitt auseinandergesetzt werden.

Die Behandlung nach Thure Brandt

ist ein weiteres Mittel, um chronische Entzündungen der Beckenorgane und besonders die daraus hervorgehenden Lageveränderungen des Uterus und der Adnexe zu bessern. Nach anfänglichen Zweifeln, die sich wesentlich auf die durch einen Laien, den Major a. D. Brandt, vorgenommene Ausbildung und Begründung des Verfahrens stützten, haben die Untersuchungen von Profanter, unter B. S. Schultze, von Hegar, Martin, Braun-Fernwald u. a. unbestreitbar ergeben, daß es eine wirkliche, wertvolle Bereicherung des Heilschatzes bildet.

Die Kranke, die vorher ihre Blase entleert hat, liegt mit erhöhtem Kopfe und gewöhnlich mit etwas erhöhtem Becken auf einer Massierbank, die Oberschenkel sind angezogen und abduziert, die Füße stehen mit der ganzen Sohle auf der Bank. Es handelt sich also um die bekannte Steinschnittlage. Der Arzt sitzt an der linken Seite der Kranken, mit dem Gesicht zu ihrem Gesichte gewendet, und führt unter ihren linken Bein hindurch seinen linken Zeigefinger tief in die Scheide ein, bis in das hintere Scheidengewölbe. Der Daumen liegt vor der Symphyse, die drei letzten Finger am Damm. Der Zeigefinger liegt unbeweglich, er stützt nur den Uterus, damit die wie bei der kombinierten Untersuchung langsam in die Bauchdecken eindringende rechte Hand mit ihren drei mittleren Fingern bei ihren Reibungen einen Gegenpunkt findet. Bei Jungfrauen wird der linke Zeigefinger in den Mastdarm eingeführt. Der linke Ellbogen stützt sich auf die Bank, damit der Arm nicht ermüdet. Die rechte Hand führt zunächst ganz leichte kleine Zirkelreibungen aus, ganz allmählich stärker werdend, so daß niemals stärkere Schmerzen eintreten. Die dazu nötigen Bewegungen werden vorzugsweise im Schultergelenk ausgeführt. Gegen Schluß der Sitzung wird eine leichte Zitterbewegung vorgenommen. Wenn die **Uterusvergrößerung** der chronischen Metritis oder alte **Exsudate** behandelt werden, tut die Massage nichts weiter als das Beschriebene. Dagegen hat Brandt noch besondere Methoden angegeben, um die **Lageveränderungen der Gebärmutter** zu behandeln, die durch Schrumpfung der *Ligamenta sacrouterina*, der *Ligamenta lata* und des Bindegewebes zwischen Zervix und Blase entstanden sind, ferner um die beschränkte Beweglichkeit des Uterus zu bessern, die ebenfalls durch die Folgen der perimetritischen und parametritischen Entzündungen entsteht. Die angeborenen Verlagerungen der Gebärmutter und die auf Schlaffheit der Ligamente beruhenden hat Brandt ebenfalls mit Massage und anderen Handgriffen behandelt, aber hier ist der Erfolg viel unsicherer, vielleicht überhaupt zweifelhaft. Eine völlige Heilung wird natürlich auch bei den Retraktionen und Fixationen meist nicht erzielt, aber es gelingt doch in sehr vielen Fällen, den Kranken ihre Beschwerden zu nehmen und somit ein funktionell gutes Ergebnis zu erzielen.

Auch bei der Behandlung dieser Zustände kommt es zunächst darauf an, die Reste der Entzündung durch die *Massage à friction* zu beseitigen, die eben beschrieben worden ist. Sind keine Exsudate oder Infiltrate vorhanden, so kann man sogleich mit den Dehnungen und Hebungen beginnen. Die linke Hand wirkt von der Scheide oder vom Mastdarm her, die rechte Hand von den Bauchdecken her auf die zu beeinflussenden Teile ein; manchmal wird dabei die vorhin beschriebene Rückenlage der Kranken vorübergehend einmal durch Knieellenbogenlage oder durch Stehen ersetzt. Die Verklebungen werden allmählich, mit durchaus sanfter Gewalt, in immer wiederholten Sitzungen, gelöst, indem der Uterus immer wieder gerade in die Richtung gezogen und geschoben wird, wohin die Bewegung erschwert ist. Die eigentlichen Hebungen erfordern die Mitwirkung eines Assistenten oder einer Assistentin. Dieser kniet auf der Bank zwischen den Knien der Kranken, neigt sich über die Kranke, dringt mit den mittleren Fingern der beiden stark supinierten Hände zwischen Schambein und Uterus ein, mit kräftigem Druck, und schiebt die ganzen Eingeweide in die obere Bauchhöhle hinauf. Der Arzt geht der hinaufgezogenen Portio so weit wie möglich mit seinem Zeigefinger nach und drängt sie dabei nach hinten. Diese Hebung wird in jeder Sitzung 3—4 mal vorgenommen.

Sowohl bei der einfachen Massage als bei den Dehnungen und Hebungen läßt BRANDT regelmäßig zum Schlusse der Sitzung eine Gymnastik vornehmen, zunächst in der einfachen Weise, daß die Kranke ihren Rücken und ihr Gesäß von der Unterlage erhebt und kurze Zeit nur mit dem Nacken und den Füßen die Unterlage berührt. Dabei werden, wenn es sich um Lageveränderungen usw. handelt, noch Widerstandsbewegungen eingeschaltet: die in dieser Kreisbogenstellung befindliche Kranke hält ihre Knie fest zusammen, während der Arzt sich bemüht, sie auseinanderzuziehen; nachher sucht die Kranke die gespreizten Knie zusammenzubringen, während der Arzt sie in gespreizter Stellung festzuhalten sucht. Ferner muß die Kranke mehrmals täglich die Muskeln des Beckenbodens anspannen, indem sie die Bewegungen macht, die beim Zurückhalten des Mastdarminhaltes gemacht werden. Diese Gymnastik im Verein mit den Hebungen stellt auch das BRANDTsche Verfahren bei der Behandlung des Descensus und des Prolapsus uteri et vaginae dar. Sowohl die Anspannung des Levator und sphinkter ani als die Widerstandsbewegungen der Oberschenkel fördern die Zusammenziehung und die Festigkeit der Muskeln des Beckenbodens, deren Erschlaffung wesentlich für Descensus und Prolapsus ist. Handelt es sich dagegen um Zerreißung dieser Muskeln oder um schwere Atrophie, oder auch um sehr magere, schwächliche Personen, so ist kein besonderer Erfolg von der Muskelübung zu erwarten und eine Operation vorzuziehen.

Die BRANDTsche Behandlung erfordert eine genaue anatomische Kenntnis der Verhältnisse der Beckenorgane, eine genaue Diagnose, mit sicherer Ausschließung aller frischen, noch irgendwie zu aktiver Tätigkeit fähigen Entzündungsvorgänge, eine völlig sichere Palpation und große Handgeschicklichkeit. Wer darüber nicht durch Anlage und Studium verfügt, soll seine Hände davon lassen, er wird der Kranken nichts nützen, kann ihr aber sehr schaden. Aber auch bei richtiger Indikation und sachgemäßer Ausführung ist zu bedenken, daß eine Anzahl von Kranken durch das angreifende, ethisch oder sexuell erregende der Kur geschädigt werden und psychischnervöse Störungen bekommen können.

Eine lange Ausdehnung der Kur ist jedenfalls nicht ratsam, wenn nicht in drei Wochen ein deutlicher Erfolg erreicht ist, geht man besser zu einer anderen Behandlung über. Besondere Vorsicht ist bei Jungfrauen geboten.

Die Pessarbehandlung

der Lageveränderungen des Uterus ist durch die Erfahrungen der letzten Jahrzehnte in ihrer Bedeutung sehr eingeschränkt worden, und sie wird jedenfalls im weiteren Verlauf noch viel mehr zurückgehen. Zunächst haben viele weiterblickende Frauenärzte erkannt, daß die meisten von den Lageveränderungen hergeleiteten Beschwerden, die man durch Pessarbehandlung bekämpfte, nichts als nervöse Beschwerden waren, wobei das Pessar und die gynäkologische Behandlung rein suggestiv und daher meistens nur für eine gewisse Zeit wirkten, während nach Beseitigung des nervösen Leidens die Lageveränderung von der Kranken gar nicht mehr bemerkt wurde. Für die Aufklärung dieser Verhältnisse haben sich unter den Gynäkologen besonders WINTER und ZIEGENSPECK verdient gemacht. Weiterhin hat man gelernt, durch die erfolgreiche Behandlung der chronischen Metritis, indem man den zu schwer gewordenen Uterus wieder leicht machte, zahlreiche Verlagerungen zurückzubilden oder wenigstens unmerklich zu machen, und endlich hat die Erkenntnis, daß viele Verlagerungen auf dem Zug schrumpfender Ligamente oder Bindegewebestränge beruhen, und die darauf gegründete Behandlung oft die Verlagerungen beseitigen lassen. In den Fällen, wo doch noch die Pessarbehandlung nötig ist, kommt man mit verhältnismäßig wenig und mit sehr einfachen Formen aus. Die früher gebrauchten Intrauterinpessare sind völlig aufgegeben.

Die Pessarbehandlung kommt heutzutage wohl nur noch für zwei Lageveränderungen in Frage: für Senkung und Vorfall der Scheide und der Gebärmutter und für die Rückwärtsneigungen und Rückwärtsbeugungen der Gebärmutter. Bei allen anderen Verlagerungen müssen lediglich die verursachenden und die begleitenden Entzündungen behandelt werden. Alles dazu Nötige ist im Anfange dieses Abschnittes angegeben.

Bei Retroflexio und bei Retroversio uteri kann die Pessarbehandlung ebenfalls entbehrt werden, wenn sie keine Erscheinungen machen. Bei Jungfrauen nimmt man sie nur vor, wenn wirklich schwerere Störungen hervorgerufen werden, und auch dann sucht man sie möglichst abzukürzen. Dagegen ist das

Pessar notwendig, wenn sich die Rückwärtslagerung im Anfange der Schwangerschaft nicht von selbst zurückbildet, namentlich aber, wenn bereits Einklemmungserscheinungen aufgetreten sind. Ein anderer Grund sind stärkere Blutungen in oder außer der Menstruation, die wahrscheinlich mit der Retroflexion zusammenhängen, ein dritter die Vereinigung von Retroversion mit Senkung der Scheide nach einer Geburt, weil dabei leicht ein Vorfall sich ausbildet. Endlich werden öfters die Schmerzen bei Tieflage der Eierstöcke, die sich mit Retroflexion verbindet, durch Einlegung eines Pessars schnell beseitigt. In allen anderen Fällen sollte vor der Anwendung des Pessars die Meinung eines erfahrenen Spezialarztes eingeholt werden.

Das Pessar hat nur dann einen Zweck, wenn der retroflektierte oder retrovertierte Uterus reponiert werden kann. Zu diesem Zweck muß oft erst die vorhandene metritische Vergrößerung beseitigt oder der Uterus aus perimetritischen Verwachsungen gelöst werden. Wenn das erreicht ist, reponiert man nach der bimanuellen Methode von B. S. Schultze oder nach der Zugmethode von Küstner. Bei der ersteren wird der Fundus mit einem oder zwei Fingern vom hinteren Scheidengewölbe aus oder auch vom Mastdarm aus in die Höhe geschoben, während die untere Hand den Uteruskörper von hinten umgreift und nach vorne schiebt. Bei fettreichen Bauchdecken ist das vielfach nur in Narkose möglich. Die Zugmethode ist leichter und bei beweglichem Uterus gefahrlos; man zieht die Portio mit der an die vordere Lippe gehakten Kugelzange abwärts, erhebt unter anhaltendem Ziehen die Kugelzange und stößt sie dann rasch nach hinten und oben. Bei nicht frei beweglichem Uterus gewährt die Schultzesche Methode den Vorteil, daß man in Narkose unter starker Hochlagerung des Beckens die gewöhnlich flächenhaften Verklebungen zwischen Uterus und Rectum stumpf trennen kann. Natürlich muß man sich dabei vor gewaltsamem Vorgehen hüten, weil dann stärkere Blutungen oder gar schwere Verletzungen möglich sind. Wenn zwei oder drei solche Versuche mißlungen sind, ist die operative Trennung nötig. Bei Einklemmung des schwangeren Uterus macht die Aufrichtung manchmal Schwierigkeiten, sie gelingt aber nach Entleerung der Blase mit dem Katheter meist auch ohne die von mehreren Autoren empfohlene Punktion des Uterus vom hinteren Scheidengewölbe aus, wodurch das Fruchtwasser entleert werden kann. Da hierdurch der Abortus unvermeidlich wird, ist bei der heutigen

Technik und Asepsis in solchen Fällen die Laparotomie mit nachfolgender Aufrichtung des Uterus vorzuziehen.

Ist die richtige Lage des Uterus herbeigeführt, so muß sie durch ein Pessar erhalten werden. Man benutzt dazu am meisten das Hodgesche Schlittenpessar oder das Thomassche Pessar. Alle haben den Zweck, die Zervix im hinteren Scheidengewölbe festzuhalten, indem sie dieses ausdehnen und dadurch die Portio nach hinten ziehen. Man verwendet nur Pessare aus Hartgummi oder Zelluloid. Die Auswahl der Form und der Größe geschieht nach den Verhältnissen des Einzelfalles auf Grund der Erfahrung; am besten benutzt man die in bestimmter Form gegossenen, nicht die selbst geformten, die sich allmählich anderweitig biegen können. Gründliche Desinfektion des Pessars vor dem Einlegen ist selbstverständlich. Ein richtig eingelegtes Pessar soll von der Patientin gar nicht gefühlt werden. Es kann dann ein Jahr lang liegen bleiben, man muß aber während dieser Zeit täglich Scheidenausspülungen mit abgekochtem lauen Wasser machen lassen, dem auf ein Liter 20 Tropfen *Formalin* zugesetzt sind. Auch während der Menstruation läßt man Spülungen anwenden, unter genauer Einhaltung der Wasserwärme von 38° C. Das herausgenommene Pessar darf nur durch den Arzt wieder eingesetzt werden. Fehlerhafte Stellung des Instrumentes kann Dekubitusgeschwür der Scheide hervorrufen. Dies verrät sich durch Ausfluß, der allmählich blutige Beimischung zeigt und schließlich rein blutig werden kann; Brennen und Druck im Leibe, Erschwerung der Stuhl- und Harnentleerung pflegen auch nicht auszubleiben. Dann muß bis zur Heilung das Pessar entfernt und das Geschwür unter Leitung des Spekulums behandelt werden. Während der Schwangerschaft läßt man das Pessar liegen, bis die Gefahr des Wiedereintretens der Retroversion überwunden ist. Bei richtiger Lage ist oft schon nach einem halben Jahre die richtige Stellung des Uterus dauernd geworden.

Bei Scheiden- und Gebärmuttervorfall kann das Pessar nur nützen, wenn der Beckenboden ihm genügenden Halt gibt, andernfalls muß operativ eingegriffen werden. Für den Vorfall eignet sich am besten der einfache Ring oder das exzentrische Ringpessar, dessen dünnerer Bügel in das hintere Scheidengewölbe kommt. Hier muß gewöhnlich durch den Versuch die richtige Größe festgestellt werden, das Pessar darf weder drücken, noch heraustreten. Gewöhnlich besteht gleichzeitig eine Retrodeviation, die zunächst beseitigt werden muß.

5. Menstruationstörungen.

Die Menstruationstörungen sind nur Begleiterscheinungen, aber ihre Behandlung muß aus praktischen Gründen gesondert besprochen werden.

1. Die **Amenorrhöe** findet sich, abgesehen von der Zeit der Schwangerschaft und des Stillens, bei infantilem Uterus, scheinbar bei Verschluß des Weges durch undurchbohrtes Hymen oder geknickten Uterus, sehr oft bei Anämie, Chlorose, akuten, nervösen und psychischen Störungen, bei jungen Mädchen häufig nach Wechsel des Aufenthaltsortes und der Lebensweise, nicht selten als erstes Zeichen beginnender Tuberkulose, zuweilen infolge chronischer Metritis. Die Behandlung findet darin zahlreiche Aufgaben. Erkältung, Gemütsbewegungen, Furcht vor Schwangerschaft können zu plötzlichem Aufhören der bereits eingetretenen Menstruation und zu längerem Ausbleiben führen. Bei der anämischen Form hilft fast immer die Behandlung mit Eisen, besonders auch in der Form des *Liquor Mangani peptonatus* GUDE oder HELFENBERG, dreimal täglich ein Teelöffel voll nach der Mahlzeit, oder Arsenik oder Ichthalbin.

℞ Acidi arsenicosi 0,2
Pulv. et Succ. Liq. ana 5,0
F.Pil. 100. D.S. 3 mal täglich
1 Pille, steigend bis 5 mal 1,
dann wieder 3 mal 1 Pille.

℞ Ichthalbini 50,0
D.S. 2 mal tägl. 1 Teelöffel voll.
(Teuer.)

Ist die Amenorrhöe die Folge mangelhafter Entwicklung der Genitalien, wobei es sich um einen normal ausgebildeten Kanal, aber um schlaffe, membranöse Uteruswandungen handelt, so kann man versuchen, die Entwicklung des Uterus durch fortgesetzte Hyperämisierung des Unterleibes zu fördern. Man läßt dreimal wöchentlich ein Wannenbad von 40° C., 15 Minuten lang, oder ebenso heiße Sitzbäder nehmen, heiße Scheidenspülungen, 38—40° C. mit 2 l Wasser, machen und die von THURE BRANDT angegebene zuleitende Gymnastik üben: häufige Kniebeugen bis zu tiefer Hockstellung; in Steinschnittlage, bei gebeugten und abduzierten Oberschenkeln, mehrmalige kräftige Auswärtsrotation der Oberschenkel; bei gestrecktem Bein kräftige Zirkeldrehungen im Fußgelenk. Auch die Kreuzbeinhackung, schnell hintereinander ausgeführtes Beklopfen der Kreuzgegend mit den Ulnarrändern beider Hände, wirkt anregend auf den Blutzufluß zum Unterleib; man führt sie jeden Tag einige Minuten lang aus.

Daß hier wie bei den anämischen Formen eine geeignete Ernährung, vgl. den Abschnitt über Blutkrankheiten, unentbehrlich ist, braucht kaum erwähnt zu werden. Zu versuchen wäre wohl auch, ob die Mittel, wodurch die Milchabsonderung angeregt wird, *Somatose, Roborat, Laktagol*, auch auf die inneren Geschlechtsorgane anregend wirken. Ferner sind noch keine genügenden Beobachtungen angestellt, wie die Eierstockspräparate auf die Amenorrhöe wirken. Da die Menstruation durch den Reiz bestimmter, von den Eierstöcken abgesonderter chemischer Stoffe hervorgerufen wird, ist es nicht unwahrscheinlich, daß unter Umständen diese Stoffe in den Eierstockspräparaten vorhanden sind. Einzelne Beobachtungen bestätigen diese Vermutung. Man gibt von den *Ovarialtabletten* (Merck) zu 0,5 dreimal täglich 2—5, von den *Ovaradentabletten* (Knoll) dreimal täglich 1—3, von den *Ovariantabloids* (Burrough Welcomes & Co.) dreimal täglich 1—3, monatelang.

Die sogenannten inneren Emmenagoga haben wenig Wert. Am ehesten wäre noch das *Kalium permanganicum* zu nennen:

℞ Kalii permangan. 5,0
Boli alb. 3,0
F. c. Aq. dest. q. s. Pil. 50
D.S. 3 mal tägl. 1 Pille.

Beachtenswert sind die Fälle, wo bei normaler Ausbildung der Genitalien, gut entwickeltem Uterus und gesunder Blutbildung die Menstruation anscheinend wegen Fehlens der normalen Innervation nicht eintritt, während oft zu periodischen Zeiten Nasenbluten oder andere Blutungen sich einstellen. Nicht selten gelingt es dann, durch Hypnotherapie die Menstruation herbeizuführen. Manchmal mag auch die Fliesssche Ansicht zutreffen, daß die Ursache der Amenorrhöe in Nasenerkrankungen liege, deren Behandlung dann auch die Menstruation herbeiführt.

2. **Menorrhagie und Metrorrhagie.** Zu starke oder zu lange anhaltende oder außer der Menstruation auftretende Blutungen sind sehr oft ein Zeichen von akuter oder chronischer Metritis, von Myom oder Krebs der Gebärmutter, von unvollkommener Rückbildung nach Abortus oder Entbindung, nicht selten mit Zurückbleiben von Eihautresten, von Lageveränderungen usw. Andere Ursachen sind Chlorose, Nervenschwäche, Tuberkulose, Scharlach, Pocken, Typhus, Skorbut und andere Bluterkrankungen, ferner unzweckmäßiges Verhalten während der Menstruation. In

keinem Falle von unregelmäßigen Blutungen, namentlich auch, wenn sie durch Scheidenspülungen, Beischlaf und dergl. auftreten, darf die Untersuchung auf Krebs unterlassen werden; insbesondere ist es verwerflich, Blutungen um das vierzigste Jahr und später ohne Untersuchung als klimakterische Blutungen aufzufassen. Dadurch wird eine sehr große Zahl von Krebserkrankungen unoperierbar! Wo das Leben der Kranken in Gefahr steht, wie jährlich Tausende von Beispielen zeigen, darf die Scheu der Kranken vor einer Untersuchung nicht davon abhalten!

Direkten Einfluß auf die Blutung übt man durch heiße Scheidenspülungen 45—50° C., 1—2 l, oder heiße Mastdarmklistiere, ebenso warm, 1/4 l mehrmals täglich. Bei den menstruellen Blutungen wirkt oft *Salipyrin*, 1,0 dreimal täglich in den Originaltabletten zu 1,0, schnell und gut. Beruht die starke Blutung auf einer Erschlaffung der Uterusmuskulatur, so gibt man am besten die Sekalepräparate, namentlich

℞ Extr. Secalis corn. fluidi 10,0 (besonders gut das Dialysat von Golaz). D.S. Mehrmals täglich 10—20 Tropfen.

℞ Tct. hämostypt. FRITSCH-DENZEL 100,0
D.S. 2 mal tägl. 1 Tee- bis Eßlöffel voll.

℞ Cornutini ergot. (Ergotini BOMBELON) 25,0
D.S. 3—5 mal tägl. 5—10 Tropfen.

Auf die Uterusgefäße wirken *Hydrastis*, *Hamamelis* und die aus dem Opiumalkaloid Cotarnin hergestellten salzsauren und phthalsauren Salze des Cotarnins: *Stypticin* und *Styptol*. Die beiden letzteren wirken sehr schnell, das Styptol noch besser als das Stypticin, man kann sie also auch noch während der Blutung geben. Dagegen eignen sich Hydrastis und Hamamelis mehr zur vorbereitenden Behandlung in der Woche vor der Menstruation oder während der ganzen freien Zeit; sie werden dann auch während der Blutung weitergegeben, wenn das noch nötig erscheint. Hydrastis wirkt zugleich als Tonicum und Digestivum; wegen seines schlechten Geschmackes gibt man es am besten in Pillen.

℞ Extr. fl. Hydrastis Canad. 10,0
D.S. 3 mal tägl. 20—25 Tropfen.

℞ Extr. Hydrast. Canad. sicc. 5,0
(Extr. Secal. corn. 3,0)
Pulv. Liq. q. s. ut F.Pil. 50.
D.S. 3 mal tägl. 2 (1) Pillen.

℞ Extr. fl. Hamamelis Virgin. 50,0
D.S. 3 mal tägl. 1/2—1 Teelöffel.

℞ 1 Röhrchen mit 10 Tabletten Stypticin 0,05
(20 Tabletten Styptol 0,05)
3—5 mal tägl. 1 Tablette, vom 3. Tage ab weniger.

Das Verhalten während solcher Blutungen, einerlei ob sie menstruell oder nicht menstruell sind, soll sich durch besondere Ruhe auszeichnen. Schon bei der normalen Menstruation sollen heftigere Bewegungen, namentlich Tanzen, Reiten, Schlittschuhlaufen, Tennisspiel, Radfahren, Maschinennähen, Bergsteigen, schweres Heben und starkes Bücken unterlassen werden, geistige und Gemütsaufregungen nach Möglichkeit ferngehalten werden (aufregende Theaterstücke!). Doppelt nötig ist das, wenn die Blutungen stark sind. Außerdem ist dann Bettliegen nötig, und zwar in recht flacher Lage, unter Fürsorge für regelmäßige Entleerung der Blase und des Darmes. Von den Abführmitteln dürfen dazu Aloemittel nicht angewendet werden, weil sie die Blutung steigern. In der Kost muß alles vermieden werden, was die Blutung steigern könnte, so die alkoholischen Getränke, dagegen ist reichliche Flüssigkeitzufuhr wünschenswert, um die Blutverminderung auszugleichen. Ob Tee und Kaffee die Blutung steigern, ist zweifelhaft, dafür mögen die Einzelbeobachtungen entscheiden.

Nach Fliess gibt es auch Menorrhagien, die durch Erkrankungen der Nasenschleimhaut herbeigeführt werden und durch deren Heilung gebessert werden können. Ich habe den Eindruck gehabt, als wenn in solchen Fällen auch eine Suggestivbehandlung ohne Nasenbehandlung den Erfolg herbeigeführt habe.

3. **Dysmenorrhöe.** Eine erfolgreiche Behandlung der Menstruationschmerzen ist nicht nur aus Mitleid mit den gequälten Kranken wichtig, sondern auch, weil viele Mädchen und Frauen durch diese Beschwerden dem Alkoholismus zugeführt werden. Die volkstümliche Beobachtung, daß Menstruationskoliken durch Portwein, Grogk, Kognak beseitigt oder richtiger übertäubt werden, führt oft zu sehr reichlichem Genuß dieser Getränke bei jeder Menstruation, und im Notfall wird statt dessen auch zu Arrak, Kölnischem Wasser usw. gegriffen.

Eine große Anzahl von Dysmenorrhöen beruht auf Erkrankungen des Uterus, der Tuben, der Ovarien und des Perimetriums. Diese müssen festgestellt und rationell behandelt werden. Eine vermutlich noch größere Zahl ist rein funktionell, so namentlich die Mehrzahl der Dysmenorrhöen bei Jungfrauen. Die Feststellung dieser Beziehungen ist für die Behandlung entscheidend. Bei den Menstruationschmerzen, die von entzündlichen Erkrankungen abhängen, ist Bettruhe geboten, bei den funktionellen ist sie nur nachteilig. Die Schmerzen verschwinden vielmehr nach aktiven gymnastischen Übungen — insbesondere sind auch hier die zuleitenden Übungen, vgl. S. 251, von Wert, weil bei kräftigem Blutandrange gewöhnlich die Blutung schneller eintritt und damit die schlimmsten Schmerzen, die der Blutung vorhergehenden, aufhören —, nach längeren Spaziergängen und Radfahrten, die kurz vor Eintritt oder zu Beginn der Menses unternommen werden. Auch Elektrisch-Licht-Bäder oder warme Wannenbäder, 34° C. eine halbe Stunde lang, oder Sitzbäder von derselben Wärme wirken oft sehr gut. Außerdem kann man, wenn die Schmerzen vorhanden sind, heiße Umschläge auf den Unterleib machen und heißen Tee, auch Pfefferminz- oder Baldriantee, trinken lassen. Zu den Umschlägen verwendet man gern den Thermophor. Als schmerzstillende Mittel empfehlen sich zunächst die Antineuralgica, insbesondere *Kryofin*, *Pyramidon*, *Salipyrin*, *Aristochin*, je 0,5, in viertelstündigen Pausen 2—3 mal hintereinander. Kommt man nicht ohne Narcotica aus, so gibt man am besten *Codein* oder *Dionin*.

℞ Codein. phosph. 1,0
Aq. amygd. amar. 15,0
D.S. $^1/_4$ stdl. 10 Tropfen bis zur Wirkung (10 Tr. = 0,03).

℞ Dionini 0,15—0,3
Natr. brom. 10,0
Aq. dest. 150,0
M.D.S. $^1/_2$ stdl. 1 Eßl. bis zur Wirkung.

℞ Dionini 0,3—0,5
Olei Cacao 25,0
F. l. a. Suppos. X. D.S. Tägl. 1—3 Zäpfchen.

Beachtenswert ist auch für die Dysmenorrhöe der Zusammenhang mit Nasenleiden nach der Fliessschen Theorie. Der einfache Versuch, ob die Schmerzen verschwinden, wenn man bei Unterleibschmerz die untere Nasenmuschel, bei Kreuzschmerz das Tuberculum septi mit 10—20 %iger Kokainlösung bepinselt, sollte in jedem Falle gemacht werden. Auch der oft schlagende Einfluß der hypnotischen Suggestion wäre viel häufiger, als bisher geschieht, heranzuziehen, namentlich in allen Fällen, wo die Schmerzen nicht bei jeder Menstruation gleich groß sind, sondern ohne bekannte Ursache oder bei Ortsveränderung u. dergl. verschieden stark auftreten. Trotz solcher Schwankungen wird oft ein organisches Leiden angenommen, der Halskanal operativ erweitert usw.

4. **Klimakterische Beschwerden.** Auch für die klimakterische Zeit ist eine besondere Empfehlung gesundheitgemäßen Verhaltens in dem Sinne, wie S. 215 ff. ausgeführt, dringend nötig. Bei der großen Neigung zu Schweiß und zu Hautjucken ist reinliche, möglichst aseptische Behandlung der äußeren Teile

durchaus nötig. Regelmäßige Bäder, wobei sorgfältig die indifferente Wärme von 33° C. für das Vollbad gewahrt wird, regelmäßige Körperbewegung im Freien, normale gemischte Kost, eher mit Überwiegen der Vegetabilien, mit Vermeidung von viel Gewürzen und dergl., Beschränkung der Alkoholgetränke, reichlicher Genuß von dünnem Tee und Limonaden, Vermeiden starken Kaffees, reichlicher Genuß von frischem Obst, besonders auch Weintrauben, Apfelsinen, ist ratsam.

Gegen die fliegende Hitze, sog. heißen Übergießungen, gegen die Hautveränderungen und die Schweiße bewähren sich Waschungen mit Hahnscher *Formalin*seife, die man einige Minuten auf der Haut eintrocknen läßt und dann mit lauem Wasser abwäscht, oder mit Wasser, dem einige Eßlöffel voll Essig auf ein Waschbecken voll Wasser zugesetzt sind, ferner Halbbäder mit Seewasser von 28—30° C., vier Minuten lang, sowie die **Schwefelbäder**: Eilsen in Schaumburg-Lippe, Gurnigel in der Schweiz, 1155 m hoch, Heustrich im Berner Oberland, 700 m hoch, Kainzenbad bei Partenkirchen in Oberbayern, 800 m hoch, Bad Kreuth in Oberbayern, 850 m hoch, Langensalza in Thüringen, 210 m hoch, Lenk im Kanton Bern, 1105 m hoch, Bad Nenndorf bei Hannover, Schimberg-Bad, Entlebuch bei Luzern, 1425 m hoch, Stachelberg, Kanton Glarus, 650 m hoch, Bad Weilbach im Regierungsbezirk Wiesbaden, 135 m hoch; ferner die warmen Schwefelbäder von Aachen, Baden bei Wien, Baden bei Zürich, Helouan in Ägypten, Herkulesbad in Ungarn, Landeck in Schlesien (vgl. S. 242), Lavey-les-Bains im Kanton Waadt, Pistyán in Ungarn, Schinznach im Kanton Aargau, 343 m hoch, Sirmione am Gardasee, Trencsén-Teplitz in Oberungarn. Immer ist davor zu warnen, durch gewaltsame Behandlung der Haut etwas erreichen zu wollen; nur mildes und schonendes Vorgehen kann helfen.

In manchen Fällen sieht man eine sehr gute, allerdings gewöhnlich den Gebrauch nicht überdauernde Wirkung der Eierstockspräparate. Man gibt die S. 252 erwähnten Tabletten in steigender Zahl so lange, bis der gewünschte Erfolg erreicht ist, nötigenfalls monatelang, versucht von Zeit zu Zeit immer wieder, ob man jetzt schon mit kleineren Gaben dasselbe erzielt, und sucht schließlich auch ohne das Mittel auszukommen. Da die Behandlung mit keinerlei Übelständen verbunden ist, als mit den Kosten der Tabletten, braucht man nicht zurückhaltend damit zu sein, wenn die Geldverhältnisse es erlauben.

VII

Krankheiten des Nervensystems.

1. Verhütung.

Vier Umstände sind es, die in der ungeheuren Mehrzahl der Nervenkrankheiten einzeln oder vereint die **Ursache** abgeben: **Erbliche Anlage, Überanstrengung, Alkoholmißbrauch, Syphilis.** Ein erfolgreicher Kampf gegen diese Schäden würde die meisten Nervenkrankheiten verhüten.

1. Die erbliche Anlage zu Nervenkrankheiten beruht darauf, daß in der Aszendenz Nerven- oder Geisteskrankheiten, auffallende Charaktere-, Neigung zu Selbstmord oder Verbrechen, Alkoholismus, Morphinismus usw. vorgekommen sind. Wahrscheinlich gehören auch Gicht und Zuckerkrankheit in die Reihe der Störungen, die den genannten wesensverwandt sind. Blutsverwandtschaft der Eltern erhöht die Gefahr, weil die Schädlichkeiten sich addieren, nicht durch den Einfluß anderer Art ausgeglichen werden. Schwächezustände der Eltern zur Zeit der Zeugung, zu junges oder zu hohes Alter, Tuberkulose, Blutarmut und andere Störungen können ebenfalls bei den Nachkommen als nervöse Anlage nachwirken. Die Syphilis schadet den Kindern teils durch direkte Übertragung in der Form der hereditären Syphilis, teils durch Blutverschlechterung, die eine Schwäche aller Organe oder besonders des Nervensystems nach sich zieht.

Es ist mehrfach vorgeschlagen worden, zur Verhinderung solcher Vererbung die Ehe nervöser Menschen zu verbieten. Bei dem heutigen Standpunkte ist das unausführbar, es wäre aber auch ungerecht, weil die Vererbung nicht zwingend ist, weil der ungünstige Einfluß eines Ehegatten durch die Vorzüge des anderen völlig ausgeglichen werden kann, ferner auch deswegen, weil viele nervös Belastete trotz ihres Leidens sehr geniale und wertvolle Menschen werden. Um so eifriger muß das

Bestreben sein, die Menschen darüber aufzuklären, welche Verantwortung Ehegatten übernehmen, wenn sie sich während vererbbarer krankhafter Zustände nicht der Zeugung enthalten. Aus diesem Grunde soll vor jeder Eheschließung der Arzt, soweit sein Einfluß reicht, auf den Wert vollkommener Gesundheit nachdrücklich hinweisen, er soll vor allem **niemals**, wie es leider oft geschieht, die Ehe als ein Heilmittel für nervöse Störungen, Blutarmut, Menstruationsbeschwerden hinstellen, denn in den meisten Fällen ist von einer günstigen Wirkung der Verheiratung in diesen Fällen nicht die Rede, in vielen wird sogar die Nervosität und die Blutarmut durch die neuen Anforderungen nur verschlimmert.

Sehr wichtig ist weiterhin die richtige Erziehung in körperlicher und geistiger Hinsicht. Auch schwer nervös belastete Kinder können durch richtige Behandlung gesunde Nerven bekommen. Dazu gehören schon in der Säuglingszeit richtige Zimmerwärme, um 18° C., tägliche Bäder, zunächst von 35° C., vom zweiten Vierteljahr an von 33° C., außerdem abends kurze Waschungen mit Wasser von etwa 30° C., ferner weder zu warme noch zu leichte Bekleidung. Die gewaltsame Abhärtung durch kältere Bäder und Waschungen und zu dünne Kleidung macht die Kinder nicht nur nervös, sondern auch empfindlicher gegen Erkältungen. Das letztere hat besonders Hecker in München durch sorgfältige Untersuchungen nachgewiesen. Auch in den späteren Kinderjahren gilt das. Selten wird aus den Kindern der Abhärtungsfanatiker ein wirklich gesunder Mensch. Dagegen erweist es sich als überaus segensreich, wenn die nach den eben gegebenen Ratschlägen behandelten Kinder beim Heranwachsen mehr und mehr daran gewöhnt werden, mit der unbedeckten Haut auch kühlere Luft zu ertragen, wenn sie z. B. während des An- und Ausziehens längere Zeit mit unbekleidetem Körper verweilen usw. Die Luftbäder, die von der Naturheilbewegung als Heilmittel verwendet werden, oft in sehr übertriebener Weise, am unrechten Orte und in zu langer Ausdehnung, sollten als tägliches Mittel der Gesundheitspflege viel mehr geübt werden! Ebenso wichtig wie die äußeren Einflüsse ist eine gesunde Ernährung, mit einer gemischten Kost, wie S. 82 ff. auseinandergesetzt ist, mit Vermeidung eines Übermaßes von Fleisch, insbesondere unter völliger Enthaltung von Alkohol. Daß Kaffee und Tee in reichlicher Verdünnung mit Milch usw. irgendwie schädlich auf Heranwachsende wirkten, ist eine der vielen Fabeln, die unbesehen immer wiedererzählt werden. Nur in den ersten 5 oder 6 Jahren wird man davon absehen. Die psychische Erziehung soll sich durch Gleichmäßigkeit, Festigkeit und stete Wahrhaftigkeit bei gleichzeitiger Güte und Geduld auszeichnen; der Erzieher wirke durch sein Vorbild und durch mehr freundschaftliche, kameradschaftliche Belehrung, nicht durch Gewalt oder Autorität! Prügeln, Einsperren ins Dunkelzimmer, Kostentziehung und dergl. sind unzweckmäßige und oft schädliche Strafen, am meisten für nervös beanlagte Kinder. Übermäßige Anregung der Phantasie ist ebenfalls vom Übel, Kinder, die dazu neigen, müssen unmerklich davon ab- und praktischeren Übungen zugelenkt werden. Der Hang zum Alleinsein, der leicht zu phantastischen Träumereien führt, muß durch Beschaffung angenehmer Geselligkeit und Kameradschaft beseitigt werden.

2. Überanstrengung. Ein viel besprochener Schaden ist die Überbürdung der Schüler. Es besteht neuerdings eine gewisse Neigung, diese in Abrede zu nehmen, weil sich nicht oft schwere direkte Folgen nachweisen lassen. Der Umstand aber, daß die Hunderttausende von Nervösen und von Geisteskranken doch alle durch eine Schule hindurchgegangen sind, daß unter den Schülern jeder Klasse ein starker Prozentsatz ist, der zu Nervenkrankheiten veranlagt ist und später nervenkrank werden wird, muß doch dazu mahnen, alles zu vermeiden, was auch nur möglicherweise schaden kann. Man wird aber ganz positiv von einer Schädigung sprechen können, wenn man sich vergegenwärtigt, daß in den oberen Klassen der höheren Schulen von Deutschland vielfach 40—42—44 Lehrstunden wöchentlich gegeben werden, also durchschnittlich 7 Unterrichtsstunden an jedem Wochentage. Dazu kommen noch, nach den Forderungen der Lehrer, wenigstens 3 häusliche Arbeitsstunden. Der Tag ist demnach mit 10 Stunden geistiger Arbeit besetzt, ganz ungerechnet, daß viele Schüler nach eigenem Wunsche oder dem ihrer Eltern noch Musikstunden, Stenographieunterricht usw. nehmen. Das ist entschieden zu viel, und die Ärzte haben die Pflicht, ihre Stimme mit Nachdruck dafür zu erheben, daß die Lernziele vereinfacht, die Stundenzahl verringert und die Anforderungen nach den Kräften der Schüler, nicht nach theoretischen Erwägungen festgelegt werden. Viel würde schon durch eine Verkürzung der einzelnen Unterrichtslektion auf 40 Minuten gewonnen werden. Die Schulmänner, die einer solchen Schonung

der Schüler geneigt sind, bedürfen der ärztlichen Mitwirkung, um zum Ziele zu gelangen!

Selbstverständlich muß auch das Haus mithelfen, die Schäden der Schuljahre zu mindern. Sorge für gute Ernährung, Fernhaltung von Aufregungen, ungesunden Zerstreuungen, richtige und pünktliche Tageseinteilung, Gewährung ruhiger Arbeitgelegenheit usw., geeignete Erholungen, richtige Leitung der körperlichen Übungen sind solche Mittel.

Die Überanstrengung wirkt übrigens nicht nur, wie schon lange bekannt ist, als Ursache nervöser Erkrankungen, sie ruft auch sehr oft körperliche Nervenkrankheiten hervor. Ein besonderes Verdienst um die Aufklärung dieser Frage hat sich Edinger erworben. Er hat schon vor zehn Jahren, besonders ausführlich und eindringlich aber neuerdings darauf hingewiesen, daß es Nervenkrankheiten gibt, die dadurch entstehen, daß unter bestimmten Umständen den normalen Anforderungen, die die Funktion stellt, kein entsprechender Ersatz innerhalb der Gewebe gegenübersteht. Der auch unter gesunden Verhältnissen die Arbeit der Nerven begleitende Zerfall in den Zellen und in den markhaltigen Nervenfasern wird unter krankhaften Verhältnissen gesteigert oder doch nicht genügend ausgeglichen, es kommt daher zu dem anatomischen Bilde des Unterganges von Zelle und Faser. Werden abnorm hohe Anforderungen gestellt, so kann es auch unter sonst gesunden Verhältnissen zu einem Zerfall kommen: Arbeitsatrophie, Arbeitsneuritis; wird der Ersatz durch ein im Körper vorhandenes Gift aufgehalten, Syphilis, Blei usw., so kommt es je nachdem zu Polyneuritis, Tabes, Dementia paralytica, kombinierten Systemerkrankungen. Ist endlich das Nervensystem von vornherein nicht stark genug angelegt, so kann es schon durch die normale Funktion zugrunde gerichtet werden, so bei den hereditären Nervenkrankheiten, den meisten kombinierten Strangerkrankungen, der spastischen Paralyse, den amyotrophischen Erkrankungen in Oblongata und Rückenmark, der primären, nicht tabischen Opticusatrophie, wahrscheinlich auch bei der progressiven nervösen Ertaubung.

Es ist klar, wie wichtig diese von Edinger vermittelte Erkenntnis für die Verhütung der Nervenkrankheiten sein muß. Er hat selbst beobachtet, wie günstig es wirkt, daß er seine Tabischen sehr wenig gehen läßt, nur Übungen anstellt, die nicht ermüden, sie alle Stunden urinieren und bei Sonnenschein dunkle

Brillen tragen läßt; auch von anderen Seiten ist mitgeteilt, daß die Blasenlähmungen der Tabischen ausbleiben, wenn sie oft genug die Blase entleeren und die Innervation des Detrusor nicht verderben. Ferner zeigt die allgemeine Erfahrung, daß Neuritiden nach Infektionskrankheiten, z. B. Beinlähmungen nach Typhus, nicht leicht eintreten, wenn man die Kranken lange genug ruhen läßt, daß Neuritiden am besten heilen, wenn man das Glied durch Verband in Ruhe stellt usw. So könnten voraussichtlich viele der von EDINGER sogenannten **Aufbrauchkrankheiten** vermieden werden. Ich habe ähnliches unabhängig von EDINGER und zum Teil schon vor seiner ersten Veröffentlichung für die nervösen Erschöpfungszustände, Neurasthenie usw., als wichtig erkannt und demgemäß mit Entschiedenheit eine Ruhebehandlung dafür gefordert, worüber in dem betreffenden Abschnitt Genaueres gesagt ist.

3. Eine dritte allgemeine Schädigung des Nervensystems ist der Alkoholmißbrauch. Es wird vielfach auch in Ärztekreisen noch angenommen, daß es eine untere Grenze gäbe, ein bestimmtes Maß von Alkohol, das immer ohne Schaden vertragen würde. Die von CARL FRAENKEL gesammelten Äußerungen zahlreicher Professoren der Medizin geben ein deutliches, nicht sehr erfreuliches Bild, wie sehr wissenschaftliche Ansichten durch herrschende Lebensgewohnheiten beeinflußt werden. Dabei versteht es sich doch ganz von selbst, daß eine Alkoholmenge, die bei dem Durchschnittsmenschen für gewöhnlich nichts ausmacht, für das von Haus aus schwächer angelegte Nervensystem und ebenso auch für Zeiten besonderer Empfindlichkeit des Gesunden schädlich sein kann. Das ist denn auch tatsächlich, z. B. für die große Mehrzahl der Nervösen ebenso wie allgemein für die Kinder, für Bleichsüchtige und Schwächliche, leicht nachweisbar. Auch die kleinen Alkoholmengen, die in zahllosen Familien unbeachtet als Teile der täglichen Nahrung aufgenommen werden, bewirken sehr oft eine deutliche Schädigung der Erholungsfähigkeit der Nerven und wohl auch der Blutbildung, bei Heranwachsenden schädigen sie geradezu die Ausbildung des Gehirns. Noch viel größer wird die Gefahr, wenn es nicht bei den kleinen Mengen bleibt, sondern wenn regelmäßig jeden Tag die für harmlos erklärte Menge von anderthalb Liter Bier oder entsprechend viel Wein genossen wird. Sicher werden dadurch mindestens ebensoviel Menschen geschädigt wie durch das ersichtlich übermäßige, zum Rausch führende Trinken. Man braucht

nicht bis zur strengen Konsequenz der völligen Alkoholenthaltsamkeit zu gehen, aber als Arzt wird man jedenfalls darauf dringen müssen, daß auch die harmloseren Alkoholgetränke nur zu gelegentlichem Genuß, zum Trinken eines reinen und maßvollen Genusses wegen, aber nicht zum täglichen, gewohnheitsmäßigen Trinken benutzt werden.

4. Als häufige Quelle von Nervenkrankheiten muß auch die Syphilis bezeichnet werden. Nicht nur macht die dabei eintretende Blutverschlechterung die Kranken nervös und ihre Nervenbahnen zu einem Schwunde im Sinne der EDINGERschen Aufbrauchkrankheiten geneigt, die Syphilis ist auch eine Ursache zahlreicher schwerer Gehirn- und Rückenmarkkrankheiten, sowohl durch die Gummata und die Gefäßerkrankungen der tertiären Periode, als durch die meta- oder postsyphilitischen Krankheiten Tabes und Dementia paralytica, mögen sie durch Überanstrengung der geschädigten Nervenzentren oder durch Giftwirkung hervorgerufen sein. So ist auch zur Verhütung der Nervenkrankheiten die Bekämpfung der Syphilis eine wichtige Aufgabe.

2. Krankheiten der peripherischen Nerven.

1. Neuritis.

Mag die Neuritis zahlreiche Nerven oder nur einen ergriffen haben, mag sie auf Überanstrengung, Erkältung, anorganischen oder organischen oder bakteriellen Vergiftungen, auf Verletzung des Nerven oder auf fortgeleiteter Entzündung benachbarter Teile beruhen, immer ist strenge Ruhestellung des kranken Nerven das erste und unumgängliche Gebot.

Bei Neuritis am Bein wird daher Bettruhe eingehalten, bei Neuritis am Arm kann die Anlegung eines immobilisierenden Verbandes angezeigt sein. Mindestens wird man eine Mitella verordnen, worin der Arm getragen wird.

Daneben sucht man durch PRIESSNITZsche Umschläge, bei multipler Neuritis durch warme Bäder, 33—35° C., halbe und ganze Stunden lang und noch länger, oder durch Einpackungen des Körpers in Tücher, die mit Wasser von Stubenwärme getränkt sind, und darüberliegende Wolldecken, für halbe oder ganze Stunden, ein- oder mehrmals täglich, die örtlichen Veränderungen günstig zu beeinflussen. Zugleich bemüht man sich, durch Anregung des Säftestroms, durch Diaphorese und Diurese die etwa vorhandenen Gifte und giftigen Stoffwechselerzeugnisse hinauszutreiben. Man läßt zu diesem Zweck reichlich heißen Tee beliebiger Art trinken, gibt viel heiße Milch mit oder ohne Selterwasser und dergl. Bei multipler Neuritis ist eine Beschränkung auf flüssige Kost oft schon durch das Fieber und den elenden Zustand der Kranken geboten, aber auch in leichteren Fällen mag während der Bettruhe vorwiegende Milchkost wertvoll sein.

Bei der selbständigen Neuritis, einerlei, ob sie einen oder viele Nerven befallen hat, ist eine Behandlung mit antirheumatischen Mitteln oft von deutlichem Einfluß. Insbesondere sind *Salipyrin* und *Aspirin* zu empfehlen.

℞ 20 Tabl. Salipyrin Riedel (1,0) im Originalglas.

℞ 20 Tabl. Aspirin (0,5) im Originalglas.

Man gibt davon am besten in den Abendstunden, nach dem Nachtessen, dreimal hintereinander mit einstündigen Zwischenräumen 1,0, also vom Salipyrin eine, vom Aspirin zwei Tabletten, mit je einem Weinglas kohlensauren Wassers. Man kann auch dieselbe Menge außerdem nach dem zweiten Frühstück geben. Diese Behandlung ist sehr zu beachten, sie stellt auch ein wichtiges Verfahren gegen akute Neuralgien dar.

Wenn das akute Stadium der Neuritis vorüber ist, beginnt man mit der Bäderbehandlung. Insbesondere haben sich Thermalbäder und noch mehr die kohlensauren Solbäder bewährt; Nauheim, Oeynhausen, Kissingen, Wiesbaden, Baden-Baden, vgl. S. 240f., sind bekannte Plätze für diese Leiden. Man findet dort auch überall Anstalten für medikomechanische Behandlung, Massage, Heilgymnastik, die sämtlich hier von großem Werte sind. Soll der Kranke an seinem Wohnorte behandelt werden, so läßt man ihn womöglich Elektrisch-Licht-Bäder nehmen, oder man verordnet künstliche kohlensaure Solbäder, vgl. S. 241. Auch die Elektrotherapie findet eine wichtige Anzeige. Genaueres darüber bringt der Abschnitt über die Lähmungen.

2. Neuralgien und andere Nervenschmerzen.

Die Behandlung der Nervenschmerzen richtet sich natürlich zunächst auf ihre Ursache, die in rheumatischen Schädlichkeiten, in Überanstrengung, mangelhafter Widerstandsfähigkeit der Nerven durch Anämie, Chlorose, Blutverluste, Neurasthenie usw., in Giftwirkungen bei Malaria, Influenza, Syphilis, Gicht, Diabetes, Bleivergiftung beruhen kann. Insbesondere ist die neurasthenische Empfindlichkeit eine sehr häufige Zugabe, auch vorher Gesunde werden durch anhaltende, vielleicht den Schlaf und die Nahrungsaufnahme störende Schmerzen „nervös" und behalten infolgedessen die Schmerzen, auch wenn der örtliche Vorgang, der dazu geführt hatte, längst beseitigt ist. Sie bedürfen dann gar nicht mehr der antineuralgischen Behandlung, die oft mit immer neuen Mitteln fortgesetzt wird und nicht selten zum Morphinismus führt, sondern lediglich einer geeigneten Allgemeinbehandlung, wie sie weiterhin für die Neurasthenie gelehrt wird.

Nicht selten sind peripherische Nervenschmerzen durch zentrale Erkrankungen bedingt. Das gilt besonders von den Rückenmarkkrankheiten, die das sensorische Gebiet treffen, zumal von der Tabes und der Myelitis. Ebenso muß man stets darauf achten, ob etwa eine vermeintliche Ischias in Wirklichkeit durch eine Hüftgelenkentzündung, ein Malum coxae senile, ein Beckensarkom usw. bedingt wird, eine Occipitalneuralgie durch Karies der obersten Halswirbel, usw.

Bei allen Nervenschmerzen ist eine Regelung der Ernährung wichtig. Nur die akutesten und schlimmsten Zustände erfordern flüssige Kost, immer aber ist ein Hinweis auf eine normale gemischte Kost nötig, nicht selten wird eine Milchkost für einige Wochen eine heilsame Änderung im Stoffwechsel hervorrufen. Sie ist zunächst um so leichter durchzuführen, wenn man den Kranken, um Schwankungen der äußeren Wärme zu vermeiden, einige Zeit ins Bett schickt. Durch diese Verordnung lassen sich viele Neuralgien sehr abkürzen, auch bei einer erneuten Behandlung chronischer Nervenschmerzen macht man oft mit Vorteil davon Gebrauch. Niemals soll man dabei eine gründliche Ableitung auf den Darm unterlassen, durch Bitterwasser, Phenolphthalein und dergl., vgl. S. 127ff.

Die volkstümliche Verordnung eines gründlichen Schwitzens ist das nächste Mittel. Bettruhe unter sehr warmer Bedeckung, bei reichlicher Zufuhr heißer Getränke (aber kein Alkohol!), unterstützt durch einige Gaben Salipyrin, Natrium salicylicum oder Aspirin 1,0, mit einstündigen Pausen dreimal hintereinander, vor der Nachtruhe oder außerdem noch im Laufe des Vormittags gegeben, wirken auch in veralteten Fällen oft ausgezeichnet.

Man kann aber auch heiße Bäder mit nachfolgender Einpackung, wie S. 186 beschrieben, täglich einmal anwenden. Ganz vortrefflich wirken die

Elektrisch-Licht-Bäder.

Ich benutze seit fast einem Jahrzehnt Lichtbäder aus der Fabrik von Reiniger, Gebbert & Schall in Erlangen, und zwar Apparate mit Glühlicht und Bogenlicht. Ich habe mich von einer Einwirkung des Bogenlichtes — abgesehen von der Behandlung von Hautkrankheiten — nicht überzeugen können und empfehle daher, nur Glühlichtapparate anzuschaffen. Sie werden in zwei Arten ausgeführt, als Sitz- und als Liegebäder. Für die meisten Fälle werden die zum Sitzen des Badenden eingerichteten Apparate am besten sein. Das Sitzlichtbad besteht aus einem fünf- oder achteckigen Holzkasten mit einem Türeingang. Der Kasten ist so groß, daß ein Mensch auf einem darin stehenden Stuhle aufrecht sitzen kann; der Kopf ragt dabei durch eine Öffnung des Deckels heraus. Die Wände des Kastens sind innen mit Spiegeln oder nach neuerem Verfahren mit weißen Glasplatten belegt, außerdem tragen sie die Glühlichtlampen, gewöhnlich 24—48 von 16 Kerzen Stärke. Durch besondere Lampen und Reflektoren haben Reiniger, Gebbert & Schall, unter Benutzung des Patentes von Th. Wulff, erreicht, daß die Lampenwärme nicht so sehr durch Erwärmung der Luft des Kastens indirekt die Haut des Badenden erwärmt, sondern daß die direkte Strahlung sehr stark einwirkt. Man kann durch Abstellen des Lichtes sehr leicht nachweisen, daß der Badende die Strahlung deutlich fühlt und beim Wegfallen der Strahlen die umgebende erwärmte Luft als kühl empfindet, beim Andrehen der Lampen aber sofort wieder die Wärme fühlt. Ein anderer Beweis für die Strahlenwirkung ist es, daß die Schweißabsonderung des Badenden oft schon beginnt, wenn die Luft im Kasten erst 25—30° C. warm ist, also vom nackten Körper noch gar nicht als warm empfunden würde. Daher tritt denn auch die Schweißwirkung ohne erhebliche Wärmestauung im Körper ein, und das ist der Grund, weshalb die Lichtbäder allgemein so viel besser vertragen werden als andere ableitende oder schweißtreibende Wärmewirkungen. Man kann sie daher z. B. Herzkranken, vgl. S. 27, ohne Bedenken geben. Die bei der Wulffschen Einrichtung so besonders hervortretende Strahlenwirkung ermöglicht auch, daß man bei dieser besonderen Art mit 17 Glühlampen zu 16 Kerzen auskommt. Der Apparat ist in der Anschaffung etwas teurer, er kostet 1000 Mark gegen 600—700 Mark bei den älteren Systemen, die auch von anderen Fabriken gebaut werden, so von dem Elektrotechnischen Institut in Frankfurt, von der Gesellschaft Sanitas in Berlin usw. Die geringere Lampenzahl und die bessere Ausnutzung der Kraft machen bald den höheren Anschaffungspreis wieder gut.

Das Lichtliegebad ist im wesentlichen ebenso eingerichtet, enthält aber statt des Sitzes ein Rohrsofa; der Kopf ruht außerhalb des Apparates.

Teillichtbäder werden für besondere Zwecke gebraucht; man hat sie für den Rumpf, für die Arme, für die Beine und für den Kopf. Endlich gibt es muldenförmige Gestelle für den ganzen Körper oder für einzelne Teile, zur Anwendung bei bettlägerigen Kranken bestimmt. Will man nur umschriebene Stellen belichten, so kann man dazu frei oder unter der Bettdecke natürlich auch die gewöhnlichen, zur Beleuchtung dienenden Glühlichtlampen mit geeignetem Schirm benutzen. Besser sind die von Reiniger, Gebbert & Schall verfertigten Handglühlichtreflektoren, aus einer starken Lampe mit parabolischem Reflektor bestehend.

Für alle diese Apparate verwendet man meistens die gewöhnlichen durchsichtigen Glasbirnen, seltener solche aus blauem Glas, die nach manchen Autoren schmerzstillende und entzündungswidrige Wirkung haben. Für Hautkrankheiten verwendet man auch rote Lampen. Bei den größeren Reinigerschen Apparaten sind über den Lampen laternenförmige Gehäuse, an einer Seite offen, um das weiße Licht durchzulassen, an anderen Seiten mit rotem und mit blauem Glase versehen, so daß man nach Belieben damit wechseln kann, indem man die Laterne dreht.

Die beste Anwendung der Lichtbäder ist folgende: Man bringt den Kranken, am besten in ausgeruhtem Zustande — daraus ergibt sich ein großer Vorsprung der Krankenhaus- oder Sanatoriumsbehandlung — in das Lichtbad, das in einem Raum von 15—20° C. steht, und läßt durch die Einwirkung der Glühlampen die Wärme im Kasten allmählich, etwa im Laufe einer Viertelstunde, auf 40° C. steigen. Bei den ersten Bädern bleibt man am besten bei dieser Wärme stehen, der Kranke verläßt den Kasten und bekommt nun eine Regenbrause über den Nacken und den Körper von 30° C. oder eine Begießung des schmerzhaften Teiles mit Wasser von 25—20° C., dann legt er sich mindestens eine Stunde zum Ruhen ins Bett. Die Bebrausung hat den Zweck, die entstandene Hauthyperämie auszugleichen, die Begießung soll eine lebhafte Anregung der Zirkulation an der kranken Stelle hervorrufen. Ich ziehe nach meinen ausgedehnten Erfahrungen die allgemeine Anwendung milder Temperaturen der örtlichen Reizung vor. Am besten läßt man immer erst am dritten Tage ein neues Lichtbad folgen, inzwischen ist die Reaktion völlig abgelaufen. Das dritte und die folgenden Lichtbäder kann man schon wärmer machen, bis zu 50 und 60°, wenn der Kranke kein Unbehagen dabei empfindet. Es ist verkehrt, wenn man die Wirkung nach der Stärke der Schweißabsonderung bemessen will, das könnte höchstens für ganz eingewurzelte Schmerzen zutreffen; vor allem darf der Kranke nicht angegriffen werden, weil das die Grundlage des Schmerzes, die Erschöpfung, erhöht. Immer läßt man die Bebrausung, oder wenn dazu die Einrichtung fehlt, eine allgemeine Abwaschung mit lauem Wasser und dann die Bettruhe folgen. Nur sehr kräftige Menschen, die außer der Kur nichts zu tun haben, vertragen tägliche Lichtbäder gut. Die Schätzung der Lichtbäder hat entschieden etwas darunter gelitten, daß sie meist ohne genügende ärztliche Ansicht in durchaus schematischer Weise angewendet werden. Das Publikum und die Badediener neigen nach bekannten Grundsätzen dazu, möglichst große Hitze anzuwenden, die Patienten gehen vielfach unmittelbar nach dem Lichtbade auf die Straße und verderben dadurch die langsam ausgleichende Reaktion. Paßt man dagegen die Wärme der Art des Kranken und der Krankheit genau an und sorgt für nachherige Ruhe, so sind die Wirkungen ganz ausgezeichnet, durch kein anderes Verfahren zu ersetzen.

Für die Neuralgien wendet man ziemlich hohe, schweißtreibende Wärmegrade an, entweder allgemein, oder auf den Sitz der Neuralgie beschränkt. Die nachfolgende Wasseranwendung, am besten eine Regenbrause, im Notfall eine Begießung oder eine einfache Abwaschung, muß von mittlerer Wärme, um 30° C. herum, sein, um die Hauthyperämie auszugleichen, nicht aber einen erneuten reaktiven Blutandrang herbeizuführen. In chronischen Fällen wendet man höhere Temperaturen des Lichtbades an als in frischen.

Eine andere Form der Wärmeanwendung stellen die

Elektrothermapparate dar. Sie sind ähnlich gebaut, wie die Lichtbäder, haben aber keine Lampen, sondern nur Heizkörper und wirken demgemäß nur durch die erzeugte Luftwärme. Man behandelt meist mit etwa 90° C., es können aber noch viel höhere Grade genommen werden. Die Heißluftbehandlung erzielt wegen der völlig trockenen Luft, die den Körper umgibt, sehr starke Schweißabsonderung und kräftige, nachhaltige Hauthyperämie. Sie wird besonders für rheumatische Neuralgien der Glieder empfohlen.

Ableitende Verfahren.

Die Thermotherapie gibt in der Heißluftbehandlung schon den Übergang zu der viel älteren Anwendung ableitender Mittel. Volkstümlich am meisten verbreitet, aber von sehr unsicherer und namentlich von wenig nachhaltiger Wirkung sind die reizenden Einreibungen. Man verwendet dazu die verschiedensten Stoffe: Ameisenspiritus, Alkohol, oft in der Form des Franzbranntweins ohne oder mit Salz, Chloroformöl oder -spiritus, Kampferspiritus, Opodeldok und andere Linimente, Petroleumäther, Salmiakgeist, Senfspiritus, Terpentinöl, Veratrinsalbe usw. Auch die einfachen warmen Umschläge und die Priessnitzschen Umschläge, Hand- und Fußbäder mit Asche, Salz, Senf usw., trockne Schröpfköpfe, endlich die Zugpflaster und Blasenpflaster gehören hierher. Als ganz veraltet darf man wohl die Haarseile, das Ferrum candens und die Moxen bezeichnen.

Von etwas besserer Wirkung sind die *menthol*haltigen Salben, wie der Benguesche Balsam, und die *salizyl*haltigen Mittel *Rheumasan, Methylium salicylicum*, der synthetische Ersatz des Wintergrünöls, und das *Mesotan*, der Methoxymethylester der Salizylsäure, ebenfalls ein Ersatz für Wintergrünöl, wovon man ein Gemisch mit gleichen Teilen Olivenöl mehrmals täglich teelöffelweise einreiben läßt. Eine Menge von Geheimmittelpflastern machen diesen Präparaten Konkurrenz.

Viel kräftiger und oft dauernd werden neuralgische Schmerzen durch scharfe Kälteeinwirkung auf die über dem Nerven liegende Haut, namentlich auf die Schmerzpunkte, beseitigt. Man verwendet dazu am besten einen Spray von *Äther chloratus, Äthylchlorid*, rein oder mit *Methylchlorid* gemischt als Anesthyl usw.; Merck in Darmstadt, Henning in Berlin, Bengue in Paris u. a. bringen zweckmäßige Röhren mit diesen Stoffen in den Handel, aus denen das betreffende Gas, durch die Wärme der Hand zur Verdunstung gebracht, in feinem Strahl austritt. Richtet man diesen in der Entfernung von einigen Zentimetern auf die Haut, so friert sie sehr bald. Man hört dann auf und wiederholt die Anwendung nötigenfalls in den nächsten Tagen.

Mehrfach empfohlen ist eine direkte Anästhesierung des Nerven durch Einspritzung von *Alkohol*, *Äther*, *Osmiumsäure* u. a. in seine Umgebung. Ich halte diese Anwendung für bedenklich, weil man nicht weiß, wie sehr im einzelnen Falle der ohnehin kranke Nerv dadurch geschädigt wird.

Elektrotherapie.[1]

Mit wenig Methoden wird in der Praxis so unvollkommen gearbeitet wie mit der Elektrotherapie, durchaus im Gegensatz zu der Leichtigkeit, sie richtig anzuwenden, und zu dem großen Nutzen, den ihre Anwendung dem Kranken und damit auch dem Arzte bringen kann. Es ist unbestreitbar, daß es sich in vielen Fällen um Suggestivwirkung handelt, aber die Kranken sind, wie auch Mann richtig hervorhebt, dem suggestiven Einfluß der Elektrizität zugänglicher als irgend einem anderen. Die fühlbaren Wirkungen tragen dazu jedenfalls sehr bei, auch der Respekt, den fast alle Menschen aus den bekannten Versuchen in Schulen und auf Jahrmärkten usw. geschöpft haben. Wieweit es sich um suggestive oder tatsächliche Wirkungen handelt, ist hauptsächlich deswegen schwer zu beurteilen, weil sich auch bei organischen Krankheiten zu den tatsächlichen Erscheinungen viel mehr, als man früher annahm, subjektive, psychisch bedingte Störungen hinzugesellen, deren Heilung oder Besserung durch Elektrotherapie natürlich leicht als organische Wirkung aufgefaßt werden kann.

Als sicher darf gelten, daß der Nerv, der gesunde wie der kranke, beim galvanischen Strom durch die Anode beruhigt, durch die Kathode erregbarer gemacht wird. Beim faradischen Strom wirken sehr starke Ströme mit schnellen Unterbrechungen beruhigend, mäßig starke Ströme mit langsamer folgenden Schlägen erregend. Auch durch Ableitung auf die Haut, vorzugsweise mit

---

[1] Für den Praktiker besonders zu empfehlen ist: Ludwig Mann, Elektrodiagnostik und Elektrotherapie, Wien und Leipzig, Alfred Hölder, 1904. Gebd. 2,80 M.

dem faradischen Pinsel, kann die Erregbarkeit der darunter liegenden Nerven herabgesetzt werden. Durch Wiederholung der Anwendungen kann die Veränderung der Erregbarkeit dauernd werden. Eine weitere Wirkung beruht auf den elektrolytischen Wirkungen des Stromes, die aus der Elektrochemie bekannt sind; sie werden besonders bei entzündlichen Exsudaten, Infiltrationen, Ablagerungen usw. herangezogen.

Der galvanische oder konstante Strom.

Der galvanische Strom wird entweder durch eine Batterie von Säure- oder von Trockenelementen erzeugt oder durch besondere Vorrichtungen aus einer Lichtleitung entnommen. Man unterscheidet ferner die großen, stationären Apparate, die vorzugsweise dem Spezialarzt mit ausgedehnter elektrotherapeutischer Praxis dienen, und die handlichen transportablen Apparate. Sie werden von zahlreichen Firmen verfertigt. Besonderen Ruf haben die von Reiniger, Gebbert & Schall in Erlangen und die von Hirschmann in Berlin, aber es gibt noch zahlreiche andere vortreffliche Apparate. Die nassen Batterien mit Elementen, die zum Gebrauch in Chromsäure- und Schwefelsäurelösung tauchen, arbeiten sehr zuverlässig und sparsam, sind aber wegen der Flüssigkeit mit allerlei Übelständen verbunden; das ist bei den Leclanché-Elementen und bei den Trockenelementen vermieden. Die letztgenannten sind etwas teurer im Gebrauch und nicht ganz so konstant, aber sie reichen für die Praxis vollkommen aus. Der Preis solcher Apparate beträgt mit guter Ausrüstung, wozu auch Rheostat und Galvanometer gehören, durchschnittlich 160—200 Mark. Da die Betriebskosten nicht ins Gewicht fallen, das Elektrisieren aber zu den Leistungen gehört, die das Publikum anerkennt und demnach gern bezahlt, ist die Ausgabe gut angewendet. Den Apparaten guter Firmen wird immer eine ausreichende Gebrauchsanweisung beigegeben, aber es ist immerhin empfehlenswert, sich durch das sorgfältige Studium eines Lehrbuches, wie z. B. des empfohlenen von Mann, genauer mit der Sache vertraut zu machen, die Erfolge werden dadurch verbessert und die Freude an der Ausübung erhöht.

Die Apparate tragen eine Bezeichnung, wo der positive Pol, die Anode, und wo der negative Pol, die Kathode, ist. Man kann sich von der Richtigkeit der Angabe leicht überzeugen, wenn man den Apparat in Gang setzt und das freie Ende der beiden Leitungschnüre in Wasser hält: man sieht dann an der

Kathode Gasblasen aufsteigen. Bei der verschiedenen Wirkung der beiden Pole ist es wichtig, sie genau zu unterscheiden. Die größeren Apparate haben auch einen sogenannten Stromwender; solange seine Kurbel auf N, normal, steht, gelten die neben den Leitungsklemmen stehenden Zeichen + und — als Zeichen für Anode und Kathode; steht die Kurbel auf W, Wendung, so haben die Pole den umgekehrten Wert. Als Elektroden braucht man eine Auswahl verschieden großer Metallplatten, die mit Leder überzogen sind; zweckmäßig liegt zwischen Metall und Leder eine Platte von Schwamm oder Filz. Man elektrisiert immer nur mit Elektroden, die gut mit heißem Wasser durchfeuchtet sind, und die Schwamm- oder Filzunterlage erhält die Elektroden besser und länger feucht. Dadurch wird der Leitungswiderstand der Haut am besten herabgesetzt und demgemäß die Wirkung gefördert.

Im allgemeinen verwendet man für den galvanischen Strom sowohl bei der Untersuchung wie bei der Behandlung eine Elektrode als indifferente und nimmt dazu eine größere Platte, etwa 5 : 10 cm. Man setzt sie entweder auf einen indifferenten Punkt, meistens das Epigastrium, wo der Kranke sie selbst festhalten kann, oder den Nacken, wo sie durch den Hemdkragen oder das Kleid festgehalten wird. Der andere Pol, die Reizelektrode, je nach der Absicht die Anode oder die Kathode, kommt auf den Punkt, den man untersuchen oder behandeln will. Man wählt dabei zu diagnostischen Zwecken meist eine kleine Elektrode von 3 ccm, zur Behandlung etwas größere. Von der Größe hängt die Stromdichtigkeit ab, die an der betreffenden Stelle einwirkt. Für die Reizelektrode wählt man meistens einen Halter mit Unterbrechungsvorrichtung.

Der galvanische Strom ruft im Muskel keine sichtbaren Erscheinungen hervor, während er ihn ruhig durchströmt. Zuckungen treten, genügende Stromstärke vorausgesetzt, nur auf, wenn der Strom unterbrochen wird, Öffnungszuckung, und wenn er wieder geschlossen wird, Schließungszuckung. Das aus der Physiologie bekannte Zuckungsgesetz besagt, daß unter gesunden Verhältnissen bei allmählich gesteigerter Stromstärke — durch allmähliches Verschieben des Rheostaten hergestellt — zuerst eine Zuckung auftritt, wenn die Kathode auf dem Reizpunkt steht und zwar in dem Augenblicke, wo der Strom geschlossen wird: Kathodenschließungszuckung. Man wählt für diese Untersuchungen die Reizpunkte aus, die auf den folgenden Figuren 1—6 bezeichnet sind.

Steigert man die Stromstärke weiter, so wird die Kathodenschließungszuckung lebhafter und bei einem gewissen Punkte tritt nun auch eine Anodenzuckung auf. Man stellt das fest, indem man die Elektroden ruhig an ihrem Platze läßt, aber bei niedergedrücktem Unterbrecher die Stromwenderkurbel umlegt, so daß nun die Anode auf dem Reizpunkt steht. Meist tritt die erste Zuckung an der Anode bei der Stromöffnung auf, manchmal

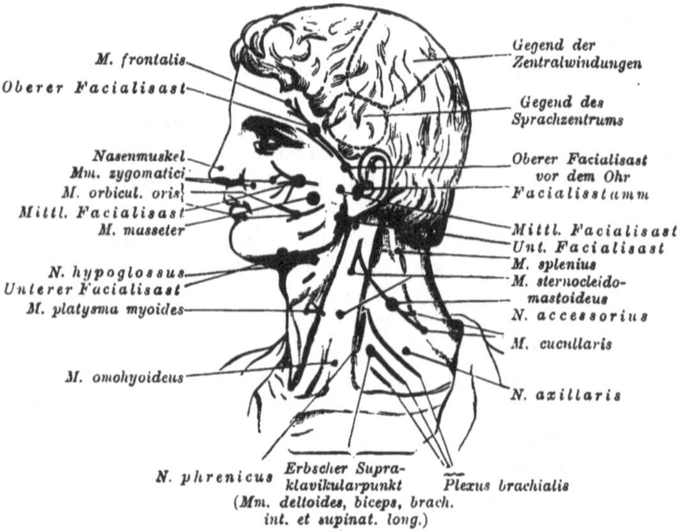

Fig. 1.

aber auch bei der Schließung, jedenfalls bedeutet die Verschiedenheit hierbei nichts Krankhaftes. Bei sehr großer Stromstärke tritt an der Kathode auch bei der Öffnung des Stromes eine Zuckung auf; bei dieser Stärke ist die Kathodenschließungszuckung nicht mehr wie bisher alle Zuckungen, blitzartig schnell, sondern sie wird tetanisch, es tritt der Kathodenschließungstetanus, eine dauernde Spannung im Muskel, ein. Bei der Entartungsreaktion sind alle Zuckungen träge, und außerdem tritt die Anodenschließungszuckung bei geringerer Stromstärke auf als die Kathodenschließungszuckung. Es empfiehlt sich, die normalen Verhältnisse durch Versuche an Gesunden fest einzuprägen, damit man unter krankhaften Verhältnissen

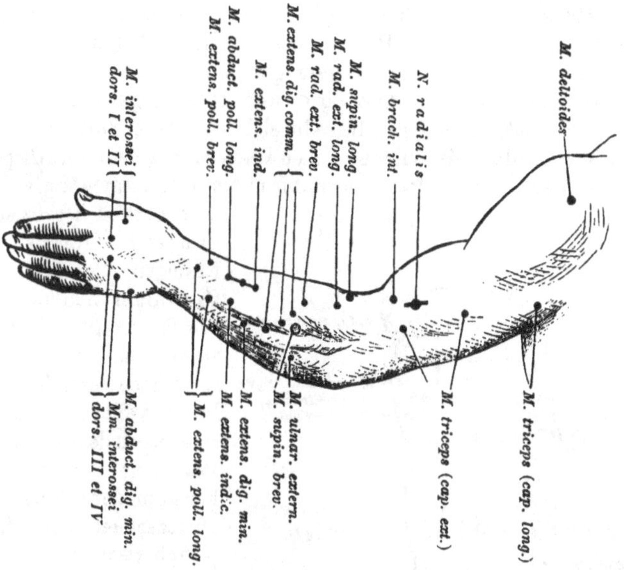
M. deltoides
N. radialis
M. brach. int.
M. supin. long.
M. rad. ext. long.
M. rad. ext. brev.
M. extens. dig. comm.
M. extens. ind.
M. abduct. poll. long.
M. extens. poll. brev.
M. interossei dors. I et II
M. triceps (cap. long.)
M. triceps (cap. ext.)
M. ulnar. extern.
M. supin. brev.
M. extens. dig. min.
M. extens. indic.
M. extens. poll. long.
M. abduct. dig. min.
Mm. interossei dors. III et IV

Fig. 2.

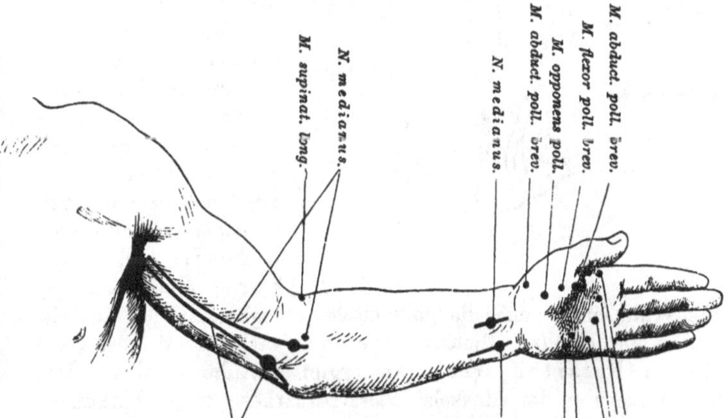
M. abduct. poll. brev.
M. flexor poll. brev.
M. opponens poll.
M. abduct. poll. brev.
N. medianus.
N. medianus.
M. supinat. long.
Mm. lumbric.
M. oppon. dig. min.
M. flex. dig. min.
N. ulnaris.
N. ulnaris.

Fig. 3.

ein richtiges Urteil hat. Man lernt es dabei auch beurteilen, wenn z. B. im Beginn peripherischer Lähmungen und bei Tetanie die Erregbarkeit gesteigert ist, und wenn sie bei alten Lähmungen nach Apoplexie, bei Dystrophia musculorum herabgesetzt ist. Man stellt die Abweichungen fest, indem man bei einseitigen Leiden mit symmetrischen Punkten der anderen Körperhälfte vergleicht, oder indem man Punkte mit erfahrungsgemäß gleicher Erregbarkeit heranzieht: Frontalis, Ulnaris am Ellbogen, Peroneus am Capitulum fibulae sind gleich erregbar. Entartungsreaktion findet sich bei schwerer Neuritis, Poliomyelitis, progressiver Muskelatrophie, Erkrankung der Nervenkerne in der Oblongata, Durchschneidung eines peripherischen Nerven usw. Dabei sinkt zunächst die Erregbarkeit des Nerven für beide Stromarten, die des Muskels für den faradischen Strom, während die des Muskels für den galvanischen Strom in der zweiten Woche deutlich gesteigert ist (mit trägen Zuckungen und umgekehrter Zuckungsfolge).

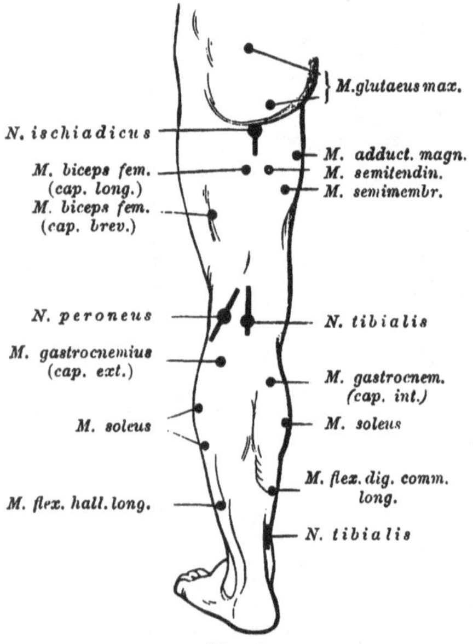

Fig. 4.

Weiterhin sinkt auch die galvanische Erregbarkeit des Muskels, um bei der Heilung allmählich wieder zu steigen. Bei der partiellen Entartungsreaktion ergibt nur die direkte galvanische Reizung des Muskels Übererregbarkeit, träge Zuckungen und Begünstigung der Anodenzuckung gegenüber der Kathodenschließungszuckung, während die übrigen Verhältnisse normal sind. Das hauptsächlichste Kennzeichen der Entartungsreaktion ist immer die träge Zuckung.

Der Induktions- oder faradische Strom.

Als Stromquelle benutzt man dieselben Elemente wie für die Galvanisation, Säure-, Leclanché- oder Trockenelemente. Das Element erzeugt einen Strom, der durch die federnde Einrichtung des WAGNERschen Hammers in sehr kurzen Zwischenräumen unterbrochen wird; dadurch wird auch in der sekundären Spirale ein aus kurzen Stößen bestehender Strom induziert. Dieser induzierte Unterbrechungstrom wird durch die Leitung-

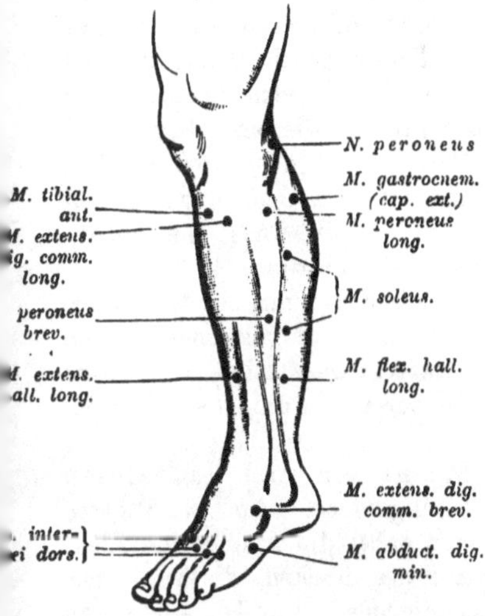

Fig. 5.

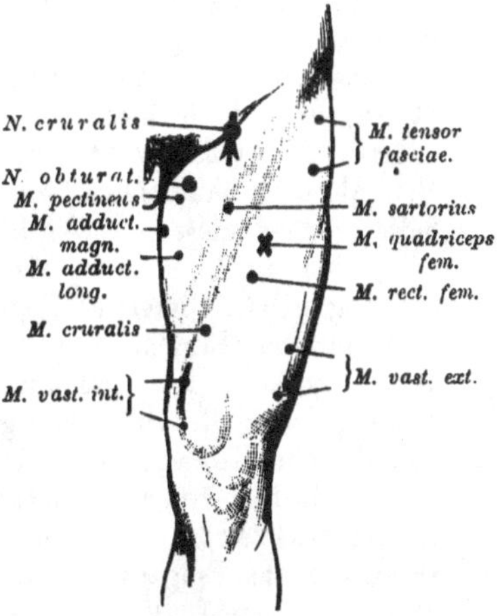

Fig. 6.

schnüre und die Elektroden in den Körper geleitet. Er ist nicht nur in kurzen Folgen unterbrochen, sondern auch in seiner Richtung jedesmal wechselnd; bei der Schließung des primären Stromes tritt ein ihm entgegengesetzt gerichteter, bei der Öffnung ein ihm gleich gerichteter Strom in der sekundären Spirale auf. Eine Abart des faradischen Stromes ist der Sinusoidalstrom, der z. B. von den Wechsel- oder Drehstromzentralen zu Licht- und Kraftzwecken geliefert wird; er kann mit geeigneten Apparaten zur Regulierung der Stromspannung direkt zum Elektrisieren benutzt werden. Der Gleichstrom der Elektrizitätswerke muß dagegen durch umständlichere Apparate umgewandelt werden, wenn man ihn zur Sinusoidalfaradisation verwenden will. Die Wirkung des Sinusoidalstromes ist, wie es scheint, genau dieselbe wie die des einfachen faradischen Stromes, sie wird aber weniger unangenehm empfunden und macht auch bei stärkeren Strömen keine wesentlichen Schmerzen. Wo derartige Leitungen vorhanden sind, wird man also mit Vorteil den Sinusoidalstrom benutzen, andernfalls genügen die kleinen transportablen Apparate im Preise von 10—30 Mk. Auch die kleinen Apparate Gnom usw. sind ganz brauchbar.

Auch beim faradischen Apparat hat der negative Pol die stärker erregende Wirkung, und zwar am meisten der negative Pol des Öffnungsinduktionstromes. Dieser erhält daher auf den Apparaten das negative Zeichen. Als Elektroden benutzt man teilweise auch hier die überzogenen Platten wie beim konstanten Strom, die mit heißem Wasser gründlich angefeuchtet werden, außerdem aber häufig für eine der Elektroden den faradischen Pinsel oder eine metallene Massierrolle. Als Elektrodenhalter dienen dieselben wie bei der Galvanisation.

Über die Anwendung des faradischen Stromes bei der Untersuchung gelten dieselben Regeln wie beim galvanischen Strom. Über abnorme Ergebnisse ist unter Entartungsreaktion das Nötige gesagt worden. Der galvanische Strom ist in diagnostischer Beziehung jedenfalls viel wichtiger.

In der Behandlung der Schmerzen und Neuralgien werden beide Stromesarten herangezogen. Am wichtigsten ist die Galvanisation. Man setzt dabei die indifferente Elektrode auf das Epigastrium oder auf den Nacken, die wirksame, also in diesem Falle die beruhigende Anode auf den schmerzhaften Punkt oder Nervenstamm. Erst wenn beide, mit heißem Wasser gut durchfeuchteten Elektroden fest untergebracht sind, läßt man durch allmähliches Verschieben des Rheostaten ganz allmählich anschwellenden Strom eintreten, steigert bis zu der vorgeschriebenen Stärke, die zwischen 0,5 und 5,0 Milliampère liegt, läßt sie einige Minuten einwirken und geht dann durch Zurückschieben des Rheostaten ebenso allmählich auf 0 zurück. Dieses vorsichtige Einschleichen und Ausschleichen des Stromes ist für eine schmerzstillende, beruhigende Wirkung unentbehrlich. Jede gröbere Schwankung in der Stromstärke, wie sie z. B. beim Verschieben der Elektroden eintritt, oder gar eine Unterbrechung des Stromes durch Andrücken des Unterbrechers, oder eine Stromwendung durch Verschieben der Stromwenderkurbel hebt die beruhigende Wirkung auf. Es ist daher völlig verkehrt, wenn vielfach bei Neuralgien die Elektrode dem Nerven entlang hin- und hergeschoben wird. Ist ein langer Nerv zu behandeln, wie z. B. bei Ischias, so setzt man die Anode der Reihe nach auf jeden Schmerzpunkt, immer für einige Minuten, und an jeder Stelle unter Einschleichen und Ausschleichen. Die Faradisation verwendet man bei Nervenschmerzen als ableitendes Verfahren: man pinselt mit kräftigem Strome die Haut über dem schmerzhaften Nerven in größerer Ausdehnung, z. B. bei Ischias die Haut an der ganzen Außenseite des Beines, oder man setzt den Pinsel nur auf die Schmerzpunkte. Das Mittel ist natürlich ziemlich schmerzhaft, aber die Wirkung ist namentlich bei älteren Neuralgien oft sehr gut. Zuweilen sind allerdings die guten Wirkungen nur irrtümlich daraus erschlossen, daß der Kranke nicht wiederkam oder die Besserung behauptete, um der schmerzhaften Kur zu entgehen.

Die günstige Wirkung der Galvanisation zeigt sich oft schon bei der ersten Anwendung, meist allerdings nur für einige Stunden. Man wiederholt sie täglich für 3—5 Minuten und hat oft die Freude, daß der Schmerz dabei bald für längere Zeit und schließlich überhaupt verschwindet. Es ist für den guten Erfolg aber unbedingt nötig, daß nach dem Galvanisieren der schmerzhafte Teil eine Zeitlang ausruht, daß der Kranke z. B. nicht gleich nach der elektrischen Behandlung einer Ischias durch Wind und Wetter nach Hause geht, mit dem wegen einer Neuralgie galvanisierten Arm Klavier spielt usw. Die Behandlung kann daher oft nur dann Erfolg haben, wenn sich zwischen der Sprechstunde des Arztes und der Tagesordnung des Kranken eine richtige Übereinstimmung herstellen läßt. Am besten ist es in sehr vielen Fällen, wenn man die Kranken in ihrer Wohnung, nach Schluß ihrer Tagesarbeit, oder wenn man sie während einer Bettruhekur elektrisieren kann.

Hydrotherapie.

Auch abgesehen von den schon erwähnten Schwitzbädern und Packungen, die für den ersten Anfang der Behandlung einer Neuralgie oder eines anderen Schmerzes empfohlen wurden, kann die Hydrotherapie viel auf diesem Gebiete leisten. Fast immer handelt es sich um solche Anwendungen, die den Blut- und Lymphstrom an der kranken Stelle lebhafter machen sollen. Dadurch werden sowohl entzündliche Stauungen wie Bakterienansammlungen und Giftablagerungen usw. beseitigt. Am wirksamsten ist es, wenn man die kranken Teile zunächst höherer Wärme aussetzt und dann eine Kälteanwendung folgen läßt. Man kann das erzielen, indem man zunächst heiße Umschläge macht und dann eine kurze kalte Begießung folgen läßt, oder durch die Schottische Dusche, die abwechselnd einen warmen und einen kalten Wasserstrahl auf die kranke Stelle ergießt. Wo die Einrichtungen dazu nicht vorhanden sind, kann man eine warme Einpackung mit nachfolgendem Halbbad von 30° C., vier Minuten lang mit sanften Uebergießungen des Rückens mit demselben Wasser, oder auch ein Dampfbad oder Elektrisch-Licht-Bad mit nachfolgender kühler Abgießung der schmerzhaften Gegend anwenden. Zur Not genügt ein Priessnitzscher Umschlag mit nachfolgender kühler Abwaschung. Im ganzen wirken aber die allgemeinen Anwendungen, namentlich das Vollbad in Elektrischem Licht, besser als die örtlich beschränkten Maßregeln. Das gilt ganz besonders auch von den Trigeminusneuralgien.

Massage und Gymnastik.

Die Massage ist vielfach gegen Schmerzen und Neuralgien empfohlen worden. Unstreitig ist, daß zunächst eine ganze Reihe von schmerzhaften Empfindungen in der Haut und in tieferen Teilen durch sanftes Streichen der Haut beruhigt werden. Es handelt sich aber dabei weniger um eine eigentliche Massagewirkung, es ist auch für den Erfolg gleichgültig, ob man in der Richtung der Lymphbahnen streicht oder nicht; vielmehr kommt dabei wohl die beruhigende, suggestive Wirkung sanfter warmer Berührung zur Geltung, ebenso wie bei dem einfachen Handauflegen, das bei Kopfschmerz, Leibschmerz usw. oft sehr lindert.

Die Erfolge der eigentlichen Massage beziehen sich wesentlich auf die unechten Neuralgien, auf die durch Myitis, durch rheumatische Infiltrationen vorgetäuschte Neuralgie. Das gilt namentlich für die Wirkungen der Massage bei Supraorbitalneuralgie, bei myopathischer Migräne, bei Ischias durch rheumatische Infiltration der Glutaeen usw. In anderen Fällen, so bei gewissen Arten von Schreibkrampf, handelt es sich um chronische Neuritis, deren Infiltrationen durch Massage beseitigt werden können. Immer ist das Verfahren ziemlich langwierig, es muß durch Wochen und Monate angewendet werden. Die schnellen Erfolge, die hier und da berichtet werden, sind sicher nichts weiter als Suggestion.

Das Vorgehen ist allgemein folgendes. Man behandelt zunächst die von dem schmerzhaften Nerven versorgten und die ihn umgebenden Weichteile, Haut und Muskeln, mit Streichen und Kneten. Besondere Sorgfalt verwendet man darauf, wenn die Haut verdickt und wie ödematös erscheint und wenn die Muskeln eine teigige Resistenz bieten. Die Bewegungen gehen in der Richtung des Lymphstromes, am Vorderkopf also von der Stirn und den Schlägen nach der Nasenwurzel zu, von den Wangen nach der vorderen Halsgegend usw., am Bein vom Fuß zur Hüfte hin. Wo der Nerv selbst oder seine nächste Umgebung zu erreichen ist, streicht man mit den Knöcheln daran entlang, weiterhin werden die Schwerpunkte mit Friktion und zum Schluß mit Klopfen und Vibration behandelt. Man kann diese sowohl mit der Hand als auch ganz besonders wirksam mit den Vibrationsapparaten vornehmen. Es gibt solche mit Hand- oder Fußbetrieb, viel besser sind aber die durch einen Elektromotor getriebenen. Man verwendet teils den Konkussor, bei dem eine rotierende Platte die Vibration ausübt, teils die rotierenden Kugeln, teils die Stoßvibration und ersetzt dadurch verschiedene Massagebewegungen mit sehr guter Wirkung.

Für chronische Schmerzen und Neuralgien eignet sich auch die Heilgymnastik. Man läßt systematisch alle Bewegungen üben, wobei der empfindliche Teil mitwirkt, und besonders auch die, wobei Schmerzen auftreten. Es kommt dabei allmählich zum Aufhören oder doch zur Verminderung der Schmerzen. Bei Ischias ist außerdem noch die unblutige Nervendehnung zu empfehlen: der Kranke legt sich auf den Rücken und legt die Unterschenkel bei gestreckten Beinen auf die Schultern des Gymnasten, dieser beugt nun die Oberschenkel des Kranken so stark wie möglich im Hüftgelenk, während er die Beugung im Kniegelenk durch Festhalten der Oberschenkel über den Knien verhindert. Man kann auch anders verfahren: der Arzt beugt das kranke Bein im Hüftgelenk und macht dann den Versuch, das Bein im Kniegelenk möglichst zu strecken. Zur Fixierung des Beckens läßt man durch einen Gehilfen das gesunde Bein im Hüftgelenk stark gebeugt halten. Die zunächst recht schmerzhafte Überdehnung des Nerven wirkt schließlich schmerzstillend. Wir halten das Verfahren aber nur für ganz chronische Fälle für anwendbar.

Die Naegelischen Handgriffe zur Behandlung der Neuralgien stellen ein Suggestivverfahren dar.

Arzneibehandlung.

Für frisch aufgetretene Neuralgien und andere Schmerzen erweisen sich in den meisten Fällen die Antirheumatica am wertvollsten. Man gibt entweder *Natrium salicylicum* oder *Aspirin*, am besten so, daß der Kranke, wenn er nicht ohnedies im Bett liegt, sich nach dem Abendbrot ins Bett legt und nun dreimal hintereinander mit halb- bis einstündiger Pause je ein Gramm der genannten Mittel nimmt. Bei zarten Menschen muß man die Aspiringabe etwas geringer wählen, vielleicht am besten viermal in halbstündigen Zwischenräumen ein halbes Gramm, weil sonst Kopfdruck und ein gewisses Gefühl von Benommenheit auftreten können. Bei Empfindlichen kann auch das Salizylnatron Ohrensausen verursachen, man macht dagegen kalte Umschläge auf den Kopf. Zweckmäßig ist es, beide Mittel mit reichlich warmer Flüssigkeit, mit heißer Milch und Selters, mit Tee usw. nehmen zu lassen. Daß man nebenbei für reichliche Darmentleerung sorgt, ist vorhin schon hervorgehoben. Die Wirkung aller Arzneien auf Nervenschmerzen wird dadurch verbessert. Dieselbe Arzneikur läßt man auch den zweiten und dritten Abend vornehmen, und bei heftigen Schmerzen kann man auch Vormittags nach dem zweiten Frühstück eine solche Reihe einschieben.

Ist das Allgemeinbefinden durch längere Schmerzen untergraben, der Kranke im ganzen nervös und empfindlich geworden, wie das bei Wiederaufflammen älterer Neuralgien der Fall ist, oder wenn der Kranke erst einige Wochen mit Hausmitteln behandelt worden ist, so gebe ich gern das Salizylnatron mit *Bromnatrium* zusammen. Tritt die rheumatische Ursache mehr zurück oder ist sie nicht nachweisbar, so verbinde ich das Antirheumaticum von vornherein mit einem Antineuralgicum, z. B. Natrium salicylicum mit Chinin, oder mit Antipyrin, am besten in der Form des Salipyrins, oder gebe Pyramidonum salicylicum, immer in derselben Gruppierung, wie vorhin angegeben. Mit einzelnen Gaben kann man nur Erleichterung schaffen, die systematische Behandlung schafft in vielen Fällen Heilung.

℞ Natrii salicyl. 10,0
(Natrii brom. 10,0—15,0)
Aq. Menth. pip. 150,0
DS.

℞ Pyramidoni salicyl. 0,5
D. tal. dos. X ad caps. amyl.

℞ 1 Originalglas
mit 20 Aspirintabl.
zu 0,5.

℞ 1 Originalglas
mit 10 Salipyrintabl.
zu 1,0.

℞ Chinin. hydr. 1,5
Natr. salicyl. 2,5
M.F.Pulv. Divide in p. aeq. V. D. ad caps amyl. S.
Abends 3 Kapseln.

Glaubt man von rheumatischen Ursachen ganz absehen zu können, so läßt man die dagegen wirkenden Mittel natürlich weg und verordnet nur *Chinin*, am besten 0,5 in Kapseln mehrmals, oder *Pyramidon* 0,3—0,5, *Kryofin* 0,5, beides nach einer halben Stunde wiederholt, im ganzen bis zu 6 mal täglich, *Acetanilid* 0,25—0,5, das sind jedenfalls die wirksamsten Mittel. Empfohlen sind noch unzählige andere, Laktophenin, Citrophen, Citrovanillin, Methylenblau, das durch Pyramidon überflügelte Antipyrin, Exalgin, Phenacetin, Salol usw. Wo die vorher genannten im Stich lassen sollten, kann man sie immerhin versuchen, wahrscheinlich handelt es sich aber dann gar nicht um einen eigentlichen Nervenschmerz. Sehr interessant ist die Beobachtung, daß bei einem durch Operation sichergestellten Beckensarkom die sekundären Schmerzen in der Hüfte und im Oberschenkel nun schon fast zwei Jahre lang durch regelmäßige Verabreichung von etwa 1,0 Pyramidon täglich völlig aufgehoben werden konnten, bei merklich günstiger Beeinflussung des Allgemeinbefindens, der Blutbeschaffenheit, des Gewichtes, so auffallend, daß man eine spezifische Einwirkung auf den Prozeß annehmen möchte. Keines der anderen Mittel, die ich des Versuches wegen gab, hat dabei auch nur annähernd so gut gewirkt. So kann man das gefährliche *Morphium* fast immer vermeiden.

In chronischen Fällen zieht man noch einige andere Arzneimittel heran, namentlich *Arsenik* und *Jod*präparate, z. B.:

℞ Acid. arsenicosi 0,2
Pulv. Liq.
Succ. Liq. dep. ana 5,0
F.Pil. 100.
D.S. 3 mal tägl. 1. Pille, gegen Ende der Mahlzeit zu nehmen, nach einer Woche 3 mal 2, 10 Tage lang, dann wieder 3 mal eine Pille.

℞ Natrii jodati 5,0
Aq. Menth. pip. 150,0
D.S. 2 mal täglich 1 Eßl. in einem Weinglas Wasser nach der Mahlzeit.

℞ Jodipini Merck 25 % 100,0
D.S. Täglich oder jeden zweiten Tag 5—10 ccm unter die Haut gespritzt.

Oft liegt die Hartnäckigkeit der Neuralgie an einer Grundkrankheit, z. B. an Diabetes mellitus, an Neurasthenie oder Hysterie, an Anämie usw. Der Erfolg der Behandlung tritt dann erst ein, wenn gegen das Grundleiden Genügendes geschehen ist, beim Diabetes durch richtige Diät, bei Nervenleiden durch entsprechende Allgemeinbehandlung, wozu namentlich in diesen Fällen die von mir angegebene Kodeinkur gehört, usw. Endlich ist zu beachten, daß gewisse Neuralgien ein Äquivalent der Epilepsie darstellen, namentlich manche Trigeminusneuralgien, und demgemäß behandelt werden müssen.

Nach der Heilung einer Neuralgie muß deren Wiederkehr durch eine vernünftige Abhärtung verhütet werden. Alle gewaltsamen Verfahren sind zu verwerfen, weil sie die allgemeine Widerstandsfähigkeit untergraben. Über die zweckmäßige Art der Abhärtung ist in dem Abschnitt über die Behandlung der Infektionskrankheiten genaueres gesagt worden.

Chirurgische Behandlung der Neuralgien.

In ganz verzweifelten Fällen, wo eine hartnäckige und schwere Neuralgie den Kranken zur Verzweiflung bringt, kann man durch Unterbrechung der Leitung den Schmerz beseitigen. Bei der einfachen Durchschneidung des Nerven vereinigen sich die beiden Enden meistens bald wieder, und damit kehrt die Krankheit zurück. Man setzte daher die Nervenresektion, die Ausschneidung, an die Stelle der Durchschneidung. Eine andere Form ausgebreiteter Zerstörung der Nerven ist die von Thiersch angegebene Nervenausreißung, wobei der freigelegte Nerv quer mit einer Klemmzange gefaßt und langsam auf diese aufgewickelt wird, bis die peripherischen Endigungen und ein möglichst großes zentrales Stück abreißen. Am häufigsten werden die Operationen am Trigeminus ausgeführt. Selbstverständlich sollte man dazu immer nur schreiten, nachdem wirklich alle anderen Hilfsmittel angewendet waren. Dazu gehört natürlich nicht nur die Verordnung einer größeren Zahl von Mitteln, sondern die genaue Erforschung des ganzen Krankheitfalles durch einen besonders erfahrenen Fachmann. Viele Operationen könnten unterbleiben, wenn eine gründliche spezialärztliche Behandlung vorgenommen würde.

3. Lähmungen.

Peripherische Lähmungen entstehen entweder durch Neuritis mit ihren verschiedenen Ursachen, vgl. S. 262, also vor allem durch Überanstrengung, Erkältung, Ernährungstörungen, Giftwirkung, oder durch äußere Schädigung des Nerven, Druck von Entzündungen der Nervenscheide, der Umgebung des Nerven, Verletzung des Nerven usw. In den Fällen der ersten Art hat natürlich die Behandlung der Neuritis einzutreten, in denen der zweiten sucht man die äußere Schädlichkeit zu beseitigen. Zugleich muß man aber darauf bedacht sein, die organische Veränderung des Nerven wieder auszugleichen. Im ganzen geschieht das von selbst, sobald die Bedingungen der Störung aufgehört haben. Man kann sich also im wesentlichen darauf beschränken, den erkrankten Teil zur Ruhe zu bringen, äußere Schädigungen abzuhalten, die allgemeine Ernährung zu regeln, die Blutbeschaffenheit, wenn nötig, zu verbessern; außerdem sucht man die Ernährung des kranken Nerven besonders anzuregen, teils durch örtliche Maßregeln, namentlich PRIESSNITZsche Einwicklungen oder laue Teilbäder, z. B. in Armwannen und dergl., teils durch die erfahrungsgemäß günstig wirkenden allgemeinen Bäder in Thermalkurorten, vgl. S. 242, in Solbädern, S. 240, in kohlensauren Solquellen. Nauheim, Oeynhausen, Wiesbaden, Baden-Baden, Wildbad, Kreuznach haben einen ganz besonderen Ruf bei solchen Leiden. Er wird zum Teil dadurch unterhalten, daß diese Bäder auch Gelegenheit zu guter Massage und Heilgymnastik bieten, die bei richtigem Vorgehen und Vermeidung der Überanstrengung von größtem Nutzen sind, daß sie meist auch gute Einrichtungen für Thermotherapie, insbesondere Heißluftbehandlung bieten.

Eine wichtige Rolle bei der Behandlung der Lähmungen spielt die Elektrotherapie. Trotz aller dagegen gerichteten Angriffe darf es als sicher betrachtet werden, daß der elektrische Strom materielle Wirkungen in den durchströmten Nerven hervorruft. Man hat z. B. bei Tierversuchen nachgewiesen, daß bei künstlich erzeugten Lähmungen das regelmäßig elektrisierte Glied schneller geheilt wurde als das nicht elektrisierte. Auch bei Menschen ist nachgewiesen, daß regelmäßige, tägliche Faradisation die Erregbarkeit der Muskeln steigert und ihre Kraft erhöht, daß Galvanisation die Ermüdung der Muskeln aufhebt usw.

Die Faradisation gelähmter Muskeln wird so vorgenommen, daß man die positive Elektrode nach der auf S. 271 gegebenen Vorschrift auf einen indifferenten Punkt setzt, die negative dagegen auf die Reizpunkte, die in den Abbildungen auf S. 272 ff. hervorgehoben sind. Dann macht man alle paar Sekunden eine Stromunterbrechung mit der Unterbrechungselektrode, und nimmt den Strom so stark, daß dabei deutliche Muskelzusammenziehungen entstehen, aber keine heftigen Schmerzen hervorgerufen werden. Treten bei erträglichen Stromstärken keine Zuckungen auf, so ist die Erregbarkeit für den faradischen Strom zu gering. Den faradischen Pinsel verwendet man gegen sensible Lähmung, gegen Anästhesie und gegen Parästhesien, nicht nur bei peripherischen Erkrankungen, sondern auch bei Tabes.

Die Galvanisation wird bei Lähmungen auf verschiedene Art angewendet. Entweder setzt man die Elektroden so wie bei der Faradisation auf und ruft durch Unterbrechung Muskelzusammenziehungen hervor, von den Reizpunkten aus; außerdem setzt man die Kathode minutenlang, ohne den Strom zu unterbrechen, auf die Verletzungsstelle, z. B. bei Drucklähmung eines Nerven auf die gedrückte Stelle, bei Rückenmarkkrankheiten auf den erkrankten Teil des Rückenmarks; bei Gehirnerkrankungen läßt man den Strom, ebenfalls ohne Unterbrechungen, durch den Krankheitsherd hindurchgehen; bei Kernlähmungen der Oblongata setzt man die eine Elektrode in den Nacken, die andere am Hals, am Gesicht auf. Eine dritte Art ist die labile Kathodenbehandlung, wobei man bei geschlossenem, nie unterbrochenem Strom die gelähmten Teile mit der Kathode langsam bestreicht, ohne Muskelzusammenziehungen hervorzurufen. Am Schluß solcher labilen Behandlung pflegt man dann, wenigstens bei älteren Lähmungen, einige kräftige Muskelzusammenziehungen durch Umlegung der Stromwenderkurbel herbeizuführen. Bei zentralen Leiden pflegt man die Anode auf den kranken Teil des Rückenmarks usw. zu setzen, die Kathode labil auf den Muskeln umherzuführen. Am Gehirn vermeidet man die Stromwendungen und auch die Unterbrechungen, weil dabei leicht Schwindelgefühl, Blitze vor den Augen usw. auftreten, die den Kranken lästig sind. Im allgemeinen verwendet man bei der Galvanisation der Lähmungen Ströme von 1—5 M.-A., 3—5 Minuten lang. Immer beginnt man erst mehrere Wochen nach dem Eintritt der Lähmung mit der Behandlung; beim Gehirn beschränkt man sich am besten auf Stromstärken von höchstens 2. M.-A. Die Antagonisten der gelähmten Muskeln vermeidet man beim Elektrisieren, um nicht ihr Übergewicht zu erhöhen.

Bei peripherischen Lähmungen verbindet man beide Anwendungen: zunächst galvanisiert man einige Minuten hindurch die Druckstelle mit stabiler Kathode, dann faradisiert man die Muskeln direkt und bestreicht sie etwa noch mit der labilen Kathode des galvanischen Stromes.

Von Arzneimitteln ist bei Lähmungen nicht viel zu erwarten, aber man verzichtet doch nicht gern darauf, weil man auf alle mögliche Weise den unbequemen Zuständen abhelfen möchte. Am meisten ist wohl vom *Strychnin* zu erwarten, man muß aber dazu wirksame Gaben verordnen. Am besten gibt man es in Pillen zu 0,001 Strychninum nitricum:

℞ Strychn. nitr. 0,05
Boli albae 5,0
Aq. dest. q. s.
F.Pil. 50.
D.S.

Man gibt davon am ersten Tage morgens und abends eine Pille, dann jeden Tag eine Pille mehr, auf den Tag verteilt, bis täglich 5 mal 2 Pillen erreicht sind; bei dieser Tagesmenge von 0,01 Strychnin bleibt man 5—6 Tage stehen, dann setzt man wegen der Gefahr der Kumulativwirkung 10—12 Tage aus. Dann kann man dasselbe Verfahren wiederholen. Ich habe von dieser PENZOLDTschen Vorschrift in zahlreichen Fällen Gebrauch gemacht und nie eine Andeutung von Vergiftungszeichen gesehen. Als solche wären zu beachten: Steifheit der Muskeln, dann Zittern und allgemeine Unruhe im ganzen Körper, gesteigerte Empfindlichkeit der Sinnesorgane, Starrkrampf, Angst und Dyspnöe. Insbesondere bei Stimmbandlähmung durch Bulbärkernerkrankung, bei postdiphtherischen Lähmungen, bei Blasenlähmung scheint öfters die zögernde Besserung dadurch eingeleitet zu werden.

Von manchen Autoren wird der *Arsenik* empfohlen. Da große Gaben Arsenik Muskellähmungen hervorrufen, ist es wohl möglich, daß kleine Gaben einen Reiz auf gelähmte Muskeln ausüben. Vielleicht ist aber an der eintretenden Besserung die allgemeine Hebung des Ernährungszustandes schuld, etwa wie man postdiphtherische Lähmungen schneller zurückgehen sieht, wenn der Kranke *Chinin* mit *Eisen* nimmt.

℞ Acidi arsenicosi 0,2
Pulv. Liq.
Succ. Liq. ana 5,0
F.Pil. 100.
D.S. 3 mal tägl. eine Pille, steigend bis 5 und mehr pro Tag.

℞ Chinin. hydrochl. 1,0
Mass. pil. Blaudii 25,0
F.Pil. 100.
D.S. 3 mal tägl. 2 Pillen nach dem Essen.

Bei den sensiblen Lähmungen, der Anästhesie, verwendet man vorzugsweise Hautreize, am meisten den faradischen Pinsel.

3. Krankheiten des Rückenmarkes.

Zerstörte Zellgruppen oder Leitungsstränge des Rückenmarkes können nicht wieder hergestellt werden, wenigstens nicht, soweit es heute bekannt ist. Unter den Zeichen der Rückenmarkkrankheiten werden aber viele nicht durch Zerstörungen, sondern durch ausgleichbare Schädigungen hervorgerufen, insbesondere durch entzündliche oder durch Stauungsödeme in der Nachbarschaft des eigentlichen Erkrankungsherdes. Dadurch kommen Zellen außer Tätigkeit und Stränge außer Leitungsfähigkeit, die später wieder normal arbeiten können. Es ergibt sich daraus der Grundsatz, wo solche Schädlichkeiten einwirken, baldigst und nach Möglichkeit diese Fremdwirkungen zu beseitigen. So z. B., wenn Wirbelverlagerungen, Wirbelentzündungen, Geschwülste in der Umgebung das Rückenmark beteiligen und angreifen. Sofort müssen alle Hilfsmittel der Antiphlogose, der Ableitung, der Chirurgie herangezogen werden. Außerdem muß man aber daran denken, daß die Anstrengung in dem von EDINGER betonten Sinne geradezu eine Ursache von Rückenmarkkrankheiten sein kann: daher gehört Ruhe, möglichst vollständige Ruhe des Organs in allen akuten Erkrankungen zu den wichtigsten Verordnungen, und auch in den chronischen Zuständen muß Überanstrengung sorgfältig vermieden werden.

1. Akute Rückenmarkkrankheiten.

Die akuten Erkrankungen sowohl der Häute wie des Markes werden sämtlich in derselben Weise behandelt, mag es sich also um Meningitis, Meningealblutung, Poliomyelitis, Myelitis, Hämatomyelie oder um akute Verletzungen handeln. Der Kranke muß strenge Bettruhe einhalten und sich möglichst wenig bewegen, die nötigen Verrichtungen müssen ihm soweit erleichtert werden, daß er nur die allergeringsten aktiven Anstrengungen zu leisten hat. Das antiphlogistische Verfahren wird dadurch erschwert, daß der Kranke oft gern auf dem Rücken liegen will. Wenn es durchführbar ist, und jedenfalls so viel wie möglich läßt man ihn auf dem Bauch oder doch in Vorderseitenlage liegen und bedeckt die Wirbelsäule mit Eisbeuteln oder eisgefüllten CHAPMANschen Schläuchen. Wo das nicht möglich ist, wie bei Kindern, bei sehr fetten Menschen usw., sucht man durch Einreibung von *grauer Quecksilbersalbe* in die Gegend der Wirbelsäule, durch Auflegen von langen Streifen *Emplastrum Hydrargyri*, auch wohl durch Blutegel oder trockne Schröpfköpfe oder durch *Blasenpflaster* entzündungswidrig einzuwirken. Bei Poliomyelitis und Meningitis würde sich wohl auch oft die Einreibung von *Unguentum Credé* empfehlen, vgl. Abschnitt VIII. Selbstverständlich sind Wirbelverlagerungen, Abszesse usw. nach den allgemeinen und besonderen Regeln der Chirurgie zu behandeln. Man versucht auch gern eine Ableitung auf den Darm durch *Calomel*, vgl. S. 125, in Pulvern zu 0,2 dreimal täglich, mehrere Tage nacheinander.

Ein anderes wertvolles Mittel sind laue Bäder, 33—34° C., $^1/_4$—$^1/_2$ Stunde lang, einmal oder mehrmals täglich. Natürlich kann man sie nur anwenden, wenn der allgemeine Zustand so viel Bewegung des Kranken erlaubt. Vielleicht wird man gerade in diesen Zuständen noch viel Gebrauch von den neuerdings empfohlenen Bettbädern machen, wobei ein Gummituch von der Größe eines Bettlakens unter den Kranken geschoben, mit den vier Ecken an den Bettpfosten befestigt und nunmehr soweit wie nötig mit Wasser gefüllt wird. Nach beendigtem Bade senkt man einen der Zipfel und läßt das Wasser abfließen. Auch die Anregung der Diaphorese durch warme Bäder mit nachfolgender heißer Einpackung, vgl. S. 186, kann wertvoll sein.

Zur Nahrung eignet sich in der ersten Zeit eine vorwiegend flüssige Kost, insbesondere eine Milch- und Suppendiät, allmählich geht man davon zu leichten festen Speisen und zu einer gemischten Kost über, wie sie S. 86 geschildert ist. Alkohol muß ganz vermieden werden.

Mit dem Gehen muß man die größte Vorsicht beobachten, erst nach dem völligen Aufhören der akuten Erscheinungen kann man mit ganz geringen Übungen der Glieder und allmählich auch mit Gehversuchen anfangen lassen. Besonders wichtig ist die Fernhaltung sexueller Erregungen, die das Rückenmark durch die entstandene Hyperämie gefährden würden. Einen wichtigen Teil der Krankenpflege stellt die Regelung der Blasen- und Darmentleerung dar. Da eine einmalige Überdehnung der Blase dauernde Inkontinenz bewirken kann, muß man im Anfang jedenfalls nicht zu lange mit der Anwendung des Katheters zögern. Strenge Asepsis, vgl. S. 196, ist selbstverständlich, man kann auch zur Vorsorge gleichzeitig *Urotropin* oder *Helmitol* geben, vgl. S. 195.

2. Chronische Rückenmarkkrankheiten.

Zu den chronischen Zuständen zählen wir zunächst die Rückstände der akuten Erkrankungen, so die Lähmungen, die nach dem Abklingen des entzündlichen Stadiums bei Poliomyelitis, Myelitis usw. zurückbleiben, außerdem die verschiedenen Strangerkrankungen: Tabes, amyotrophische Lateralsklerose, die verschiedenen Formen der Muskelatrophie und Dystrophie spinalen Ursprunges, die spastische Spinalparalyse, die multiple Sklerose, die hereditäre Ataxie, die Syringomyelie, die chronischen Kompressionserscheinungen und die Folgen der chronischen Meningitis spinalis.

Bei allen Rückenmarkkrankheiten ist mit größter Sorgfalt die Anamnese auf etwaige Syphilis zu erheben. Das einfache Befragen nach stattgehabter Infektion genügt nicht; es ist bekannt, daß bei tertiärer Syphilis in etwa 50 % der Fälle die Kranken nichts von der Infektion wissen wollen. Verdächtig ist schon eine mehrfache Erkrankung an Gonorrhöe; die Kranken haben dabei immerhin eine große Chance gehabt, daß ein Harnröhrenschanker mit untergelaufen ist. Veränderungen an den Hoden, Narben am Penis usw. vermißt man auch bei sicherer Spätsyphilis sehr oft, manche Fälle sind auch durch extragenitale Lokalisation der Primärerkrankung unbemerkt geblieben, bei Frauen wird die Infektion überhaupt in sehr zahlreichen Fällen übersehen. Wichtig ist der Nachweis von Kubitaldrüsen, die aus anderen Veranlassungen sehr selten anschwellen, sowie der von Paramamillardrüsen; wichtig ist auch das Vorkommen mehrfacher Fehlgeburten bei der Frau, noch mehr hereditärsyphilitische Erscheinungen bei Kindern des Kranken. Da eine vorsichtige antisyphilitische Kur niemals schadet, muß man in zweifelhaften Fällen lieber damit einen Versuch machen, als die Zeit versäumen, wo damit etwas ausgerichtet werden kann. Immer macht man zuerst eine Quecksilberkur, in der bei der Syphilisbehandlung zu besprechenden Weise, dann läßt man eine Jodkur folgen, am besten in der sehr wirksamen Form der subkutanen Einspritzungen von *Jodipin.* Liegt sehr lange Zeit zwischen der Infektion und der Erkrankung, oder sind nebenher tertiärsyphilitische Erscheinungen vorhanden, so kann man auch die Jodbehandlung zuerst vornehmen und die Quecksilberbehandlung folgen lassen. Große Gaben Jod sind in jedem Falle erforderlich. Von dem *Jodipin* spritzt man 3 Wochen lang jeden Tag oder dreimal in der Woche

10 ccm in der Hüftgegend unter die Haut ein; *Jodnatrium* würde man in Dosen von 1,0 dreimal täglich wochenlang geben, immer gleich nach den Mahlzeiten, in genügender Verdünnung mit Wasser, z. B. in einem Weinglas voll Selterwasser aufgelöst, in der ersten Woche in der halben Menge der angegebenen Dosis.

℞ Jodipin MERCK 25 % 100,0 D.S. Täglich 10 ccm subkutan.	℞ Natrii jodati 10,0 Aq. dest. 150,0 D.S. 3 mal tägl. ½—1 Eßl.

Man darf nicht zu früh mit diesen Kuren aufhören. Von dem Jodipin sind überhaupt keine ungünstigen Nebenwirkungen bekannt, man kann die angegebenen und noch viel größere Gaben monatelang ohne Bedenken anwenden; bei der Quecksilberkur muß man sich auch erinnern, daß man mit einer Kur von vier Wochen nicht alle Krankheitanlagen beseitigen kann, die seit Jahren oder Jahrzehnten im Körper liegen, man muß vielmehr die Kur nach einer mehrwöchigen Pause wiederholen. Bleiches Aussehen des Kranken ist jedenfalls kein Grund gegen eine Quecksilberkur, oft beruht die Anämie gerade auf der chronischen syphilitischen Intoxikation, und das Quecksilber verbessert dann schnell das Aussehen und die Blutbeschaffenheit.

Die Quecksilber- und Jodkuren sind um so mehr angezeigt, weil erfahrungsgemäß auch eine Anzahl von nichtsyphilitischen Rückenmarkkrankheiten dadurch beeinflußt werden. Eine Diagnose *ex juvantibus* gibt es daher eigentlich hier nicht.

Wo man aus irgend welchen Gründen von solchen Kuren absieht, jedenfalls aber auch neben dem Kurgebrauch ist es nötig, die Lebensweise des Kranken genau zu regeln. Die Empfindlichkeit des kranken Organes verlangt zunächst, daß alle körperlichen Anstrengungen unterlassen werden. Viele Kranke haben schon großen Schaden dadurch erlitten, daß man glaubte, sie nur möglichst schnell wieder auf die Beine bringen zu müssen. Will man nicht auf die Bewegungsübungen verzichten, so läßt man besser zuerst im Bett allerlei Bewegungen mit den Beinen machen; dabei ruht nicht die ganze Last des Körpers auf den Beinen, und die Übung ist dadurch natürlich viel weniger anstrengend.

Die eigentlichen Gehübungen bei gelähmten oder ataktischen Kranken werden sehr erleichtert, wenn man einen der käuflichen Gehstühle anwenden läßt, wie sie z. B. vom Medizinischen Warenhaus in Berlin geliefert werden. Dabei ist der Oberkörper des Kranken durch die aufgestützten Hände oder durch Krücken, die unter den Schultern ruhen, gestützt und lastet daher nicht so schwer auf den Beinen. Auch die Dauer der Übungen darf nicht übertrieben werden, der Kranke darf niemals nachher erschöpft sein und es dürfen keine Beschwerden in den Beinmuskeln nachfolgen.

Wertvoll ist für die allgemeine Gesundung ein reichlicher Aufenthalt in freier Luft. Man sorgt dabei für genügende Bekleidung und Bedeckung, damit Erkältungen vermieden werden. Zweckmäßig ist ein ähnliches Verhalten wie bei Nierenkranken, vgl. S. 183, Tragen wollener Unterkleidung usw. Ein Übermaß der Verweichlichung wäre natürlich verkehrt, insbesondere muß der Arzt seine Kranken darüber aufklären, dass die vom Rückenmark herrührenden Schmerzen nichts mit Rheumatismus und Erkältungen zu tun haben und daß deshalb die viel getragenen Katzenfelle, die vielfachen Schichten der Kleider und Unterkleider unzweckmäßig sind. Wo der Beruf den Kranken schweren Wettereinwirkungen aussetzt oder auch sonst zu körperlicher Überanstrengung führt, ist womöglich ein Berufswechsel vorzunehmen. Im Hause können auch fast gelähmte Rückenmarkkranke noch recht umfangreiche Berufstätigkeit ausüben, während ihnen der Verkehr auf der Straße schon ganz unmöglich ist. Die Notwendigkeit der geschlechtlichen Enthaltsamkeit ist vorhin schon betont worden. Sie ist allerdings oft um so schwerer durchzuführen, weil die Krankheit mit Erektionen und geschlechtlicher Erregung einhergehen kann.

Eine direkte Einwirkung auf den Krankheitvorgang versucht man in erster Linie durch

Hydrotherapie.

Es kommen nur die milden Verfahren in Frage. Gerade bei Rückenmarkkranken sind vielfach schwere Schädigungen durch Kneippkuren beobachtet worden. Am zweckmäßigsten erscheinen die überall leicht anzuwendenden Halbbäder, wobei der Kranke aufrecht mit ausgestreckten Beinen in der Wanne sitzt, die nur soviel Wasser enthält, daß es dem Badenden bis zum Nabel reicht. Der Rücken wird mit kurzen Unterbrechungen sanft mit Wasser übergossen, das man mit einem Schöpfgefäß hinter dem Rücken des Badenden aus der Wanne entnimmt. Man gibt solche Halbbäder am besten 30° C. warm und 4 Minuten lang, entweder zwischen erstem und zweitem Frühstück oder nach dem zweiten Frühstück oder auch, wenn es im Hause besser paßt, vor dem Schlafen. Nach dem Bade wird sanft abgetrocknet und dann mindestens für eine halbe Stunde das Bett aufgesucht. Die Bäder härten ab, man braucht ihnen keine kalte Übergießung folgen zu lassen. Im ganzen genügen drei in der Woche. Dieselbe Zahl wendet man bei Vollbädern an, die am besten bei 33—34° C. und 10—20—30 Minuten lang genommen werden, zu denselben Tageszeiten wie die Halbbäder. Ist der Kranke in der Tätigkeit, so beschränkt man sich oft am besten auf zwei Bäder in der Woche; ist er ganz untätig, so kann man auch vier- oder fünfmal baden lassen. Auch bei den Vollbädern kann man durchaus auf nachfolgende kühle Übergießungen verzichten.

Sehr gern setzt man den Bädern verschiedene Zusätze zu. Am wirksamsten sind die Solbäder und die kohlensauren Solbäder, vgl. S. 26 f. nnd 240 f. Man beachte, daß dabei die Wasserwärme um etwa 2° niedriger sein muß als bei den einfachen Wasserbädern. Eine besondere Einwirkung der vielgebrauchten Fichtennadelbäder ist wohl nicht anzunehmen, aber sie genießen in Laienkreisen so großes Ansehen, daß man sie oft nicht umgehen kann. Viel wertvoller sind die Elektrisch-Licht-Bäder, vgl. S. 265 f., deren Einfluß auf die Hautnerven, auf die Blutverteilung und auf die Hauttätigkeit ganz außerordentlich wohltätig ist. Bei kräftigen Kranken mit trägem Stoffwechsel, Fettleibigkeit usw. macht man auch Gebrauch von nassen Abreibungen, wie sie weiterhin geschildert werden sollen. Bei Schmerzen und Parästhesien kann man von Priessnitzschen Einwicklungen der Glieder und des Rumpfes oft Gutes sehen; bei mangelhafter Zirkulation in den Beinen bewährt sich oft das von Hoesslin beschriebene Verfahren, zunächst die Beine durch warme oder feuchtwarme Einpackungen, durch Heißluftbäder, zweckmäßig auch durch Bestrahlung mit elektrischem Licht, vgl. S. 266, zu erwärmen und sie dann kurz mit kaltem Wasser zu begießen. Besonders günstig wirken diese Anwendungen oft bei chronischer Myelitis, man kann aber bei allen chronischen Rückenmarkleiden Gutes davon sehen. Nach der Anwendung, die etwa dreimal in der Woche vorgenommen wird, muß immer wenigstens eine Stunde Bettruhe gehalten werden.

Sehr beliebt und oft von großem Nutzen ist der Gebrauch der Badekuren, zumal in Oeynhausen, Nauheim, Wiesbaden, Kissingen, Marienbad. Die Badeeinrichtungen sind an allen diesen Orten sehr gut, für gelähmte und schwerbewegliche Kranke ist in jeder Weise gesorgt, das Badepersonal ist gut geschult, und die Badeärzte haben viel Erfahrung in bezug auf solche Krankheiten. Die Erfolge sind aber doch nicht so sehr über die daheim zu erreichenden erhaben, daß man die Badekuren auch bei unvermögenden oder wenig vermögenden Kranken verordnen sollte, sofern sie selbst die Kosten zu tragen haben. Hier wird oft für eine Badekur von unvollkommenem Erfolge das Geld verbraucht, das hinterher dringend nötig wäre, um einen Fahrstuhl anzuschaffen oder häusliche Kuren zu unternehmen. Das ist natürlich ein Fehler. Dagegen können wohlhabende Kranke sich alle Vorteile des Kurortes verschaffen und auch die psychischen Einflüsse der anderen Umgebung, vgl. S. 118, genießen. In dem meist sehr langen Krankheitverlauf kann das von größtem Wert sein.

Sehr wichtig ist auch die Frage, ob man dem Kranken die Diagnose mitteilen soll. Gewöhnlich entschließt sich der Arzt, namentlich der jüngere Arzt, schwer dazu, weil ihm allerlei Erzählungen bekannt sind, wo sich der Kranke, nachdem er die Diagnose Tabes gehört hatte, eine Kugel vor den Kopf schoß. Solche Fälle kommen allerdings vor, aber trotzdem halte ich den Arzt für verpflichtet, dem Kranken die Wahrheit, selbstverständlich in schonender Form, zu sagen. Schon weil sonst während der ganzen Krankheit die Wahrscheinlichkeit besteht, daß der Kranke die richtige Diagnose auf harte und erschütternde Art, durch einen aufgeklärten Leidensgenossen, durch einen irgendwo befragten weniger ängstlichen Arzt oder aus dem Konversationslexikon erfährt. Der Kranke muß es auch wissen, weil er sonst voraussichtlich nicht die gebotene Schonung befolgt, bei dem Ausbleiben eines schlagenden Erfolges Kneippkuren und sonstige Pfuscherkuren unternimmt und sich dadurch schädigt. Es ist gut, dem Kranken zu sagen, daß allerdings ein Rückenmarkleiden vorliegt, daß das aber durchaus kein Grund zum Verzagen sei, auch solche Leiden würden vielfach gebessert, man könne ihre Fortschritte aufhalten, ihre Beschwerden lindern, die Arbeitsfähigkeit erhalten usw. Es läßt sich darüber schwer etwas Allgemeines sagen, es hängt alles von dem augenblicklichen Zustande des Kranken, von der Art der Krankheit, von den gesamten Verhältnissen ab, aber als Richtschnur werden diese Bemerkungen dem sorgsamen Arzte genügen.

Anstatt der Sol- und kohlensauren Solbäder werden namentlich von Erb auch die kohlensauren Stahlbäder empfohlen, wie sie namentlich in Schuls-Tarasp-Vulpera im Unterengadin, in Sankt Moritz im Oberengadin, ferner in Langenschwalbach, Franzensbad, Cudowa usw. zu haben sind; vgl. den Abschnitt über Blutkrankheiten. Die blutbildende Wirkung der Höhenluft, vgl. S. 45ff., ist ja für die Mehrzahl dieser Kranken auch erwünscht.

Elektrotherapie.

Die Elektrotherapie der Rückenmarkkrankheiten besteht teils in direkter, Längs- oder Querdurchströmung des Rückenmarkes, teils in peripherischer Elektrisation zum Zweck reflektorischer Beeinflussung.

Die Längsdurchströmung wird mit dem galvanischen Strom vorgenommen. Man setzt eine große Platte, von mindestens 50 qcm, mit heißem Wasser gut durchfeuchtet, vgl. S. 271, auf den Nacken, die andere, ebenso große auf das Kreuz und schickt Ströme von 5—10 M.-A. hindurch. Wenn man nicht einen besonderen Teil durch die Kathode erregen will, läßt man den Strom je 3 Minuten in absteigender und in aufsteigender Richtung durchgehen, d. h. man kehrt nach 3 Minuten die Stromwenderkurbel um. Ein anderes Verfahren ist das, die Anode auf den Nacken zu setzen und die Kathode auf der Wirbelsäule hin und her zu führen.

Die Querdurchströmung wendet man an, wenn ein bestimmter Teil des Rückenmarkes besonders getroffen werden soll, so z. B. ein myelitischer Herd von bestimmtem Sitze, oder die Hals- oder Lendenanschwellung bei Poliomyelitis oder anderen genauer lokalisierten Erkrankungen. Man setzt dann die Kathode auf die Wirbelsäule, in der Höhe des zu treffenden Teiles, und die Anode auf das Brustbein, so dass die kranke Stelle in der Richtung zwischen beiden Elektroden liegt. Man kann übrigens auch die Anode auf das Epigastrium setzen und mit der Kathode längs der Wirbelsäule streichen oder verschiedene Punkte der Wirbelsäule nacheinander behandeln. Auch in diesen Fällen nimmt man 5—10 M.-A. Stromstärke und behandelt jede Stelle 3 Minuten lang, jeden Tag einmal oder seltener.

Zur reflektorischen Behandlung verwendet man den faradischen Strom. Man setzt die Anode auf den unteren Teil des Brustbeins und bestreicht mit der Kathode, die mit einem Metallpinsel versehen ist, der Reihe nach die Haut der Glieder und des Rückens, bei einer Stromstärke, die deutlich empfunden wird, aber keine ernstlichen Schmerzen und keine starken Muskelzusammenziehungen veranlaßt. Die sehr günstigen Wirkungen, die Rumpf mit diesem Verfahren bei Tabes erzielt hat, sind von anderen Beobachtern nicht bestätigt worden.

Eine andere Form der allgemeinen Elektrisation stellt in bequemer und sicherer Weise das Vierzellenbad nach Dr. Schnee dar, das u. a. von Reiniger, Gebbert & Schall in Erlangen hergestellt wird. Der Strom — man kann galvanischen und faradischen Strom benutzen — tritt je nach der gewählten Richtung an einer oder mehreren Stellen in den Körpern ein, man kann ihn z. B. in beiden Händen, die in Wasserbecken ruhen, eintreten, durch den Körper hindurchgehen und an beiden Füßen, die wiederum in Wasserbecken stehen, wieder austreten lassen. Er nimmt dabei im Rumpfe jedenfalls großenteils seinen Weg durch das Rückenmark. Die Anschaffung des Apparates für den Hausgebrauch ist nur wohlhabenden Kranken möglich, in Anstalten wird man ihn schon vielfach antreffen.

Ein Teil der Wirkung der Elektrisation bei Rückenmarkkrankheiten besteht sicher in der psychischen, suggestiven Einwirkung. Bei den chronischen, oft sehr deprimierenden Leiden ist das natürlich sehr wertvoll. Man soll sich um so mehr hüten, dem Kranken zu viel davon zu versprechen, man soll ihn auch nicht damit überfüttern, sondern Vertrauen und Mittel auch für spätere und hoffnungslosere Zeiten zurückbehalten!

Eine besondere Wichtigkeit hat die Mitbehandlung der peripheren Nerven in den Fällen, wo diese miterkrankt sind, wie z. B. nicht selten in der Form der peripherischen Neuritis bei Tabes. Man folgt dann den Regeln, die bei der Behandlung der Neuritis, S. 262f., angegeben sind.

Übungsbehandlung.

Auf der Naturforscherversammlung in Straßburg 1885 machte Frenkel die psychiatrischneurologische Abteilung mit seinem System der Übungsbehandlung bei Ataxie bekannt. Es hat mehr als ein Jahrzehnt gedauert, bis die wichtige therapeutische Verbesserung allgemeine Anerkennung gefunden hat, und schließlich ist ein Teil des Ruhmes auf von Leyden und Goldscheider gefallen, die aber in Wirklichkeit mehr eine Kraftübung als eine Koordinationsübung im Sinne gehabt haben. Die letztere ist aber das Entscheidende. Frenkel hat gezeigt, daß es gelingt, durch Übung an die Stelle atatktischer Bewegungen wieder normale

Bewegungen zu setzen. Die Übungen beginnen mit den einfachsten Bewegungen, wobei nur ein Muskel oder doch nur einzelne Muskelgruppen beteiligt sind, sie werden zuerst unter Leitung der Augen, dann bei geschlossenen Augen vorgenommen. Allmählich werden immer größere und verwickeltere Bewegungen geübt. In dem FRENKELschen Lehrbuch: Die Behandlung der tabischen Ataxie mit Hilfe der Übung, Leipzig 1900, sind die Einzelheiten genau vorgeschrieben. Es ist ratsam, sich damit genau in den Gedankengang des Verfassers hineinzuarbeiten und von seiner großen Erfahrung für den Einzelfall Nutzen zu ziehen. Die Erfolge sind oft überraschend; sie bleiben aus, wenn schwere Muskelatrophien durch peripherische Neuritis vorliegen, oder wenn das Verfahren unrichtig oder zu anstrengend angewendet wird. Halbstündige Übungen, ein- oder mehrmals täglich ausgeführt, dürften am zweckmäßigsten sein. Besondere Vorsicht erfordern die Beinübungen, wobei die Last des Körpers auf den Beinen ruht. Man beginnt daher immer Übungen im Liegen, Beinheben, Strecken, Beugen, Berühren bestimmter Punkte mit der großen Zehe oder der Ferse. In schweren Fällen ist es oft sehr empfehlenswert, die Übungen im Bade machen zu lassen, weil da das Gewicht des Körpers großenteils wegfällt. Weiterhin läßt man Gehübungen machen, während der Körper an barrenartigen Vorrichtungen gestützt wird, vgl. den Gehstuhl S. 289. Vielen Kranken werden die systematischen Übungen bald verleidet, man muß sich dann darauf beschränken, ihnen bei allen Tagesverrichtungen möglichste Ruhe und den Versuch koordinierter Ausführung zu empfehlen. Auch hierbei ist eine Überanstrengung durchaus möglich, und um so leichter, weil das Ermüdungsgefühl oft fehlt. Die Beobachtung der bessernden Wirkung der Übungen ist daher oft entscheidend. Ob eine dauernde Besserung der Ataxie durch die Übungen hervorgerufen werden kann, ist streitig, aber der symptomatische Erfolg ist auch ohnehin lohnend genug.

Das Verfahren ist übrigens nicht nur bei Tabes und hereditärer Ataxie, sondern auch bei Chorea, Intentionszittern und anderen Formen des Zitterns, bei Schreibkrampf usw. anwendbar.

Nervendehnung und Suspension.

Die Nervendehnung, die bei der Behandlung der Neuralgien zuweilen Gutes leistet, vgl. S. 279, ist auch bei Rückenmarkleiden mehrfach empfohlen worden. Bei der Tabes sollen z. B. die Schmerzen der Beine durch Dehnung des Ischiadicus behoben werden. Ob es gerechtfertigt ist, wegen eines immerhin unsicheren, rein palliativen Erfolges den Kranken der Operation mit ihren Unbequemlichkeiten auszusetzen, muß sehr bezweifelt werden. Die Praxis hat das von einzelnen Operateuren, besonders NUSSBAUM in München, sehr gepriesene Verfahren im ganzen abgelehnt. ERB will sie nur für die allerhartnäckigsten, schwersten Neuralgien zulassen und empfiehlt dafür auch die unblutige Dehnung an Stelle der operativen.

Auch die von MOTSCHUTKOWSKY angegebene, von CHARCOT und GILLES DE LA TOURETTE nachgeprüfte und empfohlene Suspension der Tabischen hat keine sehr ausgebreitete Anwendung erlangt. Am ehesten wäre noch das mildere Verfahren mit dem SPRIMONschen Apparat zu versuchen, wobei der auf einem Stuhle sitzende Kranke mit dem Kopf nach der Art der GLISSONschen oder SAYREschen Schwebe, außerdem aber auch mit den Ellenbogen in verstellbaren Schlingen aufwärts gehoben wird, so daß der Oberkörper gestreckt wird. Ob die Erfolge etwas anderes als Suggestivwirkungen darstellen, ist noch nicht festgestellt. Ein wirklicher Nutzen ist jedenfalls nicht erwiesen. Die Aufhängung des ganzen Körpers an der GLISSONschen Schwebe ist jedenfalls als nicht ungefährlich zu verwerfen.

Arzneibehandlung.

In zahlreichen Fällen von Rückenmarkkrankheiten ist, wie schon gesagt, wegen der syphilitischen Natur der Krankheit der Gebrauch von *Quecksilber* und von *Jod* angezeigt. Andere Fälle erfordern zunächst den Gebrauch von Mitteln, die das Allgemeinbefinden der Kranken heben: *Eisen*, *Chinin*, *Arsenik*, in der Weise, wie diese Mittel bei Blutarmut und dergleichen verordnet werden. Gern verwendet man auch das *Jodeisen*, am besten in in der Form des *Sirupus Ferri jodati*.

℞ Sir. Ferri jod. 25,0
D.S. 3 mal tägl. 20 Tropfen bis 1 Teelöffel voll in Wasser.

Als spezifisch auf das Rückenmark wirkende Mittel gelten seit langer Zeit *Argentum nitricum*, *Secale* und *Strychnin*.

Das *Argentum nitricum* hat zuerst WUNDERLICH gegen *Tabes* empfohlen, CHARCOT und andere haben ebenfalls Gutes davon sehen. Jedenfalls ist man danach berechtigt, ja in schwierigen Fällen verpflichtet, es anzuwenden. Regelmäßige, lange fortgesetzte Darreichung ist zu beachten. Man gibt es in Pillen zu 0,01, davon zunächst dreimal täglich eine, allmählich steigend bis auf 10 am Tage. Bei dieser Gabe bleibt man monatelang, bis zum Verbrauch von 10,0. Dann muß eine längere Pause eintreten, damit nicht chronische Silbervergiftung, Argyrie, entsteht. Gewöhnlich bildet sie sich erst nach Verbrauch von 15,0 aus, man muß aber schon vorher darauf achten, ob sich der violette Saum am Zahnfleischrande bildet, der das erste Zeichen der chronischen Vergiftung und die Einleitung zu der grauen Verfärbung der Haut bildet. Natürlich muß man bei dem ersten Erscheinen das Mittel ganz aussetzen. Man versucht es bei allen chronischen Rückenmarkleiden.

Die *Sekalepräparate* sind von Charcot gegen die Blasenschwäche der Tabischen empfohlen worden, später hat man sie auch gegen den tabischen Prozeß verordnet, darauf fußend, daß bei Sekalevergiftung ähnliche Veränderungen in den Hintersträngen auftreten wie bei Tabes. Damit ist ja jedenfalls eine gewisse Beziehung des Mittels zum Rückenmark festgestellt. Zugleich liegt darin natürlich eine Warnung vor zu ausgedehntem Gebrauche. Man gibt es am besten in mittlerer Dosis immer an den drei ersten Tagen jeder Woche 4—6 Wochen hindurch.

Das *Strychnin* und seine Präparate sind durch Erb eingeführt worden. Sie sollen nicht nur allgemein tonisch wirken, sondern auch den tabischen Krankheitsvorgang günstig beeinflussen. Erb verordnet kleine Dosen in längerer Anwendung. Ob mit dem S. 285 erwähnten Gebrauch größerer Gaben etwas Besseres erreicht würde, ist nicht bekannt.

℞ Argenti nitr. 1,0
Boli albae 10,0
F.c.Aq. dest. q. s. Pil. 100.

℞ Extr. Secalis cornuti
(am besten dialys. Golaz) 25,0
D.S. 3 mal täglich 20 Tropfen.

℞ Ergotini Bombelon 25,0
D.S. 3 mal tägl. 8—10 Tropfen.

℞ Ergotini dialys. 5,0
Pulv. Liq. q. s.
F.Pil. 50. D.S. 3 mal täglich 1 Pille.

℞ Strychnini nitr. 0,05
Aq. dest. 10,0
D.S. Subkutan mit $^1/_{10}$ Spritze oder innerlich mit 5 Tropfen 2 mal täglich beginnen und allmählich vorsichtig steigen.

℞ Ferri lactici 10,0
Extr. Chinae aquosi 5,0
Extr. Strychn. 0,5—1,0
(Acid. arsen. 0,2)
Pulv. Gent. q. s.
F.Pil. 100. D.S. 3 mal täglich 1—2 Pillen nach dem Essen.

Endlich wird noch von manchen Seiten das *Spermin*-Poehl als Heilmittel oder wenigstens als vortreffliches Kräftigungsmittel für Tabische, Neurasthenische und zahlreiche andere Kranke empfohlen. Es kommt in 2 %iger sterilisierter Lösung in den Handel, in Ampullen eingeschmolzen, davon täglich eine einzuspritzen, vom 10. oder 12. Tage ab in größeren Zwischenräumen. Man kann aber auch *Essentia Spermini* Poehl, eine 4 %ige aromatische Lösung des Doppelsalzes von Sperminum hydrochloricum und Natrium chloratum, zu 20—30 Tropfen dreimal täglich in warmem alkalischen Mineralwasser geben. Dns Mittel ist sehr teuer, der Erfolg, soweit nicht die Suggestion mitspielt, sehr zweifelhaft.

Weiterhin finden die Arzneimittel vielfach Anwendung gegen bestimmte Symptome.

Gegen die Schmerzen der Rückenmarkkranken sind vor allem, neben den schon erwähnten hydrotherapeutischen Mitteln, die neueren Antineuralgica zu empfehlen. Besonders wirksam sind *Pyramidon*, *Kryofin*, *Acetanilid*, *Phenacetin*, *Salipyrin*, *Aspirin* oder *Acetylsalizylsäure*, allein oder in Verbindung mit *Bromnatrium*, in den S. 280 angegebenen Dosen. Wo sie versagen, wirkt manchmal das aus der Wurmbehandlung bekannte *Santonin* sehr gut, dreimal 0,05 in dreistündigen Zwischenräumen; die Wirkung hält tagelang vor, dann wiederholt man die Gaben. Auch das Methylenblau, *Methylenum caeruleum medicinale* Merck, ist empfohlen worden, mehrmals täglich 0,1, zur Verhinderung der Blasenreizung mit Muskatnußpulver vereinigt; man muß die Patienten darauf aufmerksam machen, daß es den Harn blau färbt.

℞ Trochisci Santonini 0,025 Nr. XX.

℞ Methylen caerul. medic. Merck
Pulv. nuc. moschat. ana 0,1
D. tal. dos. X. ad. caps. amyl.
D.S.

Auch die Behandlung mit Gefriermitteln ist zu versuchen, vgl. S. 268. Erst wenn alle anderen Mittel versagen, darf *Morphium* angewendet werden, vgl. S. 264.

Die Blasenschwäche wird nach den S. 200 angegebenen Mitteln behandelt.

Gegen die gastrischen Krisen der Tabiker versucht man zunächst das *Cerium oxalicum*, vgl. S. 190, ferner heiße Umschläge auf die Magengegend, wenn dies nicht hilft, die Gefriermittel nach S. 268, im Notfalle *Morphium* subkutan, S. 107.

Ein wertvolles Mittel gegen Zittern und auch gegen Ataxie ist das *Scopolaminum hydrobromicum.* Man gibt es in der Weise, wie S. 66 für die Behandlung des Asthmas angegeben ist, in Tropfen oder besser in Pillen, steigend, bis die gewünschte Wirkung erzielt ist. Irgend ein ungünstiger Einfluß des Mittels ist nicht vorhanden, auch bei jahrelanger Anwendung großer Gaben habe ich nie etwas Nachteiliges gesehen. Manchmal wirkt es innerlich genommen nicht hinreichend, dann kann man zu subkutanen Einspritzungen greifen, sie sind aber mit höchstens halb so großer Dosis zu wählen und dürfen nur so weit gesteigert werden, daß keine Benommenheit danach eintritt. Die innerliche Anwendung bewirkt das nur bei übergroßen Gaben, sonst tritt nur Trockenheit im Halse ein, die nichts Bedenkliches hat und nur ein Zeichen ist, daß man vorläufig nicht weiter steigen soll. Dagegen verbietet sie nicht den weiteren Gebrauch des Mittels.

Dekubitus.

Eine gefürchtete Erscheinung bei verschiedenen Rückenmarkkrankheiten ist das Durchliegen der Kranken in der Kreuzgegend, an den Hüften und an anderen Stellen, die dem Druck der Unterlage ausgesetzt sind. Die wichtigsten Verhütungsmittel sind: eine bequeme und glatte Unterlage, häufiges Wechseln der Lage, vgl. S. 2, sorgfältige Hautpflege, wodurch die Haut rein gehalten und widerstandsfähig gemacht wird. Unterlagen, die mit Urin verunreinigt sind, müssen alsbald entfernt werden; ist der unwillkürliche Harnabgang nicht zu vermeiden, so muß der Kranke auf einen Luftring gelegt werden, der sorgfältig trocken gehalten wird, oder er muß ein Lager auf Holzwolle und dergl. erhalten, das die Feuchtigkeit aufsaugt. Sobald irgendwo eine Hautröte auftritt, muß doppelte Sorgfalt angewendet werden. Man wäscht dann die gefährdeten Stellen mit Spiritus oder bestreicht sie mit Zitronenscheiben und legt ein Wasserkissen unter, das mit einer Schicht weicher Leinwand bedeckt wird. Druckstellen an den Fersen, an den Knien usw. kann man auch durch Wattepolster schützen. Ist trotzdem ein Druckgeschwür entstanden, so wird es antiseptisch behandelt, mit *Jodoform* oder einem ähnlichen Mittel bestreut und ein trockener Mullverband darübergelegt. Die Salbenbehandlung ist im ganzen nicht zweckmäßig, erst im weiteren Verlauf, wenn das Geschwür reizlos geworden ist und keine Neigung zur Heilung zeigt, wendet man gern das *Unguentum Plumbi tannicum* an, oder auch das *Cataplasma ad decubitum*:

℞ Acid. tann. 1,0	℞ Decoct. cort. quercus 40,0
Liq. plumbi subacet. 2,0	Liq. plumbi subacet. rec. par. 4,0
Adip. suilli 17,0	Spir. 1,0
M.F.Ungt. D.S. Verbandsalbe.	M.D.S. Zu Umschlägen.

4. Gehirnkrankheiten.

1. Allgemeines.

Alle akuten Krankheiten des Gehirns und seiner Häute erfordern strenge körperliche und geistige Ruhe. Jede Bewegung, jede Tätigkeit kann den Blutzufluß zu den erkrankten Teilen steigern und dadurch schwere Gefahr bringen. Das gilt für die verschiedenen Formen der Meningitis sowohl wie für die Entzündungen, Blutungen und akuten Erweichungen des Gehirns selbst. Man läßt daher in allen diesen Fällen den Kranken möglichst unveränderte Bettlage einhalten, mit leicht erhöhtem Kopf. Den Kopf sehr zu erhöhen, würde auch bei Kongestionszuständen keinen wesentlichen Nutzen bringen, weil die Blutversorgung doch auch entsprechend steigt. Am ruhigsten ist die Blutverteilung gerade bei mäßig erhöhtem Kopfe. Der Hals darf nicht eingeengt sein, damit Atmung und Blutabfluß ungestört vor sich gehen können. Es ist streitig, ob das Auflegen von Eis auf den Kopf den Blutandrang herabsetzt, aber man hat in der Praxis doch den Eindruck, daß der Eisbeutel den Kranken wohltut und sie beruhigt, vielleicht vorzugsweise durch Einwirkung auf die Hirnrinde, die dem Schädeldach anliegt. Die früher sehr viel gebrauchten ableitenden Verfahren, Einreiben von Pustelsalbe in die glattgeschorene Kopfhaut, sind von zweifelhafter Wirkung und außerdem eine Quälerei für den Kranken, daher verzichtet man besser darauf. Ob die Ableitungen auf andere Körperteile, z. B. durch Senfteige auf die Waden, kalte oder heiße Fußbäder usw., etwas nützen, ist ebenfalls sehr zweifelhaft, von kräftigen Anwendungen soll man jedenfalls absehen, um nicht eine Rückschlagskongestion nach dem Gehirn zu erzielen. Dagegen ist nichts gegen eine Ableitung auf den Darm einzuwenden. Das altbewährte Mittel dazu ist das *Kalomel*. Es ist um so mehr angezeigt, weil es außer der Abführwirkung auch eine starke diuretische Wirkung hat. Man gibt das *Hydrargyrum chloratum* als Pulver zu 0,2 dreimal täglich, bis starke Entleerungen auftreten, manche geben es bis zum Erscheinen einer Stomatitis. In manchen Fällen mag die günstige Wirkung auch spezifisch antisyphilitisch sein. Die ursächliche Bedeutung der **Syphilis** ist bei den verschiedensten Krankheiten des Gehirns so groß, und dabei ist die Anamnese oft so unklar, daß man wirklich sehr oft nicht sagen kann, ob die günstige Wirkung der Quecksilberpräparate eine spezifische ist, oder ob sie auch bei nicht syphilitschen Erkrankungen des Gehirns günstig wirken. Ein Versuch damit ist daher in sehr vielen Fällen angezeigt, vor allem auch da, wo keine andere Behandlung Erfolg verspricht. Sicher könnten viele Gehirnkranke gerettet werden, wenn man kräftig und nachhaltig genug damit vorginge. Leider beschränken sich noch viele Ärzte darauf, auch bei gegründetem Verdacht auf Syphilis nur einmal eine Woche oder ein paar Wochen lang kleine oder mittlere Gaben von *Jodkalium* zu verordnen, die auch bei tertiärer Syphilis nicht zu einem ersichtlichen Erfolge ausreichen würden. Eine gründliche Quecksilber- und Jodkur, wie sie bei der Behandlung der Syphilis geschildert wird, kann dann oft noch viele Jahre später hervorragende Erfolge erzielen, aber sie kann natürlich nicht das wieder ersetzen, was in den verlorenen Jahren zerstört worden ist. Die Anamnese muß daher, wie schon S. 288 angegeben ist, ganz außerordentlich sorgfältig sein. Ist keine bestimmte, zweifellose Ursache der Erkrankung zu finden und auch nicht zweifellos ein Leiden festzustellen, das auf Quecksilber- und Jodbehandlung nicht reagieren würde (beispielsweise ein Cysticercus oder dergleichen), so ist die Kur angezeigt. Es ist wohl am besten, zunächst die Jodbehandlung einzuleiten, entweder mit großen Gaben *Natrium jodatum*, das ebensogut wirkt, wie *Kalium jodatum*, aber vom Magen besser vertragen wird, drei- bis fünfmal täglich zuerst 0,5, bald 1,0, in wäßriger Verdünnung, immer nach den Mahlzeiten, oder noch besser *Jodipin* Merck subkutan, vgl. S. 288. Nachdem man diese Mittel einige Wochen angewendet hat, läßt man dann eine Quecksilberkur folgen, in der bei Syphilis beschriebenen Weise. In eiligen Fällen, wo Gefahr im Verzuge ist, kann man auch beides zugleich anwenden. Mit dem Quecksilber zu beginnen und die Jodbehandlung folgen zu lassen, hat bei den hier in Frage kommenden Fällen weniger Zweck, weil es sich fast ausnahmslos um Spätfälle handelt, wobei das Jod die eigentliche Heilwirkung entfaltet.

Außer der Syphilis spielen in der Ätiologie der Gehirnkrankheiten eine große Rolle die infektiösen Entzündungen, die von der Umgebung auf das Gehirn oder seine Häute fortgeleitet werden. Die Vorbeugung ist dabei natürlich von entscheidender Wichtigkeit. Sowohl die Pachymeningitis externa wie die eitrige Leptomeningitis und der Gehirnabszeß werden sehr oft durch Eiterungen in der Nachbarschaft hervorgerufen. Am häufigsten sind *Otitis* und *Mastoiditis* die Ursache, gewöhnlich erkrankt dann zuerst die anliegende Partie der Dura mater in der Form der Pachymeningitis externa, mit oder ohne Eiterung, und von da aus dringt die Infektion in die Tiefe. Zuweilen offenbart sich der so entstandene Abszeß erst nach langer Zeit, so daß die ursprüngliche Erkrankung schon verheilt und vergessen sein kann. Die große Mehrzahl der Abszesse entsteht infolge von Knochenerkrankungen bei chronischer Otitis, die durch Erkältung, Influenza, unzweckmäßige Behandlung usw. aufgerührt wurde. In allen Fällen ist die sofortige Beseitigung der gefährlichen Eiterverhaltung die erste Aufgabe. Je nach dem Einzelfall müssen die Paracentese des Trommelfelles, die Entfernung von Granulationen, Cholesteatomen, nekrotischen Knochenteilen, Aufmeißelung des Processus mastoideus usw. vorgenommen werden. Die chirurgische Otiatrie gibt dafür die genaueren Anweisungen. Auf kaum einem Gebiete sind die Fortschritte der ärztlichen Kunst von so unmittelbarem Segen gewesen wie hier. Auch die Sinusthrombose und die umschriebene Leptomeningitis können durch die Operation geheilt werden, selbst pyämische Erscheinungen heben nicht die Hoffnung auf Rettung des Kranken auf.

Außer den Ohrenkrankheiten werden infektiöse Entzündungen nicht selten hervorgerufen durch Schädelfrakturen, infizierte Wunden der Kopfhaut, Kopfrose, Nackenkarbunkel, Eiterungen in den Stirn- und Kieferhöhlen, im Nasenrachenraum usw., weiterhin auch durch eitrige und brandige Erkrankungen der Lungen, Endokarditis, Peritonitis, Osteomyelitis und Pyämie irgend welchen Ursprunges. Selbstverständlich muß auch in allen diesen Fällen der ursächliche Herd auf das sorgfältigste angegriffen und behandelt werden.

Für die epidemische Zerebrospinalmeningitis ist bisher nur bekannt, daß der spezifische Erreger, der Weichselbaumsche Diplokokkus, von der Nase aus durch die Lymphbahnen ins Gehirn einwandert. Man wird daher, soweit es möglich ist, die Nase desinfizieren, wenn die Krankheit epidemisch auftritt. Welches Mittel dazu am besten geeignet ist, läßt sich leider noch nicht sagen. Nach sonstigen Erfahrungen wird man sowohl den Gebrauch der *Formanwatte,* vgl. S. 33, wie die Einblasungen von *Sozojodolnatrium* in den Nasenrachenraum für zweckmäßig halten, vgl. Keuchhusten und Diphtherie im VII. Abschnitte. Daß die Krankheit sich ihre Opfer nur unter den jüngeren Menschen sucht, unterhalb des dreißigsten Jahres, spricht, wie ich zuerst betont habe, dafür, daß die Infektion durch die reichlichere Entwicklung des lymphoiden Gewebes im Nasenrachenraum bei Jugendlichen begünstigt wird, wie es ja auch bei der Angina der Fall ist. Man wird daher auch der Beseitigung der Rachenmandeln besondere Aufmerksamkeit schenken müssen. Außerdem kommt in prophylaktischer Beziehung vor allem die Beseitigung der Erkrankten aus der Nähe der Gesunden und eine gründliche Desinfektion ihrer ganzen Umgebung in Frage.

Für die einzelnen Krankheiten kommt weiterhin noch verschiedenes zur Anwendung:

2. Entzündliche Erkrankungen.

Die **seröse Meningitis,** die für sich oder im Gefolge des Gelenkrheumatismus auftritt, wird manchmal durch Behandlung mit *Natrium salicylicum* oder *Aspirin* günstig beeinflußt. Man gibt beide Mittel in derselben Weise, wie es S. 280 für die Behandlung der rheumatischen Neuralgien beschrieben ist. In anderen Fällen hat sich eine Quecksilberkur bewährt, entweder durch Einreibungen von *Unguentum Hydrargyri cinereum* oder durch Einspritzungen von *Quecksilbersalzen* unter die Haut oder endlich durch *Kalomel,* 0,2 mehrmals täglich. Über die Einreibungs- und Einspritzungskuren ist Genaueres im Abschnitt über Syphilis nachzusehen. Man wendet diese Kuren bei der primären Meningitis 4—6 Wochen lang an. Bei seröser Meningitis und bei epidemischer Zerebrospinalmeningitis verwendet man neuerdings regelmäßig die von Quincke angegebene, in den letzten 10 Jahren erprobte **Spinalpunktion** oder **Lumbalpunktion.** Das dazu gehörige Instrumentarium kann man zusammen vom Instrumentenmacher Beckmann in Kiel für 22 Mark beziehen. Man kann aber auch jede Punktionsnadel dazu benutzen, die etwa 10 cm lang und 1 mm dick ist. Sie soll keine zu lange Spitze haben. Die Punktion wird wie folgt ausgeführt: Der Kranke liegt auf der Seite, mit angezogenen

Beinen und möglichst herausgedrücktem Rücken, damit die Dornfortsätze möglichst weit auseinander weichen. Dann wird die Lendengegend sorgfältig desinfiziert und die Gegend des 3. bis 5. Lendenwirbels festgestellt. In dieser Höhe sticht man dicht unterhalb eines Dornfortsatzes in der Mittellinie die Nadel sagittal oder leicht kopfwärts gerichtet ein; bei sehr fester Muskulatur kann man auch einen halben oder einen Zentimeter außen von der Mittellinie eingehen. Bei Erwachsenen muß man 5—8 cm, bei Fettleibigen sogar 10 cm tief einstechen, bei Kindern 2—3 cm. Man fühlt es deutlich, wenn man in den Rückenmarkkanal gelangt ist. Man kann dann mit einer besonderen Vorrichtung den Druck bestimmen, worunter die Zerebrospinalflüssigkeit austritt, für therapeutische Zwecke kann man darauf verzichten, man hört dann auf, wenn die Flüssigkeit nur noch langsam austritt oder wenn irgend welche Nebenerscheinungen wie Kopfschmerz, Schwindel, Übelkeit, Zuckungen in den Beinen auftreten. Quincke läßt den Druck nicht unter 120 mm heruntergehen. Kommt trotz genügend tiefen Einstichs keine Flüssigkeit, so ist es am besten, die Kanüle herauszuziehen, sie zu reinigen und an einer oberhalb oder unterhalb gelegenen Stelle wieder einzustechen. Aspiration und andere Mittel anzuwenden, ist nicht erlaubt. Die Einstichöffnung wird nach dem Herausziehen der Nadel mit Leukoplast verschlossen. — Man kann durch das bei richtiger Ausführung ganz ungefährliche und überhaupt nicht schwer zu erlernende Verfahren wohl in allen Fällen große Erleichterung schaffen, bei wiederholter Anwendung, wochenlang alle paar Tage, sobald die Druckerscheinungen wieder zunehmen, hat man in zahlreichen Fällen wirkliche Heilung erreicht.

Die Punktion der Meningen oder der Ventrikel und die Trepanation sind viel schwerere Eingriffe, aber sie leisten zuweilen auch noch bei schwerer eitriger Zerebrospinalmeningitis etwas. Sie müssen aber dem Chirurgen vom Fach überlassen bleiben.

Ein wertvolles Mittel sind heiße Bäder. Man beginnt mit 35° C. und steigert die Badewärme allmählich auf 38—40°, alle 3—4 Stunden gibt man ein solches Bad von einer viertel bis halben Stunde Dauer. Das Verfahren ist von Aufrecht angegeben, die damit erzielten Erfolge werden auf 45 % und mehr Heilungen angegeben.

In der ersten Zeit der Krankheit, solange die Kranken sehr benommen sind, muß man mit der Ernährung sehr vorsichtig sein, weil die Kranken sich durch Verschlucken schädigen können und auch beim Erbrechen sehr gefährdet sind. Wenn der Kräftezustand das Abwarten nicht zuläßt, wird man am besten zu Nährklistieren seine Zuflucht nehmen, vgl. S. 105. Weiterhin kann man z. B. die Erleichterungen benutzen, die nach heißen Bädern oder nach der Lumbalpunktion eintreten, um dann den Kranken Nahrung zu geben. Sorgfältige Lagerung, ruhiges und dunkles Zimmer, Fürsorge für Reinhaltung des Körpers von den Entleerungen usw. sind genau zu beachten. Der Versuch, die Kranken aus dem Schlummerzustande zu ermuntern, muß durchaus unterlassen werden, er ist geradezu schädlich. Man muß die Umgebung darauf immer wieder aufmerksam machen. Treten Unruhe, Krämpfe, Schreien oder umgekehrt große Schwäche hervor, so sind die angegebenen heißen Bäder das beste Anregungsmittel. Nur im Notfall macht man von *Opium* in Zäpfchen, vgl. S. 135, oder *Morphium*einspritzungen, vgl. S. 88, Gebrauch. Als Anregungsmittel kommt im Notfalle *Kampfer* in Einspritzung in Frage, vgl. S. 13. Zur Nachbehandlung empfehlen sich gute Ernährung, Solbäder, vgl. S. 240f., Elektrisation der zurückgebliebenen Lähmungen nach S. 283f., Massage nach S. 278, immer unter größter Schonung des Kranken, besonders auch in geistiger Beziehung.

Die **tuberkulöse Meningitis** erfordert besonders sorgfältige Behandlung tuberkulöser Herde im Ohr, im Rachen, in der Nase, in der Haut und den Knochen des Schädels, sowohl prophylaktisch, als in der ausgebrochenen Krankheit. Die Behandlung mit *Jodoform*, als Bepinselung mit *Jodoformkollodium* 1:5 mehrmals täglich im Nacken, am Warzenfortsatz und an den Schläfen, hat sich nicht bewährt. Auch die *Tuberkulin*behandlung wird als nutzlos, aber nicht ungefährlich bezeichnet. Am meisten wird man auch hier mit heißen Bädern und mit wiederholter Lumbalpunktion, ganz wie eben beschrieben, erreichen.

Der **akute Hydrocephalus** wird wie die Meningitis behandelt, insbesondere muß aber auf etwaige Ursachen gefahndet werden, wie z. B. Syphilis, Rachitis, die mit *Phosphor* behandelt werden muß, nach den bei dieser Krankheit angegebenen Regeln. Für den chronischen Hydrocephalus empfiehlt sich am meisten die Lumbalpunktion mit nachfolgender Kompression des Schädels durch einen Druckverband mit breiten Heftpflasterstreifen. Sie ist notwendig, wenn der Hydrocephalus wächst und der intrakranielle Druck steigt, so daß das Leben oder der Verstand oder das Sehvermögen usw. leiden, wenn Krämpfe auftreten, heftiger Kopfschmerz besteht; bei gleichbleibendem Hydrocephalus auch ohne solchen besonderen Anlaß zur Vermeidung späterer Gefahren, namentlich solange der Schädel noch im Wachsen ist.

Die **Sinusthrombose** ist in der großen Mehrzahl der Fälle eine infektiöse Entzündung, durch Eiterungen in der Nachbarschaft hervorgerufen. Für ihre Verhütung und Behandlung trifft daher das zu, was vorhin über die allgemeine Behandlung solcher Eiterungen gesagt worden ist. Je früher man eingreift, um so besser sind natürlich die Erfolge.

Der **Gehirnabszeß** ist nur der operativen Behandlung zugänglich, und sie sollte daher in jedem Falle angewendet werden, auch wenn schon eitrige Pachymeningitis externa, Sinusthrombose oder umschriebene eitrige Leptomeningitis vorliegen. Nur bei ausgebreiteter eitriger Leptomeningitis ist kein Erfolg von der Operation zu erwarten. Im allgemeinen geht die Operation dem Wege der Infektion nach, wie das vorhin schon angegeben worden ist, aus besonderen Gründen kann man aber auch direkt auf den Eiterherd im Gehirn losgehen.

3. Kreislaufstörungen im Gehirn.

Die **Gehirnanämie** nach Blutverlusten, schneller Entleerung von Exsudaten, Sturzgeburten, bei Herzschwäche oder Gehirnarterienkrampf wird ebenso wie die auf psychischem Wege durch Schreck, Aufregung, peinliche Sinneseindrücke usw. hervorgerufene am besten durch wagerechte Lage des Kranken bekämpft. Die etwas grobe NUSSBAUMsche Methode, die Kranken an den Beinen aufzuheben, ist nicht zu empfehlen, weil man schließlich doch nicht genau weiß, was dabei passieren kann. Dagegen ist die von demselben Autor gerühmte Autotransfusion wertvoll: die Glieder werden von den Enden beginnend mit Flanell- oder Gummibinden gewickelt, so daß das Blut nach dem Herzen gedrängt wird. In schweren Fällen von Blutverlust wird es sich aber im ganzen empfehlen, durch Kochsalzinfusionen, vgl. S. 106, dem Blutmangel schnell und dauernd abzuhelfen. Dasselbe gilt für die Gehirnanämie bei Brechdurchfall in den ersten Lebensjahren, dem sogenannten Hydrocephaloid. Bei der psychisch bedingten Gehirnanämie genügt einfache wagerechte Lage, Bestreichen der Stirn mit Kölnischem Wasser, Ansprengen mit kaltem Wasser, Senfteig oder Senfpflaster auf die Waden oder auf die

Magengegend, heißes Fußbad, im Notfall künstliche Atmung. Beruhigender Zuspruch und Fernhaltung der ängstlichen Angehörigen, so daß der Kranke zur Ruhe kommen kann, sind oft am wichtigsten.

Die chronische Gehirnanämie, die man für zahlreiche Beschwerden Anämischer oder Nervöser mit oder ohne Grund verantwortlich macht, wird durch eine richtige Behandlung des Grundleidens beseitigt.

Bei der **Gehirnhyperämie** richtet sich die Behandlung natürlich danach, ob sie aktiv oder passiv ist, ob es sich um Kongestion oder um Stauung handelt. Die Kongestionen hängen meistens mit Arteriosklerose, Alkoholismus, Neurasthenie zusammen und müssen demgemäß behandelt werden. Im allgemeinen empfiehlt sich für diese Fälle eine milde Wasserbehandlung, vorwiegend vegetabilische Diät, Alkoholenthaltung. Einzelne hierher gerechnete Fälle gehören der Epilepsie an und werden am besten mit *Bromnatrium* behandelt. Die klimakterischen Wallungen bei Frauen sind S. 256 besprochen. In allen Fällen sind starke Aufregungen, geschlechtliche Exzesse usw. zu vermeiden, weil sie die Gefahr einer Apoplexie mit sich bringen. Auch das Drängen auf den Stuhl ist in dieser Beziehung nicht ungefährlich, insbesondere bei alten Leuten mit brüchigen Gefäßen. Im Anfall selbst ist sitzende oder liegende Stellung mit erhöhtem Kopfe zweckmäßig, dazu kalte Umschläge auf den Kopf, vielleicht auch blutige Schröpfköpfe oder Blutegel an den Schläfen, bei bedrohlichen Erscheinungen ein Aderlaß, vgl. S. 68. Die Stauungshyperämie wird nach den Ursachen bekämpft, am häufigsten durch Herstellung der Herzkompensation durch Digitalis, Ableitung auf den Darm usw.

Die **Gehirnblutung, Apoplexie,** erfordert wegen ihrer Wichtigkeit eine sorgfältige Beachtung der fast immer zugrunde liegenden Arterienerkrankung. Die Vermeidung des Alkoholmißbrauches und die rechtzeitige Behandlung der Syphilis sind, wie schon S. 15 und 28 besprochen ist, besonders wichtig. In der Diät ist das zu beachten, was für die chronischen Herzkrankheiten S. 15 ff. angegeben ist, auch das für die Gicht aufgestellte Regime ist im allgemeinen hier zutreffend. Die subkutanen Einspritzungen von *Jodipin* erweisen sich auch bei vorgeschrittener Arteriosklerose oft sehr segensreich.

Ist der apoplektische Anfall eingetreten, so bringt man den Kranken so vorsichtig wie möglich ins Bett, löst zuvor Kleidungsstücke, die den Hals einengen und läßt diesen auch weiterhin unbeengt. Gerade Rückenlage, mit mäßig erhöhtem Kopfe, ist zunächst am zweckmäßigsten. Dauert die Bewußtlosigkeit mehrere Tage an, so muß man die Lage häufiger verändern, namentlich bei fettleibigen Menschen, damit nicht die Haut Druckgeschwüre bekommt. Auch Blutsenkungen in den Lungen werden auf diese Weise am besten vermieden. Der Versuch, den Kranken aus der Bewußtlosigkeit zu erwecken, ist strenge zu verbieten, die Ruhe ist das, was ihm zunächst am besten tut. Erwacht der Kranke, so muß man sorglich vermeiden, ihn irgendwie zu beunruhigen, man stellt ihm die Sache möglichst harmlos dar, bittet ihn, wenig zu sprechen, sich nach Möglichkeit auszuruhen usw. Vor allem darf man ihn nicht zu Bewegungsversuchen anregen, das ist höchstens zu diagnostischen Zwecken erlaubt und auch dafür möglichst einzuschränken. Solange die Bewußtlosigkeit anhält, gibt man keinerlei Nahrung, die Gefahr des Verschluckens mit nachfolgender Pneumonie ist viel größer als der vermeintliche Nachteil der mehrtägigen Nahrungsenthaltung. Man reinigt den Mund öfters durch Auswischen mit feuchten Läppchen, feuchtet die Lippen an und dergl. Besteht Verstopfung, so gibt man ein Klistier mit *Glyzerin*, S. 137, und wenn der Kranke wieder zu sich gekommen ist, *Phenolphthalein*, S. 129, bis zu reichlicher Entleerung. Auch wenn der Kranke wieder schlucken kann, beschränkt man sich mehrere Tage lang auf flüssige Kost, Milch, Suppen, Ei mit Zucker verrührt usw., alles von mittlerer Wärme, nichts Heißes.

Bei gerötetem Gesicht und stark gespanntem Pulse ist ein Aderlaß sehr wertvoll, vgl. S. 68. Wenn dagegen Zeichen von Herzschwäche vorliegen, der Puls klein oder weich ist, kann man trotz aller Bedenken genötigt sein, Kaffee, *Kampfer* subkutan, *Coffein* subkutan zu geben. Natürlich wendet man davon nicht mehr an, als wirklich nötig ist. Bei stärkerer Unruhe oder heftigeren Kopfschmerzen gibt man am besten *Natrium bromatum* 0,5—1,0 mehrmals täglich, bei Schlaflosigkeit *Paraldehyd*, S. 31, oder *Pulvis Doveri*.

Die Behandlung der Hemiplegie darf erst einsetzen, wenn die Bewußtlosigkeit völlig verschwunden und der Kranke nicht aufgeregt oder beunruhigt ist. Zunächst versucht man, wie leichte passive Bewegungen vertragen werden, weiterhin kann der Kranke selbst den gelähmten Arm mit dem gesunden Arm bewegen. Aktive Bewegungen soll der Kranke erst nach drei Wochen vornehmen, am besten auch dann noch zugleich mit vorgeschriebenen Bewegungen der gesunden Seite, wodurch die kranke zu Mitbewegungen veranlaßt wird. Gleichzeitig kann man auch mit peripherischer Faradisation beginnen. Man setzt die indifferente Elektrode auf die Magengegend, die Unterbrecherelektrode auf die Reizpunkte der gelähmten Muskeln, nicht auf ihre Antagonisten, die ohnehin schon das Übergewicht haben. Am Bein sind, wie MANN nachgewiesen hat, besonders oft die Dorsalflexoren des Fußes und die Beuger des Ober- und des Unterschenkels gelähmt. Sind die betroffenen Muskeln in Kontrakturzustand, so übergeht man sie jedenfalls. Am besten faradisiert man täglich jedes Glied 5—10 Minuten lang. Die Galvanisation am Kopfe, mit der Absicht, das Zentralorgan zu treffen, ist besser zu unterlassen. Bei Hemianästhesie bestreicht man die unempfindlichen Teile mit dem faradischen Pinsel.

Sehr wichtig ist, daß man den Kranken nicht zu früh gehen läßt. Vorher muß durch Elektrisation und durch Übungen im Liegen die Lähmung erheblich zurückgegangen sein, sonst ziehen sich natürlich nur oder doch überwiegend die Antagonisten zusammen, und dabei kommt es zu Kontrakturen, die nachher schwer auszugleichen sind.

Für den weiteren Verlauf ist von den oft verordneten Armbädern und dergleichen nichts Rechtes zu erwarten, dagegen sind Vollbäder, besonders Solbäder, vgl. S. 240 f., entschieden sehr zweckmäßig. Auch kann man anscheinend durch fortgesetzte Jodbehandlung, mit *Jodnatrium* oder noch besser mit *Jodipin,* S. 29, die Rückbildung beschleunigen und dem Fortschreiten des ursächlichen Arterienprozesses Einhalt tun.

Die **Gehirnerweichung** infolge von Embolie oder Thrombose wird ganz ebenso wie die Apoplexie behandelt, nur der Aderlaß findet dabei keine Anzeige, dagegen sind häufiger Exzitantien erforderlich, damit nicht die Blutversorgung des Gehirnes leidet. Auch hier ist die Jodbehandlung sehr wertvoll, bei vorausgegangener Syphilis läßt man ihr dann noch eine Quecksilberkur folgen.

Die **zerebrale Kinderlähmung**, die ihrer Ätiologie nach teils zu den Kreislaufstörungen, teils zu den Entzündungen zu rechnen ist, kommt im allgemeinen erst in den Ausgangszuständen zur Behandlung. Frische Fälle wären ganz wie die Apoplexie zu behandeln. Die zurückbleibenden Lähmungen und Kontrakturen erfahren durch sorgfältige Übung, Massage und Gymnastik oft eine sehr erhebliche Besserung, bei choreatischen und athetotischen Bewegungen läßt sich mit Vorteil eine FRENKELsche Übungskur, vgl. S. 294, durchführen. Oft kommt auch eine orthopädische Kur mit Apparaten zur Anwendung, Die epileptischen und epileptoiden Anfälle werden wie die gewöhnliche Epilepsie behandelt, oft mit recht gutem Erfolge. Wo dieser ausbleibt, kann eine chirurgische Behandlung erwogen werden. Die Erfolge sind allerdings bisher noch recht wenig ermutigend.

4. Gehirngeschwülste.

Die Prognose der Gehirngeschwülste ist, die syphilitischen ausgenommen, völlig trostlos. Es ist daher in jedem Falle, wo nur die Möglichkeit einer syphilitischen Erkankung vorliegt, eine nachdrückliche Syphilisbehandlung einzuleiten. In allen anderen Fällen ist mindestens eine sehr nachdrückliche Jodkur, mit großen Dosen *Jodnatrium* oder besser mit subkutanen Einspritzungen von *Jodipin*, vorzunehmen, weil dabei auch manche andere Geschwülste zurückgehen oder zu wachsen aufhören, wenigstens für längere Zeit, und die Beschwerden manchmal sehr verringert werden. Zuverlässige Beobachter haben das für Aneurysmen, Gliome, Tuberkel berichtet. Man muß die Mittel viele Monate lang und in großen Gaben anwenden. Alle anderen Mittel, die man versucht hat, erzielen nichts, vielleicht mit Ausnahme des *Arseniks*, den man daher auch versuchen kann, in der Weise, wie er bei der perniziösen Anämie gegeben wird.

Die Geschwülste der motorischen Zentren können auch chirurgisch in Angriff genommen werden, und man soll dann natürlich nicht zu lange warten. Bei anders gelegenen Geschwülsten, so am Kleinhirn, ist allerdings in neuerer Zeit auch öfters operiert worden, aber doch mit viel weniger Glück. Dagegen hat es sich sehr bewährt, durch Lumbalpunktion, vgl. S. 303, oder auch durch Trepanation mit Eröffnung der Dura mater dem Liquor cerebrospinalis einen Abfluß zu verschaffen. Wiederholt konnte man dadurch für längere Zeit die Kopfschmerzen lindern und die Stauungspapille bessern. Die Lumbalpunktion muß jedenfalls sehr schonend angewendet werden, man muß zuerst nur sehr wenig Flüssigkeit ablassen und beobachten, wie die Nachwirkung ist, weil zuweilen Verschlimmerungen und sogar tödlicher Ausgang eingetreten sind. Die Trepanation ist wohl hier vorzuziehen.

Als schmerzstillende Mittel zieht man zuerst die neueren Nervina heran, insbesondere *Pyramidon*, *Kryofin* und *Aspirin*, ohne oder mit *Bromnatrium*, vgl. S. 280. Das *Morphium* hebt man so lange wie möglich für die Endstadien auf.

5. Neurosen.

1. Kopfschmerz und Migräne.

Wenn der Kranke den Arzt wegen Kopfschmerzen um Rat fragt, so will er zuerst ein Mittel haben, das ihm die Schmerzen nimmt. Das ist berechtigt, und eine wirksame Verordnung ist auch insofern wichtig, als sie erst dem Kranken die Geduld gibt, die Vorschriften zu befolgen, die erneuten Schmerzen vorbeugen sollen.

An Mitteln gegen Kopfschmerzen fehlt es nicht. Fast jeder Arzt hat sein Lieblingsmittel. Manche rechnen dazu noch das zu diesem Zweck durchaus verwerfliche *Morphium*, subkutan angewendet. Es ist wohl in allen Fällen auch auf die Dauer durch *Chinin* oder durch die neueren *Antineuralgica* zu ersetzen. Harmlos und von sehr sicherer Wirkung sind außer dem *Chinin* vor allen das *Kryofin* und das *Pyramidon*. Man gibt ersteres in Kapseln, die anderen beiden, weil sie wenig Geschmack haben, als Pulver ohne Zusatz, alle in Halbgrammdosen, nötigenfalls mehrmals in halbstündigen Zwischenräumen. Wenn sie versagen, so handelt es sich fast immer um rheumatische Kopfschmerzen. Das ergibt sich meist schon aus der feststellbaren Ursache oder Gelegenheit oder durch den klopfenden, pulsierenden Charakter des Schmerzes, der oft tief im Kopfe zu sitzen scheint, in anderen Fällen aber mehr als oberflächliche, den Ort wechselnde Stiche in der Kopfhaut beschrieben wird. In diesen Fällen wirken *Aspirin* und *Natrium salicylicum* besser, 0,5 pro dosi, nötigenfalls nach einer halben Stunde oder schon nach 20 Minuten wiederholt. Zwischendurch muß der Kranke liegen und sich ruhig halten, sonst wirken die Mittel nicht so gut und machen auch Beschwerden. Fast alle unangenehmen Nebenwirkungen der Antineuralgica beruhen auf zu großer Dosis oder darauf, daß der Kranke sich nach dem Einnehmen viel bewegt oder geistig angestrengt hat. Ist man sich der Ursache nicht sicher und will doch das Versuchen vermeiden, das sonst auch lehrreich wäre, so kann man gleich die verschieden wirkenden Mittel miteinander verbinden, z. B. *Chinin* mit *Salizylnatron, Aspirin* mit *Kryofin, Salizylnatron* mit *Antipyrin* (in der Form des *Salipyrins*) verbinden.

℞ Chinin. hydrochlor. 0,5
D. tal. dos. VI ad caps. amyl.
D.S.

℞ 1 Originalglas Aspirintabl. 0,5
D.S.

℞ Chinin. hydrochl. 0,3
Natr. salicyl. 0,5
M.F.Pulv. D. tal. dos. VI
ad caps. amyl. S.

℞ Kryofini 0,5
D. tal. dos. VI. S.

℞ 1 Originalglas Salipyrintabl. 1,0
D.S.

℞ Kryofini
Aspirini ana 0,5
M.F.Pulv. D. tal. dos. X. S.

Damit kommt man eigentlich in allen Fällen aus. Man kann aber natürlich auch noch andere Mittel heranziehen, z. B. *Antipyrin*, *Phenacetin*, *Lactophenin*, *Citrophen*, *Citrovanillin*, *Trigemin*, *Migränin*, *Coffein*.

Wertvoller ist es aber, namentlich wenn die Kranken durch anhaltende oder übermäßig heftige Schmerzen heruntergekommen und sehr empfindlich und ängstlich geworden sind, die allgemeine Empfindlichkeit durch *Bromnatrium*, mehrmals täglich 0,5—1,0 in wäßriger Lösung, oder durch *Codeinum phosphoricum*, mehrmals täglich 0,02—0,05 in Pillen, herabzusetzen.

Bei heftigen Schmerzen ist Bettruhe wertvoll, auch ein längerdauerndes warmes Bad, 34° C., eine viertel bis ganze Stunde lang, kann sehr wohl tun. Die Nahrungsaufnahme setzt man am besten aus, bis der Schmerz nachläßt, namentlich bei Migräne, die mit Übelkeit und Erbrechen verbunden ist. Warme Umschläge auf den Kopf oder festes Einbinden des Kopfes mit einem seidenen Tuch bringen öfter Erleichterung als die viel verordneten, aber selten wirksamen kalten Aufschläge. In dieser Richtung kommt man nicht ohne Probieren aus.

Neben dieser lindernden Behandlung ist es unbedingt nötig, sich über die Ursache der Schmerzen, über ihre konstitutionelle Grundlage ein Urteil zu bilden. Heftige Kopfschmerzen begleiten oft das Entstehen einer Otitis media, die über den ausstrahlenden Schmerzen übersehen werden kann, namentlich bei Kindern. Aber auch andere organische Grundlagen sind nicht zu vernachlässigen: Nasenleiden, Rachenkrankheiten, insbesondere die vergrößerte Rachenmandel, Zahnleiden, Zuckerkrankheit, chronische Nephritis, Anämie und Chlorose. Die häufigste Grundlage des habituellen Kopfschmerzes ist eine allgemeine Nervenschwäche, Neurasthenie oder Hysterie. Man darf sich aber nicht mit dieser Erklärung beruhigen, sondern man muß dann auch diese Grundlage behandeln. In vielen Fällen erreicht man für die darauf beruhenden Kopfschmerzen Gutes durch eine längere Kur mit *Eisen*, *Chinin* mit *Eisen*, *Arsenik* in steigenden und wieder fallenden Dosen, vgl. S. 281. Wichtig ist die Regelung der Ernährung, eine normale, gemischte Kost, vgl. S. 86, und die Sorge für tägliche genügende Darmentleerung, vgl. S. 116. In manchen Fällen wird der Kopfschmerz durch Anregung der darniederliegenden Herztätigkeit bei Herzinsuffizienz beseitigt.

Einer besonderen Behandlung bedarf die Migräne in ihren typischen Fällen, die sich vor allem durch ihr periodisches Auftreten, das oft erkennbar aus inneren Veranlassungen, ohne echten äußeren Anlaß, erfolgt, und durch die Verbindung mit Übelkeit oder Erbrechen, Augenflimmern u. dgl. kennzeichnet. Die leichten und mittelschweren Fälle dieser Krankheit werden in ganz ausgezeichneter Weise durch eine fortgesetzte Brombehandlung, ähnlich wie bei Epilepsie, gebessert und oft geheilt. Auch in schweren Fällen erreicht man nicht selten sehr viel, wenn der allgemeine Gesundheitszustand nicht zu schlecht oder nicht unverbesserlich ist, die äußeren Verhältnisse günstig liegen und die Behandlung lange genug fortgesetzt wird. Man gibt zunächst 3,0 *Natrium bromatum*, in reichlich Wasser oder kohlensaurem Wasser gelöst, jeden Abend einmal, und erhöht diese Dosis bei ungenügendem Erfolge nach einem oder zwei Monaten auf 4,0 oder nötigenfalls auf 5,0. Wenn dann kein deutlicher Erfolg eingetreten ist, kann man diese Behandlung aufgeben, sie wird dann keine Wirkung mehr tun, wahrscheinlich handelt es sich dann gar nicht um eine echte Migräne, sondern um irgend einen ähnlichen Zustand. Zu Verwechslungen geben namentlich der hysterische Kopfschmerz und der rheumatische oder Schwielenkopfschmerz Anlaß. Bei ersterem finden sich in der Zwischenzeit der Anfälle nicht die gewöhnlichen Zeichen leichter Nervosität wie bei der Migräne, sondern Erscheinungen von echter Hysterie, insbesondere die gesteigerte Gemütsempfindlichkeit, der vermehrte Einfluß der Gemütsbewegungen auf das körperliche Befinden. Natürlich kann nur die Allgemeinbehandlung der Hysterie nützen. Bei dem rheumatischen Kopfschmerz empfiehlt es sich, gleichzeitig mit Aspirin in der S. 263 beschriebenen Weise und mit heißen Umschlägen oder Thermophor usw. auf den Kopf und mit Massage und Vibrationsmassage der infiltrierten Kopfschwarte vorzugehen.

Eine Allgemeinbehandlung mit Lichtbädern, vgl. S. 265, erweist sich dabei oft besonders wichtig.

Natürlich darf die Allgemeinbehandlung auch bei Migräne nicht vernachlässigt werden. Besonders gute Unterstützung findet die Bromkur oft durch *Arsenik*, das innerlich in Pillen oder subkutan in der Verbindung als *Atoxyl* in steigender und nachher fallender Weise gegeben wird.

℞ Acidi arsenicosi 0,2
Pulv. et Succ. Liq. ana 5,0
F.Pil. 100. D.S. 3 mal täglich 1 Pille, steigend bis 3 mal tägl. 2 Pillen, dann wieder fallend, im ganzen 6 Wochen hindurch.

℞ Atoxyli 2,0
Aq. dest. 20,0
M.D.S. Tägl. eine halbe Spritze, steigend bis 2 Spritzen am Tage. Auszusetzen, wenn Kopfschmerz, Kratzen im Halse, Übelkeit auftreten sollten.

Selbstverständlich muß in allen diesen Fällen auch die Diät richtig gehandhabt werden. Eine normale gemischte Kost, vgl. S. 86, ist für die meisten Fälle das Richtige, für den Anfang kann auch eine vorwiegend vegetarische Kost wertvoll sein. Sorgfältige Hautpflege durch regelmäßige Bäder in mittleren Wärmegraden, Wannenbäder von 33° C., Flußbäder von 18° C. und mehr, Meerbäder von ganz kurzer Dauer und nur 2—3 mal wöchentlich werden meist sehr gut ertragen und verbessern die allgemeine Widerstandskraft. Besonders empfehlenswert ist immer die Gewöhnung der Haut an Luft und Licht, wie sie durch Luftbäder und Sonnenbäder erzielt wird. Man beginnt damit in der wärmeren Jahreszeit, entweder in eigenen Luftbädern im Freien, oder indem man die Patienten veranlaßt, zunächst beim Ankleiden und Auskleiden möglichst lange unbekleidet zu verweilen. Allmählich geschieht das dann auch bei ungünstigerem Wetter bei offenen Fenstern, bis völlige Abhärtung erreicht ist.

Hinsichtlich besonderer Verhältnisse ist das Nähere aus dem Abschnitt Neurasthenie zu ersehen.

2. Neurasthenie.

Die Behandlung der Neurasthenie würde kein so streitiges Kapitel sein, wenn es sich dabei immer um bestimmte, einheitliche Krankheitformen handelte. Das ist aber nicht der Fall. Auch bei dem Versuche einer eindringenden Diagnostik wird man in der Praxis nicht umhin können, als Neurasthenie einerseits die wirklich durch Überanstrengungen verschiedenster Art, auf körperlichem, geistigen oder Gemütswege, erworbene Gehirnerschöpfung und anderseits die auf konstitutionell verminderter Widerstandskraft beruhende abnorme Erschöpfbarkeit aufzufassen.

Für die erste Gruppe sollte es selbstverständlich sein, daß man den Erschöpfungszustand mit körperlicher und geistiger Ruhe behandelt. Das wird aber noch in der Mehrzahl der Fälle übersehen, teils eben durch Verwechslung mit den Fällen der zweiten Gruppe, teils weil die nervöse Krankheit überhaupt nicht gewürdigt, für Einbildung und dergl. gehalten wird. Ich habe seit mehr als einem Jahrzehnt immer wieder darauf hingewiesen, daß ein wirklicher Erfolg nur durch genügendes Ausruhen erreicht wird. Die Besserungen durch Reisen, Gebirgstouren, Sport usw. sind fast ausnahmslos vorübergehende, der Kranke vergißt seine Beschwerden eine Zeitlang über der Ablenkung, sie kommen aber wieder, sobald er seinen Beruf wieder aufnimmt, und dann heißt es gewöhnlich, der Mann würde ganz gesund sein, wenn er nicht gerade diesen Beruf hätte. Sattelt er um, was nicht selten von kurzsichtigen Beratern empfohlen wird, oder verlegt die neurasthenische Frau ihren Haushalt aus der Großstadt aufs Land oder in eine Kleinstadt, so zeigt sich ebenfalls bald, daß die Krankheit mitgezogen ist. Ebenso geht es, wenn ohne genügenden Grund dem Klima die Schuld an der Krankheit beigemessen wurde und der Wohnort deshalb gewechselt wird. Auch die üblichen Kuren in Wasserheilanstalten, Naturheilanstalten, bei Lahmann und anderen bringen vielfach solche Scheinerfolge. Solange der Kranke dort nur der Kur und seinem Vergnügen lebt und durch das wechselnde Bild der neuen, vielfach mit Überraschungen arbeitenden Umgebung angeregt wird, geht es ihm ganz gut, aus der Kur und meist auch noch einige Wochen nachher schreibt er die glänzendsten Berichte an Freunde und Bekannte und macht sich zum unbezahlten Vertreter der an ihm so glänzend bewährten Heilmethode, er verteidigt ihre Seltsamkeiten um so beredter, je sonderbarer sie ihm selbst zunächst erschienen sind, aber nach einiger Zeit schweigt er ganz davon. Entweder wendet er sich nun einer neuen Kur zu, oder er wiederholt die bisherige, um abermals einen gewissen Erfolg zu haben, oder er resigniert sich in dem Gedanken, daß die vortreffliche Kur nur wegen seines ungünstigen Berufes oder wegen seiner trüben Familien- oder Geschäftsverhältnisse nicht vorhalten könne. Oft sind auch die Heilkünstler schon so klug gewesen, ihm von vornherein zu sagen, daß er wenigstens fünf Jahre hintereinander zur Kur kommen müsse. Dann hat er wenigstens nicht das Recht, ihnen Vorwürfe zu machen, wenn es die ersten Male nichts nützt.

Der Arzt muß, um ein wirkliches Urteil zu gewinnen, auf dem Standpunkte stehen, daß fast jedermann ein Durchschnittsmaß von Arbeit und Sorge und Familienschwierigkeiten zu tragen hat, und daß man eine objektive Überarbeitung und Erschöpfung nur annehmen darf, wenn der Kranke wirklich ganz Besonderes zu ertragen gehabt hat, namentlich Arbeit mit Gemütsbewegungen, schweren Sorgen und Kränkungen oder mit körperlicher Krankheit, Krankenpflege usw. vereint. Je weniger Sicheres davon nachzuweisen ist, um so wahrscheinlicher wird die angeborene Nervenerschöpfbarkeit, die zweite therapeutische Gruppe.

Wie die Ruhebehandlung im einzelnen Falle durchzuführen ist, das richtet sich ganz nach den individuellen Verhältnissen. Je stärker die Erschöpfung, je weniger erfolgreich die bisherigen Versuche der Behandlung, um so dringlicher ist die Ruhe. Sie läßt sich für die Hausfrau fast nur außerhalb des Hauses durchführen, auch für den Hausherrn ist es oft unumgänglich, weil er nur auf diese Art den schädlichen Einflüssen entzogen wird, die seine Krankheit herbeigeführt haben. Das ist nicht immer leicht durchzuführen, teils wegen Familienbedenken, teils weil der Beruf, die Geldverhältnisse und sonstige Gründe widersprechen. Wenn man aber immer vorher wüßte, daß die zu Hause unternommene Kur doch nur eine Enttäuschung bedeutet, und daß man nach verlorener Zeit und Mühe doch noch zu dem ursprünglich empfohlenen Plane kommen wird, hätte man sich gewiß von vornherein dazu entschlossen.

Die großen Wasserheilanstalten und die Kurhotels der Luftkurorte und mancher Bäder bilden immer noch den Zufluchtsort einer sehr großen Zahl von Überarbeiteten und Erschöpften, nicht immer zum Vorteil der Leidenden. Denn eine wirkliche Ruhe gewähren die wenigsten, zumal nicht in der Saison. In Wirklichkeit sind sie nur für die allerleichtesten, nicht eigentlich ärztlich zu behandelnden Fälle von vorübergehender Erholungsbedürftigkeit geeignet. Für die eigentliche Neurasthenie wird man zum Wohle der Kranken immer mehr von den großen Anstalten absehen und kleine Sanatorien, für 10 bis höchstens 30 Kranke, verordnen, wo Ruhe im Betrieb herrschen und jeder einzelne wirklich ärztlich beraten werden kann. Das

Jahrbuch der Heil-, Pflege- und Kuranstalten und andere Führer durch die Heilanstalten geben darüber genügende Auskunft. Sie bieten meist auch den Vorteil, daß die Kur das ganze Jahr hindurch gleich gut vorgenommen werden kann, während die Luftkurorte im allgemeinen auf eine bestimmte Jahreszeit angewiesen sind. Die Wasserheilanstalten sind manchmal für Kranke besonders in der stillen Zeit zu empfehlen, wo sie weniger besucht sind.

Bleibt der Kranke in seiner Häuslichkeit, so muß mit größter Sorgfalt der Tageslauf geordnet werden. Nicht deshalb, wie man früher oft sagte, damit der Kranke den ganzen Tag beschäftigt ist und keine Zeit hat, an seine Krankheit zu denken, sondern gerade umgekehrt, mit der Absicht, so viel Ruhe wie irgend möglich zu schaffen und alle vermeidbaren Anstrengungen und Erregungen zu beseitigen. Wo eine gewisse Arbeitsleistung erlaubt wird, muß sie ganz genau zugemessen werden.

Besonders wichtig ist der regelmäßige Tagesanfang. Innerhalb der durch die Lebensgewohnheiten bestimmten Schwankungen muß für den einzelnen Kranken eine Zeit festgesetzt werden, wo er geweckt wird, am besten etwa um 7 oder $^1/_2$ 8 Uhr. Die einmal festgesetzte Zeit muß unter allen Umständen eingehalten werden, auch wenn der Kranke schlecht geschlafen hat oder spät ins Bett gegangen ist. Vor allem gilt dieser Grundsatz auch für Kranke mit chronischer Schlaflosigkeit; nur ein frühzeitiger und pünktlicher Tagesbeginn sichert ihnen ein rechtzeitiges Einschlafen am Abend. Nach dem Erwachen ist sofort aufzustehen und Kopf und Oberkörper zu waschen, mit stubenwarmem Wasser, der Mund zu spülen usw. Während dieser Zeit soll wenigstens der größte Teil des Körpers unbedeckt bleiben. Man muß bei dieser Gelegenheit auch darauf hinweisen, daß unbedingt morgens und abends andere Wäsche und Unterwäsche angelegt werden muß, damit die beim Tragen aufgenommene Feuchtigkeit wieder ausdunsten kann. Die Neurasthenie an sich gibt keinen Grund, Unterzeug zu tragen, nur in ungünstigerem Klima und während der schlechteren Jahreszeit wird sich im allgemeinen ein leichtes Unterzeug empfehlen, schwächliche, sehr zarte Personen mögen im Winter Wolle auf der Haut tragen. Die Gewöhnung an Luftbäder wird diese Fürsorge vielfach überflüssig machen. Die Behauptung von der besonders günstigen Einwirkung bestimmter Stoffe auf die Hautnerven, sei es Wolle oder LAHMANNsches Unterzeug, entbehrt jeder Begründung.

Nach dem Ankleiden wird das erste Frühstück eingenommen. Schwächliche und besonders ruhebedürftige Kranke nehmen es oft mit Vorteil im Bett, natürlich nachdem sie gründlich Toilette gemacht haben und das Zimmer gut gelüftet worden ist. Ob Kaffee, Tee, Kakao, Schokolade, Milch oder eine der beliebten Hafersuppen genommen wird, ist dem Geschmack zu überlassen, für die Krankheit bedeuten die einzelnen Getränke weder Nutzen noch Schaden. Das vielfach ausgesprochene Verbot von Kaffee und Tee hat gar keine Berechtigung; die ihnen zugeschriebenen Beschwerden erklären sich meist durch andere Gründe. Wo die Ernährung zu wünschen übrig läßt, wird man besonders gern Milch und den damit bereiteten Kakao oder die noch nahrhaftere Schokolade verwenden. Um 10 Uhr gibt man ein leichtes zweites Frühstück, z. B. ein viertel Liter Milch oder ein belegtes Butterbrot, um 1 Uhr das Mittagessen: Suppe, ein viertel Pfund Fleisch, reichlich Gemüse und Kartoffeln, nach Belieben süße Speisen, Obst, Kompott, als Getränk Wasser oder kohlensaures Wasser. Nach dem Mittagessen ist ruhiges Verhalten nötig, am besten etwa einstündiges Liegen, für Schwächliche im Bett; bei geringem Appetit und Kräften ist es oft besonders gut, wenn der Kranke auch vor dem Essen eine viertel bis ganze Stunde liegt. Kranke, denen der Nachmittagschlaf nicht gut bekommt, schlafen ebenfalls besser vor dem Essen und halten nachher nur Ruhe. Um 4 Uhr wieder Kaffee, Tee, Kakao oder Milch, bei Schwächlichen mit Kuchen, Zwieback usw., um $^1/_2$8 Uhr Abendbrot, je nach den Gewohnheiten warm oder kalt, mit nicht mehr als einem viertel Pfund Fleisch. Die Alkoholgetränke werden am besten ganz verboten, mindestens für die Zeit der Kur. Trotz ihrer für den Augenblick anregenden Wirkung bekommen sie den Neurasthenischen immer schlecht, sie schädigen offenbar die Erholungsfähigkeit der Nerven. Die während der Kur durchgeführte Abstinenz zeigt gewöhnlich den Kranken, daß man auch ohne regelmäßigen Alkoholgenuß sehr gut leben kann und bringt sie dadurch dauernd zu einer vernünftigen Mäßigkeit. Je schwächer die Kranken und je schlechter der Schlaf, um so früher müssen sie ins Bett gehen. Körperliche Bewegung vor der Nachtruhe ist jedenfalls unzweckmäßig. Auch kalte Waschungen sind dann zu vermeiden, dagegen wirken indifferente Bäder gut auf den Schlaf, je länger dauernd, um so mehr, von 5 Minuten bis zu einer oder zwei Stunden, immer bei 33—34° C. Schickt man Schlaflose um 8 Uhr ins Bett, so muß man ihnen sagen, daß das geschieht, damit sie um 10 Uhr oder doch nicht viel später einschlafen können. Auch die Körperbewegung am Tage hängt vom Gesamtzustand des Körpers und des Nervensystems ab. Unruhe, Ängstlichkeit, Aufgeregtheit usw. verlangen viel Ruhe, im Anfang bilden sie eine besondere Anzeige für Bettruhe den ganzen Tag über, ebenso schwerere nervöse Magen- und Darmstörungen, Herzstörungen usw. Wenn die Funktionen normaler werden, geht man vorsichtig zu allmählich größeren Spaziergängen über, aber alle anstrengenden Körperübungen, Turnen, Fechten, Radfahren, Schwimmen, Tennisspielen usw. gehören erst in die ausgesprochene Rekonvaleszenz. Genau so steht es mit der geistigen Arbeit. Je mehr Ruhe in der ersten Zeit, um so schneller und besser kommt man wieder zu einer wirklichen Leistung. Nur bei der im Anfang dieses Kapitels erwähnten Gruppe der konstitutionell Nervenschwachen kann man darüber verschiedener Meinung sein. Dies sind die Fälle, für die hervorragende Nervenärzte, ich nenne nur Möbius und Ziehen, die **Arbeitsbehandlung** empfohlen haben. Ich habe bei recht ausgedehnter Erfahrung den Eindruck gewonnen, daß allzu oft die in Anstalten durchgeführte Arbeitskur aufgegeben wird, sobald die Kranken nicht mehr unter dem ärztlichen Einfluß stehen, daß aber nach vorbergehender Ruhekur auch die meisten konstitutionell Nervösen bei einer richtig gewählten Beschäftigung verbleiben und sich dabei dauernd wohl befinden. Im ganzen gehört das jedenfalls zu den schwierigeren Fragen der Behandlung Nervenkranker, die Befragung eines Spezialisten wird sich daher oft lohnen. Wo dazu keine Gelegenheit ist, kommt man voraussichtlich am weitesten mit dem Grundsatz: **zuerst ein großes Maß von körperlicher und geistiger Ruhe, dann ganz allmählich und individuell steigende Bewegung und Arbeit.**

Mit einer derartigen Regelung des Tageslaufes gewinnt der Arzt zugleich das für den Erfolg unentbehrliche Vertrauen des Kranken. Dieser sieht, daß der Arzt genau ist, daß er die Krankheit nicht zu leicht nimmt, er erkennt auch zugleich, daß er in seiner bisherigen Lebensweise allerlei Fehler gehabt hat, die an seiner Krankheit schuld sind und deren Vermeidung segensreich wirken muß. Das beruhigt auch hypochondrische Menschen in nachhaltiger Weise. Unruhige Kranke empfinden oft schon den Gedanken, daß sie ruhen sollen, als beängstigende Zumutung, aber der Erfolg zeigt ohne Ausnahme, daß Bettruhe die nervöse Aufregung vermindert.

Für die schwersten Fälle ist besonders die Trennung des Kranken von allen Einflüssen der Außenwelt nötig, man läßt ihn mit einem Pfleger oder einer Pflegerin allein im Zimmer, läßt andauernd das Bett hüten und verbietet Besuch und Briefwechsel. Die fehlende Bewegung wird durch Massage des ganzen Körpers und durch allgemeine Faradisation ersetzt. Man nimmt diese so vor, daß der eine Pol des faradischen Apparates oder des Sinusoidalstromes, vgl. S. 275, auf das Epigastrium gesetzt wird, die andere Elektrode streichend über die Haut zuerst eines Armes, dann des anderen, dann eines Beines, dann des anderen und schließlich über den Rücken und dann über den Bauch hingeführt wird, im ganzen in 15—20 Minuten, bei einer Stromstärke, die eben Muskelzusammenziehungen auslöst. Statt der Elektrode kann man auch eine den Strom leitende Massierrolle benutzen. Noch angenehmer ist den Kranken die elektrische Hand; die eine Elektrode steht auf dem Epigastrium des Kranken, die andere nimmt der Arzt in die linke Hand, und mit seiner Rechten, die mit warmem Wasser ebenso wie die Elektroden gut angefeuchtet ist, knetet er in der oben beschriebenen Folge die Muskeln der einzelnen Körperteile durch.

Wo die Ernährung der Kranken tiefsteht, verbindet man diese drei Faktoren, die Isolierung, die Bettruhe und die allgemeine Massage und Faradisation, mit einer Überernährung. Diese Gesamtheit wird gewöhnlich unter dem Namen Weir-Mitchell- oder Playfair-Kur oder auch als **Mastkur** bezeichnet. Es sei ausdrücklich betont, daß die geistige und körperliche Ruhe dabei die Hauptsache für den Neurasthenischen ist, und daß die Überernährung nur dann hinzukommen darf, wenn der Ernährungszustand wirklich verbessert werden soll. In der Praxis werden leider viel Fehler gemacht, es werden oft Kranke mit Mästung behandelt, die in Wahrheit eine Entfettungskur nötig gehabt hätten.

Die Mastkost wird in verschiedener Weise zusammengesetzt. Weir-Mitchell empfiehlt, während der ersten drei bis vier Tage nur Milch zu geben, 2stündlich 90—120 g, dann schnell steigend auf 0,25—0,3 l jedesmal, bis zu einer Gesamtmenge von 2—2,5 l täglich, zur Verminderung des Widerwillens in möglichst abwechselnder Form, warm, kalt, sauer, mit doppeltkohlensaurem Natron oder mit Kalkwasser versetzt, mit Tee, Kaffee, Kakao usw. Jede Portion wird langsam, schluckweise getrunken. Am Ende der ersten Woche wird ein leichtes Frühstück hinzugefügt, einige

Tage später ein Mittagessen, dann bei den anderen Mahlzeiten Butterbrot usw., so daß nach zwei Wochen außer der Milch eine normale Kost genossen wird.

Ich lasse seit Jahren die Überernährung in der Weise vornehmen, daß die Kranken eine Kost wie die auf S. 86 angegebene erhalten, die von Anfang an oder nach der ersten Woche in verschiedener Weise bereichert wird: beim ersten Frühstück statt Kaffee oder Tee ein viertel Liter Kakao oder Schokolade mit Sahne bereitet; zum zweiten Frühstück ein viertel Liter Milch in beliebiger Form, beim Mittagessen eine nahrhafte Süßspeise, ein Rahmgefrorenes und dergl., zur Vesper wieder ein viertel Liter Sahnekakao oder Sahne mit geringem Zusatz von Kaffeeextrakt oder Teeextrakt (so daß in beiden Fällen das Wasser großenteils durch Sahne ersetzt wird), endlich um 9 Uhr oder etwas später noch ein viertel Liter Milch oder Milchkakao oder Sahnekakao. Verwendet man außerdem noch reichlich Butter bei der Bereitung der Gemüse, so läßt sich eine sehr reichliche Kost herstellen, ohne daß der Kranke sehr dadurch belästigt wird. Vor allem ist der dabei erreichte hohe Gehalt an Fett und Kohlehydraten wertvoll, während die Eiweißmenge nicht übermäßig erhöht wird. Bei Kranken, denen das Essen schwer fällt, läßt man immer die weniger wichtigen Teile der Kost weg, wie z. B. die Suppen, die ihnen oft die Kraft für ein ordentliches Mittagessen wegnehmen, ohne dafür zu entschädigen. Zuweilen kommt man am besten weiter, wenn man zunächst die bestehende Magenempfindlichkeit durch eine getrennte Kost beseitigt, wie sie S. 92 angegeben ist. Eine andere Rücksicht verlangt auch die ausgesprochene nervöse Dyspepsie nicht; es ist völlig verfehlt, sie nach den Grundsätzen der Behandlung der Magenkrankheiten mit zarter Kost behandeln zu wollen. Auch schwere nervöse Magenleiden werden, zumal bei Bettruhe, am schnellsten und sichersten durch eine möglichst normale Ernährung gebessert. Fängt man mit der getrennten Kost an, so muß man immer nach einer oder zwei Wochen den Übergang zu den normalen Mahlzeiten anbahnen. Die Gewohnheit, den Nervösen zweistündliche Mahlzeiten vorzuschreiben und sie nebenher gar noch mit Kakes und Schokolade auszustatten, die sie bei jedem Schwächegefühl, bei Heißhunger usw. genießen sollen, ist nichts als eine Erschwerung des Gesundwerdens.

Die Fürsorge für regelmäßige Darmentleerung ist natürlich sehr wichtig, um so wichtiger, da ein großer Teil der dyseptischen Beschwerden der Neurasthenischen nur ein Ausdruck der Verstopfung ist, die durch eine zu zarte Kost unterhalten wird. Soweit nicht gleich die richtige Kost genügt, ist nach den auf S. 127 ff. gegebenen Regeln nachzuhelfen.

Einen weiteren wichtigen Teil der Behandlung bildet die **Hydrotherapie**. Milde Kuren sind wertvoll, eigentliche Kaltwasserkuren durchaus zu verwerfen. Neurasthenische sind gegen gewaltsame Abhärtungsversuche noch empfindlicher als Gesunde. Als mildestes Mittel kommen die Priessnitzschen Umschläge in Frage, vgl. S. 87, außerdem sind besonders laue Vollbäder von 33—34° C., 10 Minuten lang, und Halbbäder von 30° C., 4 Minuten lang, zu empfehlen. Beim Halbbad sitzt der Kranke in der halbgefüllten Wanne aufrecht, bis zur Nabelhöhe im Wasser, und bekommt den Rücken mit Wasser aus der Wanne in langsamem Wechsel begossen. Vollbäder und Halbbäder werden am besten nur dreimal in der Woche gegeben. Kalte Duschen sind verboten. Man kann den Bädern auch Badesalz zusetzen, vgl. S. 241, und nimmt dann die Wasserwärme um 1—2° geringer. Bei größerer Unruhe oder ängstlicher Erregung und bei Schlaflosigkeit dehnt man die lauen Bäder auf eine halbe Stunde und mehr aus, auch kann man in diesen Fällen vorteilhaft nasse Einpackungen verwenden: der Kranke kommt in ein nasses Laken, das in Wasser von 10—15° C. eingetaucht war, und wird darüber mit einer trocknen Flanelldecke fest eingehüllt, so daß nur der Kopf frei bleibt, und liegt darin eine halbe bis ganze Stunde. Wo die Packung gut ertragen wird, ist sie ein sehr gutes Beruhigungs- und Schlafmittel. Die viel gebrauchten nassen Abreibungen stellen kein Beruhigungs-, sondern ein Anregungsmittel dar und eignen sich daher mehr für chronische Fälle und schlaffe Naturen, nicht für Patienten mit Angst oder Unruhe. Ein sehr wertvolles Mittel bei der Behandlung der Neurasthenie sind die **Elektrisch-Licht-Bäder**, vgl. S. 265. Nur müssen sie mit Maß und Ziel angewendet werden, nicht als Gewaltmittel, wie das oft in den Badeanstalten geschieht. Man gibt sie nur bis zu 40, höchstens 45° C., so daß die Haut erwärmt wird, aber nicht stark schwitzt, und läßt eine Regenbrause von 30—25° C. und eine einstündige Bettruhe folgen. Das Lichtbad wirkt dann beruhigend, schlafmachend, appetitanregend, es verbessert die Hauttätigkeit und die Blutbildung. Man gibt nicht mehr als 2—3 in der Woche.

Die **Klimatotherapie** der Neurasthenie macht vielfach Gebrauch davon, daß sowohl die Höhenluft wie das Meeresklima eine deutlich anregende Wirkung auf das Nervensystem haben. Das kommt also zu den allgemeinen Wirkungen der Ortsveränderung, der Arbeitlosigkeit usw. noch hinzu. Die tatsächliche Einwirkung zeigt sich darin, daß bei unvorsichtigem Verhalten die Neurasthenie entschieden verschlimmert wird, namentlich Angstgefühle und Schlaflosigkeit zunehmen. Die Kranken müssen sich sowohl im Gebirge wie an der See sehr vorsichtig akklimatisieren, in den ersten Tagen des Aufenthaltes fast nur ruhen, nicht ans Meer gehen, im Gebirge nicht steigen. Bäder in der offenen See bekommen fast immer schlecht, dagegen wirken Halbbäder mit warmem Seewasser oft sehr gut. Im ganzen bekommt von den deutschen Meeren die mildere Ostsee besser als die rauhere Nordsee. Insbesondere eignet sich oft die Zeit vor der eigentlichen Saison, namentlich der Juni. Der Aufenthalt in mittleren Höhen, im Schwarzwald, in Thüringen, im Harz, im Riesengebirge usw. hat jedenfalls keine direkte Einwirkung auf das Nervensystem, sondern dient nur als Erholung. Im Winter ist ein Aufenthalt im Süden sehr zu empfehlen, weil die Kranken dadurch Gelegenheit bekommen, reichlich Sonne und Luft zu genießen. Je nach der Jahreszeit empfiehlt sich, vgl. S. 48 ff., Gries und Meran, Montreux oder Glion und Caux, Lugano, die Riviera. Es ist ein Irrtum, daß die Riviera di ponente den Nerven weniger gut tue, erschlaffend oder aufregend wirke, wie oft behauptet worden ist. Das liegt immer nur an verkehrtem Verhalten, der Neurasthenische muß sich bei seiner Empfindlichkeit überall vorsichtig verhalten, wenn er Nutzen haben will. Das gilt nicht zum wenigsten von den jetzt Mode gewordenen Winterkuren in Sankt Moritz und anderen hoch gelegenen Orten. Alle schwerer Kranken befinden sich jedenfalls in einem guten Sanatorium der Heimat besser aufgehoben als an den großen Kurorten, und wahrscheinlich würden dort auch von den Leichtkranken viel mehr wirkliche und anhaltende Erfolge erreicht werden. Freiluftliegekuren sind auch ihnen jedenfalls dienlicher als Bade- und Trinkkuren und Sportübungen.

In der Praxis und auch bei vielen Spezialärzten spielt die **symptomatische** Behandlung der Neurasthenie eine große Rolle. Da wird mit diätetischen, physikalischen und Arzneimitteln gegen jede einzelne Erscheinung zu Felde gezogen, und die große Mühe wird wohl immer nur durch einen kleinen, meist durch einen Scheinerfolg belohnt. Was geschieht, ist im ganzen gleichgültig, daher hat auch jeder seine eigenen Mittel, der

Gynäkolog erreicht mit Tampons dasselbe, was der Hydrotherapeut mit Sitzbädern und der Arzneifreund mit Apothekermitteln erzielt: ein vorübergehendes Nachlassen der Beschwerden. Insbesondere die Magen- und Darmärzte haben eine Fülle von Kurmethoden für die verschiedenen Formen der nervösen Magen- und Darmbeschwerden, Ausspülungen von oben und von unten, innere und äußere Anwendungen, schwierige Diätverordnungen usw., alles mit mehr oder weniger großem und mehr oder weniger dauerndem Erfolg, je nachdem der Kranke nebenher der Ruhe pflegt und unter gesunden Einflüssen lebt. Ich bin mit wachsender Erfahrung immer mehr von diesen Einzelbehandlungen zurückgekommen und sehe immer deutlicher, daß alle Symptome am besten einer zweckmäßigen Allgemeinbehandlung weichen. Die vorhin angegebene Verbindung von Ruhe und geeigneter Ernährung und Wasserbehandlung reicht für die leichteren Fälle und für die Mehrzahl der mittleren aus, für die schwereren, die sich namentlich durch Angstzustände, Hypochondrie oder Unruhe auszeichnen, und für alle eingewurzelten Fälle läßt sich der Erfolg wesentlich verbessern und beschleunigen durch die von mir angegebene systematische Behandlung mit *Codein.* Es handelt sich dabei durchaus nicht um eine narkotische Behandlung, es tritt während der ganzen Kur keinerlei Einschläferung hervor, vielmehr entsteht unmerklich eine innere Beruhigung und damit zugleich, vielleicht auch durch direkte Beeinflussung der Ernährung des Zentralorgans, eine wirkliche Erholung, die den Kranken oft schon in der ersten Zeit der Kur zu viel besseren und größeren Leistungen befähigt. Ich gebe das Codein in Pillen oder Tabletten, anfangs zu 0,02 3 mal täglich, jeden 3. Tag eine Pille zulegen, bis 10 Pillen am Tage erreicht sind, zu 5 mal täglich 2 Stück, zu Anfang der Mahlzeiten, gegeben.

℞ Codeini phosphorici 2,0
(Pulv. rad. Rhei 5,0—10,0, wenn das Codein Verstopfung bewirken sollte)
Pulv. et Succ. Liq. q. s.
F.Pil. 100. D.S. 3 mal täglich 1 Pille usw.

Ist dann noch keine wesentliche Besserung eingetreten, so lasse ich Pillen zu 0,05 anfertigen und davon anfangs 5, steigend bis 10 pro Tag geben, also bis 0,5 Codein. phosphor. täglich. Nach erreichter Besserung geht man ebenso allmählich mit der Dosis herab. Man kann das Mittel ohne Bedenken Monate hindurch geben; der einmal erzielte Erfolg bleibt bei der allmählichen Verringerung der Gaben bestehen.

Im übrigen hat die Arzneibehandlung bei der Neurasthenie nur bestimmten anderen Aufgaben zu dienen. Bei gleichzeitiger Anämie gibt man *Eisenmittel* in derselben Weise wie sonst bei Anämie und Chlorose, oder auch *Arsenik*, vgl. S. 281, dies ebenfalls in steigenden Gaben. Die Nährmittel, denen die Reklame ganz besondere Wirkungen bei Nervenschwäche zuzuschreiben pflegt, wird man um so mehr vermeiden können, da die Kranken sie gewöhnlich schon zum Überdruß genommen haben, bevor sie zum Arzte kommen. Vorsichtig sei man jedenfalls mit den Eiweißmitteln, die bei genügender Nahrungsaufnahme vollkommen zwecklos, aber nicht ganz unbedenklich sind.

Schlaflosigkeit.

Die Schlaflosigkeit und der dazu gehörige unterbrochene, unruhige oder durch viele Träume gestörte Schlaf sind für den Kranken so wichtige Erscheinungen, daß sie eine besondere Besprechung verdienen.

In jedem Falle muß eine gründliche Regelung des ganzen Tagesplanes erfolgen. Wer unregelmäßig aufsteht, sich nicht genug oder auch zu viel Bewegung macht, unvernünftig mit kaltem Wasser wirtschaftet, nach dem Nachtessen körperlich oder geistig angestrengt ist oder sich zweckwidrig ernährt, kann keinen gesunden Schlaf verlangen. Die Allgemeinbehandlung kann also auch hier nicht entbehrt werden. Gutes Bett, dunkles, ruhiges Zimmer sind weitere Bedingungen. Spät zu Bett gehen, in der Absicht, müder zu werden, ist ganz verfehlt, im Gegenteil wird die für den Schlaf nötige Ruhe am besten dadurch herbeigeführt, daß der Kranke sich frühzeitig legt, nicht um gleich einzuschlafen, sondern um allmählich die Ruhe zu finden, die dann den Schlaf bringt. Wenn Gedanken den Schlaf fernhalten, ist es zuweilen richtig, sie durch leichte Lektüre zu verscheuchen. Man kann auch versuchen, dasselbe zu erreichen, indem man langsam zählt oder besser sich die Zahlen der Reihe nach geschrieben vorstellt. Ein laues Bad, 33—34° C., eine viertel oder halbe Stunde lang, in hartnäckigen Fällen auf 1—2 Stunden ausgedehnt, oder eine nasse Packung, vgl. S. 322, wirken schlafbefördernd. Ein anderes Mittel ist der Priessnitzsche Umschlag um den Leib, vgl. S. 87. Manchen hilft es noch besser, wenn sie ein Paar in kaltes Wasser getauchte und leicht ausgerungene

Baumwollstrümpfe und darüber ein Paar trockne Wollstrümpfe anziehen und die Nacht hindurch anbehalten.

Das Nachtessen darf nicht zu reichlich sein, aber auch nicht zu spärlich. Dann entsteht nämlich eine besondere Form der Schlafstörung: der Kranke schläft gut ein, erwacht aber schon nach 2—3 Stunden und kann nicht wieder einschlafen. Diese Störung wird oft beseitigt, wenn man ein reichlicheres Abendessen gibt oder kurz vor dem Einschlafen noch ein $^1/_4$ l Milch oder dergleichen nehmen läßt.

Viele Neurastheniker schlafen trotz dieser Verordnungen nicht, teils weil ihre Unruhe zu groß ist, teils weil sie unter der Überzeugung stehen, daß sie nicht schlafen können. In beiden Fällen wird am meisten durch die vorhin beschriebene Allgemeinbehandlung mit gleichzeitiger Kodeinkur genützt. Um aber nicht erst Wochen auf deren Wirkung warten zu müssen und währenddessen die ungünstige Wirkung des mangelhaften Schlafes in den Kauf zu nehmen, gibt man in solchen Fällen zweckmäßig anfangs chemische Schlafmittel. Auch hier empfiehlt es sich, mit den harmlosesten Mitteln zu beginnen. Das sind neben *Baldriantee* und *Baldriantropfen*, 20—30 in einem Teelöffel voll Wasser oder auf einem Stück Zucker, oder *Bornyval*, 1—3 Kapseln, oder *Valyl*, 2—3 Kapseln, vor allem die *Antineuralgica*, und darunter besonders *Pyramidon* 0,5, *Salipyrin* 1,0, *Lactophenin* 1,0, die oft ganz vortrefflich wirken und sich deshalb auch zu gelegentlichem Gebrauche empfehlen. Als gutes Beruhigungsmittel ist dann das *Bromnatrium*, 0,5—1,0—3,0 in Wasser gelöst, zu empfehlen. Dann folgen die eigentlichen Hypnotica: *Veronal*, 0,25—0,5 in Tabletten, Originalglas zu 10 Stück 0,5, mit angedeuteter Teilung in Stücke zu 0,25; *Trional* 0,5—1,0—1,5, ebenfalls in Tabletten; *Sulfonal* in denselben Dosen, erst nach 1—2 Stunden wirkend, dafür aber länger anhaltende Wirkung: *Isopral* in Tabletten zu 0,25 und 0,5, schnell wirkend; *Hypnal* 1,0—1,5 in Kapsel oder in Wasser verrührt; *Dormiolum solutum* 2,0—4,0—6,0 in reichlich Wasser verrührt. Durch diese Mittel sind die älteren Hypnotica, wie Dover sches *Pulver*, *Chloralhydrat*, *Paraldehyd* usw. wenigstens für die neurologische und interne Praxis so gut wie verdrängt worden. *Morphium* als Schlafmittel anzuwenden ist geradezu ein Kunstfehler.

Als Regel gilt, nicht lange hintereinander Schlafmittel und besonders nicht ein und dasselbe Mittel zu geben. Wenn man durch eine vernünftige Allgemeinbehandlung für die Beseitigung des Grundübels sorgt, braucht man damit nicht so ängstlich zu sein, namentlich in frischeren Fällen, dagegen ist es Pfuscherei, gegen die Krankheit nichts zu tun und nur hier und da ein Schlafmittel zu erlauben. Falsch ist es auch, zu geringe Dosen zu geben, weil damit kein ordentlicher Schlaf erzielt, aber der nächste Morgen verdorben wird.

Im übrigen bietet die Schlaflosigkeit ein dankbares Feld für eine gute **Psychotherapie**. Von manchen Autoren, namentlich von den nicht psychiatrisch gebildeten Neurologen, wird diese für die Behandlung der Neurasthenie überhaupt sehr in den Vordergrund gestellt; sie wollen die Krankheit mit Logik und Trost bekämpfen. Ich halte das für einen bedauerlichen Rückschritt. Die Neurasthenie ist durchaus keine eingebildete, auch keine bloße Vorstellungskrankheit, vielmehr spricht alles dafür, daß dem „funktionellen" Leiden feine Störungen im Chemismus der Rindenzellen zugrunde liegen. Natürlich gelingt es, einsichtigen Kranken nicht zu schweren Grades die Überzeugung beizubringen, daß ihr Leiden nicht gefährlich ist und nicht auf organischen Veränderungen beruht, aber das ist doch keine Heilung. In Wirklichkeit suchen die so Geheilten immer bald einen anderen Arzt auf, der ihnen auf andere Art helfen soll. Darum ist natürlich die Psychotherapie bei der Behandlung der Neurasthenischen nicht minder unentbehrlich, sie beruhigt den Kranken, hält ihn bei der rationellen Kur fest, erspart ihm in der ersten Zeit der Behandlung zahlreiche Stunden der Verzweiflung und gibt ihm die Geduld, alle Vorschriften genau einzuhalten, und sie ermöglicht vor allem, auf die symptomatische Bekämpfung aller Einzelerscheinungen des Leidens zu verzichten. Bei der Schlaflosigkeit bereitet sie der Wirkung aller vorgenannten Mittel einen vortrefflichen Boden, so daß man mit viel einfacheren Mitteln und viel kleineren Gaben ausreicht, als wenn man auf die psychische Beeinflussung verzichten wollte. Die Eigenart der Hauspraxis bringt es mit sich, daß die Psychotherapie oft nicht so wirksam vom Hausarzte ausgeübt werden kann wie von einem erst weiterhin befragten Spezialisten; es würden viele Zwistigkeiten zwischen Arzt und Patient wegfallen, wenn der Hausarzt geneigter wäre, das anzuerkennen, und daraufhin selbst den Anstoß zu einer Konsultation gäbe.

Die Autosuggestion des Nichtschlafenkönnens wird zuweilen am wirksamsten durch **hypnotische Suggestion** bekämpft. Das Verfahren ist bei einem damit vertrauten, psychologisch geschulten Arzte völlig unbedenklich, aber nicht zu Versuchen Unerfahrener geeignet.

Die nervöse Impotenz

ist ebenfalls ein Gebiet, wo die Psychotherapie und die Hypnotherapie Gutes leisten können. Außer der dadurch erzielten Beruhigung des an seiner Fähigkeit zweifelnden Kranken wird seine Leistungsfähigkeit teils durch die Wirkungen der Allgemeinbehandlung (bei Codeinkur erst nach deren Beendigung!) erhöht, teils kann man dazu durch das wirksame Aphrodisiacum *Yohimbinum hydrochloricum* beitragen. Man gibt es in Tabletten (Glas mit 10 Stück 0,0025, dreimal täglich 2) oder subkutan, 0,2 : 10,0 Aq. dest. steril., ad vitr. fusc., eine halbe bis ganze Spritze an der Innenseite der Oberschenkel, anfangs täglich, dann seltener. Von anderen Mitteln ist für diesen Zweck noch die Faradisation zu erwähnen, mit kräftigen Strömen vom Damm zur Unterbauchgegend. Unter den Mitteln der Allgemeinbehandlung wirken auf die Potenz anregend besonders die Seebäder und die kohlensauren Solbäder, vgl. S. 240.

3. Hysterie.

Die Hysterie besteht nach der heutigen Auffassung in einer verstärkten körperlichen und geistigen Reaktion auf Sinnes- und Gemütseinwirkungen. Die Verhütung der Krankheit muß daher darin bestehen, daß einerseits ungünstige Einwirkungen den Veranlagten nach Möglichkeit ferngehalten werden und anderseits die Widerstandsfähigkeit des Gemüts gesteigert wird. Beides ist um so schwerer zu erreichen, weil meist die Mutter der Kranken, nicht selten beide Eltern ebenfalls neuropathisch sind und daher sowohl Aufregungen innerhalb der Familie oft vorkommen, als auch durch ungleichmäßige Erziehung und ungesunden Wechsel von Nachgiebigkeit und übertriebener Strenge kein Gleichmaß des Charakters erreicht wird. Oft versagen dabei alle Bemühungen des Arztes, einen gesunden Geist in einem gesunden Körper zu erzielen. Die Kunst, Aufregung und Ärger durch den Vorsatz zu unterdrücken, sich einen Wunsch zu versagen, trotz Abspannung oder Schmerz tätig zu sein, eher an andere als an sich zu denken, ist eben nur durch stetige Arbeit erlernbar. Wo die häuslichen Bedingungen dafür nicht geschaffen werden können, ist daher eine Erziehung unter Fremden sehr wünschenswert. Doppelt nötig ist dies, wenn erst die Krankheit vorhanden ist. Eine Hysterie wird fast niemals im Elternhause geheilt. Ebensowenig darf man das bei einer Kur in den großen Wasserheilanstalten mit ihrem Massenbetrieb erweitern. Wenn irgendwo, so ist hier individuelle Behandlung nötig, und die kann nur in einer kleinen Anstalt geleistet werden. Nur hier läßt sich auch alles Ungünstige von den Kranken fernhalten.

Für die Ernährung und die Lebensweise gelten dieselben Regeln, die im vorigen Abschnitt für die Neurasthenie gegeben sind. Einer besonderen Sorgfalt bedarf auch die Beseitigung der körperlichen Grundlagen der Krankheit, sei es eine Entwicklungschlorose oder eine Ernährungstörung nach einer Influenza usw. Sind gynäkologische Störungen vorhanden, so ist sehr genau zu überlegen, ob es sich wirklich um organische, örtlich zu behandelnde Erkrankungen handelt, oder ob z. B. die Dysmenorrhöe, die Amenorrhöe, die Metrorrhagien nervösen Ursprunges sind, was entschieden sehr oft vorkommt. Lang ausgedehnte örtliche Behandlungen sind bei bestehender Hysterie durchaus zu vermeiden, weil sie die Psyche sehr nachteilig beeinflussen. Die von Frauenärzten immer wieder vorgeschlagene Kastration ist sicher kein Heilmittel der Hysterie, wenn sie auch — vielleicht wesentlich wegen der erzwungenen längeren Bettruhe unter ärztlich geregelter Kost usw. — vorübergehend Erleichterung bringen kann. Sie leistet sicher nichts, was nicht bei geeigneter nervenärztlicher Behandlung leichter erreicht werden könnte.

In der Anstaltsbehandlung leistet für die Hysterie die Isolierung wenigstens in den ersten Wochen das Beste. Isolierung und Bettruhe bringen Denken und Fühlen zu einer gewissen Ruhe, die Isolierung veranlaßt außerdem die Kranken am ehesten, sich ganz offen gegen den Arzt auszusprechen und ihm dadurch den Weg der Psychotherapie zu öffnen. Um diese unentbehrliche Verbindung mit dem Arzte herzustellen, muß der gesamte Verkehr mit den Angehörigen unterbunden werden, und auch die Zahl der besuchenden Ärzte und Pflegepersonen muß möglichst gering sein. Ich ziehe es im ganzen vor, solchen Kranken Pflegerinnen zu geben, die nicht zu viel Unterhaltung gewähren. Je eher die Kranken zum Reden kommen, um so schneller wird etwas erreicht. Alle Mitteilungen der Patienten sind wertvoll und müssen als solche aufgenommen werden, sonst erfährt man auch das Wichtige nicht und schreckt den Kranken ab, der ja oft nicht unterscheiden kann, was wichtig und was unwichtig ist. Wenn der Patient auf diese Weise das Vertrauen zum Arzte und den Anschluß an ihn gefunden hat, ist er auch bereit, seine

Winke für die Regelung seines Lebens, für seine Tätigkeit, für die Festigung seines Willens entgegenzunehmen. Meistens geht es dabei nur in kleinen Schritten vorwärts, und ohne psychologischen Takt, wie ihn die Kenntnis der Psychiatrie verleiht, geht's gewöhnlich überhaupt nicht. Ich bin bei der isolierenden Behandlung der Hysterischen noch immer ohne die von BREUER und FREUD angegebene hypnotische Analyse des Zustandes ausgekommen, habe aber allerdings aus den Erfahrungen dieser Forscher am meisten für den Erfolg gelernt.

In der Hysterie ist die symptomatische Behandlung noch weniger als bei der Neurasthenie zu entbehren. Überall muß der Arzt aber daran denken, daß nur harmlose Mittel angewendet werden dürfen, und daß man sich hüten muß, den Kranken an noch so harmlose Mittel zu gewöhnen, die ihm später eine Last werden können. Dazu gehört z. B. die Verordnung von Klistieren gegen Verstopfung, anstatt einer geeigneten, zunächst nötigenfalls durch Abführmittel verstärkten Kost, vgl. S. 116 f. Daher sind auch die hier vorzugsweise suggestiv wirkenden Mittel, wie Elektrisation und Massage, sehr wertvoll. Die Anästhesien behandelt man am besten mit dem faradischen Pinsel, vgl. S. 277, die Hyperästhesien und Schmerzen mit der Anode des galvanischen Stromes, vgl. S. 270; auch die Vibrationsmassage, vgl. S. 279, und die Kälteanwendung, vgl. S. 268, leisten hier sehr Gutes. Eine richtige Gymnastik ist sehr wertvoll, weil sie die Herrschaft des Willens über den Körper, auch im Zustande der Ermüdung, der Schwäche und der Schmerzen, anbahnt. Die Hydrotherapie dient dem Allgemeinzustande der Nerven in derselben Weise wie bei der Neurasthenie; auch hier sieht man von kaltem Wasser und von Duschen besser ab. Die früher beliebte Abschreckungsmethode durch unangenehme Kureinwirkungen hat keine Berechtigung, weil sie niemals wirklichen Nutzen bringt, oft aber geradezu schadet. Ebenso wenig darf sich der Arzt zu Züchtigung und Mißhandlung der Kranken, zu Drohung mit der Irrenanstalt usw. hinreißen lassen. Wer nicht ohne das auskommt, sollte überhaupt seine Hand von diesen Kranken lassen.

Sehr beachtenswert ist die Neigung der Hysterischen, sich an Arzneimittel zu gewöhnen. Das geschieht nicht nur bei den narkotischen Stoffen, die wirklich Gewöhnung und Entziehungserscheinungen hervorrufen, sondern überhaupt bei allem, was psychisch in die Gewohnheit übergegangen ist, die nächtlich zu verspeisenden Kakes usw., ebenso wie Arzneien aller Art. Man soll daher mit allen Verordnungen sparsam und überlegt sein. *Morphium* Hysterischen einzuspritzen, ist eine der verantwortlichsten Handlungen, die der Arzt begehen kann, und doch geschieht es alle Tage, wo ein Senfpapier, ein heißer Umschlag, eine Kälteanwendung dasselbe leisten würden. Dasselbe gilt von allen Schlafmitteln und schmerzstillenden Mitteln. Für viele Hysterische genügt schon das Wort Schlafmittel oder irgend ein sich einprägender Name, damit sie ständig das Verlangen danach äußern. Wohl denen, wo es sich dabei um *Baldriantropfen* und ähnliche harmlose Stoffe handelt, ohne die sie nicht leben zu können glauben. Diese sowohl wie *Bornyval, Valyl* und andere Mittel sind in der Tat empfehlenswert, denn sie leisten bei hysterischen Schmerzen und Beunruhigungen etwa ebensoviel wie die Antineuralgica, haben aber sicher keinen Nachteil. Auch *Brompräparate* in kleinen Gaben sind ohne Bedenken; am besten *Natrium bromatum*, 0,5—1,0—3,0, und *Bromipin* 10 $^0/_0$, tee- bis eßlöffelweise.

Eine systematische Arzneianwendung verlangen wohl nur die hysterischen **Krampfzustände**. Bettruhe und Hydrotherapie allein genügen zu ihrer Beseitigung nur in den leichteren Fällen, Hypnotherapie wirkt als wertvolles Hilfsmittel da, wo hypnoide Zustände das Bild beherrschen. Die körperlichen Erscheinungen der Krampfzustände wie die Delirien werden durch *Brommittel* so wenig beeinflußt, daß man daraus geradezu differentialdiagnostische Winke gegenüber der Epilepsie ziehen kann. Ich habe wirkliche Erfolge nur von systematischer Opiumkur, wie sie bei Melancholie üblich ist, gesehen, doch sollte diese der spezialärztlichen Anstaltsbehandlung vorbehalten werden. Das Verfahren habe ich zuletzt in der zweiten Auflage meines **Kompendiums der Psychiatrie** (Leipzig, Veit & Comp., 1904) genau beschrieben. Im Anfall selbst läßt man den Kranken möglichst in Ruhe, das Erwecken durch Anspritzen mit Wasser hat keinen Zweck, und je weniger man den Anfall beachtet und je weniger man den Kranken festzuhalten sucht, um so schneller pflegt er vorüberzugehen. Man sorgt nur dafür, daß Selbstbeschädigungen möglichst vermieden werden, im allgemeinen ist die Gefahr in dieser Hinsicht bei hysterischen Anfällen, so stürmisch sie erscheinen mögen, recht gering. Gegen hysterische **Lähmungen** und **Kontrakturen**, die besonders oft nach den Anfällen zurückbleiben, soll man möglichst bald einschreiten, immer in einer

Weise, die den Kranken recht wenig auf das kranke Glied aufmerksam macht, also vorzugsweise mit allgemeinen Mitteln, z. B. Bädern, allgemeiner Faradisation, Lichtbädern usw., nicht mit örtlicher Massage oder Elektrisation, am allerwenigsten mit Gipsverband und dergl., wodurch nur zu leicht dauernde Störungen herbeigeführt werden. Bei der Abasie-Astasie kommt man am weitesten mit der suggestiven Anwendung einer kurzen schonenden Ruhe, etwa mit allgemeiner Elektrisation und dergl. verbunden, und nachfolgenden ganz leichten, vorsichtig zunehmenden Gehübungen; alles Gewaltsame muß sorgfältig vermieden werden, weil jeder Mißerfolg die weiteren Fortschritte sehr erschwert.

Das hysterische Erbrechen wird nach S. 104 mit Bettruhe und Nahrungsenthaltung behandelt. Zuweilen erweist sich beim Wiederbeginn der Ernährung eine trockne Kost oder die Trennung der flüssigen von der festen Kost nach S. 92 wertvoll.

4. Epilepsie.

Die ursächliche Behandlung der Epilepsie ist leider nur in seltenen Fällen möglich, aber man muß mit der größten Sorgfalt allen Möglichkeiten nachgehen, da vereinzelte Heilungen durch Beseitigung von Rachenmandeln, Eingeweidewürmern, Mittelohrerkrankungen, reizenden Narben usw. vorliegen. Ferner ist in jedem Falle eine peinlich genaue Regelung der Lebensweise und der Ernährung vorzunehmen. Alle Überanstrengungen und Exzesse sind zu verbieten, gute Hautpflege durch Waschungen und Bäder, unter Vermeidung zu warmer und zu kalter Anwendungen, anzuordnen; die Kost sei eine normal gemischte, mit strenger Begrenzung des Fleischgenusses auf eine mäßige Menge, bei Erwachsenen nicht über ein halbes Pfund täglich, mit völliger Vermeidung von Alkoholgetränken und starker Beschränkung der Extraktivstoffe des Fleisches (Fleischextrakt, Fleischsaft, Bouillon am besten ganz zu verbieten). Dagegen können Kaffee und Tee in mäßigen Mengen ruhig erlaubt werden. Milch und Vegetabilien sind entschieden vorteilhaft. Körperliche Ausarbeitung ist den Epileptischen gut, daher empfiehlt sich auch am meisten ein Beruf mit körperlicher Tätigkeit im Freien. Radfahren, soweit es nicht durch die Gefahr des Sturzes im Anfall verboten wird, Tanzen, Tennisspielen sind daher erlaubte und fördernswerte Vergnügungen für diese Kranken.

Unter den Heilmitteln steht in erster Linie das *Brom*. Die

Erfolge würden viel zahlreicher sein, wenn es folgerichtiger und dauernder angewendet würde, als das meistens der Fall ist. Bei Laien und bei vielen Ärzten spukt das Schreckbild der verblödenden Wirkung fortgesetzten Bromgenusses. Im wesentlichen handelt es sich dabei um das Mißverständnis, daß die häufige epileptische Verblödung auf den Bromgenuß bezogen wird. Sie tritt aber ohne Brombehandlung entschieden häufiger und schneller ein und wird durch richtige Brombehandlung nicht selten wieder verringert. Jedenfalls kann von einer ungünstigen Wirkung nur bei unvernünftig großen Gaben die Rede sein. In der gewöhnlichen Praxis wird man sich daran halten, nicht mehr als 5,0 *Bromnatrium* pro die zu geben; wo das nicht hinreicht, ist der Fall nicht für Brombehandlung geeignet. Ich ziehe das *Bromnatrium* dem *Bromkalium* und dem viel angewendeten Gemisch beider mit dem *Bromammonium* vor, weil es durchaus ebenso gut wirkt, aber den Magen viel weniger belästigt und viel weniger salzig schmeckt als das Bromkalium. Ich gebe es stets in einer einzigen Tagesdosis nach dem Mittagessen oder nach dem Nachtessen, in einem Wasserglas voll Wasser oder kohlensaurem Wasser gelöst, und zwar zunächst 3,0, bei Kindern 2,0, und steigere nach einem oder zwei Monaten um ein Gramm, wenn die Wirkung auf die Anfälle nicht genügt. Die erreichte Dosis muß ein Jahr und länger beibehalten werden; erst Monate nach dem Verschwinden der Anfälle geht man ganz langsam mit der Dosis herunter. Einen Grund zum Aussetzen des Broms geben nur schwerere Magenstörungen — die aber meist nur in unzweckmäßiger Verabreichung ihren Grund haben — und allgemeine Hinfälligkeit, Herzschwäche, Unsicherheit der Bewegungen usw. Die Bromakne ist keine Erscheinung, die zur Unterbrechung der Bromkur aufforderte. Fürsorge für regelmäßige Darmentleerung, regelmäßiges abendliches Abseifen der Haut mit guter Seife oder mit *Hefeseife* (vgl. die Behandlung der Akne), Verabreichung von *Arsenik* in Pillen zu 0,001, dreimal täglich, genügen fast immer, um die Akne zu beseitigen. Wirklich störende, große Effloreszenzen beruhen oft auf gleichzeitiger Syphilis.

Wo die Bromakne aus irgend welchen Gründen, so z. B. bei Frauen, den Gebrauch der Bromsalze verbietet, wendet man am besten *Bromipin*-Merck an. Man gibt das 10 $^0/_0$ ige *Bromipin* innerlich zunächst täglich 1 Eßlöffel voll, wo der ölige Geschmack stört, leicht erwärmt und mit Nachkauen eines Stückchens Brot;

nötigenfalls erhöht man die Gabe auf 2—3 Eßlöffel voll. Dieselben Gaben gibt man mit gutem Erfolg bei Kindern. Ich habe in einzelnen Fällen das $33\frac{1}{3}\%$ ige Bromipin subkutan angewendet, 5—10 ccm täglich, und bin mit dem Erfolge zufrieden gewesen. Unangenehme Erscheinungen traten niemals hervor, die Wirkung war der des Bromnatriums mindestens gleich, Akne wurde nie beobachtet. Zu einem abschließenden Urteil bin ich noch nicht gekommen, aber jedenfalls wird sich die Einspritzungskur zu zeitweiligem Ersatz der innerlichen Bromkur vielfach mit Glück verwenden lassen.

Die von Richet und Toulouse aufgestellte Behauptung, daß die Brombehandlung viel wirksamer sei, wenn das Kochsalz in der Nahrung möglichst entzogen werde — Speisen ungesalzen, Brot ohne Salz gebacken —, ist von zahlreichen Beobachtern nachgeprüft und von mehreren bestätigt, von anderen angefochten worden. Wahrscheinlich hat Alt recht, der die Besserungen der vereinfachten Kost zuschreibt, die nach Richet und Toulouse aus 1000 g Milch, 300 g Fleisch, 300 g Kartoffeln, 200 g Mehl, 2 Eiern, 50 g Zucker, 10 g Kaffee und 40 g Butter besteht.

Zuweilen wird die Bromwirkung erhöht, wenn man neben dem Bromsalz Herzmittel gibt. Besonders ist das *Infusum Adonidis vernalis* 2,0—3,0 auf 200,0 3—8 Eßlöffel täglich, empfohlen worden, man kann auch ebensogut das *Extractum fluidum Adonidis vernalis* zu dreimal täglich 5—10—15 Tropfen verwenden.

Außerdem empfehlen sich sowohl zur Unterstützung der Bromkur als hier und da an Stelle einer unwirksamen Brombehandlung das *Atropin* und das *Scopolamin*. Man beginnt mit 0,0003 *Atropinum sulfuricum* oder *Scopolaminum hydrobromicum*, 1—3 mal täglich, und steigert jede Woche um eine solche Pille, bis man auf 10 der genannten Dosen pro Tag gekommen ist. Dann bleibt man einige Wochen auf der Höhe und geht dann ebenso langsam wieder herunter.

℞ Atropini sulf. (Scopolam. hydrobr.) 0,03
Pulv. Liq., Succ. Liq. ana 5,0
F.Pil. 100. D.S. 3 mal täglich 1 Pille, seigend bis 10 Pillen täglich.

Ein weiteres Mittel, daß man zeitweise statt der Bromsalze geben kann, ist das *Aethylenum bromatum*, dreimal täglich ein bis drei Kapseln mit je drei Tropfen.

Die von FLECHSIG angegebene Opiumbromkur, wobei man zunächst steigende Gaben Opium, bis zu 1,2 *Opium purum* täglich gibt, und dann plötzlich abbricht und *Natrium bromatnm* 7,5 täglich weitergibt, ist nicht selten von ausgezeichneter Nachwirkung — der Erfolg zeigt sich meist erst, wenn zu der Brombehandlung übergegangen ist —, sollte aber nur in der Anstaltsbehandlung oder bei ganz besonders guter Aufsicht und ärztlicher Erfahrung vorgenommen werden, weil das plötzliche Einsetzen der großen Bromgaben gelegentlich ungünstig wirkt.

Eine operative Behandlung der Epilepsie ist nur dann gerechtfertigt, wenn es sich um ausgesprochene Rindenepilepsie, JACKSONsche Epilepsie, handelt, die durch eine Verletzung oder eine sonstige, operativ angreifbare Veränderung in der Gegend der motorischen Rindenzentren hervorgerufen worden ist, oder aber in solchen Fällen von allgemeiner Epilepsie, wo eine Verletzung nachweisbare Narben in der Kopfhaut, mit Narben oder Depression im Schädel hinterlassen hat.

Die Anstaltsbehandlung ist im allgemeinen für die Epileptiker der Hausbehandlung bei weitem vorzuziehen. Das streng geregelte Leben, das Exzesse verhindert, die Möglichkeit einer zuverlässig durchgeführten gesunden Ernährung und einer spezialistischen Aufsicht, die sachverständig festgesetzte Arbeit im Freien usw. geben eine ausgezeichnete Grundlage für eine wirksame Behandlung. Unbedingt sollte die Anstalt eintreten, wenn geistige Veränderungen vorliegen, auch schon wenn eine größere Reizbarkeit vorhanden ist. Leider sind erst sehr wenig ärztlich geleitete Anstalten vorhanden; die älteren Epileptikeranstalten unter geistlicher oder pädagogischer Leitung haben für die Behandlung der Krankheit so gut wie nichts geleistet.

5. Eklampsie.

Die Eklampsie der Kinder wird symptomatisch mit *Bromnatrium* behandelt; man gibt in den ersten Monaten 0,2 mehrmals täglich, in Wasser gelöst, im zweiten und dritten Jahre 0,3—0,5 mehrmals täglich. Ein anderes Mittel, das namentlich in ernsteren Fällen verwendet wird, ist das *Chloralhydrat*; man gibt Säuglingen wiederholt 0,03, 3—4 jährigen Kindern 0,25, 5—10 jährigen 0,5, immer in reichlich Wasser, mit *Sirupus Aurantii corticis* als Korrigens.

℞ Natrii bromati 2,0—5,0
Aq. dest. 150,0
D.S. Mehrmals tägl. 1 Eßl.

℞ Chlorali hydrati 0,3—5,0
Aq. dest. 150,0
Sir. Aur. Cort. 50,0
M.D.S. Mehrmals tägl. 1 Eßl.

Daneben verwendet man nasse Einpackungen des Rumpfes oder des ganzen Körpers in Leinen, das in Wasser von 15—20° C. eingetaucht war, mit trocknem Flanell darüber, für 1—3 Stunden liegen gelassen, oder Bäder von 34° C., viertel- bis halbstundenlang und länger, namentlich in den Pausen zwischen den Anfällen.

Die Ursachen bedürfen natürlich einer genauen Berücksichtigung: Magen- und Darmstörungen müssen beseitigt werden, vgl. S. 156 ff., Darmwürmer werden abgetrieben, S. 137 ff., gegen Rachitis verordnet man *Phosphorlebertran.*

Die Eklampsie der Schwangeren und Wöchnerinnen behandelt man — mag man nun eine Urämie oder eine andere Intoxikation als ihre Ursache betrachten — am besten in der Weise, wie sie für die Urämie S. 188 ff. angegeben ist. Zunächst versucht man neben Milchdiät und reichlicher Zufuhr von dünnem Tee und dergleichen Einspritzungen von Coffein oder Kampfer unter die Haut und sucht die Ausscheidung auch durch nasse Einpackungen oder laue Bäder anzuregen. In schweren Fällen Aderlaß, vgl. S. 67, und Kochsalzinfusion, S. 106, nicht zu lange hinauszuschieben. Man hat auch versucht, die Krämpfe durch Chloroformnarkose zu beseitigen; leichter wird man sich zu wiederholten Gaben von *Chloralhydrat* 1,0—2,0, bis zu 5,0 in 24 Stunden, und zu Einspritzungen von Morphium, 0,015—0,02 wiederholt, entschließen. Ich habe besonders Gutes von *Scopolamin-Morphium*-Einspritzungen gesehen:

℞ Scopolamini hydrobrom. 0,01
Morphini hydrochlor. 0,15
Aq. dest. 10,0
D.S. Eine halbe bis ganze Spritze 2—3 mal in 24 Stunden.

Ob man bei Eklampsie der Schwangeren die vorzeitige Geburt hervorrufen soll, ist streitig; die einmal begonnene Entbindung führt man möglichst schnell zu Ende.

6. Schwindel.

Der Schwindel ist in vielen Fällen ein Symptom, das nur durch die Bekämpfung des Grundleidens angegriffen werden kann, so der bei Gehirntumoren, bei multipler Sklerose, bei Epilepsie, bei Augenmuskellähmungen, bei Erkrankungen des inneren Ohres. Hier macht nur der MENIÈREsche Schwindel eine Ausnahme, insofern als er zuweilen auf die von CHARCOT angegebene Behandlung mit *Chinin* günstig reagiert. Man gibt *Chininum hydrochloricum* in Pillen zu 0,1 und läßt davon täglich 5—10 nehmen, 2—3 Wochen lang. In der ersten Woche tritt zuweilen eine Verschlechterung auf. Eine dauernde Beeinträchtigung des Gehörs ist nach diesen Chinindosen nicht zu erwarten, die dahin gehenden Befürchtungen mancher Ohrenärzte erscheinen nicht berechtigt. Blutentziehungen in der Nähe des Warzenfortsatzes sollen manchmal günstig wirken. Neuerdings hat BABINSKI die Lumbalpunktion, vgl. S. 303, einmal oder nach Tagen mehrmals wiederholt, dringend empfohlen; jedesmal sollen 3—4—20 ccm entleert werden.

Der Schwindel durch sogenannte Kopfkongestionen bei Arteriosklerose wird durch die Behandlung dieser Krankheit beseitigt. Am besten wirken dabei *Natrium jodatum*, 0,5 3 mal täglich, und *Jodipin* 25 %ig, wochenlang jeden Tag 5—10 ccm subkutan, vgl. S. 29. HITZIG hat empfohlen, gleichzeitig *Digitalis*, 0,03 3 mal täglich, zu geben, KRAFFT-EBING und andere empfehlen *Ergotin*, z. B. in Tabletten von DENZEL oder von BURROUGHS, WELCOME & Co. usw., zu 0,25 2—3 mal täglich.

Die neurasthenischen Schwindelgefühle werden am besten durch eine richtige Allgemeinbehandlung der Neurasthenie beeinflußt. Als Linderungsmittel haben sich am besten *Bromnatrium*, 0,5 mehrmals täglich in Wasser, und *Codein*, vgl. S. 324, 3 mal täglich 0,01—0,03, bewährt.

7. Örtliche Muskelkrämpfe.

Der Facialiskrampf, der Kaumuskelkrampf, der Zungenkrampf, der Schlundkrampf, der Accessoriuskrampf, die Ticbewegungen, die Beschäftigungskrämpfe, wie Schreibkrampf, Klavierspielerkrampf usw., bieten für die Behandlung sämtlich zwei gemeinsame Aufgaben: erstens die Auffindung einer besonderen Ursache, deren Abstellung die Heilung einleiten kann, z. B. beim Facialiskrampf die Entfernung eines kariösen Zahnes, einer vereiterten Mandel usw., beim Kaumuskelkrampf Beseitigung entzündlicher Vorgänge in der Umgebung des Kiefers, beim Schreibkrampf das

Vermeiden unzweckmäßiger Handhaltung, ungeeigneter Federhalter und Federn, usw. Zweitens liegt für alle diese Zustände ein wichtiger Teil der Ursache in der allgemeinen nervösen Disposition des Kranken; auch diese muß sorgfältig bekämpft werden, nach den für Neurasthenie angegebenen Grundsätzen. Ihre große Wichtigkeit zeigt sich z. B. beim Schreibkrampf darin, daß das Schreiben mit der linken Hand meist sehr schnell auch in dieser den Krampf entstehen läßt.

Je größer das psychische Element beim Zustandekommen der Krampfkrankheit ist, um so wahrscheinlicher ist ein Erfolg mit Hypnotherapie zu erzielen. Besonders gilt das für die durch Schreck entstandenen Fälle von Gesichtskrampf, Lidkrampf, die wesentlich in Gegenwart eines Beobachters auftretenden Schreibschwierigkeiten.

Wertvoll ist die Heranziehung einer reizmildernden Wasserbehandlung, indem man z. B. beim Schreibkrampf den Arm nachts mit Priessnitzschen Umschlägen einwickeln läßt. Die Elektrotherapie geht in derselben Absicht mit galvanischen Strömen vor, die Anode auf den Nervenstamm, die Kathode auf die Magengegend gesetzt, vgl. S. 271, oder die Anode der Reihe nach auf den vorhandenen Druckpunkten. Schwache Ströme, vorsichtiges Einschleichen des Stromes, Vermeidung von Unterbrechungen, die Zuckungen hervorrufen, sind Bedingung des Erfolges.

Von Arzneimitteln werden herkömmlich zuerst die Brommittel und die Arsenikpräparate angewendet. Der Erfolg ist fast immer vorübergehend. Wirkliche Heilungen von Dauer habe ich in verschiedenen Fällen von Tic, von Facialiskrampf, von Accessoriuskrampf durch systematische Anwendung von *Scopolaminum hydrobromicum* erzielt. Man gibt es in der S. 66 geschilderten Weise langsam ansteigend von 3 mal täglich 0,0003 bis 3 mal täglich 0,001, mindestens so lange steigend, bis die Krampferscheinungen verschwunden sind, und geht dann ebenso langsam und allmählich herab. Beim Schreibkrampf und anderen Beschäftigungskrämpfen, wo psychische Einwirkungen eine erhebliche Rolle spielen, ist eine ebenso systematische Behandlung mit *Codein* oder in hartnäckigen Fällen mit *Opium* vorzuziehen, wie ich 1896 mitgeteilt habe. Die Codeinbehandlung wird in der Weise durchgeführt, wie S. 324 beschrieben ist; die Opiumkur ist dem darin Erfahrenen vorzubehalten. So überflüssig und oft bedenklich die Anwendung dieser Mittel als Linderungsmittel ist, so unbedenklich und heilsam sind die systematischen Kuren, wie ich nach sehr großer Erfahrung versichern kann.

8. Tetanie.

Wo die Tetanie auf mangelhafter Schilddrüsenwirkung beruht, wie nach völliger Entfernung der Schilddrüse usw., gibt man Schilddrüsenpräparate, vgl. den Abschnitt Myxödem. Zur Verhütung des Leidens ist statt der totalen Strumektomie stets die partielle auszuführen. Bei der Kindertetanie ist in den zahlreichen Fällen, die auf Rachitis beruhen, die Phosphorbehandlung angezeigt, s. den Abschnitt Rachitis. Wo Magendarmstörungen zugrunde liegen, werde nach Fleiner der Magen rasch und schonend entleert und ausgespült. Ernährung vom Mastdarm aus und durch Infusion von Kochsalzlösung unter die Haut, vgl. S. 105 f., 2 mal täglich 0,5 Liter, vom zweiten oder dritten Tage ab stündlich 50—100 g Vichywasser getrunken verordnet. Bei organischer Pylorusverengerung muß bald operiert werden. Auf die Krämpfe wirken direkt ein *Bromnatrium*, *Chloralhydrat*, *Morphium* und *Scopolamin*, in den bei Eklampsie angegebenen Dosen, vgl. S. 335f.

9. Chorea.

Die hysterische, traumatische und Schreckchorea werden am besten mit hypnotischer Suggestion behandelt. Die echte, rheumatische oder infektiöse Chorea erfordert im akuten Stadium Bettruhe und Fernhaltung aller Aufregungen, da jede Gemütsbewegung auf die ohnedies im psychischen Gleichgewicht erschütterten Kranken sehr ungünstig einwirkt. Vielfach ist aus diesem Grunde die Trennung von den Angehörigen und die Krankenhausbehandlung erwünscht. Die Ernährung beschränkt sich in der ersten Zeit am besten auf eine Milchdiät, vgl. S. 3 und S. 80. Jedenfalls ist weiterhin eine gemischte Kost ratsam, die kein Übermaß von Fleisch enthält, vgl. S. 86. Eine wertvolle Unterstützung der Behandlung gibt eine milde Wasserbehandlung, in der ersten Zeit Wannenbäder von 33—34° C., täglich ein- bis zweimal, 10 Minuten bis eine Stunde lang, im weiteren Verlauf Halbbäder, vgl. S. 322, mit Wasser von 30° C., täglich einmal vier Minuten lang, oder mit Zusatz von 2 kg Badesalz bei einer Wasserwärme von 28° C. Zuweilen tun auch warme Bäder mit nachfolgender Einwicklung, vgl. S. 186, oder Elektrisch-Licht-Bäder durch Anregung der Schweißabsonderung gute Dienste.

Ein direktes Heilmittel für zahlreiche Fälle ist der *Arsenik*. Bei Kindern gibt man *Liquor Kalii arsenicosi*, bei 5jährigen von 3mal täglich 1 Tropfen (gewöhnlich mit Zusatz von doppelt soviel Aqua Menthae piperitae) an, jeden dritten Tag um 1 Tropfen steigend bis zu 10 Tropfen pro die, jede einzelne Gabe mit reichlich Wasser verdünnt und gegen Ende der Mahlzeit, niemals auf leeren Magen. Von den neueren Arsenikpräparaten hat sich mir das *Natrium kakodylicum* nicht, das *Atoxyl* recht gut bewährt; ich gebe letzteres in 10%iger Lösung, bei Erwachsenen täglich zunächst eine halbe, in der zweiten Woche eine ganze Spritze, in der dritten täglich zwei Spritzen auf einmal. Stärkere Lösungen brennen in der Haut und scheiden leicht aus. Viel verwendet man in der Praxis die arsenikhaltigen Wässer, insbesondere Levicowasser, täglich 2—4 Eßlöffel zuerst von Levico-schwach, dann von Levico-stark, bei Kindern ebenso viel Teelöffel voll, ferner Roncegnowasser, täglich 3—6 Teelöffel, oder Guberquelle, Kindern unter 6 Jahren 1 Teelöffel bis 1 und 2 Eßlöffel, Erwachsene 2—4 Eßlöffel, sämtlich ebenfalls nach dem Essen. Wegen der genaueren Dosierung wird man bei Erwachsenen am liebsten die subkutanen Einspritzungen von *Atoxyl* oder Pillen aus *Arsenik*, vgl. S. 314, verordnen. Bei den geringsten Vergiftungserscheinungen muß jede Arsenverabreichung unterbleiben; dahin gehören Schmerz im Magen, Konjunktivitis, Schwindel, Zittern, Kratzen im Halse, Ohrensausen, Kopfschmerz, Metrorrhagie.

Die Arsenbehandlung kann mit Vorteil unterstützt werden durch *Bromnatrium*, am besten in einer Abendgabe von 0,5—3,0, je nach dem Alter des Kranken. In manchen Fällen bewährt es sich, 3mal täglich oder auch nur abends 1,0 *Antipyrin* oder *Pyramidon* oder *Salipyrin* zu geben, ebenso wird neuerdings das *Aspirin* sehr gerühmt, ich gebe es in der S. 280 geschilderten Weise mehrere Tage hintereinander. In chronischen Fällen erreicht man am meisten durch *Scopolaminum hydrobromicum*; man beginnt wie immer, vgl. S. 66, mit ganz kleinen Dosen, bei Kindern 0,0001 2—3mal täglich, bei Erwachsenen 0,0003 3mal täglich, und steigert jeden dritten oder vierten Tag um eine solche Gabe, bis zum Dreifachen der Anfangsdosis, jedenfalls so lange, bis die Chorea verschwunden ist.

Bei Chorea gravidarum kann man ebenfalls mit Wasserbehandlung und Arsenkur vorgehen, natürlich in vorsichtiger und schonender Weise. Schwere Störungen des Allgemeinbefindens, übermäßige Zuckungen, geistige Störungen veranlassen zuweilen zur künstlichen vorzeitigen Unterbrechung der Schwangerschaft.

10. Paralysis agitans.

Das wichtigste Linderungsmittel bei Schüttellähmung ist das *Scopolamin.* Man gibt es zunächst innerlich, in Tropfen oder Pillen, 0,0002 pro dosi, 2—3 mal täglich. Dann steigert man die Gabe, etwa um eine solche Pille jeden zweiten Tag, bis ein Nachlassen des Zitterns eintritt. Oft muß man dabei bis 3 mal täglich 0,0005 und mehr geben. Ist dabei gar kein Unterschied im Zittern zu bemerken, so ist das Präparat unwirksam, was zuweilen nach längerem Lagern vorkommt, oder man muß versuchen, ob im vorliegenden Falle das Mittel subkutan besser wirkt. Im ganzen beginnt man hier mit halb so großen Dosen wie bei der innerlichen Anwendung. Die ersten Vergiftungserscheinungen bestehen in Trockenheit im Halse, Verringerung der Akkommodation und Pupillenerweiterung; der Patient muß sie der guten Wirkung wegen ertragen, sie geben aber ein Zeichen, daß zunächst nicht mit der Dosis gestiegen werden darf. Sind sie sehr lästig, so kann man auch etwas mit der Dosis heruntergehen, ein Grund zum Aussetzen des Mittels ist das aber nicht. Oft kann man nach einiger Zeit die Dosis verringern und doch dieselbe Wirkung erzielen. Auf diese Art habe ich solche Kranke das Mittel viele Jahre lang, in einem Falle etwa 10 Jahre lang, ohne jeden Nachteil brauchen sehen, und mit fast gleichbleibender Dosis. Sehr wertvoll ist auch, daß das Scopolamin oft auch die Muskelschmerzen der Paralysis agitans aufhebt. — Von manchen wird *Duboisin* empfohlen, das wohl nichts anderes ist als ein abgeschwächtes Scopolamin, in etwas größeren Gaben. Oppenheim hat in einigen Fällen eine Verminderung des Zitterns durch *Tinctura Veratri viridis*, mehrmals täglich 3—4 Tropfen, erreicht; er empfiehlt auch einen Versuch mit *Tinctura Gelsemii*, 3 bis 4 mal täglich 5—10—20 Tropfen, mit Vorsicht, weil die Stärke der Tinktur wechselt. Erb verordnet häufig

℞ Liq. Kalii arsenicosi
Aq. Foeniculi
Tinct. Strychni ana 10,0
M.D.S. 3 mal täglich 6—12 Tropfen.

Oppenheim rät zu besonderer Vorsicht mit Abführmitteln und schweißtreibenden Mitteln, wegen langanhaltender Nachwirkungen.

Wertvoll ist, daß man den Kranken durch richtige Lagerung im Bett, durch geeignete Gegenstände, die ihren Fingern eine gewisse Stütze geben, wie z. B. eine hölzerne Kugel, die in der Hand gehalten wird, durch eine Mittellage und dergleichen Erleichterungen bietet. *Brompräparate* und milde Schlafmittel sind meist unentbehrlich, das *Morphium* hebt man für die Endstadien auf.

11. Angioneurosen.

Die allgemeinen Angioneurosen, die als angeborene oder durch das Klimakterium erworbene Neigung zu Kongestionen nach dem Kopf oder nach anderen Teilen, als Hyperidrosis usw. auftreten, werden wie die gewöhnliche Neurasthenie behandelt. Am besten wirken auf die Erscheinungen selbst die Salizylpräparate in kleinen Dosen, z. B. *Natrium salicylicum* 0,3 — 0,5 mehrmals täglich, und *Atropinum sulfuricum* 0,0003 mehrmals täglich. Bei Akroparästhesie und bei dem akuten umschriebenen Hautödem empfehlen sich dieselben Mittel, außerdem gibt man gern *Arsenik* in steigenden Dosen, vgl. 340, und *Chininum hydrochloricum*, 0,2 — 0,5 vor dem Einschlafen. Allgemeine milde Wasserbehandlung durch Wannenbäder von 33° C. oder Halbbäder von 30° C., vgl. S. 322, unterstützen die Kur.

12. Basedowsche Krankheit.

Es darf als höchst wahrscheinlich bezeichnet werden, daß die Basedowsche Krankheit eine Neurose ist, die durch übermäßige Tätigkeit der Schilddrüse hervorgerufen wird. Demgemäß muß die partielle Entfernung der Schilddrüse als kausale Behandlung empfohlen werden. Die Erfolge, die Kocher und andere Chirurgen von großer Erfahrung auf diesem Gebiete berichten, sind in der Tat bemerkenswert. Immerhin wird man zunächst die weniger eingreifenden Mittel heranziehen, in erster Linie die von Möbius angegebene Behandlung mit dem von Merck hergestellten *Antithyreoidin*, das aus dem Blute thyreoidektomierter Hammel hergestellt wird. Man gibt von dem leider sehr teuren Serum — 5 ccm kosten 6 M. — täglich 0,5 ccm, steigend bis zu 5,0 pro die, in Himbeersaft, Wein usw. Ein verwandtes Mittel, das u. a. von LEYDEN gelobt wird, ist das *Rodagen*, aus der Milch thyreoidektomierter Ziegen hergestellt; man gibt von dem Pulver — 1 g kostet 15 Pf. — täglich 5—10 g Monate lang, die Wirkung soll nach 2—3 Wochen eintreten.

In allen Fällen empfiehlt sich eine möglichst streng durchgeführte Behandlung mit körperlicher und geistiger, zumal auch Gemütsruhe. Alle Anstrengungen sind zu verbieten, viel Aufenthalt im Freien, oft in Form von Luftliegekuren, ist nötig. Das Höhenklima wirkt unter diesen Bedingungen besonders gut, vgl. S. 45 ff.; Caux, Rigi, Tarasp, St. Moritz, Arosa, aber auch St. Blasien und andere Orte unter 1000 m Meereshöhe, bringen oft nachhaltige Besserung. Die Diät sei überwiegend vegetabilisch, Alkohol, Kaffee und Tee sind wegzulassen, Milch, Limonaden, Sauerbrunnen zu empfehlen. Zuweilen erweist sich eine Mastkur, vgl. S. 320, vorteilhaft. Milde Wasserbehandlung wie bei Neurasthenie ist zweckmäßig. Sehr wertvoll ist die Galvanisation des Sympathicus: große Anode in der Nackengegend, Kathode von 4—9 qcm zwischen Unterkieferwinkel und vorderem Rand des Sternocleidomastoideus, vorsichtiges Ein- und Ausschleichen schwacher Ströme, bis zu 3 M.-A., täglich 2 bis 3 Minuten lang.

Von Arzneimitteln empfehlen sich am meisten die allgemein tonisierenden: *Arsenik* in steigenden Dosen, vgl. S. 340, *Eisen mit Chinin* wie bei Chlorose, ferner *Natrium phosphoricum*, 0,5—2,0 mehrmals täglich in Wasser gelöst. Gegen das Herzklopfen verordnet man am besten kalte Umschläge auf die Herzgegend und *Natrium bromatum* 0,5—2,0 mehrmals täglich in wäßriger Lösung.

13. Myxödem.

Die verschiedenen Formen des Myxödems, von den nur angedeuteten Fällen mit dickem Gesicht, Infantilismus usw. bis zum ausgesprochenen Myxödem und Kretinismus, werden in glänzender Weise durch die innerliche Anwendung der Schilddrüsenpräparate behandelt. Man gibt am meisten die Tabletten mit Schilddrüse in Substanz, wie sie von BURROUGH, WELLCOME & Co., von MERCK, von ENGELHARD in Frankfurt, von der Schwanenapotheke in Köln usw. hergestellt werden, oder das *Jodothyrin* von BAYER oder das *Thyraden* von KNOLL, mit 0,3 — gewöhnliche Stärke der Tabletten — beginnend, bis zu 5 und sogar 10 pro die allmählich steigend, unter genauer Beobachtung des Allgemeinbefindens. Herzklopfen, Zittern, Unruhe, Schwächegefühle sind als Vergiftungserscheinungen aufzufassen und verlangen eine Herabsetzung der Dosis, wenn sie nicht auf gleichzeitige Verabreichung von *Arsenik*, 3 mal täglich 0,001, vgl. S. 340, verschwinden. Gewöhnlich sind mehrere solche Kuren notwendig, die in kürzeren oder längeren Zwischenräumen angewendet werden.

VIII
Infektionskrankheiten.

1. Verhütung der Infektionskrankheiten.

Die unanfechtbare heutige Auffassung der Infektionskrankheiten geht dahin, daß es keine Infektionskrankheit ohne den parasitären Erreger gibt, daß aber die parasitären Erreger die Krankheit nur hervorrufen, wenn sie bei der Infektion des Körpers virulent genug sind, um die Schutzvorrichtungen des Körpers zu überwinden.

Diese Relativität ist von der orthodoxen Bakteriologie lange Zeit übersehen worden. Aber auch von der Klinik ist sie erst spät ins rechte Licht gerückt worden. Dazu haben besonders die Arbeiten von Martius (Pathogenese innerer Krankheiten, Wien, 1899—1903) beigetragen.

Für die Verhütung der Infektionskrankheiten ergeben sich daraus die beiden Wege: die Parasiten von den Menschen fernzuhalten oder sie zu vernichten und anderseits die Widerstandskraft des Körpers gegen die Infektionerreger zu erhöhen.[1]

Der Kampf gegen die Parasiten

hat je nach der Art derselben verschiedene Wege. Bei einer Anzahl von Krankheiten bildet immer der Kranke den Mittelpunkt der Ausbreitung, die Krankheiterreger verlassen seinen Körper in virulentem Zustande und gehen direkt oder nach kürzerem oder längerem Aufenthalt in der Umgebung oder auf der Haut oder Schleimhant unempfänglicher Menschen auf empfängliche Menschen über. Das sind die kontagiösen Krankheiten, z. B. Pocken, Masern, Scharlach, Tuberkulose, Diphtherie, Syphilis.

---

[1] Vgl. die vortreffliche Darstellung in Flügge, Grundriß der Hygiene, Leipzig, Veit & Comp., 5. Aufl., 1902.

Bei anderen ist der gewöhnliche Weg der Übertragung ein anderer: die Erreger verbreiten sich ohne merkliche Mitwirkung des Kranken; ein gutes Beispiel dieser ektogenen Infektionskrankheiten ist der Tetanus, aber auch die überall verbreiteten Eiterkokken und die durch Stechmücken übertragenen Malariaparasiten gehören hierher.

Bei den kontagiösen Krankheiten verbreiten sich die Erreger am meisten durch die Ausscheidungen der Kranken, und zwar durch die Hautschuppen bei Pocken, Masern, Scharlach, durch Auswurf, Mund- und Nasenabsonderung bei Masern, Diphtherie, Keuchhusten, Genickstarre, Tuberkulose, Lepra usw., durch Kot und Harn bei Typhus, durch den Kot bei Cholera, durch den Eiter bei den Wundinfektionskrankheiten, durch die frischen Absonderungen bei Syphilis, Gonorrhöe, Hundswut. Ebenso infektiös sind vielfach auch die mit den Absonderungen beschmutzten Betten, Kleider, Trink- und Eßgeschirre und andere Gebrauchsgegenstände, der Staub der Wohnung, die Abwässer und Abgänge, die die Ausscheidungen aufgenommen haben. Erst durch die Bakteriologie ist es möglich geworden, zu erkennen, wie oft Gesunde als Infektionsträger dienen, indem sie pathogene Bakterien in sich herumtragen, ohne es zu wissen.

Bei den ektogenen Krankheiten sind die Erreger zum Teil allgemein verbreitet, so die Eiterbakterien auf der Haut der meisten Menschen, Strepto- und Pneumokokken im Mundschleim vieler Gesunder, Tetanusbazillen in Ackerboden und Bodenstaub, die Bakterien der Magendarmkrankheiten der Kinder vorzugsweise in der Kuhmilch. Die Malariaparasiten finden sich ektogen in den Stechmücken, die als Zwischenwirte dienen.

Bei den kontagiösen Krankheiten erstrebt man die Fernhaltung der Infektionsträger teils durch Beaufsichtigung des Grenzverkehrs, indem man Kranke und Krankheitverdächtige an der Grenze zurückhält und sie unter Aufsicht stellt — so bei Cholera, Gelbfieber, Pest —, durch Verbot der Einfuhr verdächtiger Waren usw., bei den einheimischen Krankheiten durch Isolierung der ersten Fälle, die auf Grund der gesetzlichen Anzeigepflicht möglichst frühzeitig geschehen soll. Die Isolierung kann mit Erfolg fast nur in einem Krankenhause durchgeführt werden, und in vielen Fällen scheitert der ärztliche Wunsch nach Isolierung daran, daß die Kranken oder ihre Vertreter damit nicht einverstanden sind. Der Arzt hat dann wenigstens nach Kräften dafür zu sorgen, daß der Kranke im eigenen Hause möglichst für sich gehalten wird, und daß seine Absonderungen möglichst wenig an andere Personen gelangen. Besonders wichtig ist auch, daß die Ärzte bei leichteren Krankheiten dafür sorgen, daß die Infektion nicht verschleppt werde, z. B. keine keuchhustenkranken Kinder in Bäder und Luftkurorte geschickt werden, wo sie andere Kinder anstecken!

Die Vernichtung der Krankheiterreger läßt sich nicht durch Lüften, Abkehren und dergleichen bewirken, vielmehr bleiben dabei zahlreiche Keime zurück, und ebenso zahlreiche werden durch Staub usw. in die Umgebung verbreitet. Ein wirksames Verfahren stellt nur die **Desinfektion** dar. In der Wohnung des Kranken kann man kleine, wertlose Gegenstände verbrennen, Eß- und Trinkgeräte und Geschirre auskochen, Auswurf mit $5\,^0/_{00}$ iger Sublimatlösung und Stuhlgang mit gleichen Teilen Chlorkalk, 1 : 5 Wasser, desinfizieren. Die Wohnung selbst wird am besten durch *Formaldehyd* in Gasform desinfiziert, und zwar müssen 2,5 g Formaldehyd pro Kubikmeter Wohnraum 7 Stunden lang oder 5,0 pro Kubikmeter $3^1/_2$ Stunden lang einwirken. Der Wohnraum muß dabei abgedichtet und seine Luft mit Wasserdampf erfüllt sein. Die Desinfektion erfolgt dabei nur oberflächlich; daher müssen grob verunreinigte Stellen des Fußbodens, beschmutzte Wäsche und dergleichen besonders desinfiziert werden, je nachdem durch Aufwischen mit $5\,^0/_0$ igem *Liquor Cresoli saponatus* oder durch Erhitzen in Desinfektionsöfen, worin auch Betten, Kleider, Wäsche desinfiziert werden. In jedem Falle muß die Desinfektion durch geschulte Kräfte erfolgen. Die Errichtung von Desinfektionsanstalten und Desinfektorenschulen ist daher überall dringendes Bedürfnis. Nach Flügge ist bei Pocken, Pest und septischen Erkrankungen die Dampfdesinfektion der Betten und Matratzen neben der Formaldehyddesinfektion nicht zu entbehren; bei Cholera und Ruhr wird nicht mit Formaldehyd desinfiziert, dagegen Betten, Wäsche und Kleider im Dampfapparat behandelt, die nähere Umgebung des Krankenbettes mit Sublimat- oder Kresollösung abgewaschen und der Abtritt mit Kalkmilch desinfiziert; bei Typhus werden die Wohnung mit Formaldehyd und Betten, Wäsche usw. mit Dampf desinfiziert.

Bei den übrigen Infektionskrankheiten genügt die Desinfektion der Wohnung mit Formaldehyd. Besonders wichtig ist es, daß die Kranken selbst vermeiden, die bakterienhaltigen Absonderungen in gefährlicher Weise zu verstreuen. Das gilt besonders für die Lungentuberkulose. Durch die Maßregeln, die sich auf die Unschädlichmachung des Auswurfes beziehen, Entleerung in Spucknäpfe oder Spuckflaschen, Einweichen gebrauchter Taschentücher in Wasser usw., ist in Deutschland die Sterblichkeit an Tuberkulose in 15 Jahren von 3 auf 2 pro Mille zurückgegangen! Die Ärzte werden auch noch mehr als bisher dafür sorgen müssen, sich selbst und ihre anderen Kranken gegen Infektionsübertragung zu schützen, durch Anlegen waschbarer Oberkleider beim Besuch Kontagiöskranker, durch Waschung des Gesichtes und der Hände nach dem Besuche, Desinfektion gebrauchter Instrumente. Sind Haar und Bart durch Anhusten und dergleichen reichlich mit Krankheiterregern bedeckt, so müssen sie mit Sublimatlösung abgewaschen werden.

Wichtig ist eine allgemeine Fürsorge gegen Staub, der heute noch ohne jede Rücksicht auf Infektionsgefahr auf den Straßen aufgewirbelt und aus oft sehr verdächtigen Teppichen usw. durch Ausklopfen in die Luft der Höfe und Gärten gejagt wird. Ferner muß überall für gesundes, reines Trinkwasser und für saubere, von Schmutz und Krankheiterregern freie Nahrungsmittel gesorgt werden. Leider steht unsere Fürsorge in dieser Richtung erst in den Anfängen, wie die Berichte über unsaubere Vorgänge in den Backstuben und jeder Blick in Nahrungsmittelgeschäfte lehren. Für die Hygiene der Milchversorgung wird glücklicherweise in den letzten Jahren immer eifriger gesorgt, auch die große Aufgabe immer mehr gefördert, der unbemittelten Bevölkerung gute Säuglingsmilch zugänglich zu machen. Die Wohnungsreform ist zur Bekämpfung der Infektionskrankheiten von ebenso großem Wert, da viele Seuchen geradezu von der Wohndichtigkeit abhängen. Es handelt sich dabei natürlich nicht nur um gesunde Wohnungen, sondern auch um gesundheitgemäße Benutzung derselben. Die hygienische Beseitigung der Abgänge und des Kehrichts ist eine weitere Bedingung der Fortschritte in der Seuchenbekämpfung.

Erhöhung der Widerstandsfähigkeit gegen Infektion.

Der Schutz des Körpers gegen die eindringenden Bakterien besteht zum Teil in dem gesunden Zustande der Haut und der Schleimhäute und ihrer Drüsen; eine heile und glatte Haut gewährt weder den Eiterbakterien noch den Tetanusbazillen usw. Zugang, dagegen erleichtern chronisch entzündete Mandeln im Gaumen und im Rachen den Bakterien der Diphtherie, der

Genickstarre, den Erregern des Scharlachs usw. die Ansiedelung; die in den Mandeln und in anderen Herden heimischen Streptokokken und Staphylokokken können in die Blutbahn eindringen und Gelenkrheumatismus, Endokarditis usw. hervorrufen. Die Beseitigung solcher Depots ist daher eine ernste Forderung der Gesundheitspflege. Der normale Magensaft läßt, wie es scheint, die Bazillen der asiatischen Cholera nicht am Leben; daher sind Säufer und Magenkranke dieser Seuche mehr ausgesetzt. Magenleidende Kinder erkranken leichter an den Magendarmkrankheiten des Säuglingsalters als solche mit gesunder Verdauung. Gesunde Lymphdrüsen sind jedenfalls eher imstande, eingedrungene Bakterien unschädlich zu machen als krankhaft entartete. Alle diese Hinweise sind vom Arzte sehr zu beachten.

Die wichtigste Schutzkraft gegen Infektionskrankheiten gibt allerdings ein gesundes Blut. An der Blutbeschaffenheit liegt es, daß von allen Tieren für Syphilis nur die menschenähnlichen Affen, für Typhus, Scharlach, Cholera, Gonorrhöe kein einziges empfänglich ist. Die neueren Forschungen über **Immunität** haben gelehrt, daß das Blut auf verschiedene Arten Schutzmittel gegen Krankheiterreger liefert. Zunächst durch die **Phagocytose,** indem die Phagocyten, d. h. die mehrkernigen weißen Blutkörperchen, die großen einkernigen weißen Blutkörperchen, viele Endothelzellen, ferner Pulpazellen der Milz und des Knochenmarkes, einige Bindegewebs- und Nervenzellen die Bakterien in sich aufnehmen und vernichten. Die beweglichen Phagocyten sammeln sich massenhaft um die Eindringlinge an, grenzen sie gegen das gesunde Gewebe durch einen Wall ab und vernichten sie durch besondere bakterizide Stoffe. Genaueres über diese besonders von METSCHNIKOFF und seinen Schülern erforschten Verhältnisse ist bei FLÜGGE a. a. O. nachzulesen. Manche Bakterienarten verfallen der Phagocytose erst, wenn sie durch andere Einflüsse in ihrer Lebensfähigkeit geschädigt sind. Die beiden anderen Arten von Schutzkräften liegen in der Blutflüssigkeit. Diese Vorgänge sind besonders von EHRLICH und seinen Schülern erforscht worden. Es handelt sich dabei erstens um **Antitoxine,** um chemische Bestandteile der Blutflüssigkeit, die die Bakterientoxine binden und dadurch unwirksam machen; sie werden im allgemeinen erst gebildet, wenn Bakterientoxine in die Blutbahn eingedrungen sind. Man benutzt diese Eigentümlichkeit, um durch Toxininjektion bei Tieren Antitoxine zu erzeugen und diese als Heilserum beim Menschen zu verwenden, teils zur

Immunisierung, teils zur Heilung des schon Erkrankten, so bei der Diphtherie, nach dem BEHRINGschen Verfahren. Als zweites Schutzmittel im Serum wirken die **Cytolysine** (Bakteriolysine, Hämolysine). Sie lösen die Bakterien auf. Sie sind teils von vornherein im Blute vorhanden: Alexine, und bedingen im wesentlichen die angeborene Immunität, teils entstehen sie durch das Überstehen einer parasitären Krankheit oder nach absichtlicher Einbringung bestimmter Krankheiterreger: Amboceptoren oder spezifische Immunkörper, z. B. bei erworbener Immunisierung gegen Typhus, Cholera, Pest. Man verwendet diese Vorgänge zur aktiven oder passiven Immunisierung. Bei der aktiven impft man die abgeschwächten oder getöteten Erreger ein, worauf sich im Blute die Immunkörper (gegen Typhus, Cholera, Pest) bilden; bei der passiven Immunisierung verwendet man die an immunisierten Tieren gewonnenen Immunkörper.

Um die Widerstandsfähigkeit gegen Infektionskrankheiten zu steigern, kann man sowohl die allgemeinen Schutzeinrichtungen zu heben suchen, wie die spezifischen Schutzimpfungen vornehmen. Etwas Sicheres darüber, wie man die allgemeine Empfänglichkeit herabsetzt, ist bisher nicht bekannt, es darf aber als sicher angenommen werden, und damit stimmt auch die praktische Erfahrung, daß alles, was den Körper im ganzen und das Blut insbesondere gesund und kräftig macht, vor Infektionskrankheiten bis zu einem gewissen Grade schützt und entstandene Krankheiten schneller und besser überwinden läßt. Man bezeichnet diese Widerstandserhöhung gern mit dem Namen der Abhärtung. Dieser allgemein bekannte Ausdruck wurde früher besonders auf die Abhärtung gegen Erkältungen bezogen, läßt sich aber nicht darauf beschränken, schon deshalb, weil die früher sogenannten Erkältungskrankheiten sich inzwischen zum großen Teil als Infektionskrankheiten herausgestellt haben. In der Tat wird auch eine wirksame Abhärtung gegen beide Krankheitsarten auf demselben Wege erreicht.

Einen wichtigen Teil der Abhärtung macht eine richtige Hautpflege aus. Ungenügende Reinhaltung macht die Haut empfindlich, und dasselbe gilt von unzweckmäßiger Wasserbehandlung der Haut, mag sie mit zu kaltem Wasser vorgenommen werden, das zu viel Wärme entzieht, oder mit lauem Wasser, das die Reaktion der Haut auf Wärmeunterschiede herabsetzt. Während die schädlichen Folgen der zu lauen Behandlung schon lange allgemein gewürdigt worden sind, hat auf die Schädigung durch gewaltsame Abhärtung in den letzten Jahren mit besonderem Nachdruck HECKER in München hingewiesen. Er hat statistisch nachgewiesen, daß Kinder, die mit kaltem Wasser „abgehärtet" wurden, an Erkältungs- und Infektionskrankheiten noch mehr zu leiden hatten, als Kinder mit mangelhafter Hautpflege, während die mit milder Wasseranwendung aufgezogenen am gesundesten waren. Dasselbe sieht man immer wieder bei den Kindern, die dazu angehalten werden, auch in der ungünstigen Jahreszeit mit nackten Füßen und Beinen einherzulaufen. Im Sommer ist dagegen nichts einzuwenden, in der kalten Jahreszeit ist in unserem Klima eine wärmere Bekleidung der Beine durchaus notwendig, und besonders wichtig ist es, wie schon S. 215ff. ausgeführt worden ist, daß der Unterleib gegen Erkältungen geschützt wird. Die täglichen Bäder der Kinder sollen in den ersten Lebenswochen 35° C. warm sein, dann ständig 33° C., was auch für die Erwachsenen als die indifferente und zugleich die Hautfestigkeit fördernde Wärme zu betrachten ist. Eine Zugabe von kalten Duschen und dergleichen ist dabei völlig unnötig, vielmehr sind solche kräftige Reize aus den Anwendungen des täglichen Lebens fernzuhalten und für Heilzwecke aufzubewahren. — Eine besonders gute Abhärtungswirkung haben die S. 317 beschriebenen Luftbäder. Es ist zu wünschen, daß überall, am besten im Anschluß an Badeanstalten, dafür besondere Einrichtungen getroffen werden. — Für empfindliche Personen erreicht man die Abhärtung am leichtesten und nachhaltigsten durch Elektrisch-Licht-Bäder, S. 265ff., deren Wärme man bis höchstens 50° C. steigen läßt, 2—3 mal in der Woche etwa zwei Monate lang genommen.

Nächst der Hautpflege dürfte die Widerstandsfähigkeit gegen Infektionen von einer regelmäßigen und richtigen Ernährung abhängen. Die richtige Ernährung ist schon deswegen unentbehrlich, weil sie die Grundlage einer normalen Blutbeschaffenheit bildet; es ist ohne weiteres klar, daß bei schlechter Blutbeschaffenheit die Schutzstoffe nicht so gut gebildet werden können. Die Erfahrung lehrt denn auch, daß blutarme, elende Menschen den Infektionskrankheiten leichter zum Opfer fallen. Es zeigt sich außerdem oft, daß die Empfindlichkeit im nüchternen Zustande größer ist als sonst, ganz besonders wenn eine gewohnte Mahlzeit ausgeblieben war, so z. B. daß Kinder an Pneumonie oder an Mandelentzündung erkranken, nachdem sie zufällig an diesem Tage ohne Frühstück in die Schule gekommen waren.

Daß der Alkoholismus die Empfänglichkeit für Infektionskrankheiten erhöht, ist allgemein anerkannt; teils wird die Schädigung des Magens durch chronischen Alkoholkatarrh, teils die Verschlechterung des Blutes daran schuld sein. Ganz besonders bei Kindern habe ich oft den Eindruck gehabt, als wenn die ganz alkoholfrei aufgewachsenen Kinder die infektiösen Kinderkrankheiten außerordentlich viel leichter durchmachen als andere.

Ist die Infektion schon erfolgt, so läßt sich die Schutzkraft des Blutes in manchen Fällen durch verschiedene Einwirkungen steigern, die vielleicht darin ihre gemeinsame Grundlage haben, daß sie eine örtliche **Leukocytose** hervorrufen, z. B. die BIERsche Stauung, die Behandlung örtlicher Entzündungen mit heißen Breiumschlägen oder mit Spirituskompressen, die Injektion von Hefenuklein, von *Zimtsäure*, von *Cantharidin*. Von allgemeiner Wichtigkeit ist aber die **spezifische Immunisierung** gegen jede einzelne Infektionskrankheit.

1. Natürliche Immunisierung.

Sie erfolgt durch Überstehen der betreffenden Krankheit. Sie hält je nach der Art der Krankheit auf Lebenszeit vor, wie fast immer bei Masern, Scharlach, Keuchhusten, Pocken, oder für Jahre, wie gewöhnlich bei Typhus, oder für Monate, wie meist bei Cholera. Da auch leichte Erkrankungen diesen Schutzwert haben, setzt man Großstadtkinder in leichten Epidemien der Infektion mit Masern ruhig aus oder übt wenigstens in dieser Hinsicht keine besondere Vorsicht. Bei Scharlach ist das nicht zu empfehlen, da auch in leichten Epidemien einzelne sehr schwere Fälle vorkommen. Bei Diphtherie, Influenza, Pneumonie, Malaria, Gonorrhöe besteht bekanntlich kein Schutz durch überstandene Erkrankung. Bei Syphilis ist die Frage nach der Möglichkeit einer Reininfektion noch nicht entschieden, jedenfalls kann wegen der Gefährlichkeit der Erkrankung von einer Schutzsyphilisation mit dem natürlichen Krankheitgift nicht die Rede sein. Es steht hier ebenso wie mit der früher gegen Pocken vorgenommenen direkten Einimpfung von Pockengift aus frischen Pusteln, der sogenannten Variolation.

2. Immunisierung mit abgeschwächten Erregern.

Ihr Typus ist die Schutzpockenimpfung, die weiterhin besonders besprochen wird. Als Heilverfahren kommt sie bei der

PASTEURschen Schutzimpfung gegen die Hundswut zur Anwendung. Stücke des Rückenmarkes wutkrank getöteter Kaninchen werden ausgetrocknet, dadurch wird die Virulenz des Infektionserregers in bestimmtem Grade abgeschwächt; dem Patienten wird zunächst ganz schwache Aufschwemmung, dann immer stärkere, zuletzt vollvirulente Aufschwemmung subkutan eingespritzt. Die neueren Verbesserungen des Verfahrens haben es dahin gebracht, daß von den Geimpften nur noch durchschnittlich 0,2 $^0/_0$ sterben. Besonders wichtig ist es hierbei, daß die Immunisierung noch nach dem Hundebiß vorgenommen werden kann. Je früher sie dann erfolgt, um so sicherer ist die Wirkung.

3. Immunisierung durch abgetötete Erreger.

Sie ist in ausgedehntem Maße von HAFFKINE gegen die Cholera in Indien angewendet worden. Agarkulturen der Kommabazillen werden eine Stunde lang auf 56^0 erwärmt oder mit Chloroformdämpfen behandelt, die Bakterien werden dadurch getötet. Die Injektion bewirkt Fieber, Frost, Mattigkeit und Appetitmangel, auch örtliche Empfindlichkeiten; nach 2—3 Tagen ist die Reaktion abgelaufen, vom 5. Tage ab tritt die Immunität ein, am 20. Tage ist sie auf dem Höhepunkt, manchmal ist sie noch nach einem Jahre deutlich erhalten. — Auf demselben Verfahren beruhen die von PFEIFFER und KOLLE angegebene Immunisierung gegen Abdominaltyphus und die von HAFFKINE festgestellte Schutzimpfung gegen Pest.

4. Immunisierung durch Bakterienextrakte.

KOCH hat zur Tuberkulosebehandlung den Extrakt aus Kulturen von Tuberkelbazillen benutzt. Das alte Tuberkulin wird durch Ausfällung eingedampfter Glyzerinbouillonkulturen mit Alkohol gewonnen, das neue Tuberkulin durch Verreiben der trockenen Kulturen, die in Wasser verteilt und zentrifugiert werden. Gegen Rotz ist auf ähnlichem Wege das Mallein hergestellt worden.

5. Passive Immunisierung durch Heilserum.

Gibt man Versuchstieren fortgesetzt steigende Gaben von Toxinen oder von Bakterien, so werden die Schutzkörper im Blutserum der Tiere in immer größerer Menge angehäuft. Man kann dann durch kleine Mengen des Serums dem Menschen genügende Schutzkräfte zuführen, um ihn gegen eine Infektion mit den entsprechenden Bakterien zu schützen. Auf diese Weise stellt man insbesondere nach BEHRING das Diphtherieheilserum dar. Es wird durch vorsichtig steigende Infektion von Pferden mit Diphtheriebazillenkulturen gewonnen. — Praktische Bedeutung hat sonst nur noch das Tetanusantitoxin von BEHRING.

2. Krankenpflege, Ernährung, Antipyrese.

Soweit es die Verhältnisse des Kranken zulassen, soll für jeden, der an einer ernsten Infektionskrankheit leidet, ein besonderes, helles und luftiges Zimmer benutzt werden. In vielen Fällen wird man durch zeitweilige Änderung der Wohnungseinteilung ein geeignetes Krankenzimmer gewinnen können. Es soll dann nur von den Personen betreten werden, die direkt mit dem Kranken zu tun haben, auch sollen möglichst nur solche Gegenstände darin sein, die für den Kranken und für seine Pflege nötig sind. Die Möbel und Gebrauchsgegenstände sollen womöglich abwaschbar und desinfizierbar sein; Polstermöbel, dicke Vorhänge und dergleichen sind unzweckmäßig. Das Bett muß so stehen, daß der Kranke durch das Licht nicht belästigt wird. Für schwerere Krankheiten ist ein zweites Bett zum Wechseln sehr angenehm; es wird dadurch ermöglicht, daß der Kranke ohne viel Umstände öfters die Wohltat eines frischen Bettes erhalten kann. Lärm und Geräusch sind von dem Krankenzimmer nach Kräften fernzuhalten, alle Vorbereitungen, die irgend mit Geräusch verbunden sind, müssen außerhalb vorgenommen werden. Auch die Pflegepersonen müssen ruhig sein, nicht laut oder viel reden, sie dürfen keine knarrenden Schuhe tragen usw. Der Kranke muß alles Nötige rechtzeitig bekommen und ohne daß er darum zu bitten braucht. Die Nahrung muß ihm zu bestimmten Zeiten gebracht werden, ohne daß vorher viel davon gesprochen wurde, weil das meist den Appetit herabsetzt oder gar Widerwillen schafft. Eine gute, ausgebildete Krankenpflegerin ist meist für den Kranken sowohl wie für die Angehörigen die größte Erleichterung, so groß das Widerstreben gegen die Heranziehung einer Fremden auch zunächst oft ist. Unbedingt nötig wird sie, wenn die Krankheit sich in die Länge zieht, denn dann reichen außer den Kenntnissen auch die Kräfte der Umgebung gewöhnlich nicht aus. Wo das nicht durchführbar ist, empfiehlt sich am meisten die Verbringung des Kranken in ein Krankenhaus.

Die **Ernährung der Fieberkranken** ist ein sehr wichtiger Teil der Behandlung der Infektionskrankheiten. Gegenüber dem älteren Standpunkt, Fiebernden eine möglichst reizlose und inhaltlose, flüssige Kost zu geben, um nicht etwa das Fieber zu steigern, ist man jetzt allgemein auf den Standpunkt gekommen, den Kranken möglichst reichlich zu ernähren, natürlich unter sorgfältiger Rücksicht auf den Zustand seiner Verdauungsorgane. Eiweiß und Kohlehydrate werden im allgemeinen gut ausgenützt und gut vertragen, die Verdauung der Fette ist manchmal beeinträchtigt, dann muß man das Fett durch Kohlehydrate ersetzen. Vorwiegend flüssige oder doch sehr leicht zu zerkleinernde Form der Nahrung ist in den meisten Fällen geboten.

Der im Fieber fast immer vorhandene Durst und die regelmäßig gesteigerte Wasserverdunstung durch Lungen und Haut ebenso wie der Wunsch, die im Körper vorhandenen Toxine und Zersetzungstoffe möglichst bald fortzuschaffen, sprechen sämtlich für eine reichliche Flüssigkeitzufuhr. Sie ist auch dann fortzusetzen, wenn der Kranke wegen Benommenheit oder Schwäche wenig Neigung dazu zeigt. Heiße Getränke vermehren oft das Hitzegefühl, man vermeidet sie daher, wenn nicht besondere Schwächezustände heißen schwarzen Kaffee, Bouillon und dergleichen nötig machen. Für gewöhnlich empfehlen sich als Getränk: kalter Tee, Haferschleim, Reisschleim, Gerstenwasser, Brotwasser, Limonade, Fruchtsäfte, Fleischsaftauflösungen, eisgekühlte Bouillon, und als flüssige Nährmittel: Milch, Sahne, Zuckerwasser, Milchzuckerlösung, Eiweißwasser, Leguminosentrank, Mandelmilch, Abkochungen von Kakao, Hygiama, Theinhardts Kindernahrung und anderen Kindermehlen. Sie werden in allen Fieberkrankheiten gut vertragen, nur bei Durchfall verzichtet man auf Fruchtsäfte und zeitweise auch auf Milch oder gibt diese mit Mondamin und dergleichen oder mit Kakao abgekocht. Die Milchgetränke gibt man abwechselnd kalt und warm, da lauter kalte Getränke unzweckmäßig sind. Vielfach zieht man, namentlich bei geringem Nahrungsbedürfnis, Nährzusätze heran, Somatose, Roborat, Tropon, Plasmon usw., ein Teelöffel und mehr für die Einzelmahlzeit. Am besten gibt man die flüssigen Mahlzeiten in zweistündigen Zwischenräumen, nachts nur, wenn der Kranke zufällig wacht; in Schwächezuständen muß man ihn dazu öfters erwecken.

Der Alkohol erweist sich in Fieberzuständen als Eiweißsparmittel, aber man muß trotzdem sehr zurückhaltend damit sein, weil er die so wichtige Herztätigkeit auf die Dauer schwächt, das Nervensystem lähmt und vielleicht auch die bakteriziden Fähigkeiten des Blutes beeinträchtigt. Irgend ein Nutzen des Alkohols, wie er auf Grund schlechter Beobachtungen für Puerperalfieber und andere Formen der Sepsis von einzelnen Autoren verkündet wurde, ist niemals nachgewiesen worden. Man wird ihn jedenfalls für die äußersten Schwächezustände aufsparen und auch dann lieber zu heißem schwarzen Kaffee, zu Einspritzungen von Kampfer oder Coffein, vgl. S. 13, greifen.

Als Sparmittel verwendet man gern die Leimstoffe der verschiedenen Gallerten, die sich auch mit recht erfrischendem Geschmack herstellen lassen. Die eigentlichen festen Speisen, außer etwa Zwieback und Semmeltoast, vermeidet man, so lange hohes oder mittleres Fieber besteht. Erst nach dessen Verschwinden geht man allmählich zu normaler Kost über; zartes Fleisch, Eierspeisen und Mehlspeisen werden dann gut vertragen, auch Kartoffelpuree ist leicht. Man kann sich dann sehr wohl nach den Grundsätzen richten, die bei der Behandlung der Magenkrankheiten über die Verdaulichkeit der Speisen mitgeteilt worden sind, vgl. S. 80ff., In chronischen Fiebern, z. B. bei Lungentuberkulose, braucht man nicht so vorsichtig zu sein, vielmehr wird hier alles vertragen, was nicht geradezu schwer verdaulich ist.

Bei weitem das beste Anregungsmittel in infektiösen Fieberzuständen ist eine richtige **Wasserbehandlung.** Nicht nur die Herabsetzung des Fiebers, die von Brand noch als das wesentliche betrachtet wurde, sondern auch die Belebung des Nervensystems, der Atmung, der Herztätigkeit und wahrscheinlich auch die Anregung der infektionswidrigen Kräfte des Blutes werden in der wirksamsten und schonendsten Weise durch das Wasser erreicht.

Die üblichste Form der Wasserbehandlung, und wo die Einrichtungen vorhanden sind, auch die bequemste, ist das Wannenbad. Man ist allmählich dazu gekommen, die Wärme höher zu nehmen, als dem rein antipyretischen Zweck zu entsprechen scheint, teils weil man diesen nicht mehr obenan stellt, teils weil das mildere Bad die Hautgefäße weniger verengt und wohl auch weniger die Wärmeproduktion anregt. Dazu kommt, daß kühle Bäder von den Fieberkranken meist sehr unangenehm empfunden werden. Das ist allerdings besser geworden, seit die Menschen viel mehr als früher an das Baden überhaupt gewöhnt sind. Am besten beginnt man das einzelne Bad mit 32 oder 30°; will man eine kühlere Temperatur einwirken lassen, so kann man nach Ziemssen nach einigen Minuten am Fußende kaltes Wasser zugießen und das Bad dadurch unter ständigem Bewegen des Wassers um mehrere Grad abkühlen. Die Dauer des Bades beträgt im allgemeinen 15—20 Minuten. Auch Schwerkranke ertragen das sehr gut, wenn man ihnen durch Stützvorrichtungen für den Kopf zu Hilfe kommt, oder wenn man sie ganz auf einem Betttuche ruhen läßt, das in die Wanne eingehängt ist. Manchmal kann man den Kranken sehr wohl tun, wenn man sie stundenlang in solchem bequemen Bade liegen läßt. Gewöhnlich nimmt man es dann etwas wärmer, 33—35° C., weil die Wärmeentziehung bei der langen Dauer doch recht beträchtlich ist. Im allgemeinen sind zwei Bäder am Tage genügend; auf das Fieber wirken sie am besten in der natürlichen Remissionsperiode der Körperwärme, morgens zwischen 6 und 8 und abends nach 6 Uhr oder in der Nacht. Bei hohem und anhaltendem Fieber, namentlich bei Typhus, gibt man oft 4—5 Bäder in 24 Stunden. Die früher befolgte Regel, immer zu baden, wenn der Kranke über 38,5 oder 39° mißt, darf nicht als Richtschnur gelten.

Bei sehr benommenen oder schwachen Kranken ersetzt man das Wannenbad besser durch eine kühle Begießung, die entweder in der leeren Wanne oder auch als Abschluß eines kurzen lauen Vollbades vorgenommen wird, mit Wasser von 12—15° C., am besten aus einem Eimer über Nacken und Rücken des Kranken gegossen. Manchmal wirken bei solchen Kranken auch laue Halbbäder sehr gut; der Kranke kommt in eine mit Wasser von 30° C. halbgefüllte Wanne, aufrecht sitzend, und bekommt den Rücken einige Minuten lang immer wieder mit demselben Wasser begossen, gleichzeitig werden seine Glieder und der Rumpf sanft mit der Hand oder mit einem Frottierhandschuh gerieben.

Nach jedem Bade nutzt man den beruhigenden und schlafmachenden Einfluß aus, indem man den Kranken unabgetrocknet in ein erwärmtes Laken einschlägt, das über sein Bett gebreitet ist, ihn zudeckt und ihn ruhig einschlafen läßt.

Wo keine Badeeinrichtung vorhanden ist und Bäder schwer oder garnicht einzurichten sind, kann man oft sehr bequem das Bettbad benutzen: der Kranke wird im Bett auf ein großes Gummilaken gelegt, dessen vier Zipfel werden an den Bettpfosten befestigt, und in die so entstandene Mulde wird Wasser gegossen. Nach dem Bade kann man das Wasser durch Senken eines Zipfels abfließen lassen.

Ein anderer Ersatz des Bades ist die naßkalte Einwicklung. Der Kranke wird in ein Laken gewickelt, das in Leitungswasser eingetaucht war, und bleibt 15—20 Minuten darin liegen, dann wird die Einwicklung erneuert, im ganzen 3 oder 4 mal. Die einmalige Wicklung wirkt namentlich in der Kinderpraxis sehr gut beruhigend und anregend, die wiederholten Wicklungen setzen auch das Fieber gut herab, die Bäder sind aber den Kranken im ganzen angenehmer.

Durch die Wasserbehandlung sind die antipyretischen Arzneimittel seit einem Jahrzehnt recht in den Hintergrund gedrängt worden, wenigstens in den Kliniken und Krankenhäusern. In der Praxis wird immer noch sehr viel unnötig davon Gebrauch gemacht. Übrigens ist es nicht richtig, die Antipyretica ganz zu vernachlässigen. Bei geeigneter Anwendung wirken sie nicht nur sehr nachhaltig auf das Fieber, sondern auch sehr gut auf das Allgemeinbefinden, auf Schmerzen, Unruhe und Schlaflosigkeit. Am meisten zu empfehlen sind *Chininum hydrochloricum*, *Pyramidon* und *Phenacetin*, namentlich auch gegen Abend gegeben, um die Morgenremission zu vergrößern, so in der Remissionszeit bei Typhus und beim Nachlaß der Pneumonie. Man gibt 1,0 pro dosi, vormittags besser nur halb so viel, das Chinin in Kapseln oder in der nicht bitteren Form des *Euchinin* oder des *Aristochin* gleich den anderen Mitteln als einfaches Pulver ohne Zuckerzusatz. Kindern gibt man 0,3—0,5 pro dosi.

Recht oft wird der Fehler gemacht, daß man mit dem Aufhören des Fiebers die Krankheit als beseitigt ansieht. Der ungeduldige Kranke drängt aus dem Bett, die Angehörigen können sich nicht dazu verstehen, ihm jetzt noch das vom Arzte Verbotene vorzuenthalten. Damit verlängert und verschlechtert man nur die Genesungszeit, nicht selten treten auch Rückfälle ein. Man muß es sich daher zum Gesetz machen, nur ganz allmählich zu freierer Kost und anfangs nur zu ganz kurzem Aufstehen überzugehen, die lauen Bäder oder Halbbäder fortzusetzen, für Ruhe und Schlaf zu sorgen usw. Für die Krankenhäuser sind besondere Genesungshäuser zu erstreben, wo die Kranken namentlich Gelegenheit zu Freiluftliegekuren und weiterhin zu Bewegung und leichter Beschäftigung im Freien Gelegenheit finden.

3. Die akuten Exantheme, Masern, Röteln, Windpocken, Scharlach.

Alle diese Krankheiten erfordern wesentlich eine hygienische Überwachuung ihres Verlaufes und gewisse Linderungsmittel. Der Kranke soll in einem guten, nicht übermäßig warmen Bette liegen, womöglich in einer Zimmerwärme von 17—19° C.; während der kalten Jahreszeit soll mehrmals am Tage kurzdauernd gelüftet werden, so daß neue Luft ins Zimmer kommt, aber die Wände nicht abgekühlt werden; während des Lüftens muß der Kranke gegen Zug durch geeignete Bedeckung geschützt werden. In der warmen Jahreszeit kann man natürlich für dauernde Lufterneuerung sorgen. Staub und Rauch und Eßgerüche und dergleichen müssen mit Sorgfalt ferngehalten werden. Im Winter, wo die Außenluft so viel trockner ist, kann man namentlich bei den Krankheiten, wo der Atmungsapparat angegriffen ist oder Beschwerden im Halse bestehen, aus dem Inhalationsapparat Wasser im Zimmer verdunsten lassen. Das Aufstellen von flachen Wasserschalen auf dem Ofen vermehrt die Luftfeuchtigkeit nicht erheblich genug. Die Ernährung folgt den vorhin gegebenen Regeln; besteht Neigung zu Durchfall, so muß natürlich darauf Rücksicht genommen werden. In bezug auf Antipyrese gilt durchaus das vorhin Gesagte: die Hydrotherapie ist am besten, man kann aber zeitweise durch antipyretische Arzneimittel den Kranken viel Erleichterung bringen. Das Hautjucken wird durch die Bäder im ganzen günstig beeinflußt; wo es lästig ist, kann man die ganze Haut mit Speck einreiben lassen. Im Abschuppungstadium ist man besonders vorsichtig gegen Erkältung, man kann aber Bäder von 33—34° C. ruhig gebrauchen lassen.

Bei **Masern** kann der Hustenreiz eine besondere Behandlung erfahren. Verbot des Sprechens, willkürliche Unterdrückung des Hustens, eine Eiskravatte oder ein Tag und Nacht wechselnder Priessnitzscher Umschlag um den Hals, ohne wasserdichten Stoff angelegt, genügen in den meisten Fällen, bei pseudokruppartigen Anfällen legt man heiße Schwämme auf den Hals, bis die Haut stark gerötet ist. Von inneren Mitteln verordnet man gegen den Husten gern heiße Milch mit Selterswasser oder Brusttee, *Species pectorales,* bei älteren Kindern gibt man auch *Codein* in Milligrammgaben,

℞ Codeini phosph. 0,1
Aq. Amygd. amar. 10,0
M.D.S. 5 Tropfen mehrmals tägl. (= 0,0025).

Gegen Bronchitis capillaris gewährt die Wasserbehandlung den besten Schutz, vgl. S. 39ff.

Hartnäckigere Durchfälle werden mit *Tannalbin* behandelt, S. 142, oder auch mit *Decoctum Colombo*, ebenda.

Bei **Scharlach** ist wegen der Gefährlichkeit der Krankheit große Sorgfalt auf die Isolierung des Kranken von Geschwistern usw. zu verwenden. Der Mund muß von Anfang an mehrmals täglich gereinigt werden. Bei kleinen Kindern spritzt man ihn bei vorgebeugtem Kopfe mit einer Ballonspritze aus, mit 1—2 %iger *Boraxlösung* oder mit Wasser, dem man *Wasserstoffperoxyd,* 1 Teelöffel auf ein Wasserglas Wasser, zugesetzt hat. Man kann auch die Lösung mit dem Sprayapparat in den Rachen einblasen. Das Fieber erfordert auch hier Wasserbehandlung, die Rachenerkrankung die Anlegung einer Eiskravatte, der Ausschlag Einreibung mit Speck. Über die Behandlung der schweren, diphtheritischen Scharlachangina besteht keine Übereinstimmung, man darf aber einer Anzahl sehr erfahrener Autoren glauben, daß alle Ätzungen und auch die von HEUBNER empfohlenen intratonsillären Karboleinspritzungen nicht mehr leisten als die vorhin angegebenen Spülungen. Größere Kinder erlernen diese sehr leicht und machen sie gern, wenn sie sich damit von anderen Vornahmen frei machen.

Wenn die Drüsen am Halse zu vereitern beginnen, muß sofort die chirurgische Behandlung eintreten. Die Otitis media bedarf genauer Fürsorge. Bei den ersten Zeichen ist erwärmtes 5 %iges *Karbolglyzerin* in das Ohr zu träufeln, bis der Gehörgang damit erfüllt ist, dann legt man ein Stückchen Watte vor und einen PRIESSNITZschen Umschlag darüber.

Es scheint, als ob eine Ableitung auf den Darm, durch *Calomel*, vgl. S. 128, manchmal die Eiterbildung verhindere. Auch Blutegel vor dem Tragus und auf dem Warzenfortsatz kann man als ableitend und schmerzstillend verordnen. Die bei einfacher Otitis media angewendete Luftdusche von der Nase aus darf bei infektiösen Entzündungen des Rachens und der Nase nicht angewendet werden, weil die Gefahr der Infektion des Mittelohres zu groß wäre. Bei Masern, Scharlach, Diphtherie, Influenza, Typhus kommt es ohnedies oft zur **eitrigen Mittelohrentzündung.** Sobald sie durch das hohe Fieber, die heftigen Schmerzen und das gestörte Allgemeinbefinden angezeigt und durch die lebhafte Gefäßinjektion des Trommelfelles oder schon durch dessen blaurote Verfärbung erwiesen wird, oder wenn gar schon das Epithel des Trommelfells sich abstößt und die Vorwölbung sichtbar ist, muß alsbald die Paracentese des Trommelfells vorgenommen werden. Bei den schweren Folgen, die das Unterlassen oder allzu lange Hinausschieben dieser Operation nach sich zieht, muß jeder Arzt imstande sein, sie auszuführen. Sie wird unter Leitung des Stirnspiegels und des Ohrtrichters mit der Paracentesenadel vorgenommen, selbstverständlich unter vollkommener Asepsis. Der Kopf des Kranken muß sicher festgehalten werden. Man durchsticht den hinteren unteren Quadranten mit einem wenigstens 3 mm langen Einstich, mit fester Hand, weil die verdickte Membran gewöhnlich ziemlich großen Widerstand bietet. Der Schmerz ist sehr heftig, aber bald vorübergehend. Man sorgt dann für den Abfluß des Sekretes, indem man 1—2 mal täglich einen Gazestreifen bis an das Trommelfell schiebt. An der Ohrmuschel legt man einen Wattebausch vor, der erneuert wird, so oft er durchtränkt ist. Bei mangelhaftem Abfluß muß unter Umständen durch Luftdusche von der Nase her nachgeholfen werden, das muß aber dem Spezialisten überlassen werden.

Die Nephritis, die sich öfters an Scharlach, seltener an Windpocken und Masern anschließt, wird nach den gewöhnlichen Regeln behandelt, vgl. S. 186. Die Gelenkerkrankungen werden mit Bettruhe, Ruhestellung der erkrankten Gelenke und Bestreichen mit Salizylpräparaten behandelt, wie beim akuten Gelenkrheumatismus angegeben ist.

4. Blattern oder Pocken, Variola und Variolois.

Die Verhütung der Krankheit geschieht durch die Kuhpockenimpfung in sehr sicherer und gefahrloser Weise. Die Impfung schützt für einen Zeitraum von etwa 12 Jahren, daher verordnet das deutsche Impfgesetz die Impfung vor Ablauf des Kalenderjahres, das der Geburt folgt, und die Wiederimpfung vor Ablauf des Kalenderjahres, in dem das Kind 12 Jahre alt wird. Wer nach Ablauf des Impfschutzes in Gegenden geht, wo keine Zwangsimpfung eingeführt ist — sie ist nur in Deutschland und in den skandinavischen Ländern durchgeführt —, tut gut, sich wieder impfen zu lassen. Dasselbe gilt z. B. für die Teile von Deutschland, wo öfters Pocken eingeschleppt werden, wie in den Gegenden an der russischen und an der österreichischen Grenze.

Die von den Impfgegnern gewaltig aufgebauschten Gefahren der Impfung sind heutzutage äußerst gering. Die Möglichkeit einer Übertragung von Syphilis bestand nur, solange man von Mensch zu Mensch impfte; auch die Tuberkulose kann nicht mehr überimpft werden, seit man nur Lymphe von gesund befundenen Impfkälbern benutzt. Vorhanden ist noch die Gefahr, daß bei der Impfung durch ungenügend gereinigte Instrumente und dergleichen eine Wundinfektion eintritt, meist ein Erysipel; dagegen schützt die einfache Vorsicht des antiseptisch vorgehenden Arztes. Ferner kann in die bereits aufgebrochenen oder aufgekratzten Pusteln von den Fingern des Kindes oder aus seiner Umgebung eine Infektion hinein getragen werden. Sie ist nicht der Impfung als solcher zuzuschreiben und bei einiger Sorgfalt jedenfalls zu verhindern. Die viel behauptete Entstehung von Skrofulose durch die Impfung beruht auf der Verwechslung des *post hoc* und *propter hoc.*

Die Impfung ist mit desinfizierten Händen und Instrumenten an dem gereinigten Arm des Impflings vorzunehmen. Man legt vier oberflächliche, nur die Epidermis trennende Schnitte an — vier Pusteln schützen sicherer als eine geringere Zahl —, bei Erstimpflingen auf dem rechten, bei Wiederimpflingen auf dem linken Oberarm, mit mindestens 2 cm Abstand, je ein halb bis ein Zentimeter lang, und trägt dann die Lymphe mit einem anderen reinen Messer auf. Von einem Schutzverband sieht man im allgemeinen ab. Es ist die Ansicht ausgesprochen, daß sich unter dem Verband die Pusteln nicht kräftig genug entwickeln. Am 8. Tage wird der Erfolg geprüft; eine Pustel gilt als erfolgreiche Impfung. Stärkere Reizerscheinungen bekämpft man durch Umschläge mit Borwasser oder durch Aufstreichen von Borsalbe. Hat die Impfung keinen Erfolg, so ist sie nach einem Jahre zu wiederholen, ist auch die dritte ohne Erfolg, so gilt der Impfling als von Natur immun.

Schwache oder kranke Kinder, namentlich auch skrofulöse oder der Skrofulose verdächtige, stellt man um 1 Jahr zurück.

Die Behandlung der Pocken ist bisher rein symptomatisch. Am wichtigsten sind sowohl in der Zeit des ersten wie in der des zweiten Fiebers Bäder oder nasse Einwicklungen, wie S. 356f., angegeben. Von den chemischen Antipyreticis ist das *Lactophenin* gelobt worden, abends 0,5 1 oder 2 mal. Die Pusteln werden günstig beeinflußt, wenn man durch rote Glasscheiben oder rote Vorhänge usw. vor den Fenstern und Lampen alle außer den roten Lichtstrahlen ausschließt. Auch kalte Umschläge während des Knötchenstadiums haben eine gute Wirkung. Eitrige Pusteln werden vorteilhaft mit spitzem

Messer ein oder mehrmals geöffnet. Auch das Auflegen von Zinksalbenmull und dergleichen wird empfohlen.

5. Diphtherie.

Die Verhütung der Verbreitung der Diphtherie besteht in der möglichst frühen und möglichst lange durchgeführten Isolierung des Kranken. Da noch Wochen nach der Genesung virulente Bazillen im Rachen sein können, ist der Schulbesuch der Genesenen mindestens vier Wochen hinauszuschieben, auch in leichten Fällen. Alle mit dem Kranken in Berührung gekommenen Teile der Wohnung müssen desinfiziert werden. Kinder, die der Infektion mit Diphtherie ausgesetzt sind, wie bei Erkrankung der Geschwister, bei Schulepidemien usw., kann man durch die Behringsche Immunisierung schützen.

In der Behandlung der Krankheit spielt das Heilserum von Behring die erste Rolle. Das Heilserum, vgl. S. 354, hat sich zahlreichen zuverlässigen Beobachtern als ein sehr wirksames Mittel erwiesen. Wenn auch bei der bekannten Schwierigkeit der Deutung nie der Wert therapeutischer Eingriffe völlig einwandfrei zu entscheiden ist, wenn auch beachtenswerte Beobachter den seit der Serumeinführung eingetretenen starken Rückgang der Diphtheriesterblichkeit auf ein Nachlassen der Schwere der Krankheit schieben wollen, so läßt sich doch nicht verkennen, daß ein erheblicher Einfluß vorliegt, und daß er um so größer ist, je früher das Serum angewendet wird. Die Schnelligkeit, womit die abgrenzende Entzündung im Rachen eingeleitet wird, die rasche Abstoßung der Membranen nach der Seruminjektion hat etwas durchaus überzeugendes. Auch in schweren Fällen vollzieht sich die Heilung meist in 4—5 Tagen. Fast noch deutlicher ist der heilende Einfluß auf Kehlkopf- und Nasendiphtherie. Der diphtherische Schnupfen bildet sich in 2—3 Tagen zurück, die Kehlkopfveränderungen führen ungemein viel seltener zur Stenose, die Operation wird nur in Ausnahmefällen noch nötig, und die Lebensaussichten der Operierten wachsen ganz erheblich. — Der Einwand, daß nach Serumbehandlung häufiger als sonst Lähmungen und Herzstörungen vorkämen, ja, daß die Serumbehandlung öfters Lähmungen nach sich ziehe, ist von Heubner und anderen hinreichend widerlegt worden. Vielleicht sieht man solche Störungen nach Serumbehandlung öfters, weil viele Schwerkranke ohne Serumbehandlung einfach vorher gestorben wären. Auch die

Ansicht, daß das Serum Albuminurie herbeiführen könne, darf als irrig betrachtet werden; diese Störung fand sich auch bei früheren Epidemien manchmal bei der Hälfte der Kranken. Tatsache ist, daß im Beginne der Serumbehandlung zuweilen Exantheme, Gelenkschwellungen usw. vorkamen, die als Wirkung anderweitiger Giftstoffe im Serum aufzufassen waren. Wie es scheint, sind solche Nebenerscheinungen in den weiteren Jahren nicht mehr vorgekommen.

Zur Serumeinspritzung benutzt man eine Glasspritze mit Hohlnadel, nach Art der Pravazspritzen, mit 5 ccm Fassungskraft. Man nimmt entweder eine Spritze mit auskochbarem Asbestkolben oder eine der neueren Spritzen mit Glaskolben oder eine mit eingeschliffenem Nickelkolben; völlige Sterilisierbarkeit ist unbedingtes Erfordernis. Auch die Hände des Arztes und die Einstichstelle werden mit Heißwasser, Seife und Alkohol desinfiziert. Nachdem die Spritze gefüllt ist, muß die darin vorhandene Luft sorgfältig entfernt werden, dann sticht man die Nadel an der Außenseite des Oberschenkels oder in der Unterbauchgegend parallel der Hautoberfläche in eine abgehobene Hautfalte ein, so daß die Spitze frei im Unterhautzellgewebe liegt. Dann spritzt man langsam die vorgeschriebene Menge ein. Die Stichöffnung wird mit Leukoplast verschlossen. Massieren oder Verstreichen der Einstichgegend ist zu unterlassen.

Die Farbwerke vormals Meister Lucius & Brüning in Höchst stellen folgende 9 Dosierungen des Behringschen Diphtherieheilmittels her, deren Antitoxingehalt, Keimfreiheit und Unschädlichkeit von dem Königlichen Institut für experimentelle Therapie in Frankfurt a. M. geprüft wird:

I. Behrings Diphtherie-Heilmittel.

Nr. 0.	Fläschchen mit	gelbem	Etikett	zu	0,5 ccm	400fach	=	200 I.E.
Nr. I.	„ „	grünem	„	„	1,5 „	„ „	=	600 I.E.
Nr. II.	„ „	weißem	„	„	2,5 „	„ „	=	1000 I.E.
Nr. III.	„ „	rotem	„	„	3,75 „	„ „	=	1500 I.E.

II. Behrings hochwertiges Diphtherie-Heilmittel.

Nr. 0D.	Fläschchen mit	gelbem	Etikett	zu	1 ccm	500fach,	500 I.E.
Nr. IID.	„ „	weißem	„	„	2 „	„ „	1000 I.E.
Nr. IIID.	„ „	rotem	„	„	3 „	„ „	1500 I.E.
Nr. IVD.	„ „	violettem	„	„	4 „	„ „	2000 I.E.
Nr. VID.	„ „	blauem	„	„	6 „	„ „	3000 I.E.

Zur Immmunisierung gesunder Kinder oder Erwachsener benutzt man den Inhalt des Fläschchens Nr. 0 oder den halben Inhalt von Nr. 0 D. Um einen dauernden Impfschutz zu erlangen, muß die Einspritzung alle 8 Wochen wiederholt werden.

Zur Heilung sind alle anderen Nummern bestimmt. Ein Fläschchen Nr. I genügt, wenn die Einspritzung unmittelbar nach dem Auftreten der ersten Krankheiterscheinungen vorgenommen wird. Bei vorgeschritteneren Fällen wiederholt man diese Einspritzung, oder man wendet alsbald den Inhalt von Nr. II oder III an. Für sehr schwere Fälle sind die Fläschchen IVD und VID bestimmt. Immer ist der gesamte Inhalt auf einmal zu verwenden. Das Serum darf nicht erwärmt werden, weil es dadurch seine Wirksamkeit verliert.

In frischen Fällen kann man auf die örtliche Behandlung neben der Serumbehandlung ganz verzichten. Auch in schweren Fällen kann man sich auf einfache, die Kranken nicht sehr belästigende Maßregeln beschränken, auf Mundspülen und Gurgeln, wo es das Alter erlaubt, oder auf Irrigationen des Mundes und des Racheneinganges mit schwacher *Boraxlösung* oder auf Spray mit *Wasserstoffperoxyd*.

Alle übrigen Verordnungen dienen dem Allgemeinzustande. Dazu gehören kräftige Ernährung mit reichlichen Mengen Milch, Fleischsaft, Ei usw., flüssiger *Somatose* und dergleichen; regelmäßige laue Bäder, von 33—35°, bei höherem Fieber von 30° C., oder kalte Einwicklungen nach S. 357; bei Herzschwäche subkutane Einspritzungen von *Coffein* oder *Kampfer* nach S. 28; kalte Begießungen nach S. 357.

Die Nephritis erfordert reine Milchdiät, vgl. S. 186. Bei Schlinglähmung erheblicheren Grades muß mit der Schlundsonde ernährt werden, vgl. S. 95; auch kann man subkutane Kochsalzinfusion vornehmen, vgl. S. 106.

Der primäre Larynxkrupp und die diphtherische Kehlkopfstenose werden durch die Serumbehandlung fast immer zu vorübergehenden Erscheinungen, in schweren Fällen erfordern sie jedoch **Intubation** oder **Tracheotomie.** Beide können nur nützen, wenn die Stenose wirklich im Kehlkopf und nicht etwa in den Bronchien sitzt. Wenn bei Kindern über 12 Jahren Stenoseerscheinungen auftreten, so liegt das Hindernis stets in den Bronchien, der Kehlkopf wird in diesem Alter durch Membranen nicht mehr völlig verlegt. Sitzt die Stenose aber im Kehlkopf, so soll man mit dem Eingriff nicht so lange warten, bis Cyanose und Asphyxie entstanden sind, sondern an Stelle der bis dahin angewendeten PRIESSNITZschen Umschläge um den Hals und Inhalationen mit reinem Kalkwasser zunächst zur Intubation schreiten. Dieses von dem New Yorker Arzt O'Dwyer angegebene Verfahren besteht darin, daß ein Ebonitröhrchen durch einen besonderen Introduktor vom Munde her in den Kehlkopf eingeführt wird. Es wird dann mit dem daneben eingeführten Zeigefinger oder mit einem besonderen Schieber von dem Introduktor abgelöst und bleibt nun mit dem oberen wulstigen Ende auf den Taschenbändern sitzen. Mit einem Extraktor oder an einem Seidenfaden, der am oberen Wulst befestigt ist, kann man den Tubus wieder herausziehen. Das Verfahren will natürlich gelernt sein, es erfordert aber bei einiger Geschicklichkeit keine große Übung. Vor allen Dingen muß die Einführung ohne jede Gewalt vorgenommen werden. Gewöhnlich tritt gleich nach der Einführung ruhigere Atmung ein und die Cyanose verschwindet. Der Seidenfaden ist nur im Notfall, z. B. wenn man außerhalb des Krankenhauses behandelt, liegen zu lassen, da er das Schlucken erschwert, die Bewegung des Tubus im Kehlkopf hindert und von kleinen Kindern leicht gezerrt wird. Gewöhnlich kann man den Tubus am 3.—5. Tage entfernen. Wenn nicht Atmungsbehinderung durch Verstopfung des Tubus eintritt, entfernt man ihn am besten nicht früher als 48 Stunden nach der Einführung. Zuweilen wird er auch mit Membranen zugleich ausgehustet, worauf gewöhnlich für kürzere oder längere Zeit erleichterte Atmung eintritt.

In leichten Fällen kann man den Tubus nach 48 Stunden oft ganz weglassen, nicht selten aber wird es nötig, ihn eine Woche lang beizubehalten. Das ist nicht angenehm, weil einerseits die Kranken sich während der Dauer der Intubation leicht verschlucken, allerdings ohne ernstere Folgen, anderseits bei der längeren Dauer leicht Dekubitusgeschwüre eintreten. Man kann dem durch Wechsel in der Form der Tuben begegnen, manchmal wird sich dann eine sekundäre Tracheotomie nicht umgehen lassen. Die primäre Tracheotomie an Stelle der Intubation empfiehlt sich besonders in solchen Fällen, wo Rachen und Kehlkopfeingang stark geschwollen sind, sowie da, wo die Krankheit den Kehlkopf nach unten schon überschritten hat. Ihre Ausführung ist aus den chirurgischen Lehrbüchern zu ersehen.

6. Keuchhusten.

Der Keuchhusten ist sehr ansteckend, man hat daher auch dafür zu sorgen, daß die kranken und die genesenden Kinder nicht andere unnötig in Gefahr bringen.

Die Krankheit selbst verläuft leichter und kürzer, wenn man einerseits den Nasenrachenraum örtlich behandelt, durch Einblasen von reinem *Sozojodolnatrium* in Pulver oder durch Pinseln mit 5 %iger Lösung von *Argentum nitricum*, 2 mal täglich, und anderseits regelmäßig hinreichende Gaben bestimmter Arzneimittel gibt. Am besten ist das *Chinin*. Man gibt *Chininum hydrochloricum*, 3 mal täglich so viel Dezigramm, wie das Kind Jahre zählt, und wenn das Chinin wegen seines bitteren Geschmackes auch in der Form von Chininschokoladetabletten nicht genommen wird, das geschmacklose *Euchinin* in denselben oder in um die Hälfte größeren Gaben, oder *Aristochin*, 6 mal täglich halb so viel Dezigramm, wie das Kind Jahre zählt. Man findet übrigens oft genug, daß Kinder die einfache wäßrige Lösung des Chininum hydrochloricum

℞ Chinin. hydrochlor. 2,0
Aq. dest. 100,0
D.S. 3 mal täglich so viel Teelöffel, wie das Kind Jahre zählt.

ganz gut nehmen. Im Notfall kann man auch, zumal auf der Höhe der Krankheit, das Mittel subkutan geben,

℞ Chinin. bihydrochlor. Zimmer 2,5—3,0
Aq. dest. 10,0
D.S. Tägl. 2 Einspritz. am Rücken, jedesmal so viel Dezigramm Chinin wie Jahre.

Außer dem Chinin kommen wesentlich nur noch in Frage: *Antipyrin*, 3—4 mal täglich so viel Dezigramm wie Jahre, und sein mandelsaures Salz, das *Tussol*, 3 mal täglich so viel Dezigramm wie Jahre, vom 6. Jahre ab 4 mal täglich 0,5 und mehr,

℞ Tussoli 2,0
Aq. dest. 80,0
Sir. Aur. cort. 20,0
M.D.S. Teelöffelweise (= 0,1)

℞ Tussoli 5,0
Aq. dest. 80,0
Sir. Rubi Idaei 20,0
M.D.S. Kinderlöffelweise (= 0,5)

und endlich *Bromoform:*

℞ Bromoformii 10,0
D.S. ½jähr. Kind 3 mal tägl. 3 Tropfen, 1 jähr. 3 mal 4—5 Tropfen, 3 jähr. 3 mal 10 Tropfen, 8 jähr. 3 mal 16 Tropfen, nie bei leerem Magen.

Von großer Bedeutung ist die allgemeine Behandlung der Kranken. Reichliche Zufuhr von frischer Luft ist sehr wichtig, nach Verschwinden des Fiebers läßt man die Kinder bei gutem Wetter ins Freie, im Zimmer kann man die Luft durch einen Spray feucht halten. Häufige, leicht verdauliche Mahlzeiten sind nötig, trockne, krümelige Speisen vermeidet man, weil sie leicht Hustenanfälle hervorrufen, ferner benutzt man vorzugsweise die Zeit nach einem Hustenanfall zur Nahrungsaufnahme, weil dann eine längere Zeit ohne Erbrechen erwartet werden darf. Zweckmäßig ist es, die Kinder zu einer willkürlichen Unterdrückung der Hustenanfälle zu ermuntern. Man soll sie freundlich und geduldig behandeln, weil Gemütsbewegungen Anfälle hervorrufen können. Die Ortsveränderung hat keinen Nutzen, bringt aber anderen Kindern oft die Gefahr der Ansteckung.

7. Mumps, Pariottis epidemica.

Der Mumps erfordert Bettruhe, so lange Fieber besteht, Einreibung der Geschwulst mit Speck oder Vaseline, Umhüllung mit Watte. Flüssige Kost und Sorge für gründliche Darmentleerung sind ebenfalls zu empfehlen.

8. Pneumonie.

Die Pneumonie ist die spezifische Reaktion der Lunge auf das Eindringen verschiedener Krankheitserreger, am häufigsten des Fraenkelschen Diplokokkus. Für die Behandlung ist sehr wichtig, daß nur ein Teil der Erkrankungen in der Affektion der Lunge sein Schwergewicht hat, während andere Fälle durch eine ausgesprochene Allgemeinerkrankung bakteriotoxischer Art ausgezeichnet sind. In beiden Fällen hängt die Prognose und damit auch die Art der Behandlung zu einem guten Teile von der Ausdauer des Herzens ab.

Eine spezifische Behandlung der Pneumonie ist noch nicht aufgefunden. Die Versuche, mit abgeschwächten Kulturen von Pneumokokken oder mit ihren Stoffwechselprodukten etwas zu erreichen, haben bisher nichts ergeben.

Die symptomatische Behandlung ist im wesentlichen abwartend, sie sucht die Kräfte des Kranken zu erhalten und vor allem der Herzschwäche vorzubeugen. In dieser Richtung wirken zusammen die strenge Bettruhe, die bei alten und herzschwachen Leuten sogar das Aufrichten nur mit Unterstützung und vorsichtig gestattet, die Fürsorge für reichliche frische Luft und Sonne, die beide Kraftmittel ersten Ranges sind, kräftige Ernährung, zunächst vorwiegend mit Milch, Kindermehlsuppen, Somatose- und Roboratbeimischungen, Fleischsaft Puro usw., und reichliche Flüssigkeitaufnahme in Form von Limonade und dergleichen. Gegen das Fieber sowohl wie gegen Atmungschwäche, Benommenheit, Herzschwäche und Schlaflosigkeit sind Bäder das beste Mittel. Im allgemeinen sind Bäder von etwa 30° C., 20—30 Minuten lang, am besten, morgens und abends gegeben. Bei Kindern reichen auch nasse Einwicklungen, vgl. S. 357, aus. Bei sehr hohem Fieber, über 40,5°, gibt man nach Juergensen ganz kalte Bäder, bis zu 6° herab, von höchstens 10 Minuten Dauer, nötigenfalls alle 2 Stunden, auch in der Kinderpraxis. Bei Schwächezuständen gibt man, auch wenn das Fieber nicht dazu auffordert, häufigere kurz dauernde Bäder von 30° C. mit einer abschließenden Begießung von ganz kaltem Wasser; wo Badeeinrichtung fehlt, kann man sich auch auf die Begießung beschränken. Nachher wird der Kranke mit Flanelltüchern warm gerieben.

Über den Gebrauch des Alkohols sind die Ansichten geteilt. Die älteren Kliniker sind ihm im ganzen geneigt, Juergensen gibt auch Kindern, so lange sie fiebern, reichlich Wein, ein viertel bis ein halbes Liter Rotwein täglich von Anfang an bis zum Aufhören des Fiebers, und reicht Erwachsenen vor und nach dem Bade Wein und bei eintretender Herzschwäche Südweine, schwere Ungarweine, Burgunder oder rheinische Kabinettweine und Schaumwein, in schwersten Fällen Rum, Kognak oder Branntwein mit heißem Wasser oder in starkem Kaffee- oder Teeaufguß bis zu 60 ccm absoluten Alkohols oder 120 ccm Kognak oder Rum im Laufe einer Viertelstunde. Ich meine, daß man trotz so gewichtiger Empfehlung in dieser Frage anderer Ansicht sein kann, und die Erfahrungen der zahlreichen Ärzte, die seit Jahrzehnten alle Pneumonien völlig ohne Alkohol behandeln, sind gewiß nicht schlechter als die des Tübinger Klinikers. Die allgemeinen Erfahrungen über Alkoholwirkung lassen es als sicher erscheinen, daß man, wenn nicht schon während der Pneumonie, so doch sicher in der Rekonvaleszenz mit den Folgen solchen Übermaßes zu kämpfen haben wird. Dagegen ist nichts einzuwenden, daß man bei jeder Herzschwäche *Coffein* oder *Kampfer* subkutan anwendet, vgl. S. 13. Irgend ein Nachteil ist dabei ausgeschlossen. Auch gegen die innerliche Anwendung dieser Mittel ist nichts einzuwenden.

Die Verwendung der *Digitalis* als Heilmittel bei Pneumonie ist vielfach empfohlen, aber nicht allgemeiner angenommen worden. Dagegen hat das Mittel seine Anzeige, wenn der Puls schnell und unregelmäßig wird und die Arterie schlecht gefüllt ist. Man gibt am besten das Infus nach S. 7. Bei sehr schneller Ausdehnung der Entzündung, die unter schwerer Dyspnöe bei vollem, gespanntem Pulse und starker Kongestion nach dem Kopfe verläuft, ist auch der Aderlaß, vgl. S. 67f., angezeigt, mit nachfolgender Anwendung von Coffein oder Kampfer.

Will man aus besonderen Gründen das Fieber noch anders als mit Bädern bekämpfen, so gibt man am besten *Chininum hydrochloricum*, abends 1 oder 2 mal 1,0 in Kapseln zu 0,5. Man kann dadurch auch den Schlaf verbessern. Soweit dieser durch Pleuraschmerzen gestört wird, kann man durch den Eisbeutel, durch heiße Umschläge, durch Einreibung der Schmerzstelle mit *Mentholsalben*, durch Besprühung mit *Chloräthyl*, beides S. 268, im Notfalle durch eine örtliche *Morphium*einspritzung, helfen.

Das **Delirium tremens**, das sich nicht selten an Pneumonie anschließt, wird ebenso wie die übrigen Gehirnreizungen am besten mit Dauerbädern von 33—35° C., viele Stunden lang, behandelt. Daneben kann man, namentlich zur Herbeiführung der Nachtruhe, *Paraldehyd*, S. 31, *Pulvis Ipecacuanhae opiatus* 0,3 alle 2 Stunden, *Dormiolum solutum* nach S. 31, *Extractum Opii* subkutan geben.

℞ Pulv. Ipecacuanh. opiati 0,3
D. tal. dos. X. S. 2stündlich 1 Pulver.

℞ Extr. Opii 1,0
Aq. dest. 20,0
D.S. Eine Spitze subkutan, nach 1 Stunde wiederholt.

Das Weitergeben des Alkohols beim Delirium tremens alcoholicum ist nach den Erfahrungen der modernen Psychiatrie unnötig, dagegen darf man im Notfalle die Herzreizmittel nicht sparen.

In der **Rekonvaleszenz** nach Pneumonie müssen die Kranken sehr geschont werden, man muß namentlich bei älteren Leuten mit dem Aufstehen sehr vorsichtig sein, die Ernährung genau überwachen, die lauen Bäder fortsetzen und womöglich statt dessen kohlensaure Solbäder geben, vgl. S. 241. Die starke Beeinträchtigung des Blutes durch die Pneumonie verlangt öfters eine besondere Fürsorge für die Blutbildung, vgl. den betr. Abschnitt. Verlangsamte Rückbildung des Exsudates kann durch Priessnitzsche Umschläge, durch Sol- und Moorbäder, vgl. S. 241ff., angeregt werden.

9. Tuberkulose.

Die Verhütung der Tuberkulose ist kein leerer Wahn, vielmehr ist die Sterblichkeit an dieser Krankheit in den letzten 15 Jahren in Deutschland von etwa 30 unter 10000 Lebenden auf etwa 20 unter 10000 herunter gegangen, also um ein volles Drittel. Daß das in anderen Ländern nicht der Fall ist, daß man dort teils Stillstand, teils nur geringen Rückgang vermerkt, spricht dafür, daß nicht die allgemeine Besserung der Lebenshaltung, nicht die allgemeinen Fortschritte der Hygiene so segensreich gewirkt haben, sondern hauptsächlich die auf der Kochschen Entdeckung des Tuberkelbazillus beruhende Bekämpfung der Infektion durch den Auswurf. Diejenigen deutschen Staaten, die sich den preußischen Vorschriften nicht angeschlossen haben, stehen denn auch wesentlich ungünstiger in der Sterbezahl.

Diese Tatsachen zwingen den Arzt, auch seinerseits in der Praxis mit größter Sorgfalt auf die Verhütung der Ausbreitung der Krankheit bedacht zu sein. Die früher allgemein beliebte Vorsicht, aus Rücksicht auf das Empfinden des Kranken ihm die Diagnose nicht mitzuteilen, hat sich an den Kranken und ihrer Umgebung tausendfach so schwer gerächt, daß dies Vorgehen nicht mehr als erlaubt bezeichnet werden kann. Vielmehr ist es unbedingt erforderlich, daß der Kranke, sobald die Diagnose sicher ist, die Wahrheit erfährt. Der Arzt muß sagen: es liegt eine Tuberkulose vor; wenn Sie sorglich auf Ihre Gesundheit bedacht sind, kann die Krankheit geheilt werden, und er muß als eine der Bedingungen alsbald vorschreiben, wie der Kranke mit dem Auswurf verfahren soll. Der Kranke muß auch wissen, daß durch den Auswurf seine Umgebung gefährdet wird, das ist tausendmal wichtiger, als daß man ihn vor der ungekochten Milch warnt, deren Gefährlichkeit übrigens noch sehr zweifelhaft ist. Kinder werden jedenfalls tausendmal häufiger durch den vom Boden mit den Fingern aufgenommenen staubförmigen Auswurf infiziert als durch Milch, und wie viel Übertragungen durch Küsse, durch gemeinsame Gebrauchsgegenstände usw. vorkommen, ist gar nicht zu sagen. Die Einatmung des Luftstaubes und die Aufnahme der beim Husten verspritzten bazillenhaltigen Tröpfchen spielt bei den Erwachsenen die Hauptrolle bei der Infektion. Der Auswurf soll daher mit solcher Vorsicht entleert werden, daß nicht die umstehenden Personen und Gegenstände damit bespritzt werden können, der Kranke soll sich beim Husten, bei der Arbeit usw. wenigstens einen Meter von den Nachbarn entfernt halten und soll den Mund mit dem Taschentuch bedecken, auch zwischen den Betten tuberkulöser und nicht tuberkulöser Schlafgenossen sollte eine trennende Wand aus Glas oder Holz usw. eingerichtet sein. Der Auswurf soll ferner nie auf den Fußboden entleert werden, sondern entweder in Spucknäpfe, die gleich gut mit Wasser oder mit Sand, Kaffeesatz, Lohe, Holzwolle usw. gefüllt werden können, oder in Spuckfläschchen. Die mit dem Auswurf oder durch Abwischen des Mundes infizierten Taschentücher dürfen nicht länger als einen Tag benutzt werden, weil nachher die Bazillen vertrocknen und staubförmig verbreitet werden. Dann müssen die Taschemtücher, wie der Inhalt der Spucknäpfe und Fläschchen, durch 5 $^0/_0$ige Sublimatlösung oder durch Kochen desinfiziert werden. Zweckmäßig sind die auf Anregung von Flügge hergestellten verbrennbaren Kartonspucknäpfe und Kartonspuckfläschchen und Papiertaschentücher, die nach Benutzung einfach verbrannt werden. Solche sind von Fingerhut & Co. in Breslau zu beziehen.

Eine sehr wertvolle Förderung haben diese Belehrungen durch die Einrichtung von Lungenheilanstalten und Heilstätten gefunden. Dort lernen die Kranken unter anderem auch in zuverlässiger Weise die hygienische Behandlung des Auswurfs.

Zum Kampfe gegen die Tuberkulose gehört auch die Einschränkung des leider noch fast überall geduldeten Teppich- und Bettenklopfens auf offenem Hofe, wobei die Staubteile massenhaft in andere Wohnungen hinein gelangen. Die Ersetzung des trockenen Abstäubens und Kehrens durch feuchtes Abwischen und noch besser durch die modernen Vakuumreiniger-Apparate, die den Staub durch Saugluft aus den Möbeln und Geräten ziehen, ist vom ärztlichen Standpunkte jedenfalls sehr zu empfehlen. Besondere Beachtung verdienten diese Maßregeln für alle öffentlichen Gebäude und Anstalten; für Schulen, wo sich doch immer einige tuberkulöse Kinder oder Lehrer finden usw., wäre diese Einrichtung ganz besonders wünschenswert.

Um die individuelle Disposition zu verhüten, ist vielfach das Verbot der Ehe für Tuberkulöse oder sogar für dazu Disponierte vorgeschlagen worden. Die Durchführbarkeit solcher Verbote ist zweifelhaft, in der heutigen Zeit wäre auch eine gesetzliche Vorschrift dieser Art jedenfalls nicht zu erlangen. Der Arzt hat aber jedenfalls die Verpflichtung, Kranken oder nicht hinreichend gesunden Personen die Ehe zu widerraten. Leider wenden sich die, die es am nötigsten hätten, oft nicht mit der betreffenden Frage an den Arzt. Die belasteten Kinder bedürfen dann natürlich einer besonderen Fürsorge gegen Infektion. Man muß sie mit allen Mitteln den Gelegenheiten zur Infektion fernhalten, sie lediglich von gesunder Amme oder mit sterilisierter Milch ernähren lassen, auch im weiteren Alter jede Kuhmilch als infektionsverdächtig und daher nur gekocht genießbar betrachten, sie vom Zusammensein mit tuberkulösen Menschen im Hause, in der Schule usw. nach Möglichkeit fernhalten und sie durch gesunde Ernährung, beste Hautpflege und vorsichtige Abhärtung, vgl. S. 350, widerstandsfähig zu machen suchen. Alle Kinderkrankheiten bedürfen bei ihnen der sorgfältigsten Behandlung, Überanstrengungen sind zu vermeiden, Appetitlosigkeit und Blutarmut auf das sorgfältigste zu behandeln. Besonderen Wert für die belasteten Kinder hat oft der Aufenthalt an Orten, die für die Klimatotherapie der Schwindsucht Bedeutung haben, vgl. S. 44 ff. Natürlich vermeidet man gern die eigentlichen Phthisikerstationen, um nicht die Gefahr einer Infektion zu vergrößern, aber sie wird in der Tat wohl immer durch die klimatischen Wirkungen übertroffen. So ist auch z. B. Davos ein sehr beliebter Ort, um tuberkulös belastete Kinder zur Schule zu geben, und die Erfolge sind oft sehr erfreulich. Eine gewisse Gefahr bietet das großstädtische Leben mit seinen Verführungen, das dort herrscht.

Die **Behandlung der Tuberkulose** ist insofern zu einer gewissen Einheitlichkeit gelangt, als allgemein die hygienisch-diätetische, mit Freiluftbehandlung, Schonung und vorsichtiger Abhärtung verbundene Heilmethode angenommen ist, und als man auch darin übereinstimmt, daß die Anstaltsbehandlung, S. 44 ff., in geeignetem Klima die besten Erfolge hat. Man sucht die Kranken so gut wie möglich durch Ernährung zu kräftigen, läßt sie völlig ruhen, sobald fieberhafte Vorgänge nachweisbar sind, aber immer in frischer Luft und womöglich im Freien, läßt sie Luft und Sonne reichlich genießen, pflegt ihre Haut durch milde, abhärtende Wasserbehandlung und sucht ihnen alles Schädliche sorgfältig fernzuhalten. Soweit der Allgemeinzustand es erlaubt und nicht Fieber und dergleichen widerspricht, werden auch die Muskeln geübt und die Leistungsfähigkeit in körperlicher und geistiger Beziehung gesteigert. Daneben werden symptomatische Mittel angewendet. Wohl am beliebtesten sind die Kreosot- und Guajakolpräparate. Nach manchen Autoren sollten sie eine spezifische Wirkung auf die Lungentuberkulose ausüben, das ist aber nicht der Fall, vielmehr wirken sie nur appetitanregend, vielleicht wird aber auch der Zustand des Lungengewebes durch die Mittel günstig beeinflußt. Jedenfalls sind sie nicht wirksam, wenn nicht die günstige Wirkung auf den Magendarmkanal deutlich hervortritt.

Man gab früher besonders das reine *Kreosot*, vorwiegend in Pillen oder Gelatinekapseln zu 0,05, und ließ diese in langsam steigender Dosis bis 1,0 und 2,0 Kreosot pro die nehmen, Monate und Jahre hindurch. Als eine Verbesserung ist die Verordnung von *Kreosotal*, kohlensaurem Kreosot, zu betrachten, da ihm die ätzende Reizwirkung des Kreosots abgeht und es viel weniger giftig und von milderem Geschmack ist. Man gibt davon innerlich 2 mal täglich einen Teelöffel voll, etwa 5,0, in einem Täßchen heißer, gezuckerter Milch; Kindern bis zu 1 Jahr 0,25—1,0, bis 4 Jahr 1,0—3,0, bis 6 Jahr 3,0—4,0, bis 10 Jahr 4,0—5,0, 2 mal täglich. Bei Albuminurie oder Nachlassen der Harnabsonderung muß das Mittel ebenso wie das reine Kreosot ausgesetzt werden. — Noch besser ist der Hauptbestandteil des Kreosots zu verwenden, das *Guajakol* und seine Präparate. Das Guajakol schmeckt besser als das Kreosot und reizt viel weniger, wirkt aber mindestens ebenso gut. Man gibt es innerlich zu 0,1—0,2 3 mal täglich und mehr, bis 6,0 in 24 Stunden, in Gallertkapseln, Pillen oder wäßrig-spirituöser Lösung, Kindern 0,01—0, 0,3—0,06 3 mal täglich. Von vielen werden die Präparate noch vorgezogen, vor allem das *Guajacolum carbonicum* oder *Duotal*, ein geruch- und geschmackloses weißes Pulver, wovon man 0,5—1,0 2 mal täglich, steigend bis 3,0 2 mal täglich, als Pulver mit Nachtrinken von Milch usw. gibt. Die dabei zuweilen auftretende Dunkelfärbung des Harns hat nichts zu bedeuten. Ein Guajakolpräparat ist auch das *Thiocol*, ein orthoguajakolsulfosaures Kalium mit 60 % Guajakol; man gibt davon 0,5 4 mal täglich, Monate lang, in Pastillen oder in der Form des *Sirolin*, Thiokolorangensirup, 1 Teelöffel voll 3—4 mal täglich, Kindern 1—2 mal.

Von den zahllosen anderen Mitteln, die gegen Tuberkulose empfohlen sind, ist eigentlich nur noch das *Natrium cinnamylicum* oder *Hetol* zu nennen, das von LANDERER zur Behandlung der Tuberkulose empfohlen ist. Von einer sterilisierten 1 %igen Lösung spritzt man unter antiseptischen Maßregeln in eine der Venen der Ellenbeuge oder in die Vena cephalica zunächst 0,1 ein, also 0,001 Hetol, und wiederholt dies jeden dritten Tag, immer um 0,05 der Lösung steigend. Die größte Gabe, die man erreicht, ist meist bei Männern 0,008—0,01—0,015 Hetol, bei Frauen 0,005—0,01. Steigt die Temperatur am Einspritzungstage regelmäßig um einige Zehntel, so war die Dosis zu hoch. Am besten eignen sich nach Landerer für die Behandlung Lungentuberkulose ohne Fieber, aber auch Darm-, Drüsen-, Genital-, Kehlkopf- und Gelenktuberkulose und Skrofulose.

In ihrer Bedeutung auch heute noch streitig ist die von Robert Koch ersonnene Behandlung mit *Tuberkulin*, vgl. S. 353. Das 1890 der Öffentlichkeit übergebene Alte Tuberkulin hat die Wirkung, daß nach subkutaner Einspritzung sehr kleiner Dosen, Bruchteile eines Milligramms, bei Tuberkulösen eine fieberhafte Reaktion eintritt, die mit einer entzündlichen Reaktion am Sitze der Krankheit einhergeht. In den infiltrierten Partien der Lunge zeigt sich dabei Zunahme der Dämpfung und der Rasselgeräusche und des Hustens und des Auswurfs. Nach 1—2 Tagen ist die Reaktion vorüber; sie bleibt nun im allgemeinen aus, wenn dieselbe Dosis wieder eingespritzt wird. Durch ganz allmähliche Steigerung der Dosen kann man die Reaktion ganz vermeiden und schließlich zu Dosen von 0,1 kommen und dadurch, wie Koch annimmt, Heilvorgänge und Immunität erreichen. Im allgemeinen ist das Verfahren ungünstig beurteilt worden, hauptsächlich deshalb, weil man anfangs die Reaktion als etwas Erwünschtes und Nötiges ansah und deshalb mit zu großen Dosen vorging. Beobachter, die mit vorsichtigen Gaben, 0,0001, begannen und zunächst nur um 0,0001 jeden zweiten Tag stiegen, von 0,001 an um 0,00025, später um 0,0005, und nur bis 0,02 überhaupt stiegen, jede Reaktion ängstlich vermieden und außerdem nur leichte Fälle oder mittlere Fälle, ohne Fieber usw., damit behandelten, haben bessere Ergebnisse zu verzeichnen gehabt. Dem entsprechen auch meine eigenen Erfahrungen aus der Provinzial-Irrenanstalt Bunzlau 1890/91. Jedenfalls ist dabei eine Schädigung der Kranken ausgeschlossen. Neuerdings wird derartigem Vorgehen, wofür u. a. Goetsch eingetreten ist, mehr und mehr Vertrauen entgegengebracht.

1897 hat Koch sein *Neues Tuberkulin* auf den Markt gebracht. Es enthält in seiner oberen Schicht, vgl. S. 353, das Ältere Tuberkulin, TO, der Rest, TR, enthält die in Glyzerin nicht löslichen Bestandteile der Bazillenleiber. Koch konnte mit dem neuen Tuberkulin Meerschweinchen völlig gegen Tuberkulose immunisieren und tuberkulöse Meerschweinchen heilen. Die bisher vorliegenden Berichte über Versuche an Menschen sprechen sich recht ungünstig aus.

Günstige Urteile liegen auch über das *Tuberkulin* von DENYS in Löwen vor, das eine durch Porzellankerzen filtrierte sterile Bouillonkultur von Tuberkelbazillen darstellt. Es ist in 7 Stärken im Handel, in braunen plombierten Flaschen von 5 ccm Inhalt und wird nach der beigegebenen Anweisung subkutan am Rumpf eingespritzt.

Sehr günstig urteilt L. SPENGLER in Davos über seine neuesten Immunisierungsversuche mit *Perlsuchttuberkulin*. Sicheres ist darüber noch nicht bekannt.

Im ganzen muß man sein Urteil über die Tuberkulinbehandlung dahin abgeben, daß das Verfahren bei weiterem Ausbau Gutes verspricht, daß aber vorläufig die Erfahrungen nicht ausreichen, um die Präparate in der Hauspraxis anzuwenden; nur Krankenhäuser mit hinreichendem Material und guter Beobachtungsmöglichkeit sollten sich mit diesen Mitteln befassen.

Über die Behandlung verschiedener Symptome der Tuberkulose vgl. S. 60ff. und 140ff.

10. Typhus.

Die Typhusbazillen verlassen den Körper des Typhuskranken mit den Darmentleerungen und dem Harn und bleiben außerhalb des Körpers im trockenen und im flüssigen Zustande Monate lang lebensfähig. Sie können dann durch beschmutzte Kleider und Wäsche, durch Gemüse aus gedüngtem Lande, durch Fliegen, die von den Entleerungen auf Milch, Eßwaren usw. hinüberfliegen, direkt auf andere Menschen übertragen werden; Epidemien entstehen nicht selten dadurch, daß Typhusentleerungen in Brunnen oder Flüsse und von da aus ins Trinkwasser oder in die Milch gelangen, die mit dem Wasser versetzt oder deren Gefäße damit gereinigt wurden. Die Verhütung der Krankheit erfolgt daher dadurch, daß man die Kranken isoliert und deren Abgänge desinfiziert, vgl. S. 347, daß man für reines, keiner Infektion zugängliches Trinkwasser sorgt und an verdächtigen Orten Wasser und Milch höchstens gekocht genießen läßt, ungekochtes Gemüse und dergleichen vermeidet. In besonderen Fällen wird sich auch eine Schutzimpfung nach PFEIFFER-KOLLE empfehlen, vgl. S. 353.

Die Behandlung des Typhus ist vorläufig noch eine symptomatische; die spezifische Behandlung mit Typhusbazillenkulturen und mit Thyphusserum ist noch nicht aus dem Stadium der Versuche herausgekommen.

Die **Ernährung** und die **Antipyrese** sind die für jeden Typhusfall wichtigsten Fragen. Bei der langen Dauer der fieberhaften Erkrankung ist die Erhaltung der Kräfte von vornherein ins Auge zu fassen. Die allgemeinen Verhältnisse der Krankenpflege sind nach S. 354f. zu ordnen; ein Wechselbett ist hier ganz besonders wünschenswert. Die Nahrung darf während der ganzen Fieberzeit und noch etwas darüber hinaus nur in flüssiger Form gereicht werden. Als Grundlage der Kost kann man fast in allen Fällen die Milch verwenden. Wenn nicht eine besondere Empfindlichkeit oder ausgesprochener Widerwille dagegen besteht, reicht man von Anfang an täglich 1 Liter Milch. Man kann auch den Widerwillen fast immer dadurch besiegen, daß man die Milch abwechselnd in verschiedenen Formen gibt, kalt oder warm, rein oder mit etwas Tee, Kaffee, Kakao vermischt, mit Mondamin oder Kindermehl oder Hygiama verkocht, als Milchsuppe oder Milchgefrorenes usw. Außerdem gibt man vorwiegend Schleimsuppen von Gersten- oder Hafergrütze, Reis, Sago, Tapioka, Fleischsuppen mit denselben Einlagen, mit Zusatz von Fleischsaft Puro, der hier ganz unschätzbar ist; man kann auch Puroeis machen lassen. Als Getränk sind Limonaden, Fruchtsaft mit Wasser, Mandelmilch, Wasser mit ganz wenig Rotwein, Tee erlaubt. Mit Eiern ist man während der Fieberzeit zurückhaltend, schon um dem Kranken den Geschmack daran nicht zu verleiden, der in der Rekonvaleszenz so wichtig ist. Als Eiweißsparmittel sind auch die Gelees schätzbar. Mit dem Alkohol sei man sehr sparsam, die früher allgemein herrschende Art, ihn von Anfang an in reichlichen Mengen zu geben, hat sich entschieden überlebt, wir geben ihn nur, wenn ganz besondere Schwächeerscheinungen, Verstimmung und Abgeschlagenheit dazu auffordern, verlassen uns aber niemals auf seinen vermeintlichen Heilwert.

Die **Antipyrese** hat gerade beim Typhus den großen Fortschritt in der Auffassung gemacht, daß nicht die Herabdrückung des Fiebers, sondern die Hebung des Allgemeinbefindens das wichtige ist, wie S. 356 ausgeführt worden ist. Demgemäß stehen hier ganz im Vordergrund die Bäder, deren bestimmender Einfluß auf den ganzen Verlauf offensichtlich ist. Von den chemischen Antipyreticis ist das *Chinin* am wertvollsten. Man gibt es nach Liebermeisters Rat einen Abend um den anderen zu 1,5—2,0 im Laufe von $1^1/_2$—2 Stunden, am besten in einzelnen Kapseln zu 0,5 — wenn eine erbrochen wird, gibt man bald nachher dieselbe Dosis wieder; die fiebervermindernde Wirkung macht sich dann besonders in der Morgenremission geltend, und zwar am nachhaltigsten, wenn der Typhus erst in die Zeit der Morgenremissionen eingetreten ist. Von Jaksch ist dann noch das *Lactophenin* sehr empfohlen worden, in Pulvern von 1,0 3—5 mal täglich; es setzt nicht nur das Fieber herab, sondern bewirkt oft ein sehr angenehmes Wohlbefinden des Kranken und hat keine Nachteile gezeigt. — In der ersten Woche des Typhus gibt man seit langer Zeit gern *Kalomel* in Pulvern von 0,5 in einstündigen Zwischenräumen 2—3 mal hintereinander. Zugleich mit den spinatgrünen dünnen Ausleerungen tritt gewöhnlich ein erheblicher Fieberabfall ein, der oft 10—12 Stunden andauert, und außerdem scheint dies Mittel, namentlich wenn es in den ersten 3—4 Tagen gegeben wird, den ganzen Krankheitverlauf leichter zu machen. Dafür haben sich Ziemssen, Liebermeister und andere hervorragende Beobachter ausgesprochen.

Die Durchfälle bedürfen nur dann einer besonderen Behandlung, wenn sie länger anhalten und den Kranken deutlich schwächen. Man gibt dann am besten ein Klistier von einem Eßlöffel dünnem Stärkekleister oder Kamillentee mit 10 Tropfen *Opiumtinktur* und macht zugleich heiße Umschläge auf den Leib. Bei Darmblutungen verfährt man nach S. 149. Die Darmperforation bietet nur bei sofortiger chirurgischer Behandlung die Möglichkeit der Rettung des Kranken, wenn auch nur eine sehr geringe. Man muß deshalb aufs äußerste bedacht sein, ihr Eintreten zu verhüten, durch streng durchgeführte Bettruhe, Gebrauch der Bettschüssel, der Urinflasche usw. Der Dekubitus wird nach S. 299 behandelt.

11. Cholera.

Die Verhütung der Cholerainfektion beruht in der Vermeidung des direkten Verkehrs mit Cholerakranken, von denen durch Berührungen, durch Fliegen usw. die in den Ausleerungen sitzenden Bazillen auf Gesunde übertragen werden können — daher die Forderung der Isolierung der Kranken —, und in der Vermeidung der Infektionsquellen, zumal des Trinkwassers und aller Nahrungsmittel, die von den Entleerungen der Kranken her mit Bazillen verunreinigt sein könnten. Die Erfahrung bei den letzten Epidemien hat gezeigt, daß Ärzte, Pfleger und andere zur Reinlichkeit erzogene Personen auch in der direkten Umgebung der Kranken nicht gefährdet sind, während in den unsauberen Verhältnissen ungebildeter und unbemittelter Leute die Krankheit sich schnell verbreitet. Sorgfältige Desinfektion der Abgänge und aller mit den Kranken in Berührung gekommenen Wäsche, Kleidung und anderer Gegenstände, nach S. 347 ff., ist zur Verhütung der Ausbreitung der Krankheit unbedingt nötig. — Die einzelnen Menschen schützen sich gegen die Erkrankung durch vernünftige Lebensweise und namentlich durch Vermeidung von Ausschreitungen im Essen und Trinken. Allgemein ist bestätigt worden, daß Alkoholisten eine besondere Empfänglichkeit für Cholera haben. Bei schweren und großen Epidemien und unter ungünstigen örtlichen Verhältnissen wird auch die Schutzimpfung nach Haffkine, vgl. S. 353, in Frage kommen.

Die Behandlung muß mit derselben Sorgfalt einsetzen, wenn es sich nur um leichte Choleradiarrhöe oder Cholerine handelt, als wenn schwere Cholera vorliegt. Denn aus einem leichten Falle kann jeden Augenblick ein schwerer werden. Außerdem ist zu beachten, daß die leichten Fälle ebenso infektiös sind wie die schweren.

Die Nahrungsaufnahme ist sofort auf Milch und Schleimsuppen zu beschränken, in leichten Fällen und bei vorhandenem Verlangen kann man zartes gebratenes Fleisch und Kartoffelbrei erlauben. Als Getränk dienen Salzsäurelösung, Eiweißwasser, ganz dünner Tee, Wasser mit wenig Rotwein, Reisschleim.

Unter den Arzneimitteln wird das als Volksmittel und von manchen Beobachtern empfohlene *Opium*, von anderen, erfahrenen Ärzten als geradezu schädlich bezeichnet. Es ist in der Tat anzunehmen, daß es zwar durch Linderung des Darmkrampfes und anderer Beschwerden dem Kranken angenehm sein kann, daß aber die Herabsetzung der Peristaltik eine Vermehrung der Kommabazillen und verstärkte Intoxikation bewirken kann. Aus diesem Grunde wird man von der Verordnung des Opiums absehen müssen. Gerade sein Gebrauch im Vorstadium soll oft die Infektion verschlimmern.

Als wertvollstes Mittel ist bisher das *Kalomel* zu bezeichnen. Man gibt zunächst in 2stündigen Pausen 2 Gaben von 0,3—0,5 *Hydrargyrum chloratum*, vgl. S. 125, und gibt dann 2stündlich

0,03—0,05 weiter, 1—2 Tage lang. Gewöhnlich tritt dabei am zweiten Tage eine Verminderung der Ausleerungen ein, mit gelbbrauner Färbung. Daneben macht man von Anfang an, auch in leichten Fällen, die gerbsaure Enteroklyse nach CANTANI. Man läßt durch den Irrigator 1—2 l einer 1 %₀ igen Lösung von *Acidum tannicum* etwa 40° C. warm in den Darm einlaufen, vgl. S. 111, unter geringem Druck und ganz langsam, und wiederholt dies mehrmals am Tage.

Im Stadium algidum zeigt die Enteroklyse wenig Nutzen, und die innerliche Behandlung wird durch das ständige Erbrechen fast unmöglich, jedenfalls meist unwirksam. Zuweilen bringt da eine *Morphiumeinspritzung* von 0,005—0,01 wesentliche Erleichterung. Am meisten dürften heiße Bäder zu empfehlen sein, 40° C. und mehr, bis zu 45°, 10—15 Minuten lang. Daneben muß immer wieder versucht werden, dem Kranken kleine Mengen Flüssigkeit zuzuführen, namentlich heißen Tee oder Kaffee schluckweise, Punsch- oder Grog oder auch eiskalten Schaumwein. In diesem Stadium der äußersten Gefahr ist dagegen nichts einzuwenden. Wirksamer sind übrigens subkutane Einspritzungen von *Coffein* oder von *Kampfer*, vgl. S. 13, und namentlich auch die subkutane Infusion von Kochsalzlösung, S. 106. Sie wirkt bei wiederholter Anwendung nicht selten ersichtlich lebensrettend, so daß die Krankheit unter Erscheinen des Choleraexanthems in Genesung übergeht. Sobald das Erbrechen nachläßt, sucht man durch reichliche Zufuhr heißer Getränke und durch Anregung der Hauttätigkeit die Ausscheidung der Toxine zu fördern.

Im Stadium comatosum sind heiße Bäder, 40—45° C., oder warme Einpackungen, S. 186, zu versuchen.

12. Ruhr, Dysenterie.

Die Verhütung der Ruhr gründet sich darauf, daß die Infektionskeime mit den Ausleerungen der Kranken in den Boden gelangen und dort Jahre lang lebensfähig bleiben können; man muß daher die Verunreinigung des Erdbodens möglichst verhüten und verunreinigte Stellen sorgfältig desinfizieren, durch Ausgraben entfernen usw. Besonders ist auch die Infektion des Trinkwassers zu vermeiden. Die Abgänge sind nach S. 347 zu desinfizieren.

Die Behandlung der Ruhr besteht zunächst in einer strengen Diätetik. Der Kranke muß durchaus das Bett hüten und darf nur flüssige Kost erhalten. Am besten gibt man nur gekochte, warme Milch, rein oder mit Mondamin oder Kindermehl abgekocht, mindestens $1^1/_2$ l in 24 Stunden, ferner Reisschleim, Gerstenschleim, Tee, Wasserkakao, 2—4 Eier täglich, Eiweißwasser, Fleischsuppen, Fleischsaft Puro und dergleichen. Feste Nahrung gibt man erst, wenn die Ausleerungen wieder normal werden und kein Fieber mehr besteht. Man beginnt dann etwa mit der zweiten Kost nach Leube, vgl. S. 80.

Laue Bäder, 33—35° C., viertelstundenlang, ein oder mehrmals täglich, tun den Kranken sehr gut. Auch Priessnitzsche Umschläge um den Leib kann man verwenden, wenn die Gefahr nicht mehr vorhanden ist, daß sie bei den häufigen Entleerungen verunreinigt werden. Von inneren Mitteln ist vor allem das *Rizinusöl* wichtig, um den Darm möglichst zu entleeren. Nach dem Befund an Leichen von Kranken, die mehr als eine Woche an schweren Durchfällen gelitten hatten, muß ich die gründliche Reinigung des Darms durch täglich wiederholte Gaben von 1 bis 2 Eßlöffel Rizinusöl als sehr wichtig bezeichnen. In den ersten Tagen kann man ebenso gut oder vielleicht noch wirksamer *Kalomel* geben, und zwar entweder an den beiden ersten Tagen 0,3 3 mal täglich, weiterhin 0,05 mehrmals täglich, oder von Anfang an 0,05 mehrmals täglich, 4—5 Tage hindurch. Außerdem wird noch oft *Radix Ipecacuanhae* gegeben, der man vielfach eine spezifische Wirkung zugeschrieben hat. Man soll sie aber dann nicht im Infus, sondern als Pulver geben, 1,0 mehrmals täglich, allein oder mit *Opiumtinktur* zugleich. In China und Japan gilt *Cortex Simarubae* als Spezificum, man gibt ein Dekokt 10,0—15,0 : 150,0, nicht über 65° erhitzt, eßlöffelweise. Gegen Kolik und Tenesmus verordnet man *Opiumtinktur*, mehrmals täglich 5 Tropfen.

Ein sehr wichtiger Teil der Behandlung ist die örtliche Behandlung des Dickdarms. Von den früher gebräuchlichen Klistieren ist man nach Erfindung der Einläufe abgekommen. Am besten haben sich große Einläufe mit *Tannin* bewährt, wie bei Cholera, S. 380. Am besten spült man zuerst den Darm mit Wasser von 38° C. aus, dem man auch *Salizylsäure* 1‰ zusetzen kann, und läßt dann aus dem Irrigator etwa 2 l einer halbprozentigen Tanninlösung von 38—40° C. langsam in den Darm einfließen, vgl. S. 111. Das Verfahren wird täglich 2—3 mal angewendet. Womöglich soll die Flüssigkeit jedesmal 10 Minuten zurückbehalten werden.

13. Influenza.

Die von PFEIFFER entdeckten Influenzbazillen sitzen im Nasen- und im Bronchienschleim und werden durch die beim Husten und Niesen versprengten Tröpfchen und durch die damit getränkten Taschentücher usw. verbreitet. Durch Austrocknen gehen die Bazillen schnell zugrunde, auch im feuchten Auswurf halten sie sich nur etwa zwei Tage. Die Verbreitung erfolgt immer nur durch den direkten Verkehr von Personen oder Gegenständen, nicht durch Wind oder Staub. Man kann also durch geeignete Abschließung empfindliche Personen zu schützen versuchen und die Kranken durch Isolierung und Desinfektion verhindern, die Krankheit weiterzutragen. Die geringe Widerstandsfähigkeit der Erreger läßt allerdings gewöhnlich darauf verzichten.

Ein Heilmittel für die Influenza ist nicht bekannt. Die Behandlung beschränkt sich darauf, auch in den leichtesten Fällen Bettruhe und leichteste Kost zu verordnen und zwar bis zum Eintritt wirklicher, völliger Besserung. Reichlicher Genuß von Tee und anderen heißen Flüssigkeiten zur Anregung des Schweißes ist empfehlenswert. Bei den Fällen mit vorwiegenden Magen- und Darmerscheinungen gibt man gern *Kalomel*, 2 mal hintereinander in 3 stündigen Pausen 0,3. In allen übrigen Fällen haben sich die Antipyretica-Nervina am besten bewährt, und zwar vor allem das *Salipyrin*, stündlich eine Tablette zu 1,0, vgl. S. 280; auch *Aspirin*, *Phenacetin*, *Chinin* werden gelobt. Bei schmerzhaftem Husten gibt man am besten *Codein* mit *Chinin* oder *Dionin* usw., nach S. 34 f., bei Herzschwäche *Coffein* oder *Kampfer*, S. 13. Durch eine rechtzeitig eingeleitete Bäderbehandlung, vgl. S. 356f., kann man sowohl der Herzschwäche als den sekundären Pneumonien am besten vorbeugen.

14. Malaria.

Die Malaria wird nach den heutigen Kenntnissen nur dadurch erworben, daß Menschen von Anophelesmücken gestochen werden, die vorher aus dem Blute anderer malariakranker Menschen die Malariaparasiten aufgenommen hatten. Die Verhütung der Malaria kann daher auf drei Wegen vor sich gehen: erstens kann man versuchen, die Anophelesmücken zu vernichten, indem man die stehenden Wasserflächen mit Petroleum übergießt, die Wohnungen stark ausräuchert (schweflige Säure, Formaldehyd usw.) und den Boden durch Drainage trocken legt; zweitens sucht man die Gesunden vor dem Mückenstich zu schützen, indem man die Öffnungen der Häuser durch Moskitonetze und die im Freien sich Aufhaltenden durch Moskitohauben und Moskitohandschuhe schützt. Die Versuche, durch Einreiben mit *Nelkenöl, Terpentinsalben* und dergleichen die Haut vor dem Stich zu schützen, haben sich nicht bewährt; gegen manche Mückenarten schützt Einreiben der unbedeckten Haut mit *Zitronensaft*. Endlich drittens sucht man nach Koch die Malariaparasiten im kranken Menschen zu vertilgen, so dass die Mücken nicht infiziert werden können; man untersucht vor allem das Blut der Kinder und der kürzlich zugereisten Erwachsenen und gibt den Krankbefundenen in der fieberfreien Zeit täglich 1,0 *Chininum hydrochloricum* (in Kapseln zu 0,5), bis keine Parasiten mehr gefunden werden, dann wird das Chinin eine Woche ausgesetzt, dann wieder zwei Tage je 1,0 Chinin gegeben, wieder eine Woche ausgesetzt usw., mindestens zwei Monate lang.

Die Behandlung der typischen Malaria mit Fieberanfällen besteht darin, daß man 5—6 Stunden vor dem Beginne des zu erwartenden Fieberanfalles innerhalb 20 Minuten 1,0—2,0 *Chininum hydrochloricum* in Kapseln oder in wäßriger Lösung einnehmen läßt. Noch wirksamer ist die subkutane Anwendung von *Chininum bihydrochloricum*,

℞ Chinini bihydrochl. Zimmer 3,0
Aq. dest. 10,0
D.S.

Man müßte hiervon 3 Pravazspritzen einspritzen, 1—2 Stunden vor dem Anfall, aber die Einspritzungen sind nicht ganz schmerzlos. Baccelli hat auch die intravenöse Einspritzung versucht,

℞ Chinini hydrochl. 1,0
Natr. chlor. 0,075
Aq. dest. 10,0
M.D.S.

Gekocht und filtriert lauwarm einzuspritzen in eine Vene der Ellenbeuge. Die Einspritzung von 1,0 macht nicht selten deutliche Chininvergiftung: Ohrensausen, Schwindel, bitteren Geschmack, Ohnmachtgefühl, zuerst kleinen und seltenen, dann vollen und langsamen Puls, Angst und kalte Haut, aber in längstens

20 Minuten gehen die Erscheinungen von selbst wieder vorüber. Immerhin wird es sich empfehlen, die Empfindlichkeit des Kranken erst durch eine halbe Einspritzung zu erproben. Auch diese Einspritzung macht man 1—2 Stunden vor dem Fieberanfall.

Wo der Chiningeschmack hindert, gibt man *Euchinin* oder *Aristochin* in der anderthalbfachen Dosis des Chinins als Pulver mit Wasser oder Milch.

Bei chronischer Malaria wird die Chininwirkung wesentlich durch Arsenik unterstützt. Man gibt entweder *Liquor Kalii arsenicosi* oder *Acidum arsenicosum* in Pillen, vgl. S. 314, oder man gibt *Atoxyl* subkutan, vgl. S. 314. Laue Bäder und namentlich kühle Halbbäder, vgl. S. 357, unterstützen die Arzneibehandlung wesentlich. In schwereren Fällen ist das Verlassen der Malariagegend und das Aufsuchen einer Gebirgsgegend ratsam.

15. Sepsis, Pyämie.

Die Verhütung der septischen Infektion ist deshalb schwierig, weil sie sich an die kleinsten, ohne Arzt behandelten Verletzungen anschließen kann, bei deren Versorgung die einfachsten Gebote der Reinlichkeit vernachlässigt werden, von antiseptischer Behandlung noch weniger die Rede sein kann. Immer wiederholt Belehrung darüber, daß nicht „Karbol“ usw. die Wunden heilt, sondern daß peinlichste Sauberkeit unumgänglich ist, kann in dieser Richtung etwas bessern. Anderseits zeigt sich die Schwierigkeit einer völligen Asepsis auch dem gelernten Chirurgen deutlich.

Ist eine Sepsis oder Pyämie ausgebrochen, so hat man mit aller Sorgfalt die Eingangstelle aufzusuchen und sie nach Möglichkeit zu desinfizieren. Bei den unbedeutenden Verletzungen, wie sie z. B. bei Sektionen infiziert werden, bewährt sich oft eine kräftige und wiederholte Bepinselung mit *Jodtinktur* recht gut, vermutlich, weil das in Alkohol gelöste Jod gut in die Tiefe eindringt. In anderen Fällen empfehlen sich besonders Umschläge mit *Lysollösung* unter wasserdichtem Stoff, wodurch die Haut in einiger Tiefe erweicht wird. Wenn Eiterverhaltungen nachweisbar sind, müssen sie nach den Regeln der Chirurgie freigelegt werden, damit ein Abfluß geschaffen und der zur Resorption führende Druck aufgehoben wird.

Zur Allgemeinbehandlung ist von Crede das *Argentum colloidale* empfohlen worden. Wenn auch die Ansichten über seine Wirksamkeit noch sehr geteilt sind, so muß doch bei dem oft hoffnungslosen Charakter des Leidens dringend empfohlen werden, in jedem Falle davon Gebrauch zu machen. Es gibt verschiedene Verfahren der Anwendung. Zunächst kann man das *Unguentum Credé*, von der Marienapotheke in Dresden hergestellt und frisch von dort zu beziehen, zu 3,0, bei Kindern zu 1,0 15—30 Minuten lang in die gereinigte Haut an beliebiger Stelle des Körpers, also nicht etwa am Orte der Infektion, einreiben; die eingeriebene Stelle wird mit Guttaperchapapier bedeckt, die Einreibung wird in akuten Fällen täglich 1 mal, in chronischen täglich 2 mal vorgenommen. Die Besserung ist oft schon nach einigen Stunden zu bemerken. Bei schwerer Sepsis und Pyämie wird die intravenöse Anwendung vorgezogen; man gibt von einer 2 %igen Lösung des *Argentum colloidale* 5 ccm in eine Vene der Ellenbeuge, 1 mal täglich; gewöhnlich erfolgt danach Fieberabfall und wesentliche Besserung des Allgemeinbefindens, so daß chirurgische Eingriffe unnötig werden.

Die symptomatische Behandlung bekämpft in erster Linie das Fieber und das schlechte Befinden durch Bäder und sorgfältige Ernährung, etwa in der Weise wie bei Typhus. Strenge Bettruhe ist hier besonders wichtig, auch noch in der Rekonvaleszenz. Man wird daher gern von den Bettbädern, vgl. S. 357, Gebrauch machen. Von Fiebermitteln kommt am meisten das *Chinin* in Frage, in Gaben von 1,0—1,5 mehrmals täglich.

16. Tetanus.

Die schweren Erscheinungen des Tetanus werden durch ein Gift hervorgerufen, das die von Nicolaier entdeckten Tetanusbazillen absondern. Sie finden sich vielfach in Gartenerde, Staub usw. und dringen damit in zufällige Wunden ein; besonders gefährlich sind Quetschwunden, die mit bazillenhaltiger Erde verunreinigt wurden. Behring und Kitasato haben gelehrt, durch subkutane Injektion von keimfreifiltrierten Tetanusbazillenkulturen in steigender Dosis Pferde gegen Tetanus zu immunisieren und dadurch ein antitoxinreiches Serum zu gewinnen. Es wird fabrikmäßig in den Farbwerken vorm. Meister Lucius & Brüning in Höchst dargestellt und vom Königlichen Institut für experimentelle Therapie in Frankfurt auf Wirkungswert und Keimfreiheit untersucht. Es kann mit sehr sicherer Wirkung als Schutzmittel gegen Tetanuserkrankung verwendet werden, indem man den Inhalt der Schutzdosis flüssigen Tetanusantitoxins, 20 Antitoxineinheiten, auf einmal subkutan einspritzt; diese Dosis gibt einen sicheren Schutz gegen Infektion mit Tetanus für 6—8 Wochen. Man wendet diesen Schutz an, wenn Verwundungen mit Erde, Straßenstaub, Stallmist usw. verunreinigt sind, die erfahrungsgemäß oft Tetanusbazillen enthalten; besonders empfiehlt sich diese Vorsichtsmaßregel bei größeren Pferdebeständen. Nach CALMETTE kann man auch das trockene Tetanusantitoxin verwenden, indem man infizierte Wunden innerhalb der ersten beiden Stunden mit geringen Mengen davon bepulvert. Der Heilwert des Antitoxins bei ausgebrochenem Tetanus hängt durchaus von der Zeit der Anwendung ab. Sie soll möglichst unmittelbar nach den ersten Erscheinungen vorgenommen werden, man injiziert ein Fläschchen flüssiges Antitoxin, Heildosis, zu 100 Antitoxineinheiten, auf einmal und wiederholt dies am folgenden und am dritten Tage, immer ganz in der Nähe der Verwundung. Von manchen Autoren wird empfohlen, neben dem BEHRINGschen Serum noch das von TIZZONI-CATTANI anzuwenden.

17. Gelenkrheumatismus.

Es hat sich in den letzten Jahren herausgestellt, daß der akute Gelenkrheumatismus, der schon länger als eine akute Infektionskrankheit aufgefaßt werden mußte, wahrscheinlich in den meisten Fällen eine akute Infektion mit Staphylokokken darstellt, die entweder soeben und zufällig in den Organismus eingedrungen sind, öfters aber in irgend welchen Eiterherdchen im Körper schon gesessen haben. Als Lieblingsitze dieser Herde sind die Mandeln, der Nasenrachenraum, das Mittelohr, die Harnröhre, die Zervix zu betrachten, aber auch Bronchiektasien, Periproktitis, Furunkel usw. können als Ausgangpunkt dieser pyämischen Prozesse dienen, die teils die Gelenke, teils von vornherein oder sekundär das Endokardium, das Perikardium, die Pleura, das Peritoneum, vielleicht auch die weichen Hirnhäute befallen. Die Neigung zu solchen Erkrankungen wird durch den Aufenthalt in ungesunden, namentlich in feuchten Wohnungen und durch Beschäftigung in feuchter Umgebung gesteigert. Die **Verhütung** der Krankheit hat daher einerseits darin zu bestehen, daß alle derartigen Eiterherdchen im Körper möglichst frühzeitig entfernt werden, daß man eiterhaltige Mandeln und Rachenmandeln herausnimmt, Entzündungen sorgfältig behandelt usw., anderseits darin, daß die Angehörigen besonders zu Erkältungen disponierender Berufszweige usw. teils durch Abhärtung, vgl. S. 350, teils durch wollene Unterkleidung usw. geschützt werden.

Zur **Behandlung** der Krankheit ist neuerdings eine Serumbehandlung vorgeschlagen, doch ist darüber noch nichts Sicheres zu sagen. Vorläufig darf man an der spezifischen Wirkung der *Salizylpräparate* und verwandter Mittel festhalten.

Jeder Rheumatismuskranke gehört ins Bett, einerlei ob er fiebert oder nicht. Die Zimmerwärme muß recht gleichmäßig auf 17—19° C. gehalten werden, der Kranke darf auch nicht von direktem Luftzug getroffen werden, beim Lüften muß er besonders geschützt werden. Frische Luft und Sonnenschein sind aber reichlich zuzulassen. Die Glieder müssen so liegen, daß die Gelenke nicht schmerzen, nötigenfalls ist dies durch wattegepolsterte Schienen zu bewirken. Je weniger schmerzhafte Bewegungen eintreten, um so eher erfolgt die Heilung. Die Ernährung beschränkt sich im Fieber auf flüssige Kost, vgl. S. 377, sonst kann leicht verdauliche gemischte Kost gereicht werden.

Das beste Arzneimittel ist das *Natrium salicylicum;* in der Wirkung kommt ihm am nächsten das *Aspirin*, das ihm im ganzen durch geringere Nebenwirkungen überlegen ist. Man gibt von dem Natrium salicylicum stündlich 0,5—1,0, Erwachsenen bis 10,0 pro die, Kindern bis zu 6 Jahren 5,0 pro die, 2jährigen Kindern 2,0 pro die, entweder in Pulvern oder Kapseln zu 0,5 oder in wäßriger Lösung, 5,0—10,0 : 150,0, eßlöffelweise in Wasser oder Selterwasser zu nehmen, rein oder mit einem Zusatz von Succus Liquiritiae 5,0—10,0 : 150,0 als Korrigens. Der süßliche Geschmack wird dadurch noch am besten verdeckt. Mit dem Abnehmen des Fiebers und der Schmerzen gibt man kleinere und seltenere Dosen, 3,0—5,0 pro die, einige Tage hindurch. Manche halten es für besser, im Beginn einige größere Dosen zu geben, z. B. abends in 1—2stündigen Zwischenräumen 3mal 3,0—4,0. Jedenfalls muß dann erst die Empfindlichkeit erprobt werden; es scheint auch, als ob die grösseren Gaben zwar schneller das Fieber beseitigen, aber leichter Rückfälle eintreten lassen.

Das *Aspirin* oder, was dasselbe in billigerer Form ist, die *Acetylsalizylsäure* gibt man in Tabletten zu 0,5, die mit etwas Wasser hinuntergespült werden. Man gibt Erwachsenen täglich 6—8 Tabletten, Kindern 3—4, nicht auf leeren Magen.

In Ausnahmefällen wirken diese Mittel nicht deutlich oder werden schlecht vertragen, bewirken starkes Ohrensausen, Schwindel, auffällig tiefe Atmung, scharlachartige Exantheme. Dann ersetzt man sie durch andere Mittel, insbesondere durch *Antipyrin* oder noch besser *Pyramidon,* 6—10 mal täglich 0,5, oder durch *Salipyrin,* 6 mal täglich 1,0.

Bei dem sogenannten hyperpyretischen Gelenkrheumatismus pflegen alle genannten Mittel zu versagen. Am meisten erreicht man dabei mit antipyretischen Bädern, nach S. 356f., außerdem wird man die CREDEsche Silberbehandlung wie bei Pyämie, vgl. S. 385, versuchen.

In den letzten Jahren hat man gelernt, daß die innerliche Salizylbehandlung vielfach mit Vorteil durch äußere Anwendung resorbierbarer Salizylmittel ersetzt werden kann. Man verwendet dazu entweder *Mesotan,* den Metoxymethylester der Salizylsäure, mit gleichen Teilen Olivenöl gemischt, 3 mal täglich 1 Teelöffel voll an den kranken Gelenken einreiben, oder *Salit,* ebenso anzuwenden, oder man pinselt mit folgender Lösung:

℞ Glycosali 200,0
Spiriti 1000,0
Glycerini 20,0
M.D.S. Täglich 50,0—100,0 einpinseln.

Über die Dauerwirkung der äußeren Behandlung ist noch nichts abschließendes bekannt. Jedenfalls zieht man sie mit Vorteil heran, ganz besonders, wenn die innerliche Behandlung nicht gut genug wirkt.

Wenn die Schmerzhaftigkeit der Gelenke nachläßt, besonders auch in den sich länger hinziehenden Fällen, wendet man mit gutem Erfolge Bäder an. Am besten bewähren sich Solbäder, vgl. S. 241, 2—3 mal in der Woche. Am besten sind Vollbäder, fehlt es aber an den Einrichtungen, so kann man für einzelne Gelenke auch mit örtlichen Bädern auskommen, so für die Hand- und Fuß-, Finger- und Zehengelenke. Diese nimmt man gewöhnlich 35—38° C. warm, ebenfalls mit Zusatz von Badesalz oder Kochsalz.

Die Gelenkerkrankungen, die sich an Scharlach, Gonorrhöe usw. anschließen, werden durch die vorhin angegebene Behandlung gewöhnlich nicht beeinflußt. Man beschränkt sich dabei jedenfalls auf die äußerliche Behandlung. Beim gonorrhoischen Rheumatismus legt man entweder Spirituskompressen mit darüberliegendem wasserdichten Stoff an, oder man reibt 20%ige *Ichthyollösung* ein. Auch die Bestrahlung mit Bogenlicht und blauem Glühlicht wird empfohlen.

Der **chronische Gelenkrheumatismus** und die **Arthritis deformans** werden durch die Salizylpräparate und andere Mittel, die beim akuten Gelenkrheumatismus wertvoll sind, fast garnicht berührt, Als symptomatische Mittel stehen hier die reizenden Einreibungen obenan: Bepinselung mit *Jodtinktur, Ichthyolvasogen, Naftalan,* Einreibung mit *Senfspiritus, Opodeldok, Petroleum* und die Massage überhaupt. Wirkliche Heilerfolge erzielt man mit allen diesen Mitteln nicht, sondern nur mit Bädern, die den Allgemeinzustand bessern. Außer den Thermal- und Solbädern, vgl. S. 239 ff., und den Moorbädern, S. 243 f., kommen auch einfache Wasserbäder in Frage, nach LENHARTZ namentlich in der Form der permanenten Wasserbäder, wobei die Kranken 4—6 Wochen lang im Dauerbade von 37° C. verbleiben; sobald deutliche Besserung eingetreten ist, läßt man eine milde Abhärtungskur eintreten, vgl. S. 350. Die vielfach, namentlich von Laien selbst verordneten Dampf- und Heißluftbäder sind in den letzten Jahren schon erheblich durch die Elektrisch-Licht-Bäder, vgl. S. 265 ff., verdrängt worden, die wohl das beste bisher bekannte Heilmittel für den chronischen Gelenkrheumatismus darstellen. Für die Erkrankung einzelner Gelenke leistet auch die Heißluftbehandlung nach TALLERMAN oder mit dem LINDEMANNschen Elektrotherm sehr Gutes. In den schwersten Fällen kommt die orthopädische oder chirurgische Behandlung in Frage.

18. Wutkrankheit.

Die durch den Biß wutkranker Hunde und anderer Tiere auf den Menschen übertragbare Wutkrankheit ist in Deutschland eine seltene Krankheit, weil Hundesteuer und Vertilgung herrenloser Hunde die Gefahr vermindern und Hundesperre in gefährdeten Gebieten einen weiteren Schutz gewährt. Ist trotzdem jemand von einem wutkranken Hunde gebissen worden, so muß die Wunde möglichst bald mit einem rotglühenden PAQUELIN-brenner ausgebrannt werden. Die Erkrankung wird dadurch zwar nicht immer verhindert, aber ihr Eintreten wird so verzögert, daß die PASTEURsche Schutzimpfung viel bessere Aussichten hat. Vor dem Ausbrennen wird die Wunde nach Möglichkeit abgespült und gereinigt.

Das PASTEURsche Verfahren, vgl. S. 353, wird seit 1898 auch in Berlin im Königlichen Institut für Infektionskrankheiten ausgeübt, und es ist in allen Fällen zu empfehlen, die Gebissenen möglichst bald dahin zu schicken, da der Erfolg durchaus von der rechtzeitigen Schutzimpfung abhängt. 2—3 Wochen vor dem voraussichtlichen Eintritt der Krankheitzeichen muß die Impfung vorgenommen werden, wenn sie etwas nützen soll, und dieser Eintritt hängt von der Virulenz des Bisses ab. Sie ist namentlich bei Wolfsbissen oft so groß, daß die Krankheit schon 2—3 Wochen nach dem Bisse auftritt.

Die ausgebrochene Krankheit ist unheilbar; die Anfälle kann man nach PENZOLDT durch große Dosen *Curare* subkutan lindern. Wegen der großen Verschiedenheit der Präparate benutzt man am besten das *Curarinum purissimum* BOEHM-MERCK,

℞ Curarini puriss. 0,03
Aq. dest.
Glycerini ana 5,0
M.D.S. $^1/_{10}$—1 Spritze subkutan.

Außerdem sind auch regelmäßige halbstündliche Gaben von *Chloralhydrat*, vgl. S. 31, 1,0—2,0 pro dosi, empfohlen worden.

19. Trichinosis.

Die Verhütung der Trichinenkrankheit besteht in einer guten Fleischbeschau und darin, daß man kein ungekochtes oder ungenügend geräuchertes Schweinefleisch genießt.

Kommt ein mit Trichinen Infizierter bald nach dem Genuß des Fleisches in Behandlung, so sucht man durch Magenausspülung, durch reichliche Gaben von *Kalomel* oder von *Rizinusöl*, vgl. S. 127, oder auch von beiden Mitteln, und durch große Darmausspülungen, S. 135 f., möglichst viel von der Brut hinauszuschaffen. Diese Behandlung ist noch längere Zeit hindurch immer wieder aufzunehmen, da die im Darm reif gewordenen Trichinen noch wochenlang dort ihre Embryonen absetzen. Nach dem Abführmittel gibt man am besten das von FIEDLER empfohlene *Glyzerin* in großen Gaben, 150,0—200,0 reines Glyzerin gleich nacheinander. Nach der Beobachtung, daß Schnapstrinker von Trichinose verschont bleiben und bei gemeinsamem Verzehren trichinösen Fleisches die weniger erkrankten, die Alkohol dazu genossen hatten, wird auch geraten, große Mengen *Kognak* zu geben, bis zu 250 ccm am Tage.

Einer symptomatischen Behandlung bedürfen verschiedene Erscheinungen der Krankheit, vor allem die allgemeine Mattigkeit und die Muskelschmerzen. Am meisten helfen dagegen laue Bäder, 35° C. halbstundenlang und länger, mehrmals täglich, *Pyramidon* und andere Antineuralgica und im Notfalle subkutane Einspritzungen von *Morphium*, vgl. S. 107. Auch bei den Kardialgien und Atmungsstörungen ist man oft auf Narkotika angewiesen. Besonders wird dafür *Tinctura Opii benzoica* empfohlen, 30—60 Tropfen 1—2stündlich. Durch Glottisödem kann Tracheotomie oder Intubation nötig werden, vgl. S. 68 f.

20. Schanker und Syphilis.

Für die Verhütung der Schanker- und der Syphilisinfektion gilt das S. 203 ff. über die Verhütung der Gonorrhöe Gesagte. Die dort angegebenen direkten Schutzmittel bei verdächtigem Verkehr treffen für den weichen Schanker zu, weil es sich dabei um eine örtliche Krankheit der Geschlechtsteile handelt, wogegen man sich durch Waschungen, Desinfektion, Kondom usw. schützen kann. Bei der Syphilis ist der Schutz viel schwieriger, weil sie auch extragenital erworben werden kann. Die Syphilis insontium, wo Unschuldige die Krankheit durch harmlose Küsse, durch gemeinsam benutztes Trinkgeschirr, durch ungereinigte ärztliche Instrumente und Ärzte sie durch die Berufstätigkeit erwerben, legt davon deutlich Zeugnis ab. Es kann daher nicht oft genug die Pflicht betont werden, durch Untersuchung der Prostituierten, die als Hauptquelle zu betrachten sind, durch ernsteste Belehrung und durch sorgfältigste Behandlung aller Kranken dem schweren Übel so viel wie möglich Abbruch zu tun. Mag man über die Reglementierung der Prostitution denken wie man will, ihre Aufhebung wäre gleichbedeutend mit einer Aussaat von Syphilis ohnegleichen.

Die früher nicht seltene Übertragung von Syphilis durch Impfung von Arm zu Arm ist seit der Einführung der animalen Lymphe aus der Welt geschafft worden, dagegen kommt auch heute noch immer wieder die Infektion gesunder Ammen durch hereditär-syphilitische Kinder vor. Solche Kinder dürfen nur von der eigenen Mutter gestillt oder künstlich ernährt werden.

Eine sehr wichtige Frage ist die der **Heirat** Syphilitischer. Vom theoretischen Standpunkte aus sollte man ihnen die Heirat ein für allemal verbieten, denn man hat schließlich niemals eine Sicherheit, daß keine Erscheinungen mehr zum Vorschein kommen oder daß die Krankheit nicht die Kinder schädigt oder Abortus usw. der Frau herbeiführt. Anderseits läßt sich mit Bestimmtheit sagen, daß die Syphilis des Mannes im tertiären Stadium weder ansteckend noch auf die Kinder übertragbar ist, man hat also dann nur mit einer gewissen Invalidität, mit der Gefahr schwererer Späterkrankungen für Leben und Gesundheit des Mannes selbst zu rechnen, und es wird Sache der Eheschließenden sein, sich damit abzufinden. Im sekundären Stadium ist die Syphilis dagegen immer als ansteckend zu betrachten, auch wenn keine manifesten Erscheinungen vorhanden sind. Eine sichere Zeitangabe läßt sich dabei leider nicht geben. 3 Jahre nach der Infektion ist jedenfalls der kürzeste Zeitraum, vorsichtiger ist es, ihn länger auszudehnen, und zwar namentlich dann, wenn nicht eine genügende Behandlung in dem gleich darzulegenden Sinne stattgefunden hat. Leichtes Auftreten der Krankheit und Fehlen von sichtbaren Erscheinungen ist jedenfalls kein Grund, den Zeitraum abzukürzen, im Gegenteil wird man um so vorsichtiger sein, weil dann die Gefahr schwerer Spät- und Nachkrankheiten droht. Am besten wird man tun, 5—6 Jahre nach der Infektion warten zu lassen. Der Arzt soll nach Kräften dafür sorgen, daß die künftige Ehefrau von der Krankheit ihres Mannes unterrichtet wird und selbst entscheiden kann, ob sie die Gefahr auf sich nehmen oder lieber warten will. Der Hausarzt eines jungen Mädchens, das sich verloben oder verheiraten will, hat die Eltern in zarter Weise darauf aufmerksam zu machen, daß sie es ihrem Kinde schuldig sind, sich über die Gesundheit des künftigen Gatten zu unterrichten, um Unheil für später zu vermeiden.

Die **Behandlung des weichen Schankers** sucht den eingedrungenen Infektionskeim nachdrücklichst zu zerstören. Die Exzision hat sich dazu nicht bewährt, auch die Zerstörung mit dem Thermokauter oder mit dem Galvanokauter kann höchstens in den ersten 2—3 Tagen das Leiden abschneiden. In den meisten Fällen ist es daher am besten, durch einfache Reinhaltung des Geschwürs die Heilung einzuleiten. Am besten hat sich dazu das *Jodoform* bewährt, das man grob gepulvert auf das mit einer antiseptischen Lösung gereinigte Geschwür aufstreut;

unter der Vorhaut genügt eine reichliche Jodoformschicht, im Harnröhreneingang wendet man lieber *Jodoformstäbchen* an, auf der Außenfläche des Gliedes legt man einen kleinen Verband an. Um den unangenehmen und durchdringenden Geruch des *Jodoforms* zu vermeiden, kann man statt dessen auch *Aristol*, *Dermatol*, *Sozojodolnatrium* verwenden. Wenn das Geschwür eine glatte granulierende Fläche zeigt, kann man mit Salben aus *Dermatol* usw. weiterbehandeln.

Bei dem **brandigen Schanker** muß man das Geschwür mit dem scharfen Löffel auskratzen oder mit dem Thermokauter ausbrennen, bis in alle Winkel und Gänge hinein, oder mit 10 $^0/_0$ iger *Chlorzinklösung* ätzen. Strenge Bettruhe und Vorsicht wegen der zuweilen eintretenden starken Blutungen sind dringend geboten.

Die **Lymphdrüsenentzündung, der Bubo,** muß vom ersten Auftreten an mit strenger Bettruhe und Auflegen eines Eisbeutels behandelt werden. Man kann außerdem noch die geschwollene Gegend mit *Jodtinktur* bepinseln. Wenn die Entzündung sich ausdehnt oder gar Fluktuation erscheint, wird am besten die Totalexstirpation der Drüse mit nachfolgender Naht und Drainage vorgenommen. Auch bei schon eingetretenem Durchbruch wird dadurch oft Heilung per primam erzielt. Ist die Operation nicht durchführbar, so sucht man durch warme Umschläge die Vereiterung der Drüsen zu beschleunigen und zu vollenden, um dann den Eiter durch einen langen Einschnitt und durch Ausspülung mit antiseptischen Lösungen zu entleeren und die Höhle zu tamponieren. Vor der Vereiterung kann man übrigens auch noch einen Versuch mit der Abortivmethode nach Lang machen: man macht an der tiefsten Stelle einen Einstich mit dem Bistouri, drückt den Eiter aus und füllt die Höhlung mit einer Pravazspritze mit 0,5—1 $^0/_0$ iger Lösung von *Argentum nitricum*. Alle 2—3 Tage wird das Verfahren wiederholt, zwischendurch legt man einen leichten Verband auf.

Der **harte Schanker** wird am besten durch Ausschneidung entfernt. Zwar ist zu der Zeit, wo die Diagnose des harten Schankers sicher wird, schon mit Sicherheit eine weitere Infektion erfolgt — ausgenommen die Fälle, wo die syphilitische Infektion durch die Quelle sicher ist —, aber man tut doch gut, was etwa noch da ist, zu entfernen. Man klemmt die Sklerose und einen möglichst großen Teil der gesunden Umgebung in eine gefensterte Pinzette, wie sie in der Augenheilkunde üblich sind, und trägt am Rande der Pinzette ab. Dabei wird am besten die Infektion der Schnittfläche mit dem Saft der Sklerose vermieden. Die Wunde wird vernäht und antiseptisch verbunden. Jedenfalls macht man die Ausschneidung so früh wie möglich, auch auf die Gefahr einer Verwechselung mit weichem Schanker hin. Zuweilen ist sie freilich wegen des Sitzes des Schankers unmöglich, dann muß man darauf verzichten und die Sklerose symptomatisch behandeln: bei Geschwürsbildung Bestreuen mit *Jodoform, Aristol, Dermatol, Sozojodolnatrium* usw., bei einfacher Verhärtung Bedecken mit *Emplastrum Hydrargyri*. Eine Allgemeinbehandlung, bevor Sekundärerscheinungen vorhanden sind, ist strengstens zu vermeiden, weil dadurch der weitere Verlauf der Krankheit ungünstiger wird, man darf sich also nicht durch die Ungeduld oder Ängstlichkeit der Kranken dazu verleiten lassen.

Die **Allgemeinbehandlung der Syphilis** beginnt mit dem Erscheinen der sekundären Symptome, also gewöhnlich der Roseola, mit dem allein wirksamen und bei richtiger Anwendung völlig unschädlichen Mittel, dem *Quecksilber*. Es ist unwiderruflich festgestellt, daß die von den Arzneigegnern dem Quecksilber zugeschriebenen „Vergiftungszeichen“ tatsächlich nichts sind als Spätformen der Syphilis, die sich mit Vorliebe bei den gar nicht oder nur unvollkommen mit Quecksilber behandelten Kranken einstellen, durch ausreichende Quecksilberbehandlung aber vermieden werden können. Für den dauernden wirklichen Heilerfolg ist es entscheidend, daß das Mittel konsequent angewendet wird, nicht nur dann, wenn Erscheinungen der Krankheit dazu auffordern, sondern während der ersten zwei oder drei Jahre 3- oder 4 mal jährlich, im ganzen 6—10 mal: intermittierende Behandlung nach Fournier, Neisser u. a.

Die einzelne Quecksilberkur kann endermatisch, hypodermatisch und innerlich vorgenommen werden.

1. Die endermatische Methode besteht in der Einreibung von Quecksilbersalbe in die Haut, der sogenannten Schmierkur. Nach den heutigen Ansichten handelt es sich dabei nicht um eine Resorption von Quecksilber durch die Haut, sondern um Einatmung des von der Haut verdunstenden Quecksilbers. Früher wurde die Resorption u. a. deshalb angenommen, weil das Hg schon 24 Stunden nach der Einreibung im Harn nachweisbar sein kann, aber das kann natürlich ebensowohl durch die Einatmung erklärt werden. Man verwendet meistens das offizinelle *Unguentum*

Hydrargyri cinereum. Sehr gut ist das Präparat der chemischen Fabrik Helfenberg in Sachsen, wobei das Quecksilber mit eigenen Maschinen sehr fein verrieben und die Feinheit der Verreibung mikroskopisch kontrolliert wird. Man verschreibt die Salbe in Päckchen zu 2,0—4,0 oder in fabrikmäßig hergestellten Globulis von derselben Stärke, mit Oleum Cacao überzogen, oder endlich in graduierten Tuben, woraus man jedesmal die bestimmte Menge herausdrückt. Statt des offizinellen Unguentum verordnet man auch das *Quecksilberresorbin,* $33\frac{1}{2}$- oder 50 %ig, grau oder durch Zinnoberzusatz rot gefärbt (um das Odium der grauen Salbe zu vermeiden) in graduierten Glastuben, oder das *Sapolentum Hydrargyri Görner,* eine Quecksilberseifensalbe mit 33,3 % Hg. Alle diese Präparate werden in der bestimmten Dosis, die sich namentlich nach dem Kräftezustand des Patienten richtet, oder auch danach, ob es sich um eine Hauptkur oder um eine Nebenkur handelt, s. u., in einer bestimmten Reihenfolge eingerieben, den 1. Tag am linken Arm, den 2. am rechten Arm, den 3. am linken Unterschenkel, den 4. am rechten Unterchenkel, dann am linken und am rechten Oberschenkel. Am 5. Tage oder etwas seltener läßt man statt der Einreibung ein Vollbad von 35° C. mit nachfolgender halbstündiger Einwicklung in wollene Decken nehmen. Zu einer Kur gehören 30 Einreibungen; der Patient kann sie selbst vornehmen, besser ist es, wenn ein geübter Einreiber sie ausführt. Es muß jedesmal etwa 15 Minuten ununterbrochen gerieben werden, bis die Haut nicht mehr fettglänzend, sondern mattgrau aussieht. Nach der Einreibung wird baumwollenes oder wollenes Unterzeug angezogen, damit die Haut warm bedeckt bleibt.

Im ganzen hat die Einreibetechnik durch die Erfahrung, daß das Hg wesentlich auf dem Wege der Einatmung wirkt, an Bedeutung verloren. Zuerst hat WELANDER gezeigt, daß man dasselbe erreicht wie mit der Einreibung, wenn man die Salbe nur aufstreichen und den bestrichenen Teil mit Leinwand bedecken läßt. Auch LESSER hat sich überzeugt, daß dabei dasselbe erreicht wird wie bei den Einreibungen; er läßt jedesmal 3,0 aufstreichen und zwar abends vor dem Schlafengehen, weil die Verdunstung durch die Bettwärme begünstigt wird.

Noch mehr auf die Einatmung berechnet ist die von BLASCHKO und SCHUSTER empfohlene Behandlung mit dem *Merkolintschurz,* den BEIERSDORF & Co. anfertigen. Es wird dabei ein mit feinst verteiltem Quecksilber imprägnierter Barchentschurz über Brust und Rücken gehängt und durch Bänder befestigt; er ist in 5 Stärken im Handel, Nr. 00 mit 5 g Hg und Nr. 0 mit 10 g Hg für Kinder, Nr. 1 mit 10 g Hg, Nr. 2 mit 25 g Hg und Nr. 3 mit 50 g Hg für Erwachsene. Die Wirkung ist auch hierbei sehr gut, wenn auch vielleicht etwas schwächer als bei den vorher angegebenen Verfahren, man macht daher von der bequemen und unauffälligen Methode besonders zu Zwischenkuren Gebrauch.

Als Nebenwirkung aller Quecksilberkuren ist die Stomatitis mercurialis zu erwähnen, die von der einfachen Schwellung und Rötung des Zahnfleisches bis zu den schwersten geschwürigen Entzündungen der Mundhöhle führen kann, gewöhnlich unter gleichzeitigem Speichelfluß. Sie wird mit großer Sicherheit verhütet durch eine rechtzeitige Mundpflege. Vor dem Beginn der Kur müssen die Zähne durch einen Zahnarzt nachgesehen und in Ordnung gebracht werden, und vom ersten Tage an müssen die Zähne mindesten 3 mal täglich, nach jeder erheblicheren Mahlzeit, gebürstet und der Mund 10—12 mal täglich ausgespült werden. Zum Zähneputzen verwendet man schwache Lösungen von *Wasserstoffperoxyd*, einige Tropfen des Merckschen *Perhydrols* auf ein Glas Wasser, oder *Odol* in der bekannten Weise, und wenn schon eine Entzündung besteht, die Beiersdorfsche 50%ige *Kalium-chloricum-Zahnpasta.* Das Rauchen ist ganz zu unterlassen oder wenigstens auf das äußerste einzuschränken und durch doppelt sorgfältige Mundpflege wieder auszugleichen. Die Stomatitis ist übrigens entschieden seltener geworden, seit man den Kranken eine normale gemischte Kost an Stelle der früher verordneten Hungerkur zugesteht. Auch der regelmäßige Genuß frischer Luft durch Ausgehen und die Fürsorge für gute Luft im Krankenzimmer ist für das Gesamtbefinden und für den Erfolg wichtig.

Die Einreibungskuren haben in manchen Fällen den besonderen Nachteil, daß Quecksilberekzeme auf der Haut entstehen. Wenn diese Reizungen erheblicher sind, muß die befallene Gegend von der nächsten Einreibung verschont bleiben. Ebenso steht es, wenn sich ausgedehnte Erytheme von den eingeriebenen Stellen aus entwickeln. Bei subkutaner oder innerlicher Hg-Anwendung kommen sie selten vor, dann verbietet sich überhaupt die Quecksilberanwendung wegen Idiosynkrasie, sonst muß jedenfalls die Einreibungskur unterbrochen werden. Auch bei starker Stomatitis muß man die Kur zunächst aussetzen und kann sie erst nach völliger Heilung der Munderkrankung vorsichtig wieder aufnehmen.

2. Die subkutane Quecksilberanwendung geschieht mit

zwei verschiedenen Gruppen von Quecksilberpräparaten, mit löslichen und mit unlöslichen.

a) Die löslichen Salze werden täglich eingespritzt. Das älteste ist das von Lewin verwendete *Hydrargyrum bichloratum*, das Sublimat, in 1%iger Lösung. Die Einspritzungen sind schmerzhaft und reizen bei vielen Patienten recht stark, man setzt daher gern Kochsalz zu, wodurch dieser Übelstand behoben wird,

℞ Hydrarg. bichlor. 0,1
Natr. chlor. 1,0
Aq. dest. 20,0
D.S. Täglich 2 ccm subkutan.

Als Ersatz für das Sublimat sind zur subkutanen Anwendung empfohlen das *Sublamin* Schering, Quecksilbersulfat-Äthylendiamin, in 1% Lösung anzuwenden, davon 1 ccm einspritzen, und *Hydrargyrum formamidatum liquidum*, eine 1%ige Lösung von ameisensaurem Quecksilber, davon täglich 1 ccm einspritzen.

Von allen löslichen Hg-Präparaten gibt man einen Monat hindurch täglich eine Einspritzung, entsprechend 30 Einreibungen.

b) Die unlöslichen Präparate, *Hydrargyrum chloratum*, *Hydrargyrum oxydatum via humida paratum* (*flavum*), *Hydrargyrum salicylicum und Oleum cinereum*, werden am besten intramuskulär eingespritzt, um dort ein Depot zu bilden, woraus das Hg allmählich aufgesogen wird. Man gibt die Einspritzungen daher nur alle 5—7 Tage einmal, was natürlich für die Kur oft sehr angenehm ist, und zwar durch die senkrecht zur Haut in die Glutaeen eingestochene Nadel, jedesmal 1 ccm, von den nachfolgenden Lösungen:

℞ Hydrarg. chlorati 1,0
Olei Oliv. opt. 10,0
M.D.S.

℞ Hydrarg. oxyd. via hum. par. 0,5
Olei Oliv. opt. 10,0
M.D.S.

℞ Hydrarg. salicyl. 1,0
Olei Oliv. opt. 10,0
M.D.S.

Von dem 30%igen *Oleum cinereum* spritzt man nur einmal 0,2—0,4 ccm and dann nach je einer Woche noch 0,1 ein, bis 1,0, höchstens 1,5 verbraucht sind. Die Wirkung ist etwas schwächer als die des Kalomels, die des Hydrargyrum salicylicum kommt der des Kalomels jedenfalls sehr nahe, dabei ist dies

Mittel am reizlosesten. Nur bei subkutaner Anwendung kommt es infolge zu schneller Resorption öfters zu Vergiftungserscheinungen, Abgeschlagenheit, rheumatischen Beschwerden usw. Man braucht davon für eine Kur nur 6—8 Einspritzungen zu machen. Man desinfiziert die Spritze am besten mit absolutem Alkohol, die Haut der Einstichstelle wird ebenfalls mit Alkohol gereinigt, das Massieren der Einstichstelle ist zu unterlassen. Am besten legt man den Einstich etwas seitlich, damit die Kranken nicht beim Liegen gestört werden; etwa 3—5 cm nach hinten vom Trochanter major ist eine der besten Stellen, aber man muß sich natürlich nach dem Einzelnen richten. Bei sorgfältiger Antisepsis und geschickter, genügend tief gemachter Einspritzung bleiben örtliche Störungen immer aus, bis auf geringe Infiltrationen, die sich bald von selbst oder nach PRIESSNITZschen Umschlägen zurückbilden. Brandige Stellen und eitrige Schmelzungen kommen am ehesten nach Kalomeleinspritzungen vor, so daß sich der Ungeübte damit vorsehen muß. Sie werden mit nassen Umschlägen behandelt und bei eingetretener Fluktuation mit einem Messer geöffnet.

Wer nicht größere Übung hat, soll das erste Mal jedenfalls nur eine viertel oder halbe Dosis einspritzen! Zweckmäßig ist auch der Rat, nach dem Einstechen der Nadel erst die Spritze abzunehmen und nachzusehen, ob etwa Blut heraustritt, denn die Einspritzung in eine Vene kann akute Quecksilbervergiftung hervorrufen, außer den genannten Erscheinungen noch Erbrechen und blutigen Durchfall. Bei Kalomelöleinspritzungen sind dadurch sogar Todesfälle vorgekommen.

c) Die innere Anwendung des Quecksilbers ist wegen der Reizwirkungen der älteren Präparate früher gering geschätzt worden. Nur in der Kinderpraxis hat man mit Recht immer viel von *Kalomel* Gebrauch gemacht. In veralteten Fällen gab man außerdem öfters *Hydrargyrum jodatum* und *bijodatum*. Man gibt letzteres wegen seiner Ätzwirkung am besten nur in Lösung und in starker Verdünnung nach den Mahlzeiten.

℞ Hydrarg. jodati 1,0
Pulv. Liq.
Succ. Liq. ana 3,0
F.Pil. 50. D.S. 3 mal täglich
1—2 Pille, nach dem Essen.

℞ Hydrarg. bijod. 0,2
(Natrii jodati 10,0)
Aq. dest. 300,0
D.S. 3 mal täglich 1 Eßlöffel
nach dem Essen.

Ein neueres, reizloses und dabei sehr wirksames Hg-Präparat zum inneren Gebrauch ist das *Hydrargyrum tannicum*.

℞ Hydrarg. tann. 5,0
Pulv. et Succ. Liq. ana 3,0
F.Pil. 100. D.S. 3 mal täglich 1—2 Pillen, nach dem Essen.

Alle inneren Quecksilbermittel sind bei eintretendem Durchfall auszusetzen, grobe Kost muß während der Kur vermieden werden, fette und saure Speisen, rohes Obst, Bier und dergleichen sind zu verbieten. Man rechnet für eine Kur bei den angegebenen Dosen etwa 6 Wochen.

Das zweite Mittel in der Syphilisbehandlung ist das *Jod*. Am meisten wird noch immer das *Jodkalium* verwendet, obwohl das *Jodnatrium* ebenso wirksam, aber für den Magen sehr viel besser zu vertragen ist. Ich gebe daher dem *Jodnatrium* durchaus den Vorzug, ebenso wie dem *Bromnatrium* gegenüber dem *Bromkalium*.

Man gibt das *Jodnatrium* (und das *Jodkalium*) immer in Lösung und nach den Mahlzeiten, am besten in einem Weinglas voll Wasser oder kohlensaures Wasser, 0,5—2,0, in verzweifelten Fällen sogar 5,0 3mal täglich.

℞ Natrii jodati 5,0—10,0 und mehr
Aq. dest. 150,0
D.S. 3 mal täglich 1 Eßlöffel.

Bei dieser Darreichung wird die Magenreizung durch das Jod vermieden, aber es kommt namentlich bei den größeren Gaben oft zu Vergiftungserscheinungen, insbesondere zu *Jodschnupfen*. In schweren Fällen kommt es dabei zu lebhafter Reizung der Schleimhäute der Nase und ihrer Umgebung, der Conjunctiva, des Rachens und Kehlkopfes, der Parotis usw., unter Umständen zu Glottisödem, heftigen Kopfschmerzen, Ohnmachtanwandlungen, Ödem der Augenlider usw. Beim Aussetzen der Jodarznei gehen die Erscheinungen schnell vorüber, sie treten aber bei manchen Personen so regelmäßig schon nach geringen Gaben auf, daß man auf die Jodbehandlung verzichten muß. Manchmal verringern sich übrigens die Erscheinungen gerade bei größeren Gaben.

Ferner ist zu beachten, daß bei innerlichem Gebrauch von Jodpräparaten Kalomeleinstäubung in den Bindehautsack, Kalomelbestreuung von Kondylomen und subkutane oder intramuskuläre Einspritzungen von Kalomelöl sowie Einspritzungen von Sublimatlösungen in die Harnröhre nicht vorgenommen werden dürfen, weil sich dabei auf den

Schleimhäuten ätzendes Quecksilberjodid bildet. Dagegen vertragen sich *Hydrargyrum salicylicum, Oleum cinereum* und *lösliche Salze* subkutan mit gleichzeitigem Jodgebrauch.

Eine sehr wertvolle Bereicherung hat die Jodbehandlung im letzten Jahrzehnt durch das *Jodipin Merck* erfahren. Man gibt es als 10%iges *Jodipin* innerlich tee- oder eßlöffelweise, es wirkt aber innerlich nicht so gut wie subkutan und bei manchen Menschen überhaupt nicht, daher im ganzen besser subkutan als *Jodipin* 25%. Man spritzt davon mit einer Serumspritze mit Glas-, Leder- oder Metallstempel, nicht mit Asbeststempel, subkutan in der Trochantergegend täglich oder 3 mal wöchentlich 5—10—20 ccm ein. Bei aseptischem Vorgehen, Reinigung der Spritze und der Einspritzungstelle mit absolutem Alkohol, Vermeiden nachherigen Massierens der Stelle kommt es nie zu örtlichen Reizerscheinungen, und auch allgemeine Vergiftungserscheinungen sind bisher nicht beobachtet. Dabei ist die Wirkung der der Jodsalze entschieden überlegen und sehr nachhaltig; das Jodfett lagert sich als solches im Körper ab und gibt nur ganz allmählich sein Jod ab, so daß man noch wochenlang nach der letzten Einspritzung Jod im Harn nachweisen kann, während das bei Jodsalzen nur einige Tage lang möglich ist.

Das *Quecksilber* ist das Heilmittel für die syphilitischen Erscheinungen der Sekundärperiode und das Mittel gegen die Syphilisbazillen überhaupt; die *Jodpräparate* wirken gegen die tertiären Veränderungen und außerdem gegen das Fieber und die periostitischen Schmerzen und Neuralgien der Eruptionsperiode und gegen die sekundären Schleimhautgeschwüre. Da sie aber die Bazillen nicht vernichten, muß man der Jodbehandlung der tertiären Erscheinungen regelmäßig noch eine Quecksilberbehandlung folgen lassen, um neuen Ausbrüchen vorzubeugen. Nur bei den postsyphilitischen Erkrankungen kann man auf die Quecksilberbehandlung verzichten, wenn man annimmt, daß keine virulenten Syphilisbazillen mehr im Körper sind.

Es ist danach die Behandlung der erworbenen Syphilis so zu gestalten, daß man in den ersten 2—3 Jahren nach der Infektion alle 3—4 Monate eine Quecksilberkur durchführt, entweder lauter Kuren mit Einreibung oder Injektion von Quecksilber, oder solche abwechselnd mit innerlicher oder mit Merkolintkur. Jodmittel gibt man nur, wenn die eben erwähnten sekundären Erscheinungen dazu auffordern oder wenn tertiäre Symptome eintreten. Dagegen behandelt man die tertiären

Erscheinungen zunächst mit Jodmitteln und läßt erst am Schluß der Jodkur eine Quecksilberkur folgen. Beides zugleich wendet man nur an, wenn Gefahr im Verzuge ist, wie bei syphilitischen Gehirnerkrankungen und dergleichen. Wahrscheinlich ist es aber auch hier besser, beides zeitlich zu trennen. Treten im Sekundärstadium trotz der richtig durchgeführten Behandlung Erscheinungen auf, so muß man natürlich die Quecksilberkur schon vor Ablauf der 3—4 Monate wieder einleiten und so lange fortsetzen, bis sie verschwinden.

Die Verordnung von Badekuren in Aachen, Wiesbaden, Tölz usw. gegen Syphilis hat insofern einen Wert, als an diesen Orten besonders erfahrene Syphilidologen praktizieren und die Kuren mit Quecksilber und Jod besonders sachgemäß und nachdrücklich ausgeführt werden. Eine spezifische Wirkung kommt den Bädern dagegen nicht zu. Daß die Kranken dabei ihren Berufsgeschäften und anderen ungünstigen Einwirkungen entzogen werden, ist natürlich auch oft wichtig. Das gilt um so mehr, wenn die Kranken von schwächlicher Konstitution sind. Man wählt dabei die kleineren Dosen von Quecksilber und geht vorsichtig vor. Insbesondere ist zu beachten, das Phthisiker das Quecksilber im allgemeinen nicht gut vertragen. Bei Albuminurie und Nephritis geht man ebenfalls sehr vorsichtig vor; nicht selten hängen beide Störungen mit der Syphilis zusammen und werden durch die Kur günstig beeinflusst, es kommt aber auch das Gegenteil vor. Eine schwierige Frage bieten sehr oft die Syphilophoben, Kranke mit Syphilis, die sich beständig über den Wiederausbruch ihres Leidens beunruhigen, immerfort neue Zeichen wittern und fortwährend neue Kuren machen möchten. Diese dürfen ihnen natürlich nur verordnet werden, wenn tatsächlich Erscheinungen dazu auffordern, oder wenn die bisherige Behandlung ungenügend war, also nach objektivem ärztlichem Ermessen. Kopfschmerzen und andere unbestimmte Zeichen geben dazu jedenfalls erst eine Indikation, wenn das Versagen der sonst üblichen Behandlung, vgl. S. 311 ff., den syphilitischen Ursprung wahrscheinlich macht und der Allgemeinzustand, Anämie und dergleichen, nicht als Ursache gelten können. Diese neurasthenischen Kranken sind gewiß sehr zu bedauern, aber trotzdem darf der Arzt dem Syphiliker, der ihn um Rat fragt, die wirkliche Erkrankung nicht verschweigen. Es ist immer noch viel besser, daß der Infizierte sich schwer beunruhigt, als daß er so und so viel Menschen aus Unwissenheit schädigt, eine Familie gründet, die mit der entsetzlichen Krankheit begabt wird, usw. Wird dem Kranken in taktvoller, seinem Gemütszustande angepaßter Weise gesagt, daß er Syphilis erworben hat, daß diese Krankheit, wenn er sie sorgfältig und mit wiederholten Kuren behandelt, voraussichtlich geheilt werden kann und ihn vielleicht nie wieder belästigen wird, so wird dadurch wohl nur in den größten Ausnahmefällen jemand zur Verzweiflung gebracht. Am trübsten liegen erklärlicherweise die Fälle, wo der Erkrankte verlobt ist und heiraten soll. Aber hier ganz besonders muß der Arzt unerbittlich sein, um weiteres Elend zu verhüten.

Die früher sehr verbreitete Behandlung der Syphilis mit ZITTMANNschen und anderen Holztränken ist allmählich mehr und mehr in den Hintergrund getreten. Man wird sie besser durch milde Wasserkuren in den Zwischenzeiten der Quecksilberbehandlung ersetzen. Daß Syphilis durch sogenannte Naturheilmethoden oder durch Elektrisch-Licht-Bäder allein geheilt werden könne, ist eine ganz unerwiesene Behauptung. Dagegen kann es zweifellos von Nutzen sein, in den Pausen der Quecksilberbehandlung von Lichtbädern zur Anregung des Stoffwechsels und der Ausscheidungen Gebrauch zu machen.

Nicht zu vernachlässigen ist die **örtliche Behandlung** der syphilitischen Erscheinungen. So bedeckt man zweckmäßig die Drüsenschwellungen mit *Emplastrum Hydrargyri* oder reibt sie mit *Unguentum Hydrargyri* ein. Papeln an sichtbaren Hautstellen, namentlich aber nässende Papeln am behaarten Kopf, an den Genitalien, am Anus bestreicht man mit *weißer Quecksilbersalbe* oder benetzt sie mit *Kochsalzlösung* und streut dann *Kalomel* darauf. An den sich berührenden Hautstellen legt man Gazestreifen ein. Die sekundären Schleimhautgeschwüre der Mundhöhle werden mit 10—50 $^0/_0$iger Lösung von *Argentum nitricum* geätzt und heilen dabei schnell, auch ohne Allgemeinbehandlung, die tertiären Schleimhautgeschwüre dagegen heilen durch Jodmittel auch ohne örtliche Behandlung. Die tertiären Hautknoten und -geschwüre und die Gummata bedeckt man mit *Emplastrum Hydrargyri;* niemals dürfen Gummata inzidiert oder ausgekratzt werden! Die Ozaena und andere Nasenaffektionen werden, abgesehen von der Allgemeinbehandlung, nach den gewöhnlichen Regeln behandelt.

Die **hereditäre Syphilis** wird am besten nachdrücklich mit *Kalomel* behandelt. Man gibt in den ersten Wochen 0,005 3 mal täglich, bei dreimonatalten Kindern 0,01, vom zweiten Lebensjahre ab 0,02 als Pulver mit *Saccharum lactis,* 4—5 Wochen lang. Gewöhnlich bekommt es den Kindern sichtlich gut, die bleiche Farbe weicht allmählich einem gesunden Aussehen, die Entleerungen bleiben, abgesehen von der grünlichen Färbung, normal, die Krankheiterscheinungen verschwinden. Bei schwereren Erkrankungen, namentlich in den allerersten Lebenswochen, gibt man gern Sublimatbäder, mit 1,0—2,0 *Hydrargyrum bichloratum* auf ein Bad. Auch in der späteren Entwicklung der Kinder ist zu beachten, daß skrofulöses Aussehen und Anämie der Kinder, Rachenmandeln, Epilepsie, Idiotie, Chorea usw. auch ohne eigentliche syphilitische Erscheinungen auf *Quecksilber*- und nachträgliche *Jod*behandlung sehr gut reagieren können. Auch von *Sirupus Ferri jodati* macht man dabei gern Gebrauch, bei Kindern unter 5 Jahren 2—10 Tropfen, bei älteren bis zu einem Teelöffel voll mehrmals täglich, in Zuckerwasser. Bei Kindern von mehr als 5 Jahren gibt man auch das *Hydrargyrum tannicum* innerlich, 0,02—0,05 mehrmals täglich als Pulver mit 0,3 *Saccharum lactis.*

21. Angina tonsillaris. Hypertrophie der Tonsillen.

Die akute Angina tonsillaris in ihren verschiedenen Formen: Angina catarrhalis, Angina follicularis, Angina lacunaris, Angina necrotica und Angina phlegmonosa ist als eine durch verschiedene Bakterienarten, meist wohl Staphylokokken oder Streptokokken, hervorgerufene Infektionskrankheit anzusehen, wobei die verschiedene Form der Erkrankung teils durch die verschieden große Virulenz der Krankheitserreger, teils durch die Verschiedenheit der individuellen Empfänglichkeit, vgl. S. 348ff., teils durch örtliche Verhältnisse Krypten und Narben in den Mandeln, bedingt sein mag. Von der Diphtherie sind alle diese Formen oft nur durch die bakteriologische Untersuchung zu unterscheiden, die daher vom therapeutischen wie vom prophylaktischen Standpunkte aus in allen Fällen gefordert werden muß. Wenn sie unterbleibt, sollten wenigstens jedesmal die Vorsichtsmaßregeln beobachtet werden, die für die Diphtherie gefordert worden sind. Es ist nicht zweifelhaft, daß die Erreger schwerer, nicht diphtherischer Anginen in Zimmern und Möbeln usw. monatelang haften und spätere Bewohner infizieren können.

Die Behandlung kann, wenn sie frühzeitig eingreift, gewöhnlich den Verlauf wesentlich mildern und abkürzen. Dazu gehören Bettruhe, Priessnitzscher Umschlag um den Hals, Tag und Nacht mehrmals gewechselt, Sorge für gründliche Darmentleerung durch *Kalomel*, S. 128, oder *Phenolphthalein*, S. 129, und baldige Verabreichung einiger Gaben *Chininum hydrochloricum* oder *Salipyrin* oder *Aspirin*, S. 263, am besten abends 2 mal oder 3 mal in 1 stündigen Zwischenräumen je 1,0, bei fortbestehendem Fieber am 2. und 3. Tage je 3 mal, über den Tag verteilt. Außerdem bringt man *Wasserstoffperoxyd* mit dem Spray in den Rachen, 5—10 mal täglich, mit 3 %iger Lösung des Merckschen *Perhydrols*, oder läßt mit 2 %iger Lösung von *Kali chloricum* gurgeln.

Bei phlegmonöser Angina ersetzt man den feuchtwarmen Umschlag, so lange es dem Kranken angenehm ist, durch eine Eiskravatte, wenn die Eiterung eingetreten ist meistens durch Breiumschläge, und versucht, den Eiter von der Fossa supratonsillaris her mit stumpfer Gewalt durch eine starke Sonde zu entleeren. Wenn das nicht gelingt, muß man mit einem Messer, das bis auf 1—2 cm von der Spitze mit Heftpflaster umwickelt ist, $^1/_2$—1 cm vom Rande des Gaumenbogens einen Einstich in die vorragendste Partie der Mandel machen und von da aus den Eiter herauszubringen suchen. Der Einschnitt tut fast niemals weh und befördert die Heilung, auch wenn der Abszeß nicht direkt getroffen wird.

Nach dem Abklingen der akuten Entzündung läßt man am besten mit kaltem Tee, der stark gezogen hat und dadurch bitter geworden ist, und ähnlichen leicht adstringierenden Mitteln gurgeln, z. B. *Tinctura Myrrhae* rein oder mit gleichen Teilen *Tinctura Ratanhiae* vermischt, davon 10—20 Tropfen auf 1 Glas Wasser.

Bei chronischer Pharyngitis und Hypertrophie der Mandeln ist eine eindringendere örtliche Behandlung nötig, das Gurgeln nützt dabei nichts. Die Hyperplasie der Schleimhaut des weichen Gaumens und des Rachens wird am besten durch Pinselung mit *Jodglycerin* behandelt,

℞ Jodi puri 0,25
Kalii jod. 1,25
Glycerini 25,0
M.D.S. 1 %iges Jodglyc.

℞ Jodi puri 0,5
Kalii jod. 2,5
Glycerini 25,0
M.D.S. 2 %iges Jodglyc.

℞ Jodi puri 0,75
Kalii jod. 3,75
Glycerini 25,0
M.D.S. 3 %iges Jodglycerin.

Man wendet zunächst jedenfalls die 1 %ige Lösung an und pinselt damit jeden Tag: die stärkeren Lösungen dürfen nur 2 mal in der Woche oder noch seltener angewendet werden. Andere geeignete Mittel sind *Sozojodolnatrium* rein und Mischungen von *Argentum nitricum* 0,5—1 % mit *Amylum*, die mit einem Pulverbläser in den Rachen gestäubt werden. Ein Erfolg aller Maßregeln ist nur zu erwarten, wenn auch die fast immer gleichzeitig vorhandenen Veränderungen in der Nase und im Nasenrachenraum richtig behandelt werden. Gründliche Untersuchung durch Rhinoskopia anterior und posterior ist dabei nicht zu entbehren; meistens wird sich die Hinzuziehung eines Spezialarztes, mindestens zur Feststellung der Behandlung, lohnen.

Auch bei der Pharyngitis sicca gibt die regelmäßige Pinselung mit *Jodglyzerin* oft recht gute Erfolge, insofern die Schleimhaut wieder feuchter wird. Bei Hyperplasie der Uvula pinselt man das vergrößerte Organ mit 1—2 %iger *Chlorzinklösung,*

℞ Zinci chlorati 0,1—0,2
Aq. dest. 10,0
D.S. Äußerlich.

Die pharyngitischen Granula sowohl wie die geschwollenen Seitenstränge bei der Pharyngitis lateralis werden am besten mit dem Galvanokauter zerstört; man muß dabei durchaus vorsichtig und schonend vorgehen, nur ganz oberflächlich und nur kleine Teile auf einmal verschorfen, größere Platten in mehreren Sitzungen vornehmen. Am besten werden diese Eingriffe dem Spezialarzt überlassen. Durch Brennen und Ätzen in Rachen und Nase werden zahlreiche Kranke geschädigt und ihre Schleimhäute der Atrophie zugeführt.

Bei Hypertrophie der Mandeln ist ein Nutzen von Pinselungen und dergl. nicht zu erwarten. Geht die Hypertrophie nicht zurück, nachdem man die etwa vorhandenen Pfröpfe durch Schlitzung der Mandeln entfernt hat, so müssen die Mandeln operativ entfernt werden. In den meisten Fällen empfiehlt sich das Ausschneiden mit dem Messer oder mit dem Tonsillotom. Bei älteren Patienten ist dabei die Gefahr einer Nachblutung größer als in den beiden ersten Jahrzehnten, deshalb verwendet man dort oft mit Vorteil die galvanokaustische Schneideschlinge, rotglühend, oder den Thermokauter. Bei

Nachblutung drückt man ein mit *Alaun* oder *Antipyrin* oder *Ferripyrin* reichlich betupftes Wattebäuschchen mit der Kornzange fest auf die Wundfläche. In schweren Fällen kann eine Einspritzung von *Gelatine*, vgl. S. 109, zweckmäßig sein.

22. Heufieber.

Die Verhütung des Heufiebers und des Heuasthmas ist keine leichte Aufgabe, weil das spezifische Gift in den Blütenpollen der verschiedensten Gras- und Getreidearten, aber auch der Linden, Kornraden, Maiglöckchen, des Flieders usw. vorkommt. Von den zum Aufenthalt geeigneten Gegenden sind die Nordseeinseln mit ihrer spärlichen Vegetation am besten, am bekanntesten ist für den Schutz- und Kuraufenthalt die Insel Helgoland, der Sitz des deutschen Heufieberbundes, geworden. Als pollenarme Gegenden, deren Besuch sich Heufieberängstlichen relativ empfiehlt, hat Mohr Abbazia, Allerheiligen, Andermatt, Freudenstadt, Furka, Pontresina u. a. genannt. Da die Intoxikation immer durch die Nase erfolgt, erscheint für alle, die nicht solche klimatische Auswahl haben, der Mohr-Schultzsche Schutzapparat, der in der Nase getragen wird, empfehlenswert. Es ist übrigens zu beachten, daß ein sehr großer Teil der „Heufieberkranken" vor allem an Neurasthenie leidet und auf Grund einer früheren Erkrankung die hypochondrisch verstärkten Beschwerden eines oft rein nervösen Schnupfens oder Asthmas als Heufieberanfälle auffaßt. Der Heufieberbund ist daher, wie alle Vereinigungen von Kranken mit nervösem Temperament, von dem Vorwurf nicht frei, die Krankheit zu züchten. Der behandelnde Arzt muß deshalb in jedem Falle erst feststellen, ob wirklich Heufieber vorliegt und in jedem Falle die entsprechende Allgemeinbehandlung der Neurasthenie einleiten.

Das wirklich vorhandene Heufieber wird man zunächst mit dem von Dunbar angegebenen *Pollantin* behandeln, obwohl durch die bisherigen Veröffentlichungen nicht erwiesen ist, daß es sich dabei um ein wirkliches spezifisches Heilmittel handelt. Das Urteil wird besonders erschwert durch die sich vordrängende Laienstatistik mit ihrem Übermaß an unsicheren und nicht nachhaltig behandelten Fällen. Ein Heilerfolg scheint höchstens in 50 % der Fälle erreicht zu werden. Das sogenannte Heilserum *Pollantin* wird entweder pulverförmig in die Nase eingeblasen oder flüssig eingeträufelt, nach der beigegebenen Gebrauchsanweisung. Der hohe Preis ist zu beachten. — In einer Anzahl von Fällen hat sich die von FINK angegebene Einblasung von *Aristol* in die Kieferhöhle gut bewährt. Von innerlichen Mitteln scheint das *Aspirin* am meisten zu leisten, allerdings ist die Wirkung wohl nur symptomatisch, ebenso wie bei der Pinselung der Nasenschleimhaut mit *Nebennierenpräparaten* und mit *Kokainlösung,* z. B.

℞ Adrenalini 0,01
Cocaini hydrochlor 1,0
Aq. dest. 10,0
D.S. Äußerlich.

IX
Krankheiten der Bewegungsorgane.

1. Muskelrheumatismus.

Der akute Muskelrheumatismus, insbesondere bekannt in seinen Formen als Lumbago, Hexenschuß, Torticollis usw., einerlei ob er durch Erkältung oder durch Muskelzerrung bei Verheben usw. entstanden ist, wird am besten durch Wärmeanwendung, Breiumschläge, Thermophor und dergleichen beeinflußt. Ist das Allgemeinbefinden gestört oder, wie bei Lumbago, die Bewegungsfähigkeit beeinträchtigt, so läßt man den Kranken das Bett hüten und gibt reichlich warme Getränke und außerdem *Natrium salicylicum* oder *Aspirin* in der Weise wie S. 280 geschildert. Oft wirkt eine einzige Einspritzung von *Morphium* 0,01—0,015 subkutan in der Gegend des Schmerzes heilend.

Die Neigung zu akuten Anfällen von Muskelrheumatismus sowie die chronischen Fälle erfordern eine Abhärtung, die am besten in der S. 350 vorgeschriebenen Weise erreicht wird. Insbesondere die Elektrisch-Licht-Bäder erweisen sich vorteilhaft. Zum Teil hängt ihre Wirkung damit zusammen, daß sie den Säftefluß im Körper anregen, und deshalb wirken hier auch ihre höheren Grade, die stark schweißtreibend wirken, besonders gut. Man geht, wie bei Neuralgien, bis 50 und 60° C. Ein volkstümliches Mittel von älterem Datum sind die Dampfbäder, deren Wirkung auf das Herz nicht ohne Bedenken ist, zumal es sich in diesen Fällen oft um Arteriosklerotiker mit schadhaftem Gefäßsystem handelt. Als örtliche Mittel sind sowohl die Faradisation mit dem Pinsel, S. 276, wie die Massage, S. 278, sehr angesehen. Man verbindet letztere gern mit Gymnastik, unter Rücksicht auf die Erfahrung, daß gerade die schmerzhaften Bewegungen ausgeführt werden müssen, weil dadurch die erkrankten Muskeln geübt werden. Besonders günstig wirkt oft die Massage im Verein mit Heißluftbehandlung der kranken Teile. In vielen Bädern, sowohl in den Wildbädern, vgl. S. 242, wie in Solbädern, S. 240, aber auch in Karlsbad, Marienbad usw. findet man vortreffliche Einrichtungen für beides.

Für manche hartnäckige Formen von chronischem Muskelrheumatismus, so z. B. Lumbago, rheumatische Migräne oder Schwielenkopfschmerz, Myalgie der Bauchdecken usw., ferner für die bald hier bald da auftretenden Myalgien der Arthritischen, Alkoholisten usw. erreicht man oft eine entscheidende Besserung durch diuretische Mittel, namentlich durch *Theocin* und *Theocin-Natrium aceticum*, morgens 0,3, vgl. S. 11, oder auch durch *Uricedin* und dergleichen, s. die Behandlung der Gicht.

Die **akute Polymyositis** wird ganz wie der akute Gelenkrheumatismus behandelt.

2. Rachitis.

Die schwere Rachitis ist eine Krankheit der Armen, leichte Rachitis findet man sehr oft auch bei Wohlhabenden, deren Kinder oft in guter Absicht verfüttert sind oder ihren modern schlanken, anämischen Müttern eine schlechte Konstitution verdanken. Fürsorge für die Gesundheit der künftigen Mütter, richtige Ernährung der Schwangeren, Behandlung ihrer Anämie usw. beugt daher vielfach der Rachitis vor. Bemerkenswert ist, daß im Höhenklima die Rachitis sehr viel seltener vorkommt, auch unter ungünstigen Ernährungsverhältnissen. Luft und Sonne haben jedenfalls einen sehr großen Einfluß gegenüber der Krankheit. Der Kampf gegen schlechte Wohnungen, schlechte Luft und Unsauberkeit ist daher auch ein wichtiges Schutzbestreben gegen Rachitis.

Richtige Kindespflege, Sorge für Luft und Sonnenschein und richtige Ernährung sind von entscheidendem Einflusse in den leider meist nicht erkannten leichtesten Fällen, wo nur eine zu lange offene Fontanelle, leicht verdickte Unterarmepiphysen, Neigung zu Kopfschweißen und nächtlicher Unruhe, Weinerlichkeit, spätes Gehen- oder Sprechenlernen die Rachitis verraten.

In der Nahrung wird der nötige Kalkgehalt durch richtige Milchernährung, vgl. S. 156 ff., ohne weiteres gewährt. Dagegen ist es zweckmäßig, den Eisengehalt durch Zugabe von Eigelb zu erhöhen und namentlich auch für reichlichen Fettgehalt der Kost, durch Rahmzusatz, zu sorgen. Freiluftkuren, Aufenthalt im Wald, am Meeresstrande, im Höhenklima unterstützen diese Einflüsse auf das beste.

In allen schweren Fällen unentbehrlich, in den leichten von größtem Wert ist die Behandlung mit *Phosphor*, die KASSOWITZ angegeben hat. Die Wirkung besteht nach den angestellten Experimenten in einer günstigen Beeinflussung der Gefäßbildung und Gefäßentwicklung in dem osteogenen Gewebe der Knochenenden. Am besten gibt man den Phosphorlebertran:

℞ Phosphori 0,01
Olei Jec. Aselli 100,0
D.S. Dunkel aufzubewahren!

oder, wenn großer Widerwille gegen den Lebertrangeschmack besteht,

℞ Phosphori 0,01
Ol. Amygd. dulc. 10,0
Gummi arab. pulv.
Sir. spl. ana 10,0
Aq. dest. 80,0
M.D.S.

Sorgfältige Bereitung der Arznei unter Luftabschluß und frische Bereitung ist für den Erfolg Bedingung. Man gibt von den angeführten Vorschriften 1 mal täglich 1 Teelöffel voll, = 0,0005 Phosphor, mindestens 4 Wochen lang. Ungünstige Urteile über die Behandlung sind nur von solchen Autoren abgegeben worden, die sich nicht an diese Vorschriften gehalten haben. Die genannte Dosis ist völlig unbedenklich; auch bei recht unangenehmen Magen- und Darmstörungen, die mit der Rachitis einhergingen, ist die Wirkung meist ausgezeichnet. Am schnellsten verschwinden die nervösen Erscheinungen, die Verdrießlichkeit, die Krämpfe, die Schlaflosigkeit, die respiratorischen Krämpfe, die Tetanie; die Kinder fangen an, Sitz-, Steh- und Gehversuche zu machen. Besonders auffallend ist der Einfluß auf den Glottiskrampf, der von fast allen Beobachtern hervorgehoben wird, auch von solchen, die an die Wirkung auf die Knochenveränderung nicht recht glauben wollen. Diese macht sich selbstverständlich erst allmählich geltend, sie tritt aber auch bei Rachitis tarda, bei 8—12jährigen Rachitischen, noch deutlich hervor, indem diese trotz der schweren Verbiegungen der

Wirbelsäule und der Glieder nach einigen Monaten zu gehen anfangen. Auch auf das Erscheinen der bleibenden Zähne wird ein unverkennbarer Einfluß ausgeübt.

Durch die Phosphorbehandlung sind die älteren Bestrebungen, die Rachitis mit Kalksalzen, mit Lebertran und dergleichen zu behandeln, völlig in den Hintergrund getreten. Die Kalktherapie entbehrt außerdem jeder Begründung und Wirkung, das ist unzweifelhaft. Aber auch die neueren Versuche, durch Organtherapie, mit Schilddrüse, Nebennieren, Thymus etwas zu erreichen, haben sich vergeblich erwiesen.

Von größtem Segen für die veraltete und vernachlässigte Rachitis ist die Orthopädie.

3. Osteomalakie.

Die Verhütung der Osteomalakie besteht in allgemein hygienischen Maßregeln, besonders in der Vermeidung ungesunder, feuchter und lichtarmer Wohnungen und in der Fürsorge für gute Ernährung. Bei dem schädlichen Einfluß der Schwangerschaft muß eine solche durchaus vermieden werden, ferner dürfen solche Kranke nicht stillen. Die im Anfang vorherrschenden rheumatoiden Beschwerden werden durch Luft- und Sonnenbäder und durch heiße Sandbäder am besten beeinflußt.

Die Ernährung besteht am besten in einer normalen gemischten Kost, vgl. S. 80. Saure Speisen und Alkoholika sind zu vermeiden. Besonders ist für regelmäßigen Stuhlgang zu sorgen, vgl. S. 116 und 127 ff. Gegen die Phosphaturie, die öfters Harnbeschwerden macht, verordnet man Biliner oder Wildunger Wasser.

Wichtig ist die Wasserbehandlung. Am besten sind Wannenbäder von 33—35° C., 10—30 Minuten lang, 3 mal in der Woche, und Solbäder, vgl. S. 241, von 30—32° C., 10 Minuten lang, 2—3 mal wöchentlich.

Als wirksamstes Mittel ist der *Phosphor* zu bezeichnen. Man gibt ihn wie bei der Rachitis am besten in *Lebertran* gelöst, der auch an sich eine günstige Wirkung bei Osteomalakie hat, und zwar 0,05—0,08 : 100,0, in den hartnäckigsten Fällen sogar 0,1 : 100,0, und läßt davon täglich 1 mal 1 Teelöffel voll nehmen, monatelang, nötigenfalls 1 Jahr lang und länger. Die Wirkung auf Schmerzen und Gehfähigkeit beginnt meist nach 3—4 Wochen.

Die Behandlung mit *Eierstockspräparaten* hat keinen Erfolg gehabt.

Bei Versagen der diätetischen und Phosphorbehandlung ist man auf die Kastration angewiesen. Die Entfernung beider Eierstöcke hat oft in verzweifelten Fällen noch Heilung gebracht, sie ist daher vorzunehmen, wenn die Kranken noch in einem Zustande sind, der die Operation ertragen kann. Die Orthopädie muß nachher helfen, einen einigermaßen erträglichen Zustand herbeizuführen.

X

Hautkrankheiten.

1. Allgemeines und Kosmetik.

Die gesunde Haut wird am besten mit Wasser von etwa 15 ° C. gereinigt, wie es im allgemeinen als stubenwarmes Wasser vorrätig ist. Zarte, helle Haut kann bei der Reinigung, von den Händen abgesehen, der Seife und anderer Mittel entbehren, dunkle, fette Haut erfordert auch im Gesicht, wenigstens 1 mal täglich, eine Behandlung mit guter Seife. Warmes Wasser sollte dabei überhaupt nur verwendet werden, wenn ganz besondere Verunreinigung durch Eisenbahnstaub und dergleichen stattgefunden hat, dann muß aber sofort eine Abspülung mit kälterem Wasser folgen. Ganz kaltes Wasser ist der Haut auch nicht zuträglich. Eine reinigende Wirkung ohne Schädigung der Haut wird durch geringen Zusatz von *Borax* erzielt, nicht mehr als eine Messerspitze voll auf ein Waschbecken. Dadurch wird zugleich hartes Wasser weich gemacht. Gute Seifen liefern Wolff & Sohn in Karlsruhe, Muelhens in Köln u. a.

Die Hände müssen nach dem Abseifen gründlich mit Wasser abgespült und sorgfältig getrocknet werden. Vor schmutzigen oder sonstwie die Haut schädigenden Beschäftigungen tut man gut, die Haut mit *Lanolincreme*, *Coldcream*, *Glyzerincreme*, *Byrolin* und dergleichen einzufetten, ebenso nach Einwirkungen, die die Haut reizen oder schädigen. Auch für das Gesicht empfiehlt sich diese Sorgfalt, z. B. vor und nach Eisenbahnfahrten, Gletscherwanderungen, Meerfahrten, Wintersport usw. Besonders nötig ist das bei fettarmer, rauher und spröder Haut; hier ist Seifenanwendung überhaupt zu verbieten. Ebenso sind für trockene Haut die *spirituösen* Waschmittel, der Zusatz von Kölnischwasser und dergleichen, schädlich, dagegen hat ein geringer Zusatz von

Benzoetinktur zum Waschwasser keine Bedenken. Verdünntes *Glyzerin* tut rauher Haut recht gut, unverdünnt trocknet es sie zu sehr aus. Einen guten Schutz für die Haut gewähren geeignete Puder, namentlich feinster *Weizen-* und noch besser *Reispuder*, *Talkum* oder auch *Zinkoxyd*. Die im Handel befindlichen Fettpuder, die einen Zusatz von Walrat oder Kakaobutter usw. haben, sollten nur verwendet werden, um Fehler des Teints, Hautflecken usw. zu verdecken, die sich nicht durch geeignete Behandlung entfernen lassen.

Die Haarpflege liegt noch sehr im argen. Es ist unbedingt nötig, daß jede Woche einmal der Haarboden gründlich gereinigt werde, und zwar mit stubenwarmem Wasser und guter Seife oder mit dem vortrefflichen *Spiritus Saponis kalini* Hebrae.

℞ Saponis kalini 10,0
Spiriti 10,0
Filtra et adde
Spiriti Lavand. 10,0
M.D.S. Kopfspiritus.

Bei Frauen braucht nur der Haarboden, unter Beiseitenehmen der Haare, gewaschen zu werden, die Haare werden durch Auskämmen und Durchbürsten genügend gereinigt. Der Haarboden wird durch Abtupfen mit gewärmten Tüchern getrocknet, man kann das noch erleichtern, wenn man ihn mit einem spirituösen Haarwasser nachwäscht, das leichter trocknet. Bei Verwendung des Hebraschen Spiritus ist das nicht nötig. Wird warmes Wasser zum Kopfwaschen genommen, so muß eine kalte Abspülung folgen.

Wird das Haar nach dem Waschen sehr trocken, so muß ein gutes Haaröl in geringer Menge verwendet werden. Zu fettes Haar und Schuppenbildung, sogenannter Schinn, erfordern häufigeres Waschen mit Seifenspiritus. Als Haaröl verwendet man am besten *Oleum Olivarum optimum* oder *Oleum Amygdalarum dulcium* mit 2 % *Acidum salicylicum*. Man kann auch dem spirituösen Haarwasser von vornherein 2—5 % *Rizinusöl* zusetzen, um die Entfettung zu verringern; das Rizinusöl wirkt günstig auf das Wachstum der Haare.

Vor übermäßiger Anwendung von Haaröl, Pomaden, namentlich aber vor dem Brennen der Haare muß gewarnt werden. Auch durch das Färben werden die Haare oft geschädigt.

Unschädlich sind vor allem das Braunfärben mit Abkochungen von frischen Schalen und Blättern unreifer Walnüsse und das Blondfärben mit *Wasserstoffperoxyd.*

Lästige Haare entfernt man dauernd mit Elektrolyse, für kürzere Zeit durch Epilation, Ausziehen mit der Zilienpinzette oder durch chemische Depilatorien. Bekannt ist das BÖTTGERsche Depilatorium, daß aus Calciumsulfhydrat und Glyzerinsalbe besteht.

2. Hautreizungen, Erythem, Roseola, Urticaria.

In allen diesen Fällen ist die Haut von Reizen frei zu halten; sehr schonende Reinigung, Vermeidung von Reiben, Seife usw., Bestreuen mit Reispuder, Bestreichen mit Coldcream, Byrolin usw. Umschläge mit Bleiwasser sind die wichtigsten Gegenmittel. Bei Urticaria kommt noch die innerliche Behandlung hinzu: kleine Gaben von *Natrium salicylicum* oder *Aspirin,* 0,5 2—3 mal täglich, *Atropinum sulfuricum* 0,0003—0,0005 mehrmals täglich in Pillen oder Tropfen, *Calcium chloratum:*

℞ Calcii chlorati puri MERCK 10,0—25,0
Aq. dest. 80,0
Aq. Chloroformii 30,0
Tct. Aurantii cort. 30,0
M.D.S. 3 mal täglich 1 Eßlöffel in Weinglas Wasser nach dem Essen.

Der Genuß von Bier, Zucker und anderen Süßigkeiten wirkt im ganzen bei Urticaria nicht gut.

3. Hautjucken, Pruritus und Prurigo.

Bei Hautjucken, das primär auftritt, muß man stets an Diabetes, Nephritis, Leberleiden denken! In jedem Falle ist die Diät, eine normale gemischte Kost mit Vermeidung von Alkohol, vorzuschreiben und eine vernünftige, die Haut nicht reizende Hautpflege anzuordnen. Gewaltsame Wasserbehandlung, zu lange dauernde Bäder sind nicht selten Ursache von Hautjucken und anderen Störungen.

Oft muß man zuerst die entstandenen Kratzwunden beseitigen. Dazu eignen sich besonders die Zinkpasten, z. B.

℞ Zinci oxyd.
Amyli ana 12,0
Vaselini flavi americ. 25,0
Misce leni terendo. Adde
Ichthyoli 1,0
(oder Tumenolammonii 1,0—5,0)
F.Pasta. D.S.

Namentlich das *Tumenolammonii* ist ein ausgezeichnetes juckstillendes Mittel. Wenn die Haut wieder heil ist, sind Teerbäder angezeigt, um sie zu festigen.

℞ Pic. liq.
Spiriti ana 20,0
D.S. Äußerlich.

℞ Olei Lithantracis
Spiriti
Ätheris ana 10,0
M.D.S. Äußerlich.

Nach dem Bepinseln der kranken Stellen mit einer dieser Lösungen wartet man 10 Minuten ab und gibt dann ein laues Bad von 35 ° C. für eine halbe bis ganze Stunde. Danach wird die Haut sorgfältig, aber sanft abgetrocknet und mit einer *Zinkpaste* eingestrichen, wie oben, mit oder ohne *Ichthyol* oder *Tumenol.*

Bei dem Pruritus genitalium der Frauen ist ganz besonders auf eine richtige Behandlung einer etwa vorhandenen Endometritis zu sehen, außerdem muß immer das Allgemeinbefinden gründlich berücksichtigt werden, namentlich muß Beruhigung durch *Bromnatrium,* mehrmals täglich 1,0—2,0, und genügender Schlaf durch *Veronal* und andere Mittel, vgl. S. 325, herbeigeführt werden. Oft wirkt *Tumenolammonii* sehr gut auf den Juckreiz:

℞ Tumenolammonii 5,0
Spiriti
Aetheris
Aquae (s. Glycerini) ana 15,0
M.D.S. Zum Aufpinseln.

Bei **Prurigo, Juckflechte,** nützt nur eine durch viele Monate fortgesetzte Behandlung, die zwischen Schälung der Haut mittels *Unguentum* Wilkinsonii

℞ Sulfuris
Olei Rusci ana 7,5
Adipis
Sap. kalin. venal. ana 5,0
Cretae praepar. 5,0
M.F.Ungt. D.S.

und nach Aufhören der Schälung angewendeten Teerbädern, wie bei Pruritus, abwechselt.

4. Störungen der Schweißabsonderung.

Übermäßiges Schwitzen erfordert vor allem sorgfältige Reinhaltung der Haut ohne Reizung derselben. Die Versuche mit nachdrücklicher Kaltwasserbehandlung bewirken oft das Gegenteil. Soweit nicht ein ursächliches Leiden, Tuberkulose, Rachitis, Neurasthenie usw., zu bekämpfen ist, empfiehlt man nicht zu warme Bekleidung, besonders leichte Baumwollunterkleidung, leichte Bettdecke usw. Bei allgemeiner Hyperhidrosis setzt man dem Wasser gern etwas Essig, Spiritus, Kölnischwasser zu, wirksamer sind Waschungen mit *Formalinseife* oder Einreiben der Haut mit einem Wattebausch, der mit *Tannoformpulver* versehen war. Auch Mischungen von *Tannoform* oder *Dermatol* mit *Talkum* sind manchmal wirksam, 5—20%ig. Von inneren Mitteln wirken am besten *Atropin* und *Scopolamin*, wie S. 66 angegeben in steigenden Dosen. Manchmal wirkt auch abends gegebenes *Trional* 0,5—1,0 oder *Veronal* 0,5 recht gut auf Nachtschweiße.

Stärkere örtliche Schweiße, wie z. B. Fußschweiß und Achselschweiß, behandelt man am besten, nachdem etwaige Entzündungen durch Zinkpaste und dergleichen beseitigt sind, mit Pinselungen von reinem *Formalin*, wodurch sich die Epidermis in dicker Schicht ablöst, oder von 5%iger *Chromsäurelösung* (giftig, nicht in wunde Stellen bringen), nach einigen Tagen wiederholt, und nachträglichem Abreiben mit *Tannoformpulver*, Einstreuen von *Salizylstreupulver* in die Strümpfe, Einlegen von Fliespapier- oder Trolasohlen (aus der Fabrik von Beiersdorf & Co. in Hamburg). Auch öfters wiederholte Waschungen mit *Eichenrindeabkochung*, 100,0 : 1000,0 Wasser, verringern die Neigung zum Schwitzen, so daß man davon zu Fußbädern und zu Sitzbädern bei Schweiß der Genitalien Gebrauch macht.

5. Störungen der Talgdrüsen.

Die Seborrhöe, die krankhafte Steigerung der Talgabsonderung, beansprucht eine sorgfältige Behandlung, besonders wenn sie den behaarten Kopf befällt, als häufigste Ursache der Kopfschuppen und des nachfolgenden Haarausfalls, oder wenn sie Nase, Stirn und Kinn fettglänzend erscheinen läßt und dadurch entstellt. Bei Seborrhöe des Gesichtes genügen tägliche, später seltenere Waschungen mit *Spiritus Saponis kalini* mit nachfolgender kalter Abspülung, in schwereren Fällen Gebrauch von *Ichthyol-* oder *Schwefelseife*, deren Schaum man auf der Haut eintrocknen und in der Nacht darauf läßt. Die Seborrhöe des Kopfes, auch Alopecia pityrodes genannt, wird zunächst mit *Resorcin-* oder *Schwefelsalbe* behandelt, die mit einem Pinsel dünn auf die Kopfhaut, zwischen die zerteilten Haare, eingestrichen wird,

℞ Resorcini 2,0 Vaselini flavi americ. 50,0 M.F.Ungt. D.S.	℞ Sulf. depur. 5,0 Vasel. fl. americ. 50,0 M.F.Ungt. D.S.

3mal wöchentlich, später nur 1mal wöchentlich; nach dem Aufhören der Schuppenbildung wird 1—2mal wöchentlich *Captolhaarwasser* oder *Resorcinspiritus* verwendet,

℞ Resorcini 5,0
Spiriti 200,0
(Olei Ricini 5,0)
M.D.S. Haarspiritus.

Die Komedonen werden in leichteren Fällen wie die Seborrhöe, in schwereren Fällen wie die Akne behandelt.

6. Ekzem.

Die häufigste Hautkrankheit, das Ekzem, erfordert zunächst eine genaue Erforschung der allgemeinen oder örtlichen Ursache. Viele Ekzeme verschwinden von selbst, wenn die zugrunde liegende Anämie, Skrofulose, Nephritis, Magen- oder Darmstörung, Diabetes beseitigt werden oder wenn eine normale gemischte Kost eingeführt wird, vgl. S. 80. Unter den Arzneimitteln haben *Ichthyol* und das davon abgeleitete *Ichthalbin* bei innerem Gebrauch nicht selten eine Heilwirkung auf Ekzeme.

℞ Pil. Ichthyoli drag. 0,1 No. 100 D.S. 3 mal tägl. 1—3 und mehr Pillen, monatelang.	℞ Ichthalbini 20,0 D.S. 2—3 mal tägl. 1 Messerspitze voll (= 1,25) vor dem Essen.

℞ Ichthalbini 0,3
D. tal. dos. XX. S. 3 mal tägl. 1 Pulver (für Kinder).

Namentlich bei Ekzem der Kinder ist die Wirkung oft überraschend. Bei Erwachsenen wirkt manchmal auch *Arsenik* innerlich, vgl. S. 251, sehr gut.

Die äußerliche Behandlung kann nur Erfolg haben, wenn sie die verschiedenen Stadien des Ekzems, die oft gleichzeitig am Körper vorhanden sind, verschieden behandelt. In allen Stadien gleich wichtig ist die Vermeidung von Hautreizung. Dazu gehört auch, daß keine Mittel verwendet werden, die der Haut im Einzelfalle nicht gut bekommen, und daß die verwendeten Mittel nicht im Übermaß aufgelegt werden. Besonders wichtig ist die Fürsorge gegen das Kratzen, das natürlich jede Behandlung vereitelt. Mit der Warnung davor ist nichts getan, da auch willensstarke und verständige Menschen dem gebieterischen Drange unterliegen. Der Arzt muß vielmehr dafür sorgen, daß der Juckreiz aufhört oder daß vorläufig das Kratzen durch Verband usw. unmöglich gemacht wird.

Das Ekzema erythematosum sowohl wie das vesikulöse und das nässende Ekzem werden zunächst mit Streupulvern behandelt. Man verwendet dazu *Talkum* oder *Reispuder* oder Mischungen von beiden mit *Zinkoxyd*. Haben sich Krusten gebildet, so müssen sie vor der Puderbehandlung durch *Olivenöl* oder *Süßmandelöl* aufgeweicht werden, man darf sie aber nicht gewaltsam ablösen. Sobald das Nässen nachgelassen hat oder beim erythematösen Ekzem die Reizung geringer geringer ist, streicht man *Zinkpaste* oder *Zinköl* auf, rein oder mit Zusatz von *Ichthyol*, bei Juckreiz mit Zusatz von *Tumenolammonium*. Bei sehr reizbarer Haut verwendet man von Anfang an noch besser das altbekannte *Unguentum Diachylon*, aber mit *amerikanischer gelber Vaseline* bereitet, nach Kaposi.

℞ Zinci oxydati
Amyli ana 12,0
Vaselini flavi 25,0
M. leni terendo.
(Adde Ichthyoli 0,5—1,0
s. Tumenolammon. 1,0—5,0)
F.Pasta. D.S. Äußerlich.

℞ Ichthyoli 1,0
Zinci oxyd.
Amyli ana 15,0
M.F.Pasta mollis. D. ad ollam.
S. Ichthyolzinköl.

℞ Emplastri Lithargyri
Vasel. flav. amer. ana 50,0
M.F.Ungt. D.S. Diachylonsalbe.

Die Diachylonsalbe wird 2—3 mm dick auf Leinwand gestrichen, diese mit der Salbenseite auf das Ekzem gelegt und außen mit einem Flanelllappen bedeckt, dieser Verband wird 1—2 mal täglich erneuert.

Die Reste der Puder und Salben werden mit trockener Watte so gut wie möglich entfernt, Wasseranwendung ist bei Ekzem möglichst zu unterlassen. Nur bei sehr ausgebreiteten akuten Ekzemen macht man öfters von lauen Wannenbädern Gebrauch, Seife ist durchaus zu vermeiden.

Trockene, schuppige Ekzeme, die eigentliche Form des chronischen Ekzems und zugleich das Ausgangstadium des akuten Ekzems, werden am besten mit *Teer* behandelt. Entweder verwendet man die S. 416 beschriebenen Teerbäder oder man legt *Unguentum* Wilkinsonii, S. 416, dick auf Leinwand gestrichen, auf die Haut, morgens und abends erneuert. Wenn die Haut dabei zu sehr gereizt wird, muß man pausieren oder zwischendurch *Zinköl*, *Zinkpaste* usw. verwenden. Bei **seborrhoischem Ekzem** wirken die S. 418 angegebenen *Schwefel-*, *Resorcinsalben* und das *Ichthyolzinköl* am besten.

7. Pustulöse Hautentzündungen, Akne, Furunkel.

Die Akne ist eine Entzündung des Haarfollikels, die oft in Eiterung übergeht, der Furunkel eine perifollikuläre Entzündung, die zur Nekrose des Follikels führt. Auf die Neigung zu beiden Störungen kann man einwirken, indem man die Ernährung und die Hautpflege regelt, Chlorose und andere Störungen behandelt, innerlich *Bierhefe* oder *Levuretin*, je 3 mal täglich ein Teelöffel, oder *Cerolin* Böhringer, die Fettsubstanz der Hefe, in den Originalpillen zu 0,1, täglich 3—5 Stück, gibt. Auch der innerliche Gebrauch von *Ichthyol* in Pillen oder von *Ichthalbin*, vgl. S. 418, monatelang, bewährt sich manchmal gut.

Äußerlich verordnet man die Entleerung der Pusteln durch Ausdrücken zwischen den gereinigten Fingern oder mit einem Komedonenquetscher oder das Anstechen mit einem spitzen Messer. Gleich darauf muß man entweder die Haut mit 50%igem *Spiritus* abreiben oder für einige Sekunden einen spitzen *Alaunkristall* in die kleine Wunde einführen, um die Entzündung abzuschneiden. Ferner läßt man die Haut gründlich mit *Seifenspiritus* oder mit *Ichthyolseife* und heißem Wasser waschen und mit kaltem Wasser abspülen und nachts eine *Ichthyolzinkpaste* oder ein *Ichthyolzinköl* auftragen, vgl. S. 419. Man kann den Ichthyolgehalt auch bis 10% steigern. Wenn die Haut gereizt wird, läßt man die heißen Abseifungen fort und beschränkt sich einige Zeit auf die Pastenbehandlung oder läßt auch wohl nur *Coldcream* aufstreichen. Neuerdings sind auch *Hefeseifen* nach Dr. Dreuw, hergestellt von George Heyer & Cie. im Handel, teils rein, teils mit Zusatz von *Salizylsäure*, *Schwefel*, *Ichthyol*, die sich bei Versuchen gut bewährt haben.

Furunkel müssen rechtzeitig geöffnet werden, zweckmäßig

unter Anästhesie mit *Chloräthyl*, vgl. S. 268. Die Umgebung muß sorgfältig desinfiziert werden, um Übertragungen zu verhindern. Umschläge mit *Spiritus* unter wasserdichter Bedeckung erweisen sich dazu sehr zweckmäßig und wirken auch der Entzündung entgegen. Beginnende Furunkel lassen sich oft durch Auflegen von 50 %igem *Salizylsäurepflastermull* zurückbringen. Auch die Behandlung mit Bierschen Schröpfköpfen ist zu empfehlen.

8. Papulöse Hautentzündungen, Lichen, Erythema exsudativum multiforme, Erythema nodosum.

Für den **Lichen ruber acuminatus** wie für den **L. r. planus** ist die von Hebra eingeführte Behandlung mit *Arsenik* in steigenden Dosen spezifisch. Man gibt entweder *Acidum arsenicosum* innerlich in Pillen oder als *Liquor Kalii arsenicosi*, vgl. S. 340, oder man spritzt *Atoxyl* unter die Haut, vgl. S. 314. Der Erfolg beginnt meist erst gegen Ende des zweiten Monats der Behandlung und ist in 3—4—12 Monaten vollendet. Dieselbe Behandlung heilt am ehesten den **Lupus erythematodes**. Auch hier hängt alles von der richtigen hohen Dosis und der Ausdauer ab!

Die hier gehörige **Prurigo** ist schon S. 416 besprochen.

Das **Erythema exsudativum multiforme** wird nur symptomatisch mit Streupulver oder Zinkpasten behandelt.

Das **Erythema nodosum** ist als Ausdruck einer Infektion mit den Erregern des akuten Gelenkrheumatismus anzusehen und wird ganz wie dieser behandelt, vgl. S. 387.

9. Psoriasis.

Die Psoriasis ist auch heute noch eine Crux der Dermatologen, man tut daher gut, von Anfang an alle Mittel heranzuziehen. Innerlich verwendet man nach neueren Berichten mit Vorteil die Schilddrüsenpräparate, vgl. S. 343; man gibt sie in der dort angegebenen steigenden Dosis, mit der nötigen Rücksicht auf die etwa eintretenden Störungen des Allgemeinbefindens. Besonders zweckmäßig ist es, die Behandlung gleich mit einer Arsenikkur zu verbinden, da diese von alters her als gutes Mittel gegen Psoriasis bekannt ist. Sie würde noch viel mehr dafür bekannt sein, wenn sie nur öfter richtig und nachdrücklich und lange genug angewendet würde. Es ist unbedingt nötig, die

Dosen in der S. 314 angegebenen Weise zu steigern und die Kur monatelang durchzuführen. Die subkutane Anwendung gilt als wirksamer, die intravenöse als wirksamste.

Die äußerliche Behandlung hat oft die erste Aufgabe, die Folgen reizender Eingriffe durch *Zinkpasten* und dergleichen zu beseitigen. Ist die Haut frei von Entzündung, so gilt es zunächst, die Schuppen der Flechte zu entfernen. Das geschieht durch langdauernde warme Bäder, Einreibung mit 10%iger *Salizylseife,* Einseifen mit *Ölseife* usw. Dann beginnt die eigentliche Behandlung mit *Chrysarobin* oder *Pyrogallol* und deren Abkömmlingen. Beides sind giftige Stoffe. Das *Chrysarobin* bewirkt direkt und durch Resorption heftige Reizung der Conjunctiva und sollte deshalb am Kopfe gar nicht angewendet werden, und das *Pyrogallol* kann resorbiert Schüttelfrost, Hämoglobinurie, Nephritis, Koma hervorrufen. Daher das Suchen nach milder wirkenden Abkömmlingen.

Das Chrysarobin verwendet man in Salben oder in Traumaticin gelöst:

℞ Chrysarobini 0,5—3,0 Vaselini flavi 20,0 M.F.Ungt.	℞ Chrysarobini 1,0 Traumaticini 10,0 D.S. Äußerlich.

Man streicht die Salbe oder pinselt die Flüssigkeit auf die schuppenfreien Flecken und wiederholt das täglich 1mal, bis die Umgebung sich rötet, dann setzt man aus. Bei empfindlicher Haut verwendet man lieber das *Eurobin,* triacetyliertes *Chrysarobin,* 1,0—3,0 :100,0 *Pasta Zinci.* Sobald wieder Schuppen erscheinen, müssen diese erst wieder beseitigt werden, dann beginnt die Kur von neuem.

Das *Pyrogallol* wird in Salbenform, 1:10—20 *Vaseline,* verwendet; neuerdings nimmt man lieber das von Unna empfohlene *Pyrogallolum oxydatum,* in derselben Dosis, ebenso wirksam, aber nicht so giftig, oder das *Eugallol,* monoacetyliertes Pyrogallol, oder das *Lenigallol,* triacetyliertes Pyrogallol. Das *Eugallol* ist in Mischung mit gleichen Teilen *Aceton* im Handel, es wird einfach aufgestrichen und nach einer Viertelstunde *Zinköl* darübergestrichen.

℞ Zinci oxyd. 30,0
Olei Oliv. opt. 20,0
M.D.S. Zinköl.

Das *Lenigallol* wird zu 1—10 % zu *Zinkpaste* zugesetzt. Schwitzbäder bekommen oft den Psoriasiskranken sehr gut. Auch nach der Heilung läßt man diese wöchentlich 1mal nehmen, oder verordnet wenigstens 2mal wöchentlich Wannenbäder von 33° C. mit gründlicher Abseifung des ganzen Körpers mit guter Seife.

10. Akne rosacea.

Die Ursache der Rosacea ist durchaus nicht immer der übermäßige Alkoholgenuß, trotzdem ist es im allgemeinen nötig, den Alkohol zu verbieten, ebenso andere Dinge, die eine Kongestion nach der Nase bewirken können, wie heiße Getränke, Kaffee, Tee usw. Ferner muß die Haut geschont werden, wie S. 413 auseinandergesetzt ist, Seife und dergleichen ist davon fernzuhalten. Die Darmtätigkeit ist zu regeln, kalte Füße oder Hände nach den bei Chlorose gegebenen Regeln zu behandeln, Frauenleiden zu beseitigen usw.

Innerlich gibt man oft mit Vorteil *Ichthyol* oder *Ichthalbin*, vgl. S. 418. Äußerlich versucht man ebenfalls *Ichthyol*,

℞ Ichthyoli 5,0—10,0
Lanolini
Adipis ana 20,0
M.F.Ungt. D.S. Salbe.

oder Waschungen mit *Schwefelkampferperubalsamseife* nach Eichhoff. Bei starken Gefäßerweiterungen nimmt man multiple Stichelung der Gefäße vor, Akneknoten werden in der dafür angegebenen Weise geöffnet, vgl. S. 420, Geschwulstbildungen müssen chirurgisch behandelt werden.

11. Lupus vulgaris, L. tuberculosus.

Die wirksamste Behandlung des Lupus ist die von Finsen erdachte Bestrahlung mit elektrischem Bogenlicht, die in zahlreichen Lichtheilanstalten größerer Städte ausgeübt wird. Die Wirkung des *Tuberkulins* kann sehr gut sein, hat sich aber in der Regel nicht als dauernd erwiesen. Wo die Lichtbehandlung nicht möglich ist, versucht man am besten die Zerstörung des kranken Gewebes durch Elektrolyse, Unnas Mikrobrenner und dergleichen, durch Auskratzen mit dem scharfen Löffel und nachfolgende Ätzung mit *Pyrogallol* in 10 %iger Salbe usw.

12. Parasitäre Hautkrankheiten.

1. Der **Favus** wird nach Ausziehen oder Kurzabschneiden der Haare, Abweichen der Favusmassen mit *Olivenöl* und Abwaschen mit *Seife* oder *Seifenspiritus* mit 1 %igem *Sublimatspiritus* kräftig bepinselt oder mit 10 %iger *Pyrogallolsalbe* bestrichen. Als wirksamste Methode ist in den letzten Jahren die RÖNTGENbestrahlung erkannt worden.

2. Bei **Herpes tonsurans** wendet man ebenfalls die RÖNTGENstrahlen mit gutem Erfolge an. Wo diese nicht zur Verfügung stehen, legt man, an den behaarten Stellen nach Ausziehen der Haare, eine 5 %ige *Naphtholsalbe* auf,

℞ Naphtholi 2,5
Lanolini
Adipis ana 25,0
M.F.Ungt. D.S.

oder eine *Schwefel-Resorcin-Pasta,*

℞ Zinci oxyd.
Amyli ana 7,5
Vaselini americ. flav. 25,0
M. leni terendo. Adde
Sulf. depur. 5,0—10,0
Resorcini 2,0—5,0
M.F.Pasta. D.S.

oder endlich eine 10 %ige *Chrysarobinsalbe,* vgl. S. 422.

3. Die **Pityriasis versicolor** wird mit *Naphthalinpulverseife* nach EICHHOFF behandelt. Nötigenfalls ist besonders die örtliche Schweißabsonderung nach S. 417 zu behandeln.

4. Die **Scabies** erfordert gewöhnlich zunächst die Beseitigung der Kratzstellen. Dazu ist die *Tumenolpaste,* S. 419, am geeignetsten. Sind die Wunden abgeheilt, so bekommt der Kranke ein Bad, worin er gründlich mit grüner Seife abgeseift wird, danach wird der ganze Körper mit *Perubalsam,* 10—15 g auf einmal, oder mit dem billigeren *Styrax liquidus,* mit $^1/_4$—1 Teil *Olivenöl* gemischt, eingerieben, 2 mal täglich; am Tage darauf wird ein Reinigungsbad gegeben. Im allgemeinen sind die Parasiten hierdurch getötet, und man hat nur noch das zurückbleibende Jucken durch *Zinköl* und dergl., vgl. S. 419, zu beseitigen. Nur bei tatsächlichem Nachweis noch lebender Parasiten ist die Kur zu wiederholen.

13. Herpes. Pemphigus.

Der **Herpes simplex** bedarf keiner besonderen Behandlung. Die eintrocknenden Bläschen und Borken dürfen nicht abgekratzt werden, man kann sie mit *Coldcream* und dergl. bestreichen; an den Genitalien bepulvert man sie mit *Dermatol* oder *Bismutum subnitricum*.

Der **Herpes zoster** wird örtlich mit einem leichten Verband oder einer Zinktumenolpaste, S. 419, gegen das Jucken, behandelt. Die Schmerzen erfordern eine systematische Verabreichung von antirheumatischen und antineuralgischen Mitteln, nach S. 280; dadurch werden nicht nur die vielfach üblichen Einspritzungen von *Morphium* überflüssig, sondern auch eine Abkürzung des Leidens und eine bessere Rekonvaleszenz erzielt.

Bei **Pemphigus** ist wesentlich eine symptomatische Behandlung vorzunehmen. Man gibt Bäder mit *Eichenrinde*, $^1/_2$—1—2 kg abgekocht auf ein Bad, bei ausgebreitetem Pemphigus foliaceus permanente Wasserbäder, und bestreut die Blasen mit *Reispuder* und dergl.

14. Alopecia areata.

Die Alopecia areata, der kreisförmige Haarausfall, wird nach Kromayer auch in veralteten Fällen, nach jahrelangem völligen Fehlen der Haare, durch Bestrahlung mit Eisenlicht geheilt. Dieses Verfahren wäre also in jedem Falle zu versuchen. — Unter den sonstigen Heilmethoden steht die faradische Pinselung obenan, vgl. S. 276; man setzt den indifferenten Pol in die Nackengegend und pinselt mit dem andern die kahlen Stellen täglich einige Minuten lang, mit Stromstärke, die keine starken Schmerzen macht. Jessner empfiehlt täglich abends vorzunehmende Einreibung mit 10%iger *Chrysarobinschwefelsalbe*, danach Bedeckung des Kopfes mit einer Gummikappe, Aussetzen bei lebhafter Hautentzündung, Conjunctivitis, Dunkelfärbung des Gesichtes. Immer gehören Wochen dazu, bis die ersten neuen Härchen kommen, ist dies der Fall, so ist die Schlacht gewonnen.

XI

Allgemeine Ernährungsstörungen.

1. Chlorose.

Die in den Pubertätsjahren beim weiblichen Geschlecht wahrscheinlich infolge von abnormen inneren Sekretionen auftretende Chlorose wird bis zu einem gewissen Grade verhütet durch ein gesundheitgemäßes Leben der Kinder, durch Vermeidung alles dessen, was die Kinder frühreif macht, durch gesunde Haut- und Muskelpflege, reichlichen Aufenthalt im Freien, Gewöhnung an Licht und Luft und Vermeidung der Schulüberbürdung. So lange diese noch von Staatswegen auferlegt wird, haben Eltern und Erzieher doppelt sorgsam darüber zu wachen, daß nicht vom Hause aus unnötige Anforderungen an die Kinder gestellt, ihre Schularbeiten erschwert und gestört, ihre Nachtruhe verkürzt wird usw.

Die vorhandene Krankheit erfordert vor allem ein richtiges Maß vor Ruhe. Die Gewohnheit, bleichsüchtigen Mädchen vor allem viel Spazierengehen zu verordnen, ist die Ursache zahlreicher Mißerfolge der ärztlichen Kuren. Die Kranken brauchen viel Luft und Licht, aber sie müssen dabei ruhen können. Freiluftliegekuren sind daher am besten. Die Hauttätigkeit soll durch Bäder von 33—35° C., 2mal wöchentlich 10 Minuten lang, und durch Luftbäder im Zimmer, vgl. S. 317, und womöglich auch im Freien, angeregt werden. Die Ernährung heilt keine Chlorose, aber sie ist natürlich eine wichtige Grundlage der Heilung. Die Verdauungsorgane sind fast immer empfindlich, der Appetit ist meist herabgesetzt oder auf unzweckmäßige Dinge gerichtet, daher muß die Speiseordnung mit großer Sorgfalt erwogen werden. Die einzelnen Mahlzeiten sollen nicht übergroß sein, um den Magen nicht zu erschöpfen; besteht morgens verhältnismäßig guter Appetit, so gibt man zum ersten Frühstück reichliche Kost, auch Fleischgerichte mit Kartoffeln usw., um die günstige Zeit auszunützen. Im allgemeinen empfiehlt sich eine normale gemischte Kost, wie sie auf S. 80 angegeben ist. Wo der Ernährungszustand darniederliegt, kann man sie in der S. 321 mitgeteilten Weise bereichern, ohne ihren Umfang erheblich zu steigern. Oft sind die Chlorotischen ohnehin zu fett, dann ist es natürlich verkehrt, sie noch weiter zu mästen. Bei Appetitlosigkeit, die namentlich bei nervösen Chlorotischen manchmal eine große Schwierigkeit bietet, muß alles herausgesucht werden, was den Kranken zusagt und ihren Appetit anregen könnte, vgl. darüber mein **Diätetisches Kochbuch**, 2. Aufl., Würzburg 1905. Unter strenger Bettruhe und Ausschluß von Besuch und Unterhaltung kommt man dabei manchmal am weitesten. Ganz besonders kann man dann veranlaßt sein, von Nährpräparaten Gebrauch zu machen, namentlich von *Somatose, flüssiger Somatose, Roborat* usw. Für sehr wichtig halte ich es, daß man bei der gewöhnlichen Zahl von 5 Mahlzeiten bleibt und höchstens abends, vor dem Einschlafen, noch etwas Nahrhaftes nehmen läßt, nicht etwa zweistündlich oder gar ganz unregelmäßig essen läßt.

Das spezifische Mittel gegen Chlorose ist das *Eisen*. Das trifft so sicher zu, daß man bei einem Mißerfolg zunächst zweifeln muß, ob es sich um eine wirkliche Chlorose und nicht um eine symptomatische Anämie handelt, wobei das Eisen zwar auch sehr oft, aber doch lange nicht so auffallend wirkt wie bei Chlorose. Die Klagen über ungünstige Nebenwirkungen des Eisens, daß es vom Magen nicht vertragen werde, Verstopfung oder Durchfall bewirke, die Zähne verderbe usw., halte ich für den Ausdruck falscher Beobachtungen. Die Zähne werden durch die Chlorose schlecht, wenn sie lange besteht, durch das Eisen werden sie besser, wie jeder Zahnarzt bestätigen kann. Viele Zahnärzte plombieren bei Bleichsüchtigen erst nach einer Eisenkur, weil die Zähne dadurch fester werden. Für den Magen ist es wichtig, daß das Eisenmittel nach dem Essen genommen wird. Man verzichtet dabei allerdings auf die von manchen angenommene magen- und appetitanregende Wirkung der metallischen Eisenmittel, aber die Wirkung auf die Blutbeschaffenheit ist darum nicht weniger deutlich. Besonders empfehlenswerte Präparate sind *Ferrum lacticum, Ferrum reductum* und die BLAUDschen *Pillen*, die infolge einer Umsetzung *Ferrum carbonicum* enthalten:

℞ Ferri lactici 10,0 Extr. Gentianae 5,0 F.Pil. 100. D.S. 3 mal täglich 2 Pillen.	℞ Ferri reducti 10,0 Extr. Gent. 6,0 Pulv. Gent. q. s. F.Pil. 100. D.S. 3 mal täglich 2 Pillen.

Die Vorschrift für die offizinellen Blaudschen Pillen lautet nach der 4. Ausgabe der Deutschen Pharmakopöe:

℞ Ferri sulf. sicci 9,0
Sacch. albi pulv. 3,0
Kal. carbon. pulv. 7,0
Magnes. ustae 0,7
Glycerini q. s. (ca. 4,0)
F.Pil. pond. 0,25.

Sie werden im Handverkauf verschrieben, zu 100 Stück und mehr. Man gibt davon 3 mal täglich 2 Stück, nach einer Woche auch 3 mal 3 Stück.

Für die Kinderpraxis gibt man gern: *Ferrum oxydatum saccharatum solubile*, im Handverkauf als *Eisenzucker* zu verordnen, 3 mal täglich eine Messerspitze voll in Suppe und dergl., oder den daraus bereiteten *Eisensirup*, 3 mal täglich $^1/_2$—2 Teelöffel, oder *Tinctura Ferri pomati*, 3 mal täglich $^1/_2$ Teelöffel voll.

Viel gebraucht sind auch die fabrikmäßig hergestellten Arzneien: Athenstädtsche Eisentinktur, Pizzalas Eisenpeptonatessenz, Gudes Manganeisenpeptonatessenz, Hämaticum Glausch, Liquor Ferri-manganopeptonatus der Fabrik in Helfenberg.

Als besserer Ersatz der Blaudschen Pillen sollen die *Plenulae* Blaudii Meissner dienen, Gallertkapseln mit Ferr. sulf., Natr. carb. und wasserfreiem getrockneten Lebertran luftfrei angefüllt; eine Kapsel gleich zwei Blaudschen Pillen.

Trotz der unzweifelhaften Wirkung der anorganischen Eisenpräparate hat sich ein Zeitlang die Meinung unter den Pharmakologen erhalten, daß sie nicht resorbiert würden, und daß man deshalb besser resorbierbare organische Verbindungen geben müsse. Man kann schon die erwähnten Eisenpeptonate hierher rechnen. Unter den zahlreichen organischen Präparaten haben sich besondern Ruf erworben: *Ferratin*, künstlich hergestellte Ferroalbuminsäure, in Tabletten zu 0,025, 3 mal täglich 3 Tabletten und mehr; *Sanguinal* Krewel in Pillen, 3 mal täglich 2—3, auch mit Zusatz von *Extractum Rhei* bei Darmträgheit, *Jodum purum* bei Verdauungsstörungen, *Chininum hydrochloricum, Acidum arsenicosum,* im Handel, endlich auch als *Liquor Sanguinalis*, 3 mal täglich

1 Teelöffel; das von KOBERT angegebene *Hämol*, die *Hämoglobinpastillen* von PFEUFFER, das durch Reklame sehr bekannt gewordene *Hämatogen* HOMMEL, das von FINSEN empfohlene *Hämatinalbumin* (FEUSTELL Nachf. in Hamburg), 3mal täglich 1 Teelöffel voll.

So gute Erfolge mit verschiedenen organischen Präparaten erzielt werden, so kann man doch nicht sagen, daß sie in der Wirkung den guten anorganischen überlegen wären. Vielleicht werden sie von empfindlichen Kranken manchmal besser vertragen. Bei den Sanguinalpillen wird die Wirkung dadurch gefördert, daß jede Pille zu 46 % aus löslichen Blutsalzen, zu 44 % aus frisch peptonisiertem Muskeleiweiß besteht, außer den 10 % Hämoglobin, die ihre spezifische Wirkung ausmachen.

In hartnäckigen und zu Rezidiven neigenden Fällen bewährt es sich oft, die Eisenmittel in steigender Dosis zu geben und namentlich gegen den Schluß der Kur hin, die stets etwa 2 Monate betragen sollte, sich ganz allmählich mit den Dosen auszuschleichen.

Die Versuche mit Organpräparaten, zumal mit *Eierstock*präparaten, haben keine besonderen Ergebnisse aufzuweisen gehabt. Die von DYES, SCHUBERT, WILHELMI empfohlene Behandlung der Chlorose mit Aderlaß, 50—100 g Blut auf einmal, nach Wochen wiederholt, ist insofern nicht aussichtslos, als der Aderlaß nach Versuchen eine energische Anregung der Blutbildung bewirkt. Eine große Verbreitung hat das Verfahren nicht gefunden. Die von den Autoren behandelten Patientinnen waren meist keine rein Chlorotischen.

Die bei Laien sehr verbreitete Ansicht, daß die Heirat ein Heilmittel für Chlorose sei, ist unhaltbar. Zwar kommt unter den völlig veränderten Lebensverhältnissen und unter der Wandlung des Geschlechtslebens zuweilen eine schnelle Besserung einer hartnäckigen Chlorose vor, ebenso oft aber wird das Leiden in der Ehe nicht besser, es kommt zu Siechtum, zur Vererbung der Anämie auf Kinder, zur Tuberkulose usw.

Die chlorotische Amenorrhöe weicht gewöhnlich der Eisenbehandlung; Menorrhagien werden nach den dafür gegebenen Regeln behandelt.

2. Anämie, Perniziöse Anämie, Leukämie.

Die durch Verblutung entstandene akute Anämie erfordert wagrechte Bettlage, warme Einhüllung, Verabreichung von heißem Kaffee, Glühwein, Kognak usw., Infusion von Kochsalzwasser, vgl. S. 106, Transfusion von Blut direkt von Vene zu Vene nach ZIEMSSEN.

Die sekundäre, chronische Anämie durch ungenügende Ernährung, erschöpfende Krankheiten, Darmparasiten usw. wird außer mit der Bekämpfung der Ursachen vor allem durch eine geeignete Ernährung behandelt. Besonders sind Eiweiß und Fett in reicher Menge zuzuführen, dabei in solcher Form, daß sie vom Verdauungsapparat ohne Schwierigkeiten ertragen und gut assimiliert werden. Zweckmäßig ist es, etwa mit der LEUBEschen 2. Kostklasse, vgl. S. 80, zu beginnen und bald zur 3. und 4. Klasse überzugehen und, wenn es vertragen wird, zu einer bereicherten gemischten Kost, wie auf S. 321 beschrieben, überzugehen. Auch hier ist die Zugabe von *Somatose, Roborat*; *Hygiama* usw. vorteilhaft. Zuweilen muß man die künstliche Ernährung vom Darm aus oder von der Haut aus zu Hilfe nehmen, vgl. S. 105f.

Die Arzneibehandlung hat hier leider durchaus nicht die glänzende Wirkung wie bei der Chlorose. Bei fieberhaften Anämien, bei Tuberkulose, bei schwereren Magen- und Darmstörungen muß man zumal von der Verordnung von *Eisen* ganz absehen, aber auch in den anderen Fällen wirkt es oft sehr mangelhaft. Bessere Wirkung sieht man öfters von *Arsenik*, s. u., und von kleinen Gaben *Chinin*, 3 mal täglich 0,2 in Pillen.

Bessere Erfolge erzielt nicht selten die klimatische Behandlung. Schon die Versetzung aus der Stadt in ländliche, waldreiche Umgebung kann einen Umschwung im Befinden hervorrufen, wobei allerdings die psychischen Einflüsse mitspielen mögen, viel mehr wirkt jedenfalls die Versetzung in Gebirgsklima oder an das Meer. Ob die Höhenlage tatsächlich eine schnelle Vermehrung der roten Blutkörperchen mit sich bringt, wie von verschiedenen Untersuchern festgestellt worden ist, oder ob dabei Beobachtungsfehler, physikalische Einflüsse usw. mitsprechen, ist noch nicht sicher, der praktische gute Erfolg ist aber oft unbestreitbar. Am Meer kann man dieselben Wirkungen sehen. Seebäder sind bei Anämie übrigens entschieden nachteilig, man muß sich mit der appetit- und nervenanregenden Wirkung der Seeluft begnügen, höchstens warme Seebäder sind erlaubt.

In der ersten Zeit der Behandlung ist Ruhe die Hauptsache, mit der Fürsorge für reichlichen Genuß von guter Luft und von Sonnenlicht. Weiterhin, wenn entschiedene Besserung angebahnt ist, tritt die Muskelübung, die Gewöhnung an Bewegungen, Sport und dergl. in ihre Rechte,

Die **perniziöse Anämie** erfordert vor allem mit Rücksicht auf die oft vorhandenen Veränderungen im Magen- und Darmkanal eine leicht verdauliche Kost, bei vorhandenen Zersetzungen Magen- und Darmausspülungen, vgl. S. 95 und 136, in schlechteren Zeiten Schlauchfütterung mit Hafergrütze und Ei und dergl., vorwiegend vegetabilische Kost, eiweißreiche Nährklistiere. Der Versuch der Darmdesinfektion nach S. 125 f. ist jedenfalls anzustellen, *Salol* und *Benzonaphthol* werden besonders empfohlen. In manchen Fällen ergibt eine Behandlung mit *Arsenik* wirkliche Heilerfolge. Man gibt das Mittel teils in den S. 314 angegebenen Pillen, teils in der ebenda beschriebenen Form des *Atoxyls*. Monatelange Verabreichung in steigenden Gaben ist für den Erfolg notwendig, allmähliche Verminderung der Gaben für dessen Bestand.

Bei der **Leukämie** ist in vielen Fällen wegen des enterogenen Ursprunges dieselbe diätische Behandlung und die Darmdesinfektion wünschenswert wie bei der perniziösen Anämie. Die Behandlung mit Arzneimitteln ist dieselbe. Über den Erfolg der Behandlung mit *Medulladen* Knoll, einem Knochenmarkextrakt, ist noch nichts Abschließendes bekannt geworden.

Die **Pseudoleukämie** wird in derselben Weise behandelt, auch hier sieht man zuweilen Erfolge von *Arsenkuren*. Manche Fälle beruhen auf Tuberkulose und müssen deshalb einer Allgemeinbehandlung in diesem Sinne, vgl. S. 373ff., unterzogen werden.

3. Hämorrhagische Diathese.

Die Purpura simplex bedarf keiner Behandlung, die Purpura rheumatica wird wie Gelenkrheumatismus behandelt, vgl. S. 386, die Werlhofsche Krankheit und der Skorbut erfordern eine vorwiegend vegetabilische Kost mit reichlich frischem Gemüse, Obst, Zitronensaft usw. und als Arzneibehandlung *Chinadekokte*,

℞ Cort. Chinae 20,0
Acid. sulf. dil. 3,0
Coq. c. Aq. font. q. s. ad
Colat. 200,0
D.S. 4—5 mal täglich 1 Eßlöffel.

Zur Stillung der Blutungen verordnet man *Secale* oder *Hydrastis* in der S. 253 angegebenen Weise oder macht subkutane

Einspritzungen von *Gelatine* nach S. 65. Die Herzschwäche erfordert oft *Coffein, Kampfer* usw. nach S. 13.

Die **Barlowsche Krankheit** ist wohl nicht als Skorbut, sondern als hämorrhagische Diathese zu betrachten. Ernährung mit ungekochter Milch, von der Kuh oder von einer Amme, heilt die Krankheit regelmäßig in wenigen Wochen.

Die **Hämophilie,** Bluterkrankheit, wird wie die Werlhofsche Krankheit behandelt. In einzelnen Fällen hat sich Behandlung mit *Schilddrüsenpräparaten,* mit *Hydrastis* usw. wirksam gezeigt.

Die **Hämoglobinämie** beruht oft auf Syphilis und kann dann durch deren sorgfältige Behandlung geheilt werden. In anderen Fällen hat sich *Chinin*behandlung günstig erwiesen.

4. Skrofulose.

Die Verhütung der Skrofulose besteht in der Erhöhung der allgemeinen Widerstandskraft, wie sie z. B. bei Besprechung der Verhütung der Tuberkulose, S. 373, auseinandergesetzt ist. Das bezieht sich sowohl auf die Eltern, vor und nach der Eheschließung, als auf die Kinder. Gute Ernährung, richtige Hautpflege und Abhärtung, Gewöhnung an Luft und Sonne sind die wichtigsten Gegenkräfte.

Auch in der Behandlung der Krankheit spielen diese hygienischen Maßregeln die erste Rolle. Übermäßige Vegetabilienkost ist zu vermeiden, Eier und Fleisch und gutes Fett sind wichtig, aber natürlich darf man nicht in den Fehler einer übermäßigen Fleischkost verfallen. Leguminosen, Kartoffelbrei, Hygiama, Kakao, Kindermehle sind wertvolle Bestandteile einer nahrhaften Kost, die zu der vorwiegenden Milchnahrung der ersten Lebensjahre hinzugefügt werden können. Fünf tägliche Mahlzeiten sind auch für die Kranken genug, höchstens wird man vor dem Einschlafen ein Glas Milch und dergl. hinzufügen, wenn seit dem Nachtessen hinreichend Zeit vergangen ist. Eine zweckmäßige Kostordnung ist folgende:

Morgens $^1/_4$ l Milch rein oder mit Kakao, dazu 1 Weißbrot.

Vormittags $^1/_4$ l Milch, 1 Ei, 1 Butterbrot.

Mittags Suppe, 125—200 g Braten, Kartoffeln oder Leguminosen, Kompott oder frisches Obst, eventuell leichte Mehlspeise.

Nachmittags $^1/_4$ l Milch, auch mit Zusatz von Kaffee, Kakao, Malzkaffee. 1 Weißbrot.

Abends Milchsuppe, Kindermehlsuppe, Zwieback in Milch und dergl. 1 Butterbrot.

Das Kind soll sich den größten Teil des Tages im Freien aufhalten, soll auch im Freien liegen. Die Wohnung muß beständig mit guter Luft versehen sein, in der kalten Jahreszeit ist mehrmals täglich auf kurze Zeit das Fenster zu öffnen, dagegen muß die Auskältung der Mauern durch zu langes Lüften sorgfältig vermieden werden. Der Sonne muß möglichst freier Zutritt gestattet werden, Wohn- und Schlafzimmer der Kinder muß unbedingt der Sonne zugänglich sein, Nordzimmer sind dafür ausgeschlossen. Der Aufenthalt im Freien steigert oft in bemerkenswerter Weise die Eßlust, vorausgesetzt, daß das Kind bequem ruhen kann und sich nicht beim Spielen und Umherlaufen überarbeitet. Die durch Baden gepflegte Haut muß auch durch saubere, nicht zu fest anschließende und genügend poröse Kleidung gesund gehalten werden. Die Beine sollen nur in der warmen Jahreszeit bloß getragen werden, in der kalten sind wollene Strümpfe und geschlossene Hosen nötig.

Das wichtigste Mittel gegen Skrofulose stellt die Verbindung von klimatischer und zwar vorwiegend Meeresluftkur mit Solbädern dar.

Unter den klimatischen Einflüssen, die sich bei jeder Versetzung skrofulöser Kinder in Waldluft, Bergluft und sonstiges gutes Klima geltend machen, ragt der der Seeluft weit hervor. Die Seehospize, Heilstätten für leidende Kinder, sind daher ganz besonders für Skrofulöse berechnet. Es sind solche vorhanden in Norderney, Sylt, Wangeroog in der Nordsee, Müritz, Kolberg, Travemünde, Zoppot, Berg-Dievenow, Heringsdorf usw. an der Ostsee, Margate in England, Berck-sur-mer in Frankreich, Sestri-Levante in Italien, Abbazia in Österreich usw. In verschiedenen Seebädern sind auch Heilpensionen für Kinder wohlhabender Stände entstanden, wo das ganze Jahr hindurch die Kur betrieben wird, so das Kindersanatorium von Dr. Gmelin in Wyk auf Föhr in der Nordsee. Nur die torpiden Kinder läßt man in der See baden, bei den erethischen beschränkt man sich meistens auf den Genuß der Seeluft oder auf warme See- oder Solbäder. Nächst dem Aufenthalt an der Meeresküste wirken Solbäder günstig ein. Man schickt die Kinder daher auch gern in Solbäder, wie sie S. 241 aufgeführt sind. Auch hier finden sich vielfach besondere Heilstätten für Kinder und speziell für skrofulöse Kinder eingerichtet. Wo der Besuch eines

Kurortes nicht zu erreichen ist, behilft man sich zu Hause mit Wannensolbädern. Man gibt nach BIEDERT $^3/_4$—1 % Salzgehalt des Bades für 1 jährige, 1—2 % für 2—3 jährige, $1^1/_2$—4 % bei 4—8 jährigen, für ältere 2—6 %, nur ausnahmsweise 8—9—10 %, ferner bei 1 % und weniger eine Badewärme von 34° C., bis 2 % Salzgehalt 33° C., bis 5 % 32° C. Ich halte die Salzstärke von 4 % für die höchste, die man verwenden sollte, und nehme die Wärme höchstens 33° C., bei 2 % Sole schon lieber 31 als 32°, bei 4 % jedenfalls 30° C. Dabei kommt man dem Indifferenzpunkt des Bades für den Körper näher, das Bad regt nicht auf und greift nicht an und härtet die Haut ab. Das hat sich auch nach der reichen Erfahrung meines Vaters FRIEDRICH DORNBLÜTH am besten bewährt. Man gibt solche Bäder 2—3 mal wöchentlich 10—15 Minuten lang, am besten 4—6—8 Wochen hintereinander. Zu Hause oder in geeigneten Kurorten kann man auch im Winter Badekuren machen lassen, im allgemeinen zieht man aber den Sommer vor. Für Winterkuren, die sowohl zu Bädern wie zu Luftkuren benutzt werden können, kann auf das S. 48 ff. Gesagte verwiesen werden.

An Stelle der Solbäder kann man unter Umständen die von KAPPESSER erfundenen methodischen Einreibungen mit Schmierseife verwenden. Sie sollen nicht etwa eine örtliche, sondern eine roborierende und resorptionanregende Allgemeinwirkung haben. Es wird 2 mal wöchentlich oder öfter, in geeigneten Fällen jeden Tag, 1 Eßlöffel voll Schmierseife mit etwas Wasser abends 10 Minuten lang mit einem Wolllappen zart in die Haut eingerieben, bei Kindern am Rücken vom Nacken bis zu den Kniekehlen, bei Erwachsenen nur am Rücken. Nach einer halben Stunde wird die Seife wieder abgewaschen. Wenn die Haut rot und empfindlich wird, wählt man die Vorderseite usw. Eine günstige Wirkung des Verfahrens, auch z. B. auf Bronchialdrüsenschwellungen, ist von guten Autoren bestätigt worden.

Von inneren Mitteln ist nicht gerade viel zu erwarten. **Lebertran** wird besonders in den Wintermonaten viel gegeben, täglich 1—2 Eßlöffel voll, auch mit Zusatz von *Jod* und *Jodeisen,* wie in den bekannten Präparaten des Apothekers LAHUSEN in Bremen, auch *Lipanin* und *Malzextrakte* werden gern verordnet. Ein wirksameres Mittel stellt der *Sirupus Ferri jodati* dar, wovon man 3 mal täglich 2—10 Tropfen bei Kindern bis zu 5 Jahren, älteren 20 Tropfen gibt. Ferner wird Gutes vom *Ichthalbin* berichtet, 3 mal täglich eine Messerspitze voll (= 1,25).

Besondere Beachtung verdient die Behandlung der bei Skrofulose so oft vergrößerten Rachenmandel. KÖRNER fand es als häufige Ursache des Mißerfolges von Seehospizkuren, daß operationsbedürftige Rachenvegetationen nicht vor der Kur entfernt worden waren. Manche Skrofulose ist überhaupt nichts als eine chronische Intoxikation von der kranken Rachenmandel aus.

5. Gicht und Harnsäure-Diathese.

Es besteht Übereinstimmung darüber, daß die Harnsäure-Diathese und die Gicht vorzugsweise diätetisch behandelt werden müssen. In der Ausführung kommen allerdings noch die größten Verschiedenheiten vor, die einen verordnen rein vegetabilische Kost, die anderen überwiegende Fleischkost usw. Das richtige ist, wie EWALD besonders gut ausgesprochen hat, daß das Verkehrte in der bisherigen Lebensweise beseitigt, und daß langsam und schonend die richtige Lebensweise eingeführt wird. Es kommt alles darauf an, daß eine normale gemischte Kost, wie sie auf S. 86 angegeben ist, eingeführt und folgerichtig beibehalten wird. Zu verbieten sind Alkoholgetränke in jeder Form, was leider bei Gichtkranken oft schwer zu erreichen ist; am meisten erzielt man, wenn man weiß, daß völlige Abstinenz für den Kranken leichter durchzuführen ist als Mäßigkeit. Auch Fleischextrakt und Bouillon sind möglichst zu vermeiden, ebenso starke Säuren, dagegen kann das reichlich zu genießende Gemüse ohne Bedenken mit den geringen dazu nötigen Mengen Essig angemacht werden, wie z. Salate. Zucker und Süßigkeiten sind sehr einzuschränken. Fünf tägliche Mahlzeiten, mit der Beschränkung, daß beim zweiten Frühstück nur etwa ein Glas Zitronensaft oder etwas Obst oder ein Ei, bei der Vesper nur eine Tasse Kaffee oder Tee genommen wird.

Regelmäßige Lebensweise, pünktliche Einhaltung eines bestimmten Tagesplanes, unter Berücksichtigung täglicher ausgiebiger Körperbewegung, ist unbedingt nötig. Gewöhnliches Spazierengehen ist dazu nicht ausreichend. Wo nicht Bergsteigen möglich ist, muß eine Ergänzung durch Turnen, Gymnastik, Radfahren, Rudern, Schwimmen, Fechten, Kegelspielen, Tennis, Billard usw. hinzukommen.

Trinkkuren mit alkalischen Wässern unterstützen die diätetische Behandlung am besten. Wahrscheinlich binden sie die freie Harnsäure im Urin und wohl schon im Körper. Man hat nach Reagenzglasversuchen dem *Lithium* einen besonderen Wert in dieser Beziehung zugesprochen, aber wohl ohne Grund. Wahrscheinlich ist das *Natrium carbonicum* oder *bicarbonicum* am wertvollsten. Man verabreicht die Alkalien am besten in der Form der natürlichen Mineralwässer an der Quelle, weil sich dort die Diät und die gesammte Lebensweise am besten kurgemäß durchführen lassen; zu Hause gibt man ebensogut die künstlichen Mineralwässer oder die SANDOWschen Mineralwassersalze, die eine Herstellung in richtiger Stärke leicht möglich machen. Die bekanntesten alkalischen Brunnen sind die von Fachingen, Ems, Salzbrunn und Wildungen; bei schwachen Verdauungsorganen verwendet man gern die Kochsalzwässer: Wiesbaden, Kissingen, Selters; bei Fettleibigkeit auch Marienbad, Karlsbad, Tarasp.

Neben den Trinkkuren verwendet man mit gutem Erfolge Badekuren, zumal in den Wildbädern, S. 242f. Zu Hause gibt man Elektrisch-Licht-Bäder mit sehr guter Wirkung, vgl. S. 265f.

Die zahlreichen Arzneimittel gegen Gicht und Harnsäure-Diathese sind alle mehr theoretisch als praktisch empfohlen. *Lithium, Piperazin, Lysidin, Uricedin, Urotopin, Calcium carbonicum* und andere sind viel gebraucht und machen immer wieder neuen Platz. Man verwendet sie am ehesten im Anfall oder gleich nachher, wo der Kranke sehen will, daß etwas für ihn geschieht. Gewöhnlich ist auch die Durchführung der diätetischen und sonstigen Verordnungen leichter zu erzielen, wenn der Patient eine Arznei daneben hat. Man gibt *Urotropin* in Tabletten zu 0,5 1—2—3 mal täglich vor den Mahlzeiten, in Selterwasser gelöst, *Uricedin* zu einem halben Teelöffel voll morgens nüchtern in warmem Wasser, *Calcium carbonicum,* 1,0—4,0—10,0 in kohlensaurem Wasser gelöst morgens nüchtern, neuerdings *Citarin*-BAYER in Tabletten zu 2,0, davon täglich 2 in alkalischem Wasser gelöst, mit leicht abführender und diuretischer Nebenwirkung, die im allgemeinen erwünscht ist. Die Geheimmittel gegen Gicht, wie den bekannten *Liqueur de Laville*, der als Hauptstoff *Colchicum* enthalten soll, darf der Arzt nicht verordnen.

Den **Gichtanfall** behandelt man mit Bettruhe, Einhüllung des Gelenkes mit Watte oder *Mesotan*, vgl. S. 388, und Verabreichung von *Aspirin* oder *Natrium salicylicum*, vgl. S. 280. Schmerzstillend wirkt auch die *Tinctura Colchici* 3 mal täglich

30 Tropfen, einige Tage lang. Zweckmäßig ist im Anfall auch das eben erwähnte *Citarin,* am ersten Tage 5—6 Tabletten, am zweiten 4, am dritten 3, von da ab 2 Tabletten. Für Stuhlentleerung sorgt man durch *Rizinusöl, Rhabarber, Phenolphthalein,* vgl. S. 127ff.

6. Diabetes mellitus.

Die **Verhütung** der Zuckerkrankheit besteht darin, daß man, namentlich bei erblicher Anlage zu Diabetes, Gicht und Fettleibigkeit, den übermäßigen Genuß von Kohlehydraten und von Alkohol, besonders in Form von Bier, einschränkt, und daß man Fettleibigkeit rechtzeitig behandelt.

Die **Behandlung** der Zuckerkrankheit hat nicht die Aufgabe, den Harn unter allen Umständen zuckerfrei zu machen, sondern sie soll Kranke befähigen, den im Körper gebildeten Zucker möglichst in normaler Menge zu zerlegen. Dies wird nach der Erfahrung am besten erreicht, indem man die Menge der Kohlehydrate der Nahrung einschränkt. Damit wird nicht nur dem Körper die nutzlose Zerlegung eines wesentlichen Kostteiles erspart, den er schließlich doch nicht ausnützt, sondern es ist auch für die allermeisten Fälle sicher, daß die Beschränkung der Kohlehydrate nach einiger Zeit auch eine vermehrte Fähigkeit der Zuckerzerlegung, also eine bessere Ausnutzung der Kohlehydrate, nach sich zieht. Ferner treten bei reichlicher Zufuhr von Kohlehydraten leicht Hautjucken, Neuralgien, Furunkel, Wundinfektionen und schlechte Heilung, Sehstörungen, insbesondere Katarakta, Schwächezustände und vor allem das gefürchtete Coma diabeticum auf.

Die Diät darf aber nicht darin bestehen, daß der Kranke einfach die Kohlehydrate ganz oder fast ganz wegläßt und seinen Nährbedarf nur mit Eiweiß und Fett, Nährsalzen und Wasser deckt; eine solche Nahrung, aus Fleisch, Fisch, Krustentieren, Eiern, Butter, Speck, Öl, Käse, Gallerten usw. bestehend, wird von den Verdauungsorganen und vom Geschmack der Kranken nur kurze Zeit ertragen, auch scheint es dabei wiederum leicht zu Koma zu kommen. Natürlich gibt es auch für den Zuckerkranken eine obere Grenze für den Fleischgenuß und für den Eiweißgenuß überhaupt. Die Eiweißmenge soll nicht wesentlich über die dem Gesunden zukommende hinausgehen, vgl. S. 83 und 86, jedenfalls nicht über 120—140 g am Tage betragen, und davon soll ein erheblicher Teil nicht in Form von Fleisch, sondern durch Eier und Pflanzen, Roborat usw. zugeführt werden. Der Nährwert der nicht verwerteten oder aus der Kost weggelassenen Kohlehydrate soll nicht durch Eiweiß, sondern durch Fett ersetzt werden. Für einen Teil der Kohlehydrate kann der Alkohol eintreten, das Übermaß ist aber auch hier als gefährlich zu vermeiden.

Sehr zweckmäßig für die Feststellung der Diät ist die von von Noorden angegebene Probediät zur Beurteilung der Schwere des Krankheitfalles. Sie setzt sich aus einem kohlehydratfreien Teil, der Hauptkost, und einem kohlehydrathaltigen Teil, der Nebenkost, zusammen. Für diese wählt N. zunächst immer 100 g Weißbrötchen, etwa 55—60 g Stärkemehl enthaltend, und verteilt sie auf zwei Mahlzeiten, Frühstück und Mittagessen. Die Probekost gestaltet sich danach wie folgt:

1. Frühstück: Hauptkost, 200 ccm Kaffee oder Tee mit 1—2 Eßlöffel dickem Rahm, 100 —150 g kaltes Fleisch, Schinken und dergl., Butter. Nebenkost 50 g Weißbrötchen.

2. Frühstück: zwei Eier, eine kleine Tasse Fleischbrühe oder ein Glas Rotwein.

Mittagessen: Hauptkost, klare Fleischbrühe mit Ei, reichlich Fleisch, Kochfleisch, Braten, Fisch, Wild, Geflügel, nach Belieben, im ganzen etwa 200—250 g; Gemüse von Spinat, Wirsing, Blumenkohl oder Spargel, mit Fleischbrühe, Butter oder anderen Fetten, Ei, dickem sauren Rahm, aber ohne Mehl bereitet; etwa 50 g Rahmkäse, reichlich Butter, zwei Glas Mosel- oder Rotwein. Nebenkost 50 g Weißbrötchen.

Nachmittags: eine Tasse schwarzer Kaffee oder Tee, nach Belieben ein Ei.

Abendessen: Beefsteak oder kalter Braten, etwa 150—100 g, grüner Salat mit Essig und Öl. Als Beilage kann Rührei, ohne Mehl bereitet, oder Spiegelei genommen werden. Zwei Glas Mosel- oder Rotwein.

Getränk am Tage, außer Wein, 1—2 Flaschen kohlensaures Tafelwasser.

Zur Bestimmung der Zuckerausscheidung wird der Harn von je 24 Stunden vollständig, Tag- und Nachtharn getrennt, aufgesammelt und der Prozentgehalt und die Menge des in 24 Stunden entleerten Zuckers bestimmt. Wird bei der angegebenen Probekost, die mindestens zwei Tage innegehalten werden muß, kein

Zucker ausgeschieden, so hat man es sicher mit einem leichten Falle zu tun. Man fügt dann in den nächsten Tagen immer mehr Brot hinzu, gibt zunächst 150 g, dann 200 g, und beobachtet, ob auch diese Menge noch ohne Zuckerausscheidung bewältigt wird. So wird die Grenze festgestellt, bis wohin der Kranke sicher ohne Nachteile Kohlehydrate genießen kann.

Wird bei der angegebenen Probekost mit ihren 100 g Kohlehydraten in der Nebenkost Zucker ausgeschieden, so geht man zur reinen Hauptkost über und bestimmt, ob dabei der Zucker verschwindet oder ob auch dabei noch Zucker ausgeschieden wird. Verschwindet der Zucker nun ohne weiteres, so bezeichneit von Noorden den Fall als leichte Zuckerruhr, aber mit geringer Toleranz für Kohlehydrate; verschwindet der Zuckergehalt erst, wenn man auch die Eiweißmenge in der Hauptkost erheblich vermindert hat, so liegt mittelschwere Zuckerrohr vor; verschwindet der Zucker auch dabei nicht oder doch nur vorübergehend, so liegt schwere Zuckerruhr vor.

Diese Feststellungen bestimmen dann die genaue Diätvorschrift. Von Zeit zu Zeit werden sie wiederholt, damit man immer ein genaues Urteil über die Erkrankung behält und je nach dem Ergebnis mehr oder weniger Freiheit in der Kost geben kann. So gelingt es, immer soviel Kohlehydrate zu erlauben, als man ohne Schaden für den Kranken geben kann. Sein Wohlbefinden und sein Behagen werden dadurch natürlich sehr gefördert.

So lange der Kranke 100 g Kohlehydrate oder noch mehr verträgt, ist die diätetische Aufgabe leicht, denn damit läßt sich ganz wohl eine erträgliche Kost herstellen; um so mehr, da bei längerer Durchführung dieser Kost die Toleranz für Kohlehydrate zu steigen pflegt. Geht die Toleranz aber unter 100 g, auf 50—60 g oder gar auf den Nullpunkt herab, so wird die Aufgabe schwer. Bewegt man den Kranken dazu, auf alle Kohlehydrate zu verzichten, so kann man zwar unter Umständen den Zucker aus dem Harn vertreiben, aber fast immer ist dem Kranken diese Kost bald eine Qual, sie verdirbt ihm Magen und Darm, verlegt ihm die Eßlust, macht ihn nervös und elend und läßt ihn bald auf jede Gemütsbewegung mit Zuckerausscheidung antworten. Damit ist also das Gegenteil von dem erreicht, was die strenge Diät erreichen wollte. Eine reichlichere Kohlehydratzufuhr bessert dann sofort das Befinden, der Zuckergehalt steigt wohl zunächst etwas, läßt aber dann schnell wieder nach und verschwindet oft völlig. Diese Fälle sind es, wie von Noorden sehr richtig betont, die dann als überraschende Fälle von Kartoffelkuren durch die Zeitungen gehen oder den Kurpfuschern Stoff für ihre Reklamen geben. Es liegt auf der Hand, wie sehr es im einzelnen Falle das Vertrauen zum Arzte untergraben und von diätetischen Kuren überhaupt abschrecken kann, wenn bei der verordneten strengen Diät Befinden und Zuckerausscheidung schlecht sind und bei freier Kost sich bessern! Aber dies Verhalten ist doch nur die Ausnahme, die die Regel bestätigt. Ich halte für diese Fälle die Behandlung in einer Spezialanstalt für nötig, damit genau untersucht und festgestellt werden kann, was geschehen soll. Ist das nicht durchführbar, so tut man am besten, für gewöhnliche Zeiten eine Kost mit einer mäßigen Menge von Kohlehydraten vorzuschreiben und von Zeit zu Zeit, etwa in jedem Monat oder alle zwei Monate, eine oder zwei Wochen lang eine strenge Diät gebrauchen zu lassen.

Als eine Kost mit mäßiger Menge von Kohlehydraten, die sich für die meisten Zuckerkranken eignet, die schweren Fälle doch auch während eines großen Teiles der Zeit, ist die folgende anzusehen (der Übersichtlichkeit halber in der von von Noorden empfohlenen Trennung zwischen Hauptkost und Nebenkost):

Erstes Frühstück.

Hauptkost:

Kaffee ohne Zucker, Tee ohne Zucker, beide mit beliebig viel Rahm; 10 g reiner Kakao, mit Rahm oder Wasser oder einem Gemisch von beiden bereitet. Alle diese Getränke nach Belieben mit Saccharin, Kristallose oder Zuckerin versüßt. Dazu etwa 100 g kaltes Fleisch irgendwelcher Art, einschließlich Fisch. Geflügel, Schinken, Wurst[1]), Ölsardinen; ferner 1—2 Eier in beliebiger Zubereitung, außer mit Mehl- oder Zuckerzusatz. Nach Belieben Butter.

Nebenkost:

25 g Weißbrötchen (Semmel) oder eine entsprechende Menge anderer Gebäcke, s. unten. Bei größerer Toleranz kann diese Menge vergrößert werden.

---

[1]) Feine Cervelat- und Mettwurst und beste Frankfurter Würstchen sind im allgemeinen ohne Mehlzusatz, doch ist es ratsam, eigens deswegen anzufragen.

Zweites Frühstück.

Hauptkost:

1—2 Eier in beliebiger Zubereitung, außer mit Mehl oder Zucker. 100 g süßer Rahm, nach Geschmack mit Wasser verdünnt, oder eine Tasse Bouillon.

Nebenkost:

Apfel, Birnen, Aprikosen, Pfirsich, frisch, bis 50 g; Himbeeren, Walderdbeeren, Johannisbeeren ein gehäufter Eßlöffel voll; Waldhimbeeren, Brombeeren 2 Eßlöffel; Heidelbeeren 3 Eßlöffel voll. Diese Mengen brauchen nach von Noorden nicht als kohlehydrathaltig berechnet zu werden; größere Mengen würden aber eine Verkleinerung der sonstigen Kohlehydratportion des Tages nötig machen, um einen Ausgleich zu schaffen.

Mittagessen.

Hauptkost:

Ein Teller Suppe, und zwar: Bouillon mit Eiernudeln, mit Ei, mit Knochenmark, mit Einlauf, mit Eierkäse, mit Blumenkohl und Ei; Kalbfleischsuppe mit Spargel und Ei, Hirnsuppe, Milzsuppe, Hascheesuppe, Briessuppe, Hühnersuppe, Taubensuppe, Krebssuppe, Wildfleischpüreesuppe, Fischrogensuppe, Leberspatzensuppe, Jussuppe mit Ei, Weinsuppe, Omelettensuppe, Suppen mit Eierstich.

Fleisch- und Fisch- und Geflügelgerichte in beliebiger Auswahl. Alle Saucen müssen ohne Mehl bereitet werden, nur Bratensaft, Fleischbrühe, süßer oder saurer Rahm, Butter, Eier, ferner beliebig Gewürze, Zitronen, Zwiebeln, Meerrettig, Maggi und als Bindemittel Parmesankäse oder Roborat dürfen dazu verwendet werden.

Gemüse: Spinat, Sauerampfer, Wirsing, Weißkohl, Rotkohl, Blumenkohl, Rosenkohl, Artischocke, Topinambur, Stachys, Schneidebohnen, grüne junge Bohnen, Haricots verts, grüne junge Kohlrabi, weiße und grüne Spargeln, Rhabarberstengel, englischer Bleichsellerie, Kresse, Tomaten, Gurken, Salzgurken, Essiggurken, Radieschen, Meerrettig, Kopfsalat, Endivien, als Salat und als Creme, römischer Salat, frische Champignons, Steinpilze, Morcheln und Trüffeln; ferner alle Gewürzkräuter.

Speisen aus Eiern, Rahm, Mandeln, Zitrone, Gelatine, ohne Zucker, nach Bedarf mit Saccharin; Gefrorenes, besonders mit Rahm, ohne Zucker.

Als Nachtisch Käse und Butter.
Als Getränk kohlensaures Wasser oder erlaubte Menge Wein.
Auf Wunsch nach Tisch eine kleine Tasse schwarzer Kaffee.

Nebenkost:

Kartoffeln 60 g und Aleuronatbrot oder Roboratbrot 10 g (zum Käse), oder nur Kartoffeln 90 g.

Vesperbrot.

Hauptkost:

Eine Tasse Kaffee oder Tee oder Kakao (10 g) mit Rahm (bis zu 4 Eßlöffel), nach Bedarf mit Saccharin, Kristallose, Zuckerin versüßt.

Nachtessen.

Hauptkost:

Warmes oder kaltes Fleisch mit Salat oder Gemüse (wie Mittags), Eierspeisen ohne Mehl und Zucker, Sardinen, Kaviar, Austern, Hummer, Krebse, Fischsalat, Käse und Butter. Getränk: Tee mit oder ohne Rahm, mit oder ohne Saccharin. Limonade ohne Zucker, nach Bedarf mit Saccharin.

Nebenkost:

25 g Weißbrötchen (Semmel) oder entsprechende Mengen anderer Gebäcke, s. unten.

Diese Anordnung hat für den Kranken und für seine Umgebung den Vorteil, daß es sich leicht einprägt, was in beliebiger Menge genossen werden kann (soweit es vernünftig ist aus allgemeinen Gründen), also die Hauptkost, und was als Nebenkost nur in abgemessener Menge genossen werden soll und zeitweise, je nach dem Zustande, in bestimmter größerer oder geringerer Menge erlaubt wird, nach Umständen auch einmal ganz wegfallen muß. Während bei der Hauptkost nach Schätzung gegessen werden darf, muß die Nebenkost wenigstens in den ersten Wochen der Einrichtung regelmäßig abgewogen werden, damit sich das Auge an die Mengen gewöhnt. Es ist gut, von Zeit zu Zeit wieder einmal eine Wägung der einzelnen Bestandteile der Nebenkost vorzunehmen. Ohne direkte ärztliche Anordnung und ohne Versuche durch die vorhin, S. 438, angegebene Probekost, sollte niemals über die hier mitgeteilte Nebenkost hinausgegangen werden!

Bemerkungen über einzelne Nahrungsmittel bei Zuckerkrankheit.

1. Milch.

Die Milch ist für den Zuckerkranken nur als Nebenkost erlaubt, weil sie den Milchzucker enthält. Dasselbe gilt von der sauren Milch. Beide kommen also nur in Frage, wenn die Toleranz für Kohlehydrate sehr groß ist und vom Arzte ausdrücklich größere Mengen in der Nebenkost erlaubt sind, als vorhin angegeben worden ist. Um so wertvoller ist guter Rahm, weil er neben viel Fett verhältnismäßig wenig Milchzucker enthält. Auch alle Rahmkäse sind ohne weiteres zur Hauptkost zu zählen; Magermilchkäse enthalten oft reichlich Zucker.

2. Gebäck.

Die Industrie hat seit Jahrzehnten immer wieder versucht, kohlehydratfreies Brot herzustellen, weil das Brot in der Tat das von den Zuckerkranken am schwersten entbehrte Nahrungsmittel ist. Das einzige mir bekannte wirklich kohlehydratfreie Brot von angenehmem Geschmack ist das Roborat-Anamyl-Brot von F. W. Gumpert in Berlin C, Königstr. 22 bis 24. Es enthält Wasser 38,08 %, Eiweiß 19,80 %, Fett 31,86 %, Kohlehydrate 1,01 % (eine tatsächlich nicht zu rechnende Beimengung), Mineralstoffe 1,73 %, Zellulose und nährfreie Extraktstoffe 7,52 %. Man kann es nach dieser Zusammensetzung ohne weiteres in der Hauptkost geben und damit insbesondere das erste Frühstück dem gewöhnlichen Frühstück der Gesunden sehr naehbringen.

Die meisten sogenannten Diabetikerbrote enthalten 25 bis 30 % Kohlehydrate, immerhin erheblich weniger als das gewöhnliche Weißbrötchen mit seinen 60 % Kohlehydraten. Dabei sind sie dem gewöhnlichen Brot an Geschmack sehr ähnlich. Empfehlenswert sind u. a. Rademanns Diabetikerweißbrot mit 26,5 % Kohlehydraten, Rademanns Diabetikerschwarzbrot mit 29,7 % Kohlehydraten, Rademanns Grahambrot mit 25 % Kohlehydraten; Roboratdiabetikerweißbrot doppelt mit 26,55 %, einfach mit 34,56 %, Roboratdiabetikerschwarzbrot doppelt mit 18,10 %, einfach mit 33,68 % Kohlehydraten; das Doppelbrot enthält 21 bis 24 % Eiweiß gegen 16—15 % bei dem einfachen Brot. Auch diese Roboratgebäcke sind von Gumpert zu beziehen. Das in mehreren Großstädten verfertigte Aleuronatbrot enthält etwa

33 % Kohlehydrate. Es ist sehr zu beachten, daß alle diese Fabrikate durchaus nicht, wie man nach dem Titel Diabetikerbrot denken könnte, ohne weiteres dem Genuß freizugeben sind, sie gehören vielmehr stets in die Nebenkost. Ihr Unterschied gegenüber den gröberen Sorten des gewöhnlichen Gebrauches ist gar nicht so sehr groß, denn rheinisches Schwarzbrot, Pumpernickel und Grahambrot enthalten im allgemeinen 45 % Kohlehydrate, Roggenbrot, Kommißbrot, Simonsbrot, Steinmetzbrot 50 %. Wegen dieses geringeren Gehaltes kann man davon zum Ersatz der in der Nebenkost gestatteten Weißbrotmengen entsprechend mehr geben, was den Kranken schon der Abwechslung halber, aber auch der besseren Magenfüllung wegen sehr erwünscht zu sein pflegt. So kann man für 20 g Weißbrötchen mit demselben Erfolge geben, wie v. Noorden berechnet hat: 24 g Roggenbrot, Kommißbrot, Steinmetzbrot, Simonsbrot, 26 g Pumpernickel Grahambrot, rheinisches (und wohl ebensoviel norddeutsches) Schwarzbrot. Für einige der Diabetikerbrote stellen sich die Zahlen, wiederum nach v. Noorden, wie folgt: 20 g Weißbrötchen werden ersetzt durch 40 g Raeemanns Weißbrot, 32 g Rademanns Schwarzbrot, 37 g Aleuronatbrot, 35 g Rademanns D. K. Brot, 35 g Roboratweiß- oder Schwarzbrot.

Noch größere Vertretungszahlen liefern mehrere Brote, zu deren Herstellung statt Mehl Mandeln u. dgl. verwendet werden. Dazu gehören Dr. Lampés Mandelkleienbrot, wovon 120 g soviel ausmachen wie 20 g Weißbrötchen (Gumperts Roboratmandelbrot mit nur 1 % Kohlehydraten statt 10 % in dem Dr. Lampéschen kann zu beliebigem Gebrauche frei gegeben werden), Rademanns Nußbrot nach Dr. Beil mit 3,8 % Kohlehydraten, wovon also etwa 160 g statt 20 g Weißbrötchen genossen werden können. Wegen der verschiedenen Zwiebacke, Kakes usw. für Zuckerkranke ist auf die Prospekte der verschiedenen Spezialbäckereien zu verweisen, mit dem Vorbehalt, daß die Zusammensetzung wechseln kann und daher nicht immer dauernd den Angaben entspricht. Jedenfalls wird man sich an die besten und von hervorragenden Spezialärzten empfohlenen Marken halten müssen!

3. Kartoffeln.

Kartoffeln sind, wie überhaupt, so auch für die Nebenkost des Zuckerkranken, ein wichtiges Nahrungsmittel. Frische Kartoffeln enthalten nur 16 – 18 % Kohlehydrate, länger aufbewahrte,

Winterkartoffeln, 18—22 %. So kann man statt 20 g Weißbrötchen 60—65 g Kartoffeln geben. Salz- und große Bratkartoffeln und Kartoffelsalat können nach Belieben roh oder zubereitet gewogen werden, Kartoffelmus und Bratkartoffeln in kleinen Stücken oder Scheiben müssen roh, ohne Schale, gewogen werden.

Wenn, wie in dem obigen Beispiel, täglich 80 g Weißbrötchen erlaubt sind, so kann man nach dem Gesagten ohne Verschlechterung der Zuckerausscheidung statt dessen 60 g Weißbrötchen und 60—65 g Kartoffeln am Tage geben oder 40 g Weißbrötchen und 120—130 g Kartoffeln, und dabei kann man natürlich statt der 40 g Weißbrötchen die entsprechenden Mengen Diabetikerbrot, Mandelbrot, Roboratbrot geben, wie vorhin angegeben ist.

4. Obst.

Alles Obst enthält Zucker, ungefähr zur Hälfte als Lävulose, die allerdings nur halb so ungünstig auf die Zuckerausscheidung der Kranken wirkt wie das Stärkemehl, aber doch darum nicht unberücksichtigt bleiben darf, zur anderen Hälfte als Traubenzucker, der dem gewöhnlichen Zucker gleich steht. Es empfiehlt sich daher, nur die kleinen Mengen, die bei unserem Speisezettel als erlaubt angegeben sind, zu verabreichen. Wo aus besonderen Gründen ausnahmsweise oder dauernd mehr Obst gewünscht wird, muß dafür die Kohlehydratmenge der Nebenkost verringert werden, in dem Verhältnis etwa, daß für 20 g Weißbrötchen 100—200 g süße Kirschen, 120—130 g saure Kirschen, 120—150 g Äpfel oder Birnen, 150—200 g deutsche Zwetschen, 170—240 g Erdbeeren, 150—170 g reife Stachelbeeren, 150—200 g Johannisbeeren, 300 g Mirabellen, deutsche runde Pflaumen oder Reineclauden, 200—300 g Aprikosen, Pfirsiche oder Himbeeren, 240 g Heidelbeeren, 600—1200 g Preißelbeeren, 150 g Ananas, 600 bis 900 g Orangen, mit Schale gewogen, gegeben werden können (nach der Aufstellung von von Noorden).

Kompott soll, so lange die Jahreszeit es erlaubt, aus frischen Früchten hergestellt werden, und zwar am besten kurz vor der Reife. Rohrzuckerzusatz ist natürlich ganz ausgeschlossen. Der Zuckerkranke soll dann nur die Früchte essen, den Saft zurücklassen, weil er am meisten Zucker enthält. Versüßung mit Saccharin usw. ist erlaubt. Für längere Aufbewahrung empfiehlt sich auch hier am meisten der Wecksche Apparat, die Früchte werden ohne Zuckerzusatz in kleineren Gläsern eingekocht, die nach der Eröffnung in 2—3 Tagen verbraucht werden können. Auch hiervon sollen die Kranken den Saft zurücklassen. Fabrikmäßig ohne Zuckerzusatz hergestellte Früchte liefern in sehr guter Beschaffenheit und von bestem Geschmack GEBR. NÄGELI in Mombach-Mainz und Frankfurt a. M., RADEMANNS Nährmittelfabrik in Frankfurt a. M. Neuerdings stellen REMY und KOHLHAAS in Erbach a. Rh. nach einem Verfahren von Dr. LAMPÉ entzuckerte Früchte dar, die ihr Aroma behalten haben und mit etwas Saccharin versüßt gut schmecken; sie enthalten nur 3—4 % Kohlehydrate, und man kann davon z. B. statt 20 g Weißbrötchen 300 g Aprikosen nehmen.

5. Alkoholgetränke.

Gutgelagerte Tischweine und feine Weine aller Art, natürlich von Süßweinen abgesehen, enthalten so wenig Kohlehydrate, daß man sie nicht anzurechnen braucht. Man kann also hier die Auswahl zwischen Mosel-, Rhein-, Pfälzer-, Markgräfler-, Ahr-, Tiroler und Österreicher Weinen dem Geschmacke des Einzelnen überlassen. Schaumweine enthalten, auch wenn sie angeblich zuckerfrei sind, zuweilen bis 4 % Kohlehydrate, so daß jedenfalls große Vorsicht geboten ist. Zuverlässig sind RADEMANNS Sekt und Laurent Perrier sans sucre.

Bier enthält immer Kohlehydrate in beträchtlicher Menge, das Pilsener Exportbier und das Berliner Weißbier, die oft als unschädlich hingestellt werden, fast genau so viel, wie das bayerische Bier, nämlich um 4 % gegen 4—5 %, während die hellen deutschen Biere meist nur 2,5—3 % enthalten.

Man kann also auf Verlangen statt 20 g Weißbrötchen dann und wann $^{3}/_{10}$ l Bier von 4 % einsetzen.

Neben der Diät ist das **körperliche Verhalten**, insbesondere eine rege Muskeltätigkeit, von größtem Werte, da die Muskelarbeit wesentlich zur Zuckerzerlegung beiträgt. BOUCHARDAT, TROUSSEAU, KÜLZ, VON MERING haben vielfach nachgewiesen, daß durch starke Muskelarbeit der Zuckergehalt des Harns bis auf Null oder doch sehr erheblich herabgesetzt wurde. Namentlich sollen diese bald nach der Aufnahme von Kohlehydraten ausgeführt werden. Gewöhnliche Spaziergänge haben wenig oder keinen Einfluß, dagegen sind kräftiges Marschieren, Bergsteigen, Reiten, Rudern, Schwimmen, Radfahren, Kegeln, Tennisspiel, Turnen, Gartenarbeit von deutlichem Einfluß. Regelmäßige, längere Zeit fortgesetzte Körperarbeit erhöht für die Dauer die Fähigkeit zur Verarbeitung von Kohlehydraten. Bei bettlägerigen oder für nachhaltige Bewegung zu schwachen Personen sucht man diese durch Massage zu ersetzen.

Gründliche Hautpflege durch regelmäßige Bäder ist von großem Werte. Die gesamte Fürsorge für ein gesundes Nervensystem, vgl. S. 314 ff., ist hier sehr wichtig, weil Gemütsbewegungen einen entschiedenen Einfluß auf die Entstehung und Verschlimmerung der Zuckerkrankeit haben. Die meisten Diabetiker sind ohnehin schon Neurastheniker.

Die **Arzneibehandlung** des Diabetes ist sehr reich an Mitteln, aber leider fehlt es an einem wirklich sicheren. Am meisten leistet noch die Behandlung mit *Opium* und mit *Kodein,* in der Weise, wie ich es für die Neurasthenie angegeben habe, vgl. S. 324. Auch Kuren in Karlsbad oder Neuenahr wirken nicht selten günstig auf die Zuckerausscheidung und auf verschiedene Erscheinungen der Krankheit ein. Wahrscheinlich handelt es sich dabei um eine Wirkung der kohlensauren und schwefelsauren Alkalien. Die Hauptsache wird allerdings wohl auf die kurgemäße Lebensweise zu schieben sein. Auch *Natrium salicylicum* und *Aspirin* können zeitweise einen günstigen Einfluß ausüben, 3 mal täglich 0,5—1,0 und mehr. Man muß sich natürlich hüten, dem Kranken mit Arzneimitteln den Magen zu verderben.

Gegen das **Coma diabeticum** sind große Gaben von *Natrium carbonicum*, 10—15 g, zeitweise 30—40 g täglich, empfohlen worden, zugleich intravenöse Infusionen von einem Liter Wasser, worin 6 g *Kochsalz* und 50 g *Natrium carbonicum* gelöst waren, zu wiederholen, bis der Harn alkalisch geworden ist. Im ganzen sind die Erfolge mäßig, so daß die symptomatische Behandlung des Komas mit Bädern, Begießungen, vgl. S. 357, Einspritzungen von *Coffein* und *Kampher,* vgl. S. 12 f., und Einatmungen von *Sauerstoff,* S. 65, nicht entbehrt werden kann. Als vorbeugendes Mittel werden noch 2—3 mal wöchentlich vorzunehmende Darmeingießungen von 10,0—40,0 *Glyzerin* auf $^1/_2$ l Wasser empfohlen, womöglich eine halbe Stunde zurückzuhalten.

Gegen das Hautjucken nützen oft *Aspirin* oder *Natrium salicylicum,* vgl. S. 411, gegen die Dyspnöe *Oxaphor*, vgl. S. 65.

7. Krankhafte Fettleibigkeit, Adipositas nimia.

Die Mehrzahl der Fälle von Fettleibigkeit entsteht durch fortgesetzte Überernährung, ein kleinerer Teil durch herabgesetzte Oxydation, so bei manchen Fällen von erblicher Fettleibigkeit, von Fettsucht bei chronischen Geisteskranken, bei Chlorotischen. Nicht selten spielt jedenfalls eine mangelhafte Tätigkeit der Schilddrüse mit. Die Behandlung hat also diese verschiedenen Punkte zu berücksichtigen.

Im Vordergrunde steht jedesmal die Regelung der Ernährung. Darin wurzeln auch die allgemein bekannten Entfettungsmethoden: die von Harvey erfundene Bantingkur, die Ebsteinsche und die Örtelsche Kur.

Die an dem Patienten Banting zuerst vorgenommene Entfettungskur erlaubt große Mengen Fleisch und beschränkt Fett und Kohlehydrate auf das äußerste. Es wurde bald erkannt, daß die Kranken dabei sehr herunterkommen und daß namentlich auch die Verdauungsorgane sehr leiden. Ebstein ging demgegenüber von der Ansicht aus, daß das Fett ein unentbehrlicher Nahrungstoff sei und sowohl für den Nährstoffbedarf wie zur Stillung des Hungergefühls sehr wertvoll sei. Die Örtelsche Kur wendet sich zum Teil gegen den reichlicheren Genuß von Fett, der den Münchener Lebensgewohnheiten in der Tat recht fremd ist, und fordert andererseits, von den Erfahrungen an Kranken mit Kreislaufstörungen ausgehend, vgl. S. 23 ff., eine Beschränkung der Flüssigkeitaufnahme.

Bei Berechnung der Nährwerte der von Harvey, Ebstein und Örtel aufgestellten Kostpläne stellt sich heraus, daß alle drei gegenüber den von Voit u. a. geforderten Mengen von Nährstoffen und Kalorien, vgl. S. 83, ein erhebliches Mindermaß zeigen, ein Defizit von 1000 Kalorien und mehr am Tage. Dabei ist voraussichtlich die von Örtel geforderte und vom Publikum im Glauben an die Schweningerkur gläubig durchgeführte Flüssigkeitsbeschränkung völlig gleichgültig.

Eine vernünftige, auf nachhaltigen Erfolg bedachte Entfettungskur muß hinreichend Eiweiß geben, um den Eiweißbestand des Körpers zu erhalten und nötigenfalls zu verstärken, das ist also je nach dem Einzelfall zu erwägen. Im allgemeinen wird dazu eine normale gemischte Kost wie die auf S. 86 angegebene richtig sein. Man beobachtet dann, wie sich bei dieser Kost das Gewicht verhält. Bedingung ist die Alkoholabstinenz; der Alkohol ist ein so wirksames Sparmittel, er setzt die Oxydation im Körper so sicher herab, daß man ihn völlig verbannen muß, wenn man schonend entfetten will. Man darf sich dann auch nicht durch das angeblich harmlose Pilsener Bier und dergl.

irre machen lassen, denn es enthält genau so viel Alkohol und auch nicht weniger Nährstoffe als Münchener und ähnliche Biere, aber mehr als die meisten deutschen Lagerbiere.

Zugleich verordnet man regelmäßige Körperbewegung und zwar nicht nur Spazierengehen, sondern die auch für Diabetes und Gicht, vgl. S. 435 und 446, geforderten anstrengenden Übungen. Man muß dabei aber die Grenze so ziehen, daß erstens keine Übermüdung und Erschlaffung eintreten und zweitens nicht das Nahrungsbedürfnis zu sehr gesteigert und deshalb die erlaubte Kostgrenze überschritten wird. Der Schlaf ist auf 8 Stunden zu beschränken, nach dem Mittagessen darf nicht geschlafen, wohl aber etwas Ruhe gehalten werden.

Geht bei diesem Verhalten das Gewicht nicht zurück, so vermindert man zunächst die Kohlehydrate des Speisezettels von S. 86. Insbesondere müssen die zarten Gebäcke und die Süßigkeiten vermindert werden, weil der Körper sie mehr ausnützt, dagegen kann man die schlechter ausgenützten Kartoffeln viel eher gestatten, da sie sättigen, ohne zu viel Nährstoffe zu bringen. von Noorden hat berechnet, daß dreieinhalb mal so viel Kartoffeln so viel ausmachen wie eine bestimmte Menge Brot. Mehlsuppen, Mehlspeisen, Zucker, süße Kompotte sind ganz wegzulassen. Tritt auch dabei noch kein wesentlicher Rückgang des Gewichtes ein, so vermindert man Butter, Sahne, Milch, Saucen. Treten Hunger und Durst dabei sehr hervor, so sucht man sie durch reichliche Gemüse, frisches Obst und dergleichen zu stillen, auch Zitronenlimonade ist zu empfehlen. Geringe Mengen kalter Getränke, die man vor den Hauptmahlzeiten genießt, stillen den Durst und setzen den Appetit etwas herab. Sobald bei der Gewichtabnahme blasses Aussehen, Nervosität, schlechter Schlaf, Schwindel- oder Herzschwächegefühle auftreten, muß insbesondere die Eiweißmenge erhöht und vielleicht mehr Ruhe gehalten werden.

Zur Unterstützung der Diätkur kann in bestimmten Fällen viel geschehen durch die Verabreichung von Schilddrüsenpräparaten. Wahrscheinlich ist es nicht die gewöhnliche Fettleibigkeit, sondern eine durch Hypothyreoidismus veranlaßte Abart. Man kann einen Hinweis auf die Wirksamkeit der Schilddrüse daraus entnehmen, daß dabei gewöhnlich das Gesicht und zumal das Untergesicht der Kranken recht dick und manchmal entschieden an Myxödem erinnernd aussieht. Solche Fälle sind es auch oft, wo schon in den Pubertätsjahren eine auffallende

Korpulenz entsteht. Man verwendet zu der Behandlung die Schilddrüsenpräparate ganz wie S. 343f. angegeben ist.

Mineralwasserkuren sind etwas sehr Gewöhnliches in der Behandlung der Fettleibigkeit. Die tatsächlichen Erfolge an den Kurorten, besonders in Karlsbad und Marienbad, hängen lediglich von der Nahrungbeschränkung ab, die von den dortigen Ärzten zum Teil in sehr drasticher Weise vorgeschrieben wird; der Kranke, der sich dort nur seiner Kur widmet, folgt dabei viel besser, als er es zu Hause tun würde. Die abführenden Wässer, wie die von Marienbad, setzen vielleicht die Ausnutzung der Speisen im Darm etwas herab. Bei denselben Kuren im Hause des Kranken sieht man gewöhnlich keinen Erfolg, jedenfalls nur dann, wenn die Diät, wie vorhin gesagt, geregelt wird. Bei der chlorotischen und anämischen Fettleibigkeit kann man durch die Behandlung der Grundkrankheit mit Eisen usw. Heilung herbeiführen.

A

Register der Arzneimittel und Rezepte.[1]

Die Kursivzahlen bezeichnen die Seitenzahl, wo sich das *Rezept* findet.

[1] Vgl. Dr. Otto Dornblüth, Die Arzneimittel. 10. Aufl. Würzburg, A. Stubers Verlag (C. Kabitsch) 1906.

B

Sach- und Namenregister.

FSC
www.fsc.org
MIX
Papier | Fördert gute Waldnutzung
FSC® C083411

Kolibri 360 GmbH
Ferdinand-Jühlke-Straße 7
99095 Erfurt, Deutschland
produktsicherheit@kolibri360.de